PRÉCIS

AF319572

DE

DIAGNOSTIC CHIRURGICAL

(EXAMEN CLINIQUE, PRONOSTIC, TRAITEMENT)

PAR

Le Dr A.-F. PLICQUE

ANCIEN INTERNE DES HOPITAUX DE PARIS
LAURÉAT DE LA FACULTÉ DE MÉDECINE
LAURÉAT DES HOPITAUX

PARIS

G. STEINHEIL, ÉDITEUR

2, RUE CASIMIR-DELAVIGNE, 2

—

1893

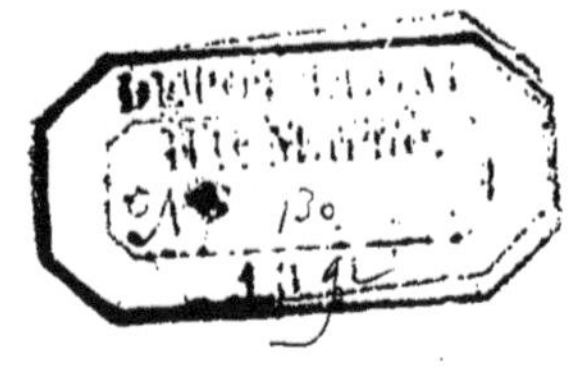

PRÉCIS

DE

DIAGNOSTIC CHIRURGICAL

Td 20
41

DU MÊME AUTEUR :

L'intervention chirurgicale dans les récidives de tumeurs malignes. Paris, Steinheil, 1888.

Le traitement chirurgical des tumeurs malignes, *Gazette des hôpitaux*, 1889.

Le traitement chirurgical du cancroïde des lèvres, *Ibid.*, 1889.

Le traitement électrique des fibromes utérins, *Ibid.*, 1889.

Diagnostic et traitement des tumeurs ganglionnaires du cou, *Ibid.*, 1890.

L'actinomycose chez l'homme et chez les animaux, *Ibid.*, 1890.

Les diverses variétés de chéloïdes et leur traitement, *Ibid.*, 1890.

Traitement des tumeurs blanches du genou dans l'enfance, *Ibid.*, 1891.

Les coxalgies hystériques, *Ibid.*, 1891.

Le traitement du zona, *Ibid.*, 1891.

La tuberculose du larynx dans l'enfance, *Ibid.*, 1892.

Les tumeurs chez les animaux, *Revue de chirurgie*, 1889.

Les abcès rétropharyngiens, *Concours médical*, 1889.

Le traitement électrique de l'occlusion intestinale, *Ibid.*, 1890.

Diagnostic des salpingites, *Progrès médical*, 1889.

L'hérédité du bec de lièvre, *Ibid.*, 1890.

Les fractures spontanées chez l'enfant, *Journal des connaissances médicales*, 1890.

Traitement des rétrécissements cancéreux de l'œsophage. *Annales des maladies de l'oreille et du larynx*, 1888.

Diagnostic et traitement des tumeurs malignes de l'amygdale, *Ibid.*, 1889.

Diagnostic et traitement des tumeurs malignes des fosses nasales, *Ibid.*, 1890.

La tuberculose des fosses nasales, *Ibid.*, 1890.

PRÉCIS

DE

DIAGNOSTIC CHIRURGICAL

(EXAMEN CLINIQUE, PRONOSTIC, TRAITEMENT)

PAR

Le Dr A.-F. PLICQUE

ANCIEN INTERNE DES HOPITAUX DE PARIS
LAURÉAT DE LA FACULTÉ DE MÉDECINE
LAURÉAT DES HOPITAUX

———

PARIS

G. STEINHEIL, ÉDITEUR

2, RUE CASIMIR-DELAVIGNE, 2

—

1893

A MON CHER MAITRE

M. Le Docteur PÉRIER

MEMBRE DE L'ACADÉMIE DE MÉDECINE
CHIRURGIEN DE L'HOPITAL LARIBOISIÈRE

HOMMAGE

DE TRÈS PROFONDE ET TRÈS RESPECTUEUSE RECONNAISSANCE

INTRODUCTION

Ce livre est un livre de pratique pure. Son but principal est
d'être un vade mecum d'hôpital, un guide pour les étudiants
aux débuts de leur instruction clinique. Nous avons été souvent témoin des difficultés que les mieux disposés, les plus
travailleurs rencontrent à cette période de leurs études. Les
services de chirurgie parisiens sont tous surchargés de beso-
gne ; chefs et internes sont trop absorbés par les exigences
indispensables des pansements multiples, des grandes opérations, pour qu'on puisse leur demander de guider les débutants
sur le terrain un peu fastidieux de la séméiologie chirurgicale.
Les nombreux traités de pathologie externe parus dans ces
dernières années, tout remarquables qu'ils soient, ne peuvent
combler qu'en partie cette lacune. Nous avons donc essayé
d'écrire ce livre très simple et très élémentaire, n'évitant ni les
détails techniques un peu fastidieux indispensables pour la recherche des différents symptômes, ni les répétitions monoto-
nes mais forcément nécessaires. Nous avons cherché à propos
de chaque affection à montrer comment il fallait rechercher
les symptômes de valeur, ceux qui fournissent les éléments
du diagnostic, du pronostic, et du traitement. Certes les chirurgiens expérimentés pourront s'affranchir de la direction
invariablement méthodique indiquée pour l'examen de chaque
affection. Mais cette méthode rigoureuse est, croyons-nous,
indispensable au débutant. Les détails de séméiologie minutieux répétés à propos de chaque examen, nous ont paru non
moins indispensables. L'erreur générale de diagnostic résulte

toujours soit de l'omission soit de la mauvaise appréciation d'un symptôme. L'examen ne saurait donc être trop méthodique et trop rigoureux.

Un débutant — nous le répéterons à satiété presque à chaque chapitre de ce livre — ne doit pas prétendre au coup d'œil chirurgical. Il ne doit jamais se contenter, alors même qu'il est parvenu au diagnostic exact, d'un examen clinique incomplet. A ceux qui pourraient trouver cette exigence excessive nous nous contenterons, entre autres arguments, de rappeler ce qui se passe chaque jour au cinquième examen de doctorat. Que de candidats sont refusés avec un diagnostic exact et un examen clinique insuffisant ! Que de fois par contre un examen clinique méthodiquement conduit fait pardonner une erreur de diagnostic !

Ce livre, écrit avant tout pour les étudiants pourra-t-il avoir quelque utilité pour les praticiens ? La clinique chirurgicale est si complexe, si grosse de responsabilités que quelques-uns d'entre eux ne dédaigneront peut-être pas ce manuel élémentaire, mais pouvant leur signaler brièvement les principaux écueils, les difficultés les plus importantes.

C'est dans cet espoir d'être lu non seulement par les étudiants, mais par les jeunes médecins, que nous avons donné quelques développements au chapitre des indications thérapeutiques, plus intéressant encore pour les seconds que pour les premiers.

Un livre ainsi conçu ne comportait évidemment que très peu de bibliographie. Nous avons tenu toutefois à indiquer les travaux cliniques les plus récents publiés sur quelques affections. Cette indication a porté surtout sur les travaux renfermant des observations détaillées de malades. La lecture de ces observations complètera fort utilement les descriptions forcément schématiques et un peu sèches de ce précis.

La merveilleuse collection chirurgicale de M. Péan à l'hôpital St-Louis, les collections du Musée Dupuytren offrent un

élément précieux d'instruction trop négligé par les étudiants.
On trouvera dans ce livre l'indication des pièces les plus intéressantes. L'excellent catalogue de M. Feulard pour l'hôpital
St-Louis, celui de M. Houel pour le Musée Dupuytren four-
niraient à l'occasion des indications plus complètes. Nous
croyons que les étudiants qui voudront bien s'astreindre à faire
quelques visites en particulier au Musée de St-Louis, en retire-
ront pour l'éducation de l'œil, si importante en diagnostic chirurgical, les plus grands bénéfices.

Mais ils n'oublieront pas que ce n'est ni par les manuels, ni
par les Musées que peut et doit s'apprendre en fin de compte
le diagnostic chirurgical. C'est à l'hôpital, au lit du malade
qu'il faut toujours revenir pour contrôler et bien comprendre
ce qu'on a pu lire ou voir. S'il faut s'attacher à examiner beaucoup de malades, il est peut-être plus nécessaire encore de
s'attacher à les examiner complètement et méthodiquement.
C'est comme guide pour cet examen complet qu'un livre comme
le nôtre peut être utile.

En terminant cette introduction je dois remercier mes col-
lègues et amis les Drs Pfender, Trousseau et Boursier du très
utile concours qu'ils ont bien voulu me prêter. M. Pfender a
pris la peine de revoir avec moi toutes les épreuves de ce volume, MM. Trousseau et Boursier se sont chargés spécialement
de revoir, le premier, les chapitres consacrés aux affections
des yeux, le second, les chapitres consacrés aux affections des
voies urinaires. Je ne saurai trop les remercier de leurs conseils.

PREMIÈRE PARTIE

LE DIAGNOSTIC CHIRURGICAL EN GÉNÉRAL

CHAPITRE PREMIER
Éléments principaux du diagnostic chirurgical

Les éléments principaux du diagnostic chirurgical proviennent de deux sources différentes : 1º l'interrogatoire du malade ; 2º l'exament direct. Mais si en théorie ces deux modes fondamentaux d'examen doivent être décrits séparément, en clinique ils empiètent à chaque instant l'un sur l'autre ou plutôt s'unissent à chaque instant l'un à l'autre. L'interrogatoire ne peut en effet donner tous ses fruits qu'une fois que l'examen direct a déjà fourni ses principaux renseignements, que ces renseignements viennent servir de guide aux questions posées.

I. Interrogatoire du malade. — Les premières questions doivent avoir pour but de rechercher : 1º le siège ; 2º l'ancienneté, 3º la cause du mal. Elles peuvent être ainsi formulées : Où avez-vous mal ? Depuis quand avez-vous mal ? Comment est venu votre mal ?

Siège du mal. — Le siège même approximatif du mal est souvent plus difficile à préciser qu'on ne serait tenté de le croire. Chez les enfants, le *siège du mal* peut être rarement déterminé par l'interrogatoire soit des malades, soit des parents. On vous consulte parce que l'enfant boite, qu'il ne marche plus, qu'il ne peut plus remuer un bras, tourner la tête, sans renseignements plus précis. Parfois même les renseignements sont non seulement incomplets, mais erronés. Un enfant atteint de coxalgie se plaint surtout du genou. — Un enfant de six ans fut un jour amené à la consultation de Lariboisière « parce qu'il s'affaiblissait, ne marchait plus et que ses genoux se tournaient ». Il existait de fait un genu-valgum double, mais assez léger, quelques stigmates de rachitisme. Mais le ventre était assez gros. Bien que ce gonflement abdominal pût en apparence s'expliquer par le rachitisme, M. Peyrot fit un examen minutieux. Il découvrit une tumeur profonde, limitée, mate à la percussion qui n'était autre qu'un kyste hydatique du foie et qui était évidemment la seule cause de la gêne de la marche et de l'affaiblissement.

Chez l'adulte même, le malade bien souvent ne se plaint que du symptôme qui le préoccupe, le tourmente le plus sans indiquer le siège même de son mal. Un malade atteint de hernie étranglée ne vous parlera par exemple que de ses vomissements, un autre, atteint de rétrécissement de l'urèthre, que de ses accès de fièvre. Dans les cas de grands traumatismes le choc, la stupeur empêchent naturellement toute réponse. Mais dans les traumatismes en général, il est fréquent de voir le blessé n'appeler votre attention que sur la lésion qui le fait le plus souffrir. Cette lésion n'est pas toujours la plus grave. Un blessé de Lariboisière qui avait été pris entre deux wagons ne se plaignait que d'une fracture du coude. Deux jours après, il présentait brusquement des phénomènes de péritonite auxquels il finissait par succomber. On trouvait à l'autopsie un épanchement de sang considérable, suite d'une violente contusion de l'abdomen, et une rupture du foie.

Ancienneté du mal. — Si le siège peut à la rigueur être précisé en l'absence même de tous renseignements par l'examen direct, ces renseignements sont indispensables pour établir l'ancienneté de la lésion. L'importance de cette ancienneté se comprend d'elle-même. Une tumeur remontant à des années ayant eu une évolution lente, progressive, ne saurait être un cancer. Une tuméfaction développée en quelques jours est presque certainement inflammatoire. Il est d'ordinaire possible d'établir que le début de l'affection est tout récent, ne remonte qu'à quelques jours. Il est souvent beaucoup plus difficile d'é-

tablir que ce début remonte à plusieurs mois, plusieurs années.
Le malade n'a pas prêté la moindre attention à sa lésion jusqu'au jour où il en a souffert ; parfois il s'en est aperçu par
hasard. C'est à ce jour que remontent pour lui tous les accidents. Cette difficulté se présente de même pour les affections
congénitales. Bien souvent, ce n'est qu'après des années que
les parents les découvrent et ils affirment énergiquement que
leur enfant n'avait rien à la naissance. Ne craignez donc pas
de préciser, de répéter vos questions sur l'ancienneté du mal et
dans bien des cas ne tenez pour le diagnostic qu'un compte
relatif des renseignements qui vous sont fournis.

Causes du mal. — Soyez assez bref dans la partie de l'interrogatoire qui a trait à la *cause du mal.* Quand il s'agit d'un traumatisme, les conditions de ce traumatisme sont intéressantes à
connaître. Mais dans les affections non traumatiques il est rare
que les renseignements recueillis sur leur origine et leurs
causes vous éclairent beaucoup. Très souvent le malade les rap-
portera à un coup plus ou moins hypothétique, souvent aussi
au lieu de vous répondre par des faits, il s'empressera de vous
exposer ses théories et opinions personnelles. Interrompez-le
doucement mais avec fermeté, car vous vous noierez dans les
détails si vous ne gardez pas la direction de l'interrogatoire.
Passez sur la cause restée douteuse et cherchez surtout à connaître le mode d'évolution, brusque ou lent, régulier ou par
poussées, indolent ou inflammatoire qu'a présenté l'affection.

Age, profession. — L'âge du malade offre parfois un intérêt,
chaque âge ayant ses affections propres. La profession peut
être aussi utile à connaître en raison des efforts auxquels elle
oblige, des irritations, des intoxications (saturnisme, hydrar-
gyrisme) auxquelles elle expose.

Renseignements divers. — L'étude du terrain, des maladies
antérieures, des antécédents héréditaires dépend aussi en grande
partie de l'interrogatoire. Mais il y a tout intérêt à n'aborder
cette étude qu'après que l'examen direct a déjà fait pressentir
le diagnostic. C'est le seul moyen d'éviter les questions oiseuses
et les pertes de temps.

Difficultés particulières de l'interrogatoire. — Ces difficultés peuvent tenir soit à l'âge du malade, soit à son peu d'intelligence, soit à son mauvais vouloir. Avec une grande patience on arrive d'ordinaire à obtenir les renseignements indispensables même d'enfants assez jeunes [1] ou de sujets fort inintelligents. Une difficulté plus réelle, spéciale d'ailleurs aux examens et aux concours, est celle du malade d'hôpital, ennuyé, agacé d'être examiné. Encore est-il bien rare qu'avec de la douceur, de bonnes paroles, on ne triomphe pas de cette mauvaise humeur, somme toute assez excusable et naturelle.

II. — Examen direct. — Inspection. — L'inspection doit toujours être minutieuse et prolongée. Elle fournit en effet des renseignements multiples et fort utiles. Elle fournit de plus ces renseignements sans déterminer la moindre douleur. C'est là sur la palpation un avantage réel. Si faisant rapidement l'inspection, vous commencez de suite la palpation, votre malade se trouve mis d'emblée en défense et en défiance. Parfois même vous risquez, faute des premiers renseignements que vous aurait donnés l'inspection, de faire une palpation trop violente, contre-indiquée ou dangereuse.

Les chirurgiens forts d'une longue expérience peuvent procéder autrement. Ils ont acquis le « coup d'œil », ils voient d'un seul regard tout ce qu'il est intéressant de remarquer ; ils font la palpation rapidement et comme pour la forme, posent une ou deux questions, leur diagnostic est fixé, leur pronostic posé, leurs indications thérapeutiques établies. Soyez sûr que si vous cherchez à les imiter vous irez d'erreurs en erreurs. C'est par une ancienne habitude de l'analyse minutieuse, c'est après avoir fait l'examen méthodique et complet de nombreux malades qu'ils sont parvenus dans les affections fréquentes, communes, à un diagnostic fait en un instant, presque à distance. Mais qu'un cas un peu anormal, un peu difficile se présente, vous les verrez de suite revenir à la seule méthode vraiment sûre : bien établir tous les symptômes sans en négliger aucun, tenir compte de tous et surtout des plus irréguliers,

1. Des enfants de trois à quatre ans questionnés avec douceur et patience fournissent déjà des renseignements qui sont souvent singulièrement plus précieux que ceux que donnent leurs parents.

des plus anormaux, si minime que paraisse leur importance.

Faites donc une inspection minutieuse. Les signes qu'elle vous fournira sont relatifs aux attitudes du malade, à la forme, aux dimensions, à la coloration, à la transparence de la lésion.

Attitudes. — L'attitude est parfois pathognomonique. L'attitude soudée, inquiète, immobile de la tête dans le mal de Pott cervical, l'attitude vicieuse du torticolis se remarquent au premier coup d'œil. Dans bien d'autres affections : scolioses, coxalgie, paralysies radiales, fractures diverses, d'autres anomalies parfois légères de l'attitude ont la plus grande importance diagnostique.

Forme. — La forme d'une tumeur peut être diffuse ou nettement limitée, régulière ou irrégulière, lisse, bosselée, granuleuse. Les modifications de la forme du membre dans une fracture, de la forme de la région articulaire dans une luxation, peuvent être pathognomoniques.

Dimensions. — Par certains points, atrophie ou gonflement, l'étude des dimensions se confond avec celle de la forme. Il est souvent nécessaire pour bien préciser les modifications de dimension, parfois plus apparentes que réelles, de faire une mensuration exacte sans se contenter de l'inspection. Un muscle paralysé paraît toujours atrophié. L'ascension du fémur due à une luxation de la hanche est souvent prise pour un raccourcissement par fracture de l'os.

Coloration. — La coloration est le grand signe des inflammations : traînées roses de la lymphangite, plaque cramoisie de l'érysipèle, rougeur du phlegmon. C'est aussi un signe important des épanchements sanguins. C'est le signe pathognomonique des tumeurs mélaniques. Dans les suppurations diffuses, les gangrènes, dans les brûlures, dans les gelures, la moindre modification de la coloration normale a sa signification.

Transparence. — La transparence ou l'opacité sont souvent si manifestes, que l'inspection suffit pour les déterminer. Mais leur recherche peut offrir plus de difficulté. Trois précautions sont nécessaires : 1º bien faire saillir la tumeur à examiner ; 2º placer d'un côté une lumière artificielle aussi rapprochée de la tumeur qu'elle peut l'être sans brûler le malade ; 3º regarder au moyen d'un stéthoscope dont l'extrémité évasée sera appliquée très étroitement et intimement sur la tumeur. Cet examen sera fait en différents points et non sur un seul.

Tels sont les signes généraux fournis par l'inspection. Pour mieux montrer leur importance, rappelons encore quelques affections : furoncles, anthrax, pustule maligne, lupus où l'inspection fournit à elle seule presque tous les éléments du diagnostic.

III. Palpation. — La palpation doit toujours être faite avec beaucoup de ménagements de façon à déterminer le moins de douleur possible. Dans bien des cas une palpation trop brutale pourrait même entraîner des accidents sérieux. Il est certains signes, fluctuation, crépitation, dont la recherche provoque toujours d'assez vives souffrances. On doit s'habituer à percevoir nettement, mais à ne percevoir qu'une seule fois ces signes. Provoquer à cinq ou six reprises la crépitation dans une fracture est inhumain et dangereux.

Quand il existe une plaie, la palpation ne doit être faite qu'après les précautions antiseptiques — lavage des mains, désinfection de la plaie — nécessaires pour prévenir toute infection.

La palpation doit être très méthodique. Tillaux recommande justement de procéder toujours des parties superficielles aux parties profondes. Dans une tumeur par exemple, on examine successivement : 1° les connexions de la tumeur avec les parties superficielles, peau, aponévroses, muscles qui la recouvrent, les altérations de ces parties ; 2° les caractères de la tumeur elle-même ; 3° ses connexions avec les parties profondes. L'examen des ganglions, l'examen de la région symétrique sont toujours indispensables.

La peau peut être amincie ou épaissie, œdématiée, simplement distendue ou enflammée, mobile ou adhérente.

Les muscles peuvent être envahis ou simplement soulevés. Il est toujours important de déterminer si la lésion morbide est superficielle et indépendante du muscle, superficielle et adhérente au muscle, intra-musculaire ou sous-musculaire. Il faut pour cela rechercher l'influence exercée par la contraction du muscle sur la mobilité de cette production. Pour que cette contraction atteigne son maximum on prie le malade de faire

contracter son muscle, tandis qu'on s'oppose au mouvement
produit. Une tumeur de la région deltoïdienne qui reste mobile tandis que le malade lutte pour écarter le bras du tronc
n'est ni intra-deltoïdienne, ni sous-deltoïdienne, ni même adhérente au deltoïde.

Les connexions profondes se reconnaissent surtout par la
fixité ou la mobilité. Nous venons de voir comment on reconnaît qu'une tumeur adhère aux muscles sous-jacents. L'adhérence aux os ou la dépendance des os, toujours fort importante
à reconnaitre, entraîne une fixité encore plus absolue. Parfois
l'implantation ne se fait pas largement, l'insertion a lieu par
une sorte de pédicule ; une palpation attentive permet d'ordinaire d'en déterminer l'existence.

Pour la production morbide elle-même, la palpation détermine plus sûrement que l'inspection, la forme, les limites, le
volume, la consistance. Certaines tumeurs sont réductibles,
d'autres sont animées d'expansion, de battements, de frémissements vibratoires. Tous ces signes spéciaux seront plus utilement étudiés aux maladies des régions. Mais parmi les signes
fournis par la palpation, il faut encore brièvement étudier :
1° la fluctuation ; 2° la mobilité anormale ; 3° la crépitation.

Fluctuation. — La recherche de la fluctuation se fait d'ordinaire en appliquant la main gauche sur un des points de la
tuméfaction à examiner, la main droite sur un autre point
plus ou moins distant. En exerçant avec une main une certaine
pression, la main opposée *qui a dû rester absolument passive et
immobile* se trouve légèrement soulevée ; elle perçoit une sensation de flot.

La fluctuation existe surtout dans les collections liquides.
Dans certaines collections liquides à parois très distendues où
le liquide est en quelque sorte comprimé, la fluctuation est
difficile à percevoir ; on a plutôt une sensation de rénitence,
d'élasticité, qu'un choc liquide vrai.

Mais certaines tuméfactions solides donnent elles-mêmes
une sensation très nette de fluctuation. La fausse fluctuation
des lipomes, des fongosités tuberculeuses est classique en chirurgie. Un certain nombre de régions du corps, la pulpe des

doigts, le dos du pied au niveau du corps du pédieux, les gouttières vertébrales à la région lombaire, la partie moyenne du bras et de la cuisse sont très fluctuantes dans le sens transversal. Tous les muscles non tendus sont en général fluctuants, mais la fluctuation, très nette quand les pressions sont exercées sur les côtés du muscle perpendiculairement à la direction des fibres, cesse de l'être quand ces pressions sont exercées l'une en haut, l'autre en bas, parallèlement à cette direction.

Toutes les tuméfactions mobiles, si on n'a pas le soin de bien les fixer pendant qu'on recherche la fluctuation, donnent également une sensation trompeuse par suite du déplacement en masse que leur imprime la pression.

La fluctuation est donc un signe de recherche et d'appréciation assez délicates. La valeur séméiologique et le mode de recherche de la fluctuation seront d'ailleurs souvent discutées dans l'étude des affections en particulier (lipomes, abcès rétropharyngiens, hématocèles, etc.). Signalons pourtant encore parmi les variétés cliniques de la fluctuation :

a) La fluctuation profonde où la collection liquide est séparée des doigts par des couches épaisses; peau, aponévroses, muscles. Cette fluctuation, très importante, est celle des abcès de la fosse iliaque, des abcès sous-périostiques. Souvent on sent plutôt un empâtement rénitent qu'une fluctuation vraie.

b) La fluctuation sous une coque épaissie, fluctuation superficielle mais masquée par une paroi résistante particulière aux hématocèles, aux hématomes, à certains abcès froids.

c) La fluctuation des collections liquides incomplètement remplies, à cavité semblant trop grande pour le contenu. La sensation de tremblotement qui l'accompagne est très nette dans certains épanchements traumatiques de sérosité.

Mobilité anormale. — La mobilité anormale est, dans le cas de fractures, un symptôme plus important et plus certain encore que la crépitation. Deux causes d'erreur sont à signaler: 1° dans le cas de fractures voisines d'une articulation, fractures épiphysaires par exemple, on prend parfois pour une mobilité osseuse anormale les mouvements normaux de l'articulation ; 2° les observateurs novices peuvent, même à la partie moyenne du membre, éprouver une sensation tout à fait fictive de mobilité anormale. Cette sensation fictive est due à ce que le membre n'est pas suffisamment saisi, et à ce que les muscles, se déplaçant sur les parties profondes, transmettent en partie ce mouvement de déplacement aux mains de l'observateur.

Dans les lésions articulaires la présence de mouvements anormaux, impossibles à l'état physiologique (les mouvements de latéralité du genou par exemple) et inversement la perte de tout ou partie des mouvements normaux seront souvent signalées.

Citons encore la mobilité anormale due aux paralysies, aux atrophies, parfois aux ruptures musculaires.

Crépitation. — Le type de la crépitation est la crépitation osseuse des fractures. Cette crépitation est dure, sèche, nette; on l'entend souvent en même temps qu'on la perçoit au palper.

Dans certains ostéosarcomes la palpation perçoit parfois une autre variété de crépitation osseuse dite *parcheminée*. La paroi osseuse très amincie cède sous le doigt qui la presse. La coquille d'un œuf vide qu'on brise sous le doigt, une feuille de parchemin sur laquelle on appuie donnent des sensations assez analogues à la crépitation parcheminée.

La crépitation *cartilagineuse* s'observe surtout dans les luxations, les arthrites sèches. Les gros craquements perceptibles à l'oreille et à la main qu'elle produit n'ont pas la dureté, la netteté de la crépitation osseuse.

Les caillots sanguins en s'écrasant sous le doigt donnent la crépitation sanguine. L'air infiltré dans les tissus emphysémateux donne la crépitation *gazeuse*. Les gaines synoviales dépolies donnent une crépitation de neige (l'air crépitant). Les kystes à grains riziformes en bissac donnent par le passage des grains d'une poche à l'autre une sensation de frottements, le bruit de chaînon de Dupuytren. Très faciles à reconnaître quand on les a une fois perçues, ces sensations sont difficiles à décrire. Toutes les comparaisons qu'on peut donner restent assez infidèles. Quant à la difficulté de leur diagnostic avec la crépitation osseuse des fractures elle est plus théorique que réelle. Dans les fractures nous verrons d'ailleurs que la crépitation est d'ordinaire bien loin d'être le signe vraiment important.

Toucher. — L'exploration par le toucher n'est qu'une variante de la palpation. A l'étude des maladies des régions le toucher buccal, le toucher vaginal, le toucher rectal seront plus utilement décrits.

IV. Percussion. — Dans bien des affections, tumeurs abdominales, hernies, pneumatocèle, le diagnostic dépend de la percussion. La tuméfaction est-elle sonore ou mate, tel est le symptôme capital à déterminer. Pour y parvenir, la percussion doit être tantôt très superficielle pour ne pas éveiller la sonorité de plans sonores sous-jacents, tantôt au contraire faite très profondément, en déprimant autant que possible les parties interposées, pour bien obtenir le son propre de la tumeur et non celui des couches qui la recouvrent. Dans la percussion superficielle, percussion d'une petite hernie par exemple, la percussion par chiquenaude permet souvent mieux que la percussion sur le doigt d'avoir la tonalité superficielle, bien indépendante de la tonalité profonde.

Dans le cas de kystes hydatiques la percussion donne parfois une sensation d'élasticité spéciale, analogue à celle que donnerait la percussion sur un fauteuil élastique, une boule de gélatine. Cette sensation, malheureusement fort inconstante, est pathognomonique.

V. Auscultation. — L'auscultation est dans quelques cas fort importante, (plaies de poitrine, anévrysmes), mais son emploi, s'appliquant à des cas spéciaux, ne peut être que brièvement mentionné dans cet examen général.

VI. Ponction exploratrice. — Bannie des épreuves un peu artificielles des examens et des concours, la ponction exploratrice est souvent un moyen de diagnostic précieux, indispensable dans la clinique réelle. Faite antiseptiquement, elle est absolument inoffensive. Cette ponction doit être faite avec une aiguille aspiratrice assez grosse et un appareil d'aspiration suffisamment puissant. Les résultats d'une ponction faite avec une simple seringue de Pravaz ont une valeur réelle s'ils sont positifs, mais ils n'ont aucune valeur s'ils sont négatifs, la ponction avec cet instrument devant forcément rester infructueuse si le liquide est un peu visqueux et épais.

VII. Examen pendant l'anesthésie chloroformique. — Le chloroforme en supprimant la douleur, les résistances musculaires, permet une exploration plus complète et devient indirectement un agent de diagnostic fort utile. Son emploi dans le diagnostic des luxations, des fractures, des tumeurs abdominales, des contractures musculaires est souvent indispensable. Pour éviter au malade une double anesthésie, toutes les dispositions seront prises pour que, le cas échéant, l'exploration soit immédiatement suivie de l'intervention nécessaire.

VIII. Moyens de diagnostic exceptionnels. — Sous ce titre, mentionnons les divers moyens non applicables au lit même du malade, mais d'une valeur souvent extrême, examen histologique d'une tumeur, d'un fragment de tumeur enlevé, examen bactériologique, inoculation, analyse chimique. Si l'emploi de ces moyens exige une technique un peu complexe, la peine prise est largement compensée par la certitude des résultats.

IX. Etude des troubles fonctionnels. — Les troubles fonctionnels sont trop multiples et trop variés suivant les régions, pour pouvoir faire l'objet d'une étude générale. Rappelons souvent l'importance qu'a toujours, à côté de l'étude de la douleur spontanée, l'étude de la *douleur provoquée* soit par la palpation, soit par une pression bien localisée, soit par la percussion. On tiendra compte des causes d'erreurs dues aux variations de sensibilité individuelle. L'endurance au mal de certains malades n'a d'égale que la nervosité de certains autres.

X. Examen de l'état général. — Cet examen dont l'importance est extrême sera étudié en détail dans la deuxième partie, comme introduction au diagnostic des affections chirurgicales générales.

CHAPITRE II

Objectifs principaux du diagnostic chirurgical.

Le diagnostic proprement dit, la détermination du siège et de la nature de l'affection n'est qu'un des objectifs du diagnostic chirurgical. C'est celui dont se contentent souvent les étudiants à leur début. Il leur suffit de parvenir à porter un diagnostic exact. Mais pour être complète la solution du problème qui se pose à propos de chaque malade exige deux autres résultats : 1° détermination du pronostic ; 2° détermination du traitement. Sans doute le diagnostic une fois établi porte avec lui les éléments généraux du pronostic et du traitement. Une malade est atteinte d'un cancer du sein. Il est évident qu'il s'agit là d'une affection grave qui n'a quelque chance de guérir que par une ablation complète. Mais il n'est pas en clinique deux malades qui se ressemblent. A côté des éléments généraux de l'affection, chaque cas individuel renferme des particularités atténuant ou aggravant son pronostic, modifiant les indications thérapeutiques générales, créant des indications nouvelles, forçant à changer les procédés anciens. Préciser ces particularités du pronostic, déterminer les conditions spéciales, les nécessités et les difficultés du traitement, tels sont, avec le diagnostic proprement dit, les trois objectifs de l'examen clinique.

I

Dans les divers symptômes locaux et généraux que présente un malade il en est qui serviront surtout au diagnostic ; quelques symptômes ont une valeur telle qu'ils sont dits pathognomoniques ; le doute cesse dès qu'on les a constatés. D'autres serviront surtout au pronostic. Les conditions d'âge, de terrain

modifieront profondément l'évolution d'une même affection.
D'autres enfin, peut-être les plus importants de tous, serviront
à guider l'intervention thérapeutique ; ils montreront quel
traitement général est impérieusement nécessaire, quelle intervention locale est suffisante et possible.

Si d'ailleurs un livre comme celui-ci peut avoir une utilité,
si son but ne se confond pas complètement avec celui des traités ordinaires de pathologie chirurgicale, c'est précisément en
raison de cette valeur diagnostique, pronostique, thérapeutique
plus spéciale à tel ou tel symptôme. C'est cette valeur spéciale
qui permet à propos de chaque affection d'indiquer sommairement les voies qui conduisent au diagnostic, au pronostic, au
traitement, d'insister surtout pour chacune de ces voies sur
les indications dominantes, celles dont la recherche ne doit
jamais être négligée.

Reprenons l'exemple clinique cité plus haut. Une malade
est atteinte d'un cancer du sein. Le diagnostic est évident
presque à distance. Beaucoup d'étudiants se contenteront
d'étudier sommairement ce cas banal. Ils remarqueront une
adhérence partielle de la peau, l'infiltration diffuse de toute la
glande, trouveront quelques ganglions dans l'aisselle. Leur
examen, croient-ils, est suffisamment fait. Leur diagnostic est
certainement exact, mais s'ils étaient, comme ils le seront plus
tard, seuls responsables et seuls en action, cet examen leur
permettrait-il de porter un pronostic et d'instituer un traitement ? Certes, le pronostic est toujours grave, mais encore
est-il en dehors des lésions locales bien des conditions : lenteur
relative de l'évolution, âge un peu avancé déjà, qui peuvent
relativement l'atténuer. Quant au traitement, si vous voulez
vous contenter d'une ablation telle quelle, enlevant le gros de
la tumeur, en laissant une partie, votre examen suffit. Il est
insuffisant pour une opération rationnelle. Avez-vous recherché, toutes les indications et contre-indications opératoires :
1º examiné minutieusement la peau pour savoir le sacrifice
nécessaire ; 2º recherché les adhérences au grand pectoral ;
3º exploré minutieusement non seulement l'aisselle, mais le
creux sous-claviculaire et sus-claviculaire ; 4º recherché dans

la poitrine, la colonne vertébrale, les moindres signes de généralisation ? Parfois même, n'avez-vous pas négligé l'examen du sein opposé ? Et pourtant tous ces éléments vous sont indispensables pour savoir si vous opérerez ou non, comment vous opérerez. Avez-vous assez de peau saine pour tenter la réunion après l'ablation ? Devrez-vous enlever avec la glande une partie ou même la totalité du grand pectoral ? Jusqu'où devrez-vous remonter et à quelles difficultés faudra-t-il vous attendre dans le curage de l'aisselle ? Il y aurait quelque imprudence à attendre le moment même de l'opération — moment qu'accompagnent toujours quelque émotion et quelque trouble — pour vous poser toutes ces questions.

Vous répondrez : Dans le cas d'examen complet les éléments qui doivent guider notre réponse, nous ont été fournis par l'examen lui-même. Est-il vraiment nécessaire de faire en quelque sorte un triple examen, de s'y reprendre à trois fois, une première fois cherchant le diagnostic, une seconde fois cherchant le pronostic, une troisième fois le traitement. Aucun de nos maîtres ne procède ainsi.

Dans toutes les sciences, dans tous les arts, le fruit le plus précieux de l'expérience est précisément de permettre de se dégager jusqu'à un certain point des règles communes, sauvegarde indispensable, mais alphabet fastidieux des débutants. Parmi mes maîtres, il en est un dont la sûreté et la rapidité d'examen m'ont toujours étonné. Je l'ai vu bien souvent arriver près d'un lit, regarder le malade, la lésion, palper un moment l'endroit atteint, poser une ou deux questions. Son diagnostic était fixé. Mais une longue gymnastique sensorielle et intellectuelle lui avait appris à voir, à sentir, à interpréter vite, à saisir comme instinctivement les symptômes de valeur. Vous causait-il de ce malade, on se trouvait tout émerveillé de la quantité de détails, du nombre infini de faits qui avaient frappé son attention dans ce court examen, du groupement rapide qu'il avait établi entre tous ces faits pour fixer son diagnostic, instituer son pronostic, motiver son traitement. Cette virtuosité était trop séduisante pour que nous n'ayons pas tous été tentés de l'imiter. Le résultat de ces tentatives fut

régulièrement, non seulement des erreurs qu'il fallait prévoir, mais l'omission, l'ignorance de symptômes énormes,
gros à crever les yeux. C'est qu'en effet dans les opérations
complexes d'un examen clinique, ce n'est qu'à la longue qu'on
apprend à se servir de ses yeux pour voir, de ses mains pour
palper, de son esprit pour penser, qu'on arrive à observer et
à interpréter.

En vous astreignant à scinder les trois côtés du problème, à
ne pas chercher leur solution d'un seul coup et d'emblée, vous
faites un exercice fastidieux peut-être, mais utile à coup sûr.
En vous demandant par trois fois si vous avez bien reconnu
tous les jalons qui vous sont nécessaires pour le diagnostic, le
pronostic, le traitement, vous risquez moins de passer sans le
voir à côté de l'un des plus importants de ces jalons. Si vous
vous trouvez convaincus, quelles règles générales allez-vous
suivre dans ces trois examens successifs auxquels vous vous
êtes résignés ?

II. — Règles générales du diagnostic.

Certaines affections offrent des symptômes pathognomoniques qui, nettement constatés, imposent le diagnostic. La mobilité anormale dans les fractures, le frémissement spécial des
kystes hydatiques, le semis de granulations jaunâtres au
pourtour des ulcérations tuberculeuses de la langue, la crépitation parcheminée dans les ostéo-sarcomes, la douleur spéciale
de la fissure à l'anus sont des symptômes pathognomoniques.
Mais ces symptômes ne sauraient jamais dispenser d'un examen
complet ; il est toujours sage de les contrôler par l'ensemble
des autres symptômes ; si leur valeur est absolue, leur constatation même peut toujours laisser quelque place au doute. Les
illusions, les fausses sensations sont loin d'être exceptionnelles.
Ces symptômes pathognomoniques n'existent d'ailleurs que
dans un nombre minime d'affections ; leur existence dans ces
affections est loin d'être absolument constante. L'absence d'un
symptôme pathognomonique ordinaire doit toujours faire hésiter dans un diagnostic. Elle ne constitue jamais une raison
suffisante d'écarter *à priori* ce diagnostic.

La seule règle sûre est de toujours juger d'après l'ensemble des symptômes. Il ne faut jamais négliger « sauter un symptôme » comme le disait Gosselin, si insignifiant qu'il puisse paraître. A mon cinquième examen de doctorat, j'eus à examiner un malade offrant sur la voûte palatine une ulcération ayant la plupart des caractères d'une ulcération syphilitique, bords à peine décollés, plutôt taillés à pic, fond bourbillonneux, contours assez réguliers. La syphilis chez ce malade était d'ailleurs avérée. Un seul symptôme se trouvait un peu anormal. Cette ulcération était le siège de violentes douleurs. Ces douleurs survenaient non seulement à l'occasion des irritations produites par les boissons, les aliments, mais aussi d'une façon spontanée. Ce fait s'accordait plutôt avec l'idée de tuberculose qu'avec celle de syphilis et pourtant j'écartai nettement, trop nettement, le premier diagnostic pour affirmer le second. Cette affirmation trop exclusive fut combattue par l'un de mes juges, M. Bouilly. Ses critiques se trouvèrent pleinement justifiées, car j'eus la curiosité de suivre le malade. Le traitement spécifique d'épreuve échoua chez lui complètement; la marche ultérieure de l'ulcération montra clairement qu'il s'agissait de tuberculose.

Tenez donc grand compte de ces symptômes anormaux, bizarres, jurant avec le reste des signes observés. Nélaton insistait déjà sur l'importance de ces signes irréguliers. Ce sont eux qui souvent changent, corrigent, modifient ou complètent le diagnostic. Au point de vue du pronostic, ils doivent toujours également, nous le verrons, éveiller la défiance.

En ce qui concerne la valeur relative, on peut encore distinguer les symptômes en diverses classes. Ceux que vous constatez par vous-mêmes ont toujours plus de valeur que ceux qui vous sont fournis par l'interrogatoire. Une cicatrice bien caractéristique par exemple est une forte preuve en faveur de la syphilis, quelles que soient les dénégations du malade. Les affirmations ne doivent pas non plus être admises sans réserves. Il faut souvent faire la part des exagérations, des simulations mêmes. Dans beaucoup d'affections traumatiques se trouve en jeu une question de responsabilités et d'indemnités judiciaires;

les souffrances dont se plaint le blessé, l'impotence fonctionnelle qu'il accuse sont souvent en tout ou en partie simulées.

Parmi les symptômes directement constatés on pourrait même encore établir une gradation. La réalité des signes fournis par l'œil ne trompent guère ; ceux que fournissent la palpation et la percussion sont déjà un peu moins certains.

Mais si les erreurs de diagnostic dépendent parfois d'un faux renseignement, d'un symptôme qu'on croit exister et qui n'existe pas, il faut avouer que les erreurs par omission sont singulièrement plus fréquentes que les erreurs par illusion. Sur dix erreurs on se trompe une fois en cherchant mal et neuf fois faute d'avoir cherché suffisamment.

Le diagnostic d'une affection chirurgicale comporte toujours deux problèmes : 1° localisation de l'affection ; 2° nature de l'affection localisée qui peuvent tous deux être mal résolus.

La *localisation de l'affection* peut être évidente. Une affection des lèvres, de la langue, de la peau se trouve localisée dès le premier coup d'œil. Elle peut être assez facile comme dans les affections de la glande mammaire, du testicule, des articulations. Elle peut être au contraire fort difficile. A l'étude des affections du cou, de l'abdomen, on verra qu'un des points les plus délicats du diagnostic est souvent de reconnaître l'organe, le tissu atteints. Pour l'abdomen, on reste parfois jusqu'au moment de l'opération dans l'incertitude pour savoir si une tumeur volumineuse s'est développée dans l'utérus, l'ovaire, la rate, le foie, le rein.

La localisation, alors même qu'elle semble facile doit toujours être faite très minutieusement. La détermination précise du siège exact, des limites, des irradiations est plus importante encore pour le pronostic et le traitement que pour le diagnostic.

La nature même de l'affection peut être traumatique, inflammatoire, néoplasique, diathésique (syphilis, tuberculose) trophique (mal perforant). La localisation exacte fournit toujours pour déterminer la nature des éléments précieux qui s'ajoutent utilement : 1° aux caractères propres de l'affection ; 2° au terrain sur lequel elle s'est développée.

L'erreur complète de diagnostic porte donc sur le siège et sur la nature du mal. On a parfois pris par exemple des abcès froids sous-mammaires pour des cancers du sein. On peut tout en diagnostiquant exactement la nature du mal le localiser imparfaitement. Un abcès froid provient-il d'une articulation, d'une bourse séreuse péri-articulaire ? Est-il tout à fait indépendant de l'articulation ? On peut enfin reconnaitre le siège exact et méconnaitre la nature de l'affection.

III. — Règles générales du pronostic.

Ce n'est qu'après avoir quitté l'hôpital pour aborder la clientèle de ville que l'on comprend bien l'importance énorme, presque prépondérante des questions relatives au pronostic. Les interrogations se multiplient. Quelle est la gravité d'une affection ? Est-elle dangereuse pour la vie ? Laissera-t-elle après elle une infirmité ? Ne peut-elle guérir sans opération ? Quelle sera la durée du traitement ? Habitué jusque-là à la passivité du malade d'hôpital, le jeune médecin se trouve un peu surpris et embarrassé par cette avalanche de questions.

En général le débutant porte en ville un pronostic beaucoup trop favorable. En ville plus qu'à l'hôpital, par suite de l'indocilité plus grande des malades, de l'ignorance et des préjugés de l'entourage qui les soigne, les affections chirurgicales exposent à des complications inattendues. Les malades sont aussi plus difficilement satisfaits du résultat obtenu. Qu'ils gardent après une fracture quelque douleur du cal, après une luxation quelque raideur articulaire, après une opération quelconque une certaine sensibilité de la matrice, si vous leur avez promis un résultat par trop brillant, ils se plaindront amèrement de cette infirmité. Méfiez-vous surtout de la question relative à la durée de l'affection. Le malade de ville ne se regarde comme guéri qu'une fois qu'il a pu reprendre toutes ses occupations. Or, si une fracture de jambe est consolidée en six semaines, la marche normale ne redevient guère possible qu'au bout de trois mois. Faites donc pressentir la durée de la convalescence surajoutée à la durée même de la maladie.

Parmi les erreurs de pronostic, il en est une qui vous serait particulièrement reprochée. Vous avez par exemple dans une fracture compliquée déclaré la guérison spontanée impossible, l'amputation inévitable. Le blessé refuse toute opération et guérit tant bien que mal, gardant une jambe souvent assez informe, mais gardant sa jambe. Ou bien une tumeur dont vous aviez déclaré l'ablation indispensable guérit grâce au traitement spécifique ; le prétendu cancer était syphilitique. Proposez donc toujours dans les cas qui laissent place au moindre doute l'opération comme la ressource la plus sûre, la plus avantageuse, mais gardez-vous d'affirmations trop catégoriques ; proposez l'opération, ne l'imposez pas.

Les suites opératoires sont d'ordinaire d'une bénignité extrême. Insistez auprès du malade sur cette bénignité. Soyez un peu moins rassurant vis-à-vis de l'entourage. De temps à autre une catastrophe survenant dans une opération fort simple, soit du fait du chloroforme, soit du fait de quelque lacune dans l'antisepsie, de quelque grave affection générale latente et non soupçonnée avant l'intervention vient rappeler qu'il n'est pas d'opération, si bénigne qu'elle soit, qui ne porte avec elle un danger de mort.

La durée du traitement après l'opération prête aux mêmes réflexions que la durée générale des affections chirurgicales. La durée réelle dépasse toujours très notablement la durée apparente. Comptez toujours aussi avec un échec éventuel ou une impossibilité de la réunion par première intention.

Les suites thérapeutiques de nos interventions chirurgicales actuelles sont loin d'être toujours aussi favorables que les suites opératoires. Si avec le malade lui-même vous devez être absolument optimiste et rassurant, vous devez dans bien des cas faire auprès de sa famille quelques réserves. Il y aurait bien évidemment dans une ablation de cancer, erreur de pronostic à promettre une guérison durable et absolue.

Ces règles générales doivent paraître bien pessimistes et bien décourageantes. Mais les erreurs dues à un pronostic un peu trop grave sont singulièrement plus rares et plus facilement pardonnées que les erreurs dues à un pronostic trop favorable.

IV. — Règles générales du traitement.

Les indications chirurgicales peuvent se présenter avec le caractère de l'urgence la plus impérieuse (hernies étranglées — trachéotomie — hémorrhagies). Elles peuvent être absolument inévitables (ablation d'une tumeur maligne, taille ou lithotritie pour un calcul vésical), mais elles sont assez souvent facultatives. Tantôt, en effet, la gravité de l'affection est telle, l'état général est si peu satisfaisant, les chances de succès thérapeutique, après l'intervention, sont assez aléatoires pour qu'on hésite à pratiquer cette intervention. Mais dans d'autres cas plus intéressants l'hésitation dépend d'une raison toute opposée. Le chirurgien se demande si la guérison spontanée est entièrement impossible, si les seuls efforts de la nature ne peuvent suffire à la réparation des lésions.

Dans bien des affections et surtout dans les affections traumatiques, la puissance réparatrice de la seule nature est vraiment merveilleuse. Chez un sujet sain et avec une antisepsie minutieuse ses résultats dans une fracture comminutive, une plaie avec des larges délabrements dépassent tout ce que l'on croyait pouvoir espérer. Mon maître, M. Périer, me répétait souvent que dans bien des cas d'apparence fort grave, c'est à l'abstention qu'il avait dû ses plus beaux succès. Sans exagérer cette abstention, on se souviendra donc que s'il y a avantage à savoir agir, il y a souvent aussi non moins d'avantage à savoir attendre.

Le problème des indications thérapeutiques se pose assez fréquemment dans les conditions suivantes: le diagnostic est incertain, incomplet, douteux. C'est le cas par exemple pour un certain nombre de tumeurs de l'abdomen. Cette incertitude du diagnostic est loin d'être un motif d'abstention. C'est alors à l'intervention de faire elle-même le diagnostic, puisque les signes cliniques font défaut. La laparotomie exploratrice montrera la nature et surtout l'opérabilité ou l'inopérabilité de la tumeur. Ces incisions exploratrices faisant le diagnostic et suivant le cas constituant toute l'opération ou devenant le premier temps d'une opération plus complète trouveront souvent leur emploi.

Parfois même le traitement sera tenté non seulement sans diagnostic, mais contre le diagnostic probable. Que de fois on essaiera le traitement spécifique, si douteuse que paraisse la nature syphilitique d'une affection ? Que de fois aussi on tentera avec pleine raison des interventions qui ne sauraient être que palliatives ? L'énergie avec laquelle certains malades atteints d'une affection incurable réclament une opération, leurs menaces formelles de se suicider si on la leur refuse viennent parfois forcer la main et la résolution du chirurgien.

Bibliographie. — Consulter TRÉLAT, *Cliniques* 1891, vol. I, p. 13. Difficultés et importance du diagnostic en chirurgie. — RICHELOT. Laparatomies exploratrices, *Gaz. des Hôpitaux* 1891, n° 104. — DUPLAY. Les résultats des opérations exploratrices, *Union médicale,* 26 novembre et 1er décembre 1891.

DEUXIÈME PARTIE

DES AFFECTIONS CHIRURGICALES GÉNÉRALES

CHAPITRE PREMIER

Importance de l'état général en chirurgie.

Résumé clinique. — L'influence de l'état général sur les affections chirurgicales a été particulièrement mise en relief de notre temps par les travaux de M. Verneuil et de ses élèves, Reclus, Kirmisson, Tuffier, Ricard, etc. Cette influence est telle que l'examen de l'état général, la recherche des moindres tares diathésiques ou organiques, l'étude du terrain en un mot, doit toujours constituer un élément important du diagnostic chirurgical. Un exemple clinique fera mieux saisir cette importance.

Un ouvrier se casse la jambe. Voilà une lésion traumatique bien locale et bien exclusivement locale. Et pourtant son évolution, son pronostic, dépendront autant, sinon plus, de l'état général que des lésions locales elles-mêmes.

Le blessé est un sujet robuste, d'une santé parfaite. La consolidation sera rapide ; elle se fera avec une régularité et une promptitude relatives, dans le cas même de lésions assez complexes. La moindre tare générale deviendra au contraire une source de complications.

Alcoolisme. — Le blessé est par exemple un alcoolique. Il sera tourmenté par des contractions musculaires, des soubresauts violents au niveau de sa fracture, même après l'immobilisation. Le traumatisme pourra parfois devenir chez lui, le signal d'une attaque de *delirium tremens*.

Impaludisme. — Le blessé a souffert autrefois de fièvres paludéennes. Il sera bien rare qu'à la suite d'un traumatisme un peu sérieux, il n'éprouve pas quelque réveil de ses accès fébriles. L'importance du diagnostic est ici très grande, d'une part parce que l'élévation de la température pourrait faire craindre facilement quelque grave complication locale, de l'autre, parce que le seul traitement efficace sera le sulfate de quinine.

Diabète, albuminurie. — Chez un diabétique, un albuminurique, des fractures assez simples s'accompagneront facilement d'un œdème considérable. Les tissus, peu vivaces, résisteront mal aux pressions exercées, soit par les fragments, soit par les appareils d'immobilisation. Une surveillance extrême devient nécessaire pour éviter les eschares. Les plus petites érosions, les plaies les plus minimes, accompagnant la fracture doivent être, elles aussi, très soigneusement pansées et désinfectées, car elles sont facilement l'origine de suppurations diffuses.

Hémophilie. — C'est surtout à l'occasion des plaies que surviennent les accidents hémorrhagiques dus à l'hémophilie. Cependant à la suite d'une fracture, l'abondance de l'épanchement sanguin, les difficultés de sa résorption, peuvent déjà chez les sujets hémophiliques constituer une complication réelle. La moindre pression des appareils est chez eux très mal supportée.

Maladies du foie. — Les maladies du foie exercent une influence sur l'évolution des traumatismes en facilitant singulièrement les hémorrhagies. Inversement un traumatisme et une fracture en particulier, sont parfois, par le repos forcé qu'ils entraînent, le signal chez un sujet prédisposé d'une poussée d'ictère, d'un accès de colique hépatique.

Syphilis. — Peu d'affections générales exercent autant d'influence sur l'évolution d'une fracture. Pensez toujours à la syphilis dans les pseudarthroses, les retards de consolidation. En pareil cas l'effet du traitement spécifique est parfois merveilleux. Dans les cals douloureux, exubérants, ne manquez pas également de rechercher la vérole.

Rhumatisme. — L'influence du rhumatisme se fait plutôt

sentir dans les complications éloignées des fractures, cals douloureux, exubérants, roideurs articulaires, que dans les complications immédiates.

Affections du système nerveux. — L'*ataxie* exerce sur la production et l'évolution des fractures une grande influence, c'est
une des causes les plus fréquentes des fractures spontanées.
L'*hystérie* est souvent la source d'accidents très variés survenant à l'occasion d'un traumatisme (paraplégies, paralysies,
contractures, ébranlement général) accidents fort inquiétants si on ne réussit pas à en déterminer la cause exacte.

Tuberculose. — Les tuberculeux supportent relativement bien
les traumatismes. Les localisations tuberculeuses s'observent
plutôt à la suite d'un traumatisme léger, contusion, entorse,
qu'à la suite d'un traumatisme sérieux, tel qu'une fracture.
Mais une fracture de jambe, obligeant à un repos prolongé,
amène souvent chez eux une grande détérioration de l'état
général et une aggravation des lésions pulmonaires.

Faute d'un examen complet de la santé générale, vous risquez de plus de méconnaître ou d'apprécier insuffisamment diverses complications infectieuses auxquelles la fracture peut donner lieu : érysipèle partant d'une érosion minime, septicémie,
tétanos. Chez un sujet âgé, préoccupez-vous tout particulièrement des complications pulmonaires, si insidieuses et si fréquentes.

Les affections générales jouent donc dans une fracture un
rôle important. Mais ce rôle ne serait pas moindre dans une
contusion, une entorse, une plaie, etc. Le pouvoir réparateur
des tissus, leur résistance à l'infection sont en raison directe
de leur vitalité. Que cette vitalité soit compromise par une
maladie générale ou même par un simple affaiblissement mo-
mentané dû aux privations, au surmenage, et la réparation des
lésions locales deviendra plus lente, plus imparfaite, les complications infectieuses seront plus fréquentes et plus graves.

Examen du malade. — La seule règle qu'on puisse donner
est de faire un examen complet, absolument complet, ne négligeant aucun organe « *a capite ad calcem* » comme disaient
les vieux auteurs. C'est souvent dans une région examinée par

acquit de conscience, sans espérer qu'elle puisse fournir le moindre élément pronostique ou diagnostique, que vous trouverez le symptôme le plus nettement pathognomonique, le plus intéressant.

Éléments du pronostic. — Les éléments du pronostic varient pour chaque maladie, pour chaque malade. Mais il est un certain nombre de symptômes, de signification particulièrement fâcheuse, souvent même fâcheuse à bref délai, qu'il est important de bien connaître. Chez tout malade atteint d'une affection chirurgicale tenez un compte particulièrement grave :

1° De la température très élevée ou plus encore abaissée au-dessous de la normale ;

2° Du pouls très accéléré, très affaibli ou très ralenti (traumatismes crâniens). La disproportion du pouls et de la température, pouls à 120 par exemple avec une température de 38 est toujours un élément fâcheux ;

3° Du nombre des respirations. L'accélération, l'irrégularité du rhythme respiratoire sont souvent le premier signe d'aggravation. Il est nécessaire de rechercher ces modifications car elles sont loin de se traduire toujours subjectivement par la dyspnée ;

4° Du facies. Le facies typhique avec stupeur, œil éteint, fuliginosités nasales, *langue sèche et rugueuse* indique une infection grave. Le facies hippocratique avec traits tirés, yeux excavés, nez aminci et froid, regard vague, respiration ronflante indique la mort prochaine ;

5° De l'état de la peau. La peau sèche ou couverte de sueurs profuses, visqueuses, froides, le refroidissement des extrémités est du pronostic le plus grave.

Un grand nombre d'autres signes pronostiques fâcheux : météorisme abdominal, évacuations alvines involontaires, anurie, rétention d'urine, carphologie, délire, etc., etc., ne peuvent être que brièvement signalés.

Chez la femme ne négligez jamais de vous informer de l'état de la menstruation et par suite de la possibilité d'une grossesse. Un traumatisme violent au moment des règles peut

entraîner des complications particulières (hématocèle, métror-
rhagie). Si la femme est enceinte il peut déterminer l'avortement. La régularité des règles est d'autre part, dans bien des
cas, un indice pronostique favorable, car elle coexiste rarement avec un état général profondément touché.

Indications thérapeutiques. — Les indications thérapeutiques générales dominent souvent (syphilis, impaludisme,
tuberculose) les indications locales. En dehors même de toute
tare organique on ne saurait trop insister sur l'importance
qu'il y a à placer le blessé dans les meilleures conditions hygiéniques (air pur, soleil, alimentation, température modérée, etc., etc.), à le soutenir au physique et au moral par tous
les moyens possibles. Comme le disait déjà le vieil Ambroise
Paré : « fais avec ton patient bon guet tant en boire, manger,
repas, coït et autres choses ».

Caractères généraux de quelques diathèses. — Quelques symptômes — sans jamais dispenser d'un examen absolument complet — permettent de soupçonner rapidement les
diverses tares diathésiques. Ce sont :

1º Pour l'alcoolisme — les cauchemars nocturnes, les pituites
du matin, les tremblements des doigts quand les mains sont
étendues, les tremblements fibrillaires de la langue légèrement
tirée.

3º Pour l'impaludisme — le teint pâle, mat, les accès de fièvres à type intermittent, débutant en général le matin passant
par les trois stades de frisson, de chaleur, et de sueur, l'hypertrophie de la rate.

3º Pour le diabète — la polyurie, l'exagération de la soif et
de l'appétit, la gingivite chronique avec chute des dents, l'état
de la langue qui est sèche, collante au doigt, la balanite chez
l'homme, la vulvite avec prurit intense chez la femme. Les réflexes rotuliens sont abolis. Examen de l'urine à la liqueur de
Fehling dans tous les cas suspects.

4º Pour l'albuminurie — l'œdème des paupières le matin, des
malléoles le soir, le facies pâle, un peu bouffi, les douleurs rénales, les urines troubles, rares, ou abondantes avec envies fré-

quentes d'uriner, le bruit de galop cardiaque. Examen de l'urine par l'acide azotique et la chaleur dans tous les cas suspects.

5º Pour l'hémophilie — voir hémorrhagies dans l'hémophilie,

6º Pour les maladies du foie — les antécédents de coliques hépatiques, l'ictère, l'ascite, les épistaxis, les hémorrhoïdes. L'hypertrophie est facile à reconnaître par la percussion et la palpation ; l'atrophie est plus difficile à affirmer. Cherchez surtout les antécédents alcooliques, l'ascite, les petites hémorrhagies répétées.

7º Pour la syphilis — voir page 40.

8º Pour le rhumatisme — les déformations des doigts, nouures. nodosités, déviations, la saillie de l'articulation métatarsophalangienne du gros orteil, les craquements articulaires, les antécédents : douleurs articulaires répétées, hydarthroses passagères, migraines, eczéma, hémorrhoïdes, chorée dans l'enfance.

9º Pour l'ataxie — voir arthropathies nerveuses.

10º Pour l'hystérie — voir coxalgie hystérique.

11º Pour la tuberculose — voir le diagnostic suivant.

CHAPITRE II

La scrofule et la tuberculose .

Résumé clinique. — A propos du diagnostic, à propos du pronostic des affections tuberculeuses, si multiples et si variées qu'elles constituent une grande partie de la pathologie chirurgicale, des diverses régions, reviendront à chaque instant les questions du terrain tuberculeux ou scrofuleux. Il est donc indispensable d'avoir une idée générale très précise de cet élément clinique important.

La tuberculose et en particulier la tuberculose chirurgicale est par excellence une maladie à manifestations multiples. Elle frappe soit simultanément, soit successivement un grand nombre d'organes. Le plus souvent le malade n'est préoccupé que d'une seule lésion, celle qui le gêne le plus, le fait le plus souffrir. Mais à côté de cette lésion on trouve presque toujours d'une part, un certain nombre d'autres lésions encore en activité, de l'autre la trace de lésions anciennes déjà guéries, mais dont les stigmates ne sont pas moins précieux pour le diagnostic. Parmi les lésions en activité, souvent celle dont le malade se plaint est loin d'être la plus grave ; ce n'est pas celle qui domine le pronostic et les indications du traitement.

Un exemple clinique montrera mieux la nécessité de cet examen complet. Un malade est atteint d'une ulcération de la marge de l'anus avec fistulette insignifiante, caractères locaux sans grande signification. Mais ce malade porte au cou la cicatrice d'anciens abcès froids ganglionnaires ; il a souffert dans l'enfance d'otites suppurées, de kératites dont une surdité partielle et les taies cornéennes constituent encore la trace. Il tousse, crache, il a maigri, a de la fièvre. L'ulcération anale

1. Von VERNEUIL. Des tuberculoses périphériques et de leur traitement. *Semaine médicale*, 1890, n° 28.

dont il était difficile d'affirmer la nature par ses caractères propres est certainement, développée qu'elle est sur un pareil terrain, une ulcération tuberculeuse. Voilà pour le diagnostic. Quant au pronostic ne dépend-t-il pas bien plutôt de l'examen du poumon, du degré de cachexie générale que de la lésion locale ? Et si cet examen révèle une phtisie pulmonaire avancée, une cachexie profonde, ne devra-t-on pas se contenter de moyens palliatifs sans faire une intervention locale douloureuse, dangereuse et inutile contre une lésion qui n'est pas la lésion dominante? Voici pour le traitement.

Parmi les lésions multiples de la tuberculose, un certain nombre, en particulier parmi les lésions superficielles de la peau (impétigo) des muqueuses (otites, kératites, ozène, etc.) des ganglions sont encore volontiers désignées sous le nom de « lésions scrofuleuses ». L'identité de nature de la tuberculose et de la scrofule n'en est pas moins parfaitement établie ; cette différence de dénomination, utile peut-être pour exprimer une gravité un peu moindre dans l'évolution de ces lésions, est souvent mauvaise en faisant croire à une différence de nature.

Examen clinique. — *Aspect général.* — On songe facilement à la tuberculose chez un sujet chétif, pâle, amaigri, aux yeux brillants et excavés, aux traits tirés, aux muscles faibles, aux os saillants, au système pileux particulièrement developpé. Ce type clinique n'est pas moins important pour le pronostic que pour le diagnostic en indiquant une atteinte déjà profonde de l'état général, une cachexie déjà avancée.

Un deuxième type clinique plus facilement méconnu, mais coexistant particulièrement avec les tuberculoses chirurgicales, est le type florissant, la « phtisis florida » des anciens. Teint frais, embonpoint et presque bouffissure, aspect apparent de santé, souvent même beauté réelle. « Méfiez-vous, a écrit Péter, des beaux cheveux, des belles dents et des beaux yeux ». Si ce type a une signification diagnostique grave, il est au point de vue du pronostic plutôt rassurant.

Un troisième type moins important pourrait être appelé le type *géant*. Les sujets de stature dépassant de beaucoup la moyenne sont prédisposés à la tuberculose. Leur résistance est souvent très médiocre.

Citons enfin la coloration rousse dorée des cheveux, le blond vénitien à laquelle Landouzy attache tant d'importance. Citons encore avec Landouzy les cicatrices de variole, tout variolisé étant d'après lui particulièrement apte à devenir tuberculeux.

Lésions locales. — Les lésions locales de la tuberculose sont tellement multiples qu'on ne peut que les énumérer. Cette énumération suffira à faire comprendre l'importance d'un examen complet et minutieux de tous les organes, de tous les tissus.

Peau. — La peau peut comme lésions actuelles de tuberculose être atteinte soit de lupus soit de tuberculose cutanée vraie, soit de gommes scrofuleuses. L'impétigo et même les engelures graves doivent être déjà suspectes. Les cicatrices anciennes mettent souvent sur la trace d'un ancien foyer ganglionneux ou osseux dont le malade ne signalait pas l'existence. On connaît au cou l'aspect particulier, déprimé, couturé, irrégulier des cicatrices ganglionnaires, des *écrouelles*. Enfin les cicatrices accidentelles, traumatiques ou opératoires, prennent souvent chez les scrofuleux l'aspect hypertrophique ; les chéloïdes sont chez eux fréquentes.

Muqueuse buccale. — La muqueuse buccale peut présenter les lésions ordinaires des tuberculoses linguale, pharyngée, amygdalienne. En dehors de ces lésions les lèvres sont souvent grosses, hypertrophiées, renversées en dehors (ectropion labial des scrofuleux). L'hypertrophie des amygdales est également fréquente.

Organes des sens. — Du côté de l'œil on notera surtout la blépharite ciliaire, les conjonctivites anciennes et tenaces, les kératites. Du côté de l'oreille, les otites suppurées, du côté du nez, l'ozène attireront l'attention. On trouvera plus loin à propos de la syphilis héréditaire une discussion plus étendue de ces lésions tuberculeuses des organes des sens.

Ganglions. — L'importance des adénites est bien connue. Leur siège de prédilection est le cou. Leur aspect quand elles évoluent vers la forme caséeuse et la suppuration est pathognomonique. Mais à côté de cette forme en est une autre bien

décrite par Hutinel et Legroux, la micropolyadénopathie plus
particulière à l'enfance. Quand chez un enfant vous trouvez
dans les diverses régions ganglionnaires, région sous-maxillaire,
nuque, cou, aisselle, aîne, les ganglions transformés en petites
masses dures, scléreuses, indolentes, mobiles, donnant la sensation de gros grains de plomb perdus dans les tissus, ces lésions — sans gravité en elles-mêmes — sont fort graves comme
indice de tuberculose.

Os et articulations. — Il suffit de citer les ostéites et arthrites
tuberculeuses (caries et tumeurs blanches des anciens). A propos
des abcès froids ossifluents, mentionnons les abcès froids indé-
pendants, cette nomenclature ne pouvant prétendre à une rigueur absolue.

Muqueuse anale. Testicules. — Leur examen est souvent négligé. Pourtant leurs lésions : fistule anale, ulcérations de la
marge de l'anus, tuberculose de l'épidydime sont fréquentes,
faciles à reconnaître et de grande valeur diagnostique.

Lésions viscérales. — Toutes les lésions précédentes ont surtout une valeur pour le diagnostic. Un assez grand nombre
d'entre elles (impétigo, chéloïdes, cicatrice, micropolyadénopathie) n'ont pas de gravité pronostique propre. Les lésions viscérales au contraire doivent être recherchées encore plus en
raison de leur importance pour le pronostic que pour le diagnostic. L'examen de l'appareil respiratoire (larynx et poumon),
de l'appareil digestif (estomac, intestin, foie); de l'appareil
urinaire (reins, vessie) est indispensable. On trouvera souvent
des lésions tuberculeuses de ces organes. Assez souvent les
lésions seront plutôt le résultat d'une dégénérescence amyloïde
suite de la suppuration produite par les lésions tuberculeuses
locales que d'une tuberculose vraie. Mais que l'hypertrophie du
foie, l'entérite, la néphrite soient tuberculeuses ou amyloïdes,
les accidents qu'elles entrainent, diarrhée, albuminurie, gardent toute leur importance. L'estomac est rarement atteint
directement dans la tuberculose; le pronostic de la tuberculose n'en varie pas moins beaucoup suivant que le malade a
bon ou mauvais estomac, qu'il peut se suralimenter ou qu'il
mange à peine.

Un facteur bien indirect dont il faut néanmoins tenir compte dans le pronostic est le moral du sujet. L'espérance est naturelle aux tuberculeux, le découragement est toujours chez eux un indice grave.

Chez l'enfant les lésions locales de la tuberculose qui obligent à un séjour prolongé au lit conduisent souvent les petits malades à la masturbation, pratique pour eux si particulièrement désastreuse qu'on ne doit pas en négliger la recherche.

Antécédents héréditaires et causes occasionnelles. — Les antécédents héréditaires ont une certaine importance diagnostique et même pronostique. Les causes occasionnelles, la misère, le surmenage, affaiblissement produit par une maladie antérieure (variole, rougeole, coqueluche, etc.), la porte d'entrée de l'infection, sont toujours — ne fût-ce qu'au point de vue de leur intérêt scientifique — intéressantes à rechercher.

Diagnostic. — Il suffit de signaler brièvement les deux principales règles à observer dans le diagnostic. Tout irréprochable que soit le terrain du sujet, cet élément négatif ne suffit jamais à éliminer complètement le diagnostic de tuberculose, la lésion que l'on observe pouvant être la première manifestation de l'infection. Tout chargé, tout taré que puisse être d'autre part ce terrain, le malade peut néanmoins présenter des lésions qui ne soient pas tuberculeuses. La tuberculose ne le met en particulier nullement à l'abri de lésions syphilitiques. Il n'est pas rare qu'elle imprime à ces lésions un cachet particulier. Ces manifestations hybrides, ces « scrofulates de vérole » comme les appelait Ricord, sont d'une véritable fréquence.

Sur un point pourtant, l'antagonisme est absolu. Sur un terrain manifestement tuberculeux, les tumeurs malignes ne germent pas. Cancer et scrofule sont deux termes qui s'excluent.

Éléments du pronostic. — Les principaux éléments de gravité du pronostic sont : 1° la multiplicité des lésions locales ; 2° l'intensité des lésions locales ; 3° les lésions d'organes importants, poumon, larynx, intestin, reins, etc. ; 4° la fièvre hectique surajoutée à la tuberculose et due tant à la tuberculose elle-même qu'aux lésions de suppuration qui l'accompagnent ; 5° les tares héréditaires. Quelques autres éléments moins importants ont été brièvement signalés au cours de l'examen du malade.

Indications thérapeutiques. — Le traitement général doit toujours occuper la première place. Les principaux moyens du traitement sont les moyens hygiéniques, air pur et soleil, séjour à la campagne ou au bord de la mer, alimentation poussée jusqu'à la suralimentation, frictions cutanées. Parmi les médicaments l'huile de foie de morue, l'arsenic, le phosphate de chaux, les poudres de viande sont particulièrement employés. L'iodoforme à dose de 0 gr. 10 à 0 gr. 20 cent. par jour donne de très bons résultats. Les moyens locaux seront signalés à propos de chaque affection particulière. Les bons effets de certaines stations thermales, Bourbonne, Salies, Salins, dans les tuberculoses chirurgicales doivent être mentionnés une fois pour toutes.

Les règles générales qui doivent guider l'intervention opératoire ont été merveilleusement résumées par Trélat. Il faut dit-il en substance dresser le bilan complet du malade et décider sans parti pris, ne dire ni jamais, ni toujours, ni même quelquefois. Avant de se décider à détruire ou non un foyer tuberculeux on doit tenir compte de trois éléments : 1° l'importance de l'organe atteint et du sacrifice opératoire ; 2° le danger plus ou moins grand constitué par le foyer ; 3° les lésions viscérales qui, lorsqu'elles dominent, sont une contre-indication formelle. Cependant, même en ce cas, l'espoir de prolonger la vie et de diminuer la souffrance est une raison suffisante d'intervention.

Prenons encore pour mieux faire comprendre ces diverses règles un exemple clinique. Un malade est atteint de tuberculose testiculaire. Faut-il faire la castration ? L'organe atteint est important et le sacrifice opératoire pénible. Avant de faire la castration on essaiera des moyens locaux moins radicaux, cautérisation, injection de naphtol camphré. Mais la tuberculose testiculaire suppure, les abcès se vident mal, les douleurs sont vives, les lésions prennent un accroissement qui devien un danger extrême. Si la tuberculose testiculaire est vraiment la lésion principale, si elle n'est pas dominée par d'autres lésions viscérales, pulmonaires, rénales, etc., la castration s'impose. Sans s'imposer, elle peut se trouver justifiée même chez un phtisique avancé en cas de douleurs intolérables causées par la tuberculose testiculaire ou d'épuisement produit par la suppuration.

Notes. — *a*) L'examen bactériologique et l'inoculation de fragments enlevés sur la lésion morbide constituent un moyen un peu complexe mais décisif de diagnostic. L'examen bactériologique des crachats offre le même caractère de certitude.

b) Dans un examen chirurgical nécessairement rapide on devra comme lésions viscérales rechercher surtout les lésions pulmonaires. Le malade tousse-t-il, crache-t-il, transpire-t-il dans la nuit ? A-t-il craché du sang ! Est-il essoufflé ? A-t-il des palpitations, des névralgies intercostales ? Tels sont les principaux troubles fonctionnels à chercher. Pour un examen direct très rapide la percussion est moins infidèle que l'auscultation. Si vite que soit faite l'auscultation, quand vous vous borneriez à appliquer l'oreille sur chaque sommet, vous devrez toujours pour les points examinés faire la dissociation classique : 1° état du murmure vésiculaire et modifications apportées au rhythme normal ; 2° bruits anormaux surajoutés.

CHAPITRE III

La syphilis.

Résumé clinique. — La recherche de la syphilis doit être
dans les diagnostics chirurgicaux une préoccupation constante. Les lésions syphilitiques des os, des articulations, des
muscles, des ganglions, etc., simulent souvent les tumeurs malignes et la tuberculose ; peu de diagnostics différentiels ont
au point de vue du traitement une aussi grande importance.
Dans un certain nombre de lésions traumatiques, les fractures
en particulier, la syphilis exerce aussi une influence réelle sur
l'évolution.

La syphilis peut être soit acquise, et ses manifestations s'observent alors à tous les âges, soit héréditaire. Bien que les lésions de la syphilis héréditaire soient plus spéciales à l'enfance, elles peuvent se manifester encore dans l'adolescence
et même la jeunesse jusqu'à 20 et 25 ans (syphilis héréditaire
tardive). D'ailleurs l'enfance n'est pas à l'abri des contagions
syphilitiques (syphilis transmises par une vaccination, un viol,
un objet souillé de virus). Ces syphilis acquises de l'enfance —
et dont l'accident originel a souvent passé inaperçu — don
nent dans l'adolescence et la jeunesse des accidents tertiaires,
d'un diagnostic fréquemment trompeur.

Les accidents syphilitiques sont essentiellement variés de
forme et de siège. Les ulcérations, les gommes, les exostoses
en constituent les formes élémentaires les plus fréquentes,
mais les variétés de siège dans la peau, le tissu cellulaire
sous-cutané, les muscles, les os, les divers organes, œil, langue,
testicule, rectum, etc., etc., contribuent à rendre les formes cliniques singulièrement complexes. L'étude des plus importantes
de ces formes sera d'ailleurs faite dans les maladies des tissus
et des régions.

Il est superflu d'insister sur l'importance d'un diagnostic qui permet de guérir par un traitement purement médical une lésion qui semblait souvent à première vue devoir exiger un traitement opératoire.

Examen du malade. — *Commémoratifs.* — A côté des cas où le malade renseigne exactement sur ses antécédents syphilitiques, les cas où il ignore absolument ces antécédents, où il nie même énergiquement avoir jamais eu la vérole sont extrèmement fréquents. Ce sont même ces syphilis méconnues dès le début et non traitées qui donnent les accidents tertiaires les plus nombreux et les plus graves (Fournier), ceux qu'on a le plus souvent occasion de voir en chirurgie.

N'attachez donc qu'une faible importance aux dénégations du malade. Le chancre induré, la vérole, les plaques muqueuses sont souvent des lésions si indolentes, si minimes qu'elles n'éveillent pas l'attention de sujets peu soigneux et peu préoccupés de leur personne.

Inversement, ne croyez pas sans enquête le malade qui vous affirme avoir eu un chancre. Demandez si ce chancre a été suivi de manifestation secondaire, vérole, plaques muqueuses, céphalée, etc. Regardez s'il n'a pas laissé sur le gland une cicatrice profonde, si les aines n'offrent pas d'autres cicatrices, restes d'adénites suppurées, toutes lésions qui seraient peu en faveur d'un chancre infectant. Les chancres mous, plus douloureux, plus ulcérés attirent l'attention des malades et sont moins fréquemment méconnus, oubliés par eux que les chancres syphilitiques.

Dans la syphilis héréditaire vous aurez parfois des renseignements exacts tant sur la santé des parents que sur la santé des frères et sœurs du malade que vous examinez. Mais là encore, en présence de commémoratifs erronés et vagues, votre grande ressource sera l'examen direct.

Examen direct. — *Syphilis acquise.* — Vous avez à rechercher les vestiges qui peuvent persister *a*), des accidents primitifs ; *b*), des accidents secondaires ; *c*), des accidents tertiaires.

a) Parmi les accidents primitifs, le chancre disparaît vite en ne laissant que des traces très faibles. Parfois pourtant on trouve chez l'homme sur la verge une cicatricule insignifiante. La pléiade ganglionnaire persiste plus longtemps.

La présence dans les aines de ganglions hypertrophiés indolents offre quelque valeur, mais on n'oubliera pas que les ganglions de l'aine sont sujets à de nombreuses variations de volume physiologiques. On ne prendra pas, comme disait Ricord, les ganglions du malade pour ceux de la maladie.

b) Les accidents secondaires laissent peut-être moins de traces encore que les accidents primitifs. Les syphilides cutanées et muqueuses ne laissent après elles, la plupart du temps, aucun vestige. Les kératites, les otites qui s'observent à cette période sont plus longues à disparaître. Il est bien rare que ces accidents n'aient pas éveillé l'attention du malade ; il se souvient avoir eu « des plaques dans la bouche et aux parties, des dartres sur le corps ».

c) Les accidents tertiaires restent souvent, après la guérison, caractérisés par des stigmates assez marqués. Les syphilides ulcéreuses de la peau laissent après elles des cicatrices déprimées, blanchâtres, lisses, ou presque gaufrées. Pendant longtemps ces cicatrices sont entourées d'une zone jaunâtre, comme pigmentée. Les gommes parvenues à la période d'ulcération laissent des cicatrices analogues. Du côté des os, les exostoses, les périostoses sont souvent très tenaces ; parfois le malade aura présenté soit des accidents de nécroses, soit des fractures spontanées. La langue garde souvent pendant longtemps des fissures irrégulières, des rhagades qui lui donnent un aspect spécial. Examinez également le pharynx, les fosses nasales, ces sièges fréquents des accidents tertiaires. Examinez et interrogez le malade au point de vue des accidents qu'il a pu offrir du côté du testicule. Parfois enfin ce seront des lésions malheureusement plus graves du foie, de l'encéphale, de la moëlle qui contribueront à vous faire soupçonner la syphilis.

Cette énumération devait porter surtout sur les lésions qui laissent des traces à un examen rétrospectif. Il est inutile d'insister sur l'importance que peuvent offrir les lésions syphilitiques, actuelles et non encore éteintes : *a*), chancre induré de la

période primitive ; *b*), roséole, syphilides pigmentaires, macu-
leuses, papuleuses, papuléorosives, plaques muqueuses de la
période secondaire ; *c*), syphilides pustuleuses, tuberculeuses,
ulcéreuses, gommes de la période tertiaire. Les principales lésions déterminées par la syphilis sur l'œil, la langue et le pharynx, les testicules, le rectum, etc., seront d'ailleurs étudiées
avec les affections chirurgicales des régions.

Syphilis héréditaire. — Les lésions chirurgicales de la syphilis héréditaire portent : 1° sur les os (hyperostoses, exostoses, décollements épiphysaires) ; 2° sur le testicule (orchites
syphilitiques) ; 3° sur les fosses nasales et le pharynx (gommes
muqueuses et nécroses osseuses). Ces lésions sont souvent difficiles à distinguer des lésions de la scrofule.

Dans quelques ças de syphilis héréditaire précoce les accidents actuels du côté de la peau (plaques muqueuses, pem-
phigus, syphilides impétigineuses et ecthymateuses), du côté
des ongles (onyxis rebelles et ulcéreux), des muqueuses (coryza syphilitique) serviront au diagnostic. Les cicatrices laissées par ces diverses affections et en particulier les cicatrices
fessières auront pour les accidents tardifs quelque valeur. Mais
dans ces accidents tardifs les trois lésions les plus caractéristiques, constituant la triade hérédo-syphilitique d'Hutchinson
sont :

1° La *kératite interstitielle diffuse*,
infiltration indolente, aphlegmasique à marche lente de la cornée,
formant sur la cornée un brouillard
blanchâtre commençant à se dissiper par points, tandis qu'il s'étend et
s'épaissit sur d'autres.

2° Les *lésions dentaires*. Les incisives supérieures convergent l'une
vers l'autre, leur bord libre offre une
encoche semi-lunaire (érosion en

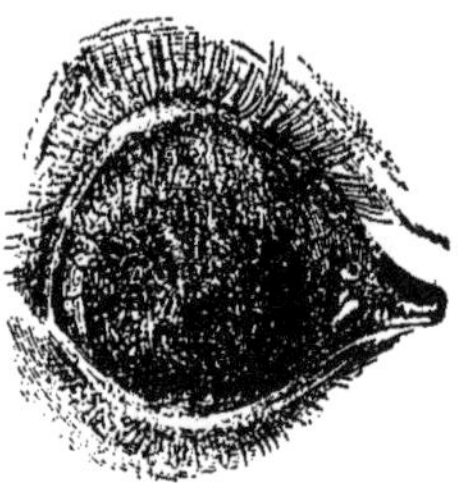

Fig. 1. — Kératite interstitielle.

coup d'ongle). Les canines et les premières grosses molaires
semblent parfois hérissées de pointes (altération cuspidienne
de Parrot). Ces pointes par leur relief isolé ont été comparées

à une sorte de cheville implantée dans la dent. Les autres altérations, érosions dentaires, sillons transversaux, rides sil-

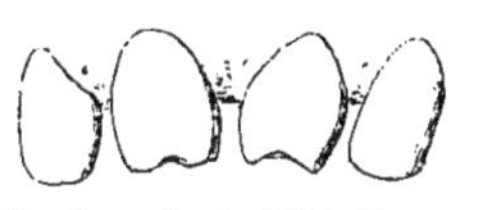

Fig. 2. — Dents d'Hutchinson.

lonnant l'émail dentaire, carie, troubles dans l'apparition des dents sont moins caractéristiques.

3° La *surdité*. La surdité soit sans lésions extérieures apparentes, soit après une otite suppurée est fréquente chez les hérédo-syphilitiques.

Telle est la triade d'Hutchinson. Parmi les caractères qui sont moins fréquents, mais importants, parce qu'ils peuvent frapper à première vue, il faut encore citer :

1° Les malformations crâniennes, microcéphalie, hydrocéphalie, crâne natiforme avec saillies latérales, dépression médiane.

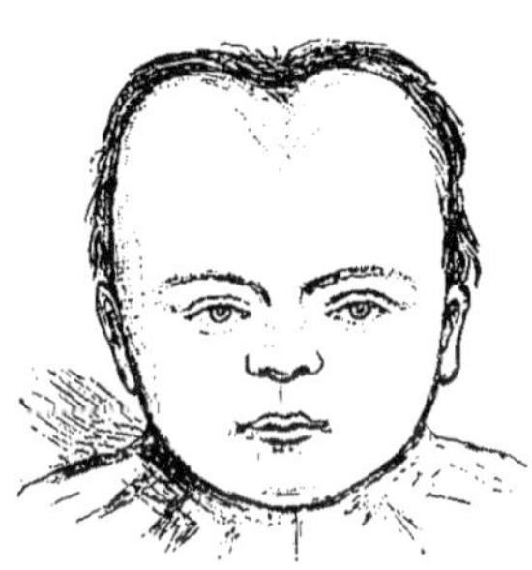

Fig. 3. — Crâne natiforme.

2° L'effondrement de la racine du nez ; le nez « rentré en lorgnette » de Fournier, ou aplati, camus.

3° L'infantilisme persistant, le retard du développement physique et intellectuel, le teint pâle, bistré.

Diagnostic. — Les seules règles générales qu'on puisse indiquer sont les suivantes :

1° Lorsqu'une lésion se présente à vous avec les caractères ordinaires des lésions syphilitiques, les dénégations les plus obstinées du malade, l'absence de tout autre accident ou vestige d'accident du même ordre ne sauraient infirmer votre diagnostic. Il faut donner un traitement spécifique d'épreuve.

2° Lorsqu'une lésion offre les caractères de la tuberculose, du cancer, etc. plutôt que ceux de la syphilis, les antécédents spécifiques les plus certainement constatés peuvent ébranler mais ne doivent pas à eux seuls changer votre conviction. Un syphilitique avéré peut parfaitement par la suite avoir des accidents tuberculeux ou cancéreux. Le traitement spécifique est encore utile comme pierre de touche, mais il ne faudrait pas s'y opiniàtrer et le continuer indéfiniment en dépit de son insuccès.

Pronostic. — Une lésion syphilitique un peu grave qu'on observe d'ordinaire en chirurgie est toujours d'un pronostic sérieux en indiquant la persistance de l'infection syphilitique. Mais les ressources qu'offre le traitement empêchent ce pronostic sérieux d'être grave. On doit d'ailleurs se trouver toujours heureux de rencontrer la syphilis là où l'on craignait la tuberculose ou le cancer.

Indications thérapeutiques. — Le traitement sera le traitement spécifique ordinaire, mercure, sirop de Gibert, iodure de potassium suivant la période des accidents. A toutes les périodes les applications mercurielles locales (pansement à l'emplàtre de Vigo, frictions mercurielles) seront souvent utiles à combiner avec le traitement général.

A consulter. — Le Musée de St-Louis et en particulier la collection de M. Fournier renferment des types merveilleux des diverses lésions syphilitiques. — La collection de Parrot renferme de très nombreuses pièces et moulages de lésions de la syphilis héréditaire. Il faut presque engager les étudiants à se défier de cette abondance de richesses, et à s'attacher à examiner complètement quelques pièces en particulier.

Notes. — *a.* Ne négligez pas de questionner le malade sur les traitements qu'il a suivis. Demandez-lui si on lui a jamais prescrit du mercure, de l'iodure de potassium. Les effets désagréables de ces médicaments, salivation et diarrhées pour le mercure, éternuements, gonflement de la face et des yeux pour l'iodure de potassium sont parfois utiles à rappeler au malade pour réveiller ses souvenirs. Autre question intéressante : les lésions traitées ont-elles guéri par l'emploi de ces médicaments ?

Pour beaucoup de familles syphilitiques vous apprendrez, à défaut de renseignements plus précis : 1° que la mère a eu plusieurs fausses couches ; 2° que la plupart des enfants de la famille sont morts en bas âge. Ces deux faits : avortements répétés, mortalité énorme doivent toujours éveiller vos soupçons.

b. — Les lésions syphilitiques anciennes finissent souvent par s'accompagner de lésions inflammatoires ou nécrosiques qui cessent d'être justiciables du traitement spécifique. Il est bien évident que ce traitement, s'il est capable de guérir en quelques jours une gomme osseuse, une exostose, ne peut plus rien contre un séquestre produit par une ostéite syphilitique longtemps abandonnée à elle-même et contre les accidents de suppuration dûs à ce séquestre. Alors même que l'origine syphilitique est évidente le diagnostic doit donc déterminer avec soin les lésions banales surajoutées.

CHAPITRE IV

Les tumeurs bénignes et malignes.

I. Étude générale des tumeurs.

Résumé clinique. — Si la variété et la complexité histologique des tumeurs sont souvent très grandes, on doit en clinique forcément simplifier leur étude. Deux questions doivent dominer l'examen d'une tumeur : 1º La tumeur est-elle bénigne ou maligne, incapable de se généraliser ou susceptible de généralisation et de récidive ; 2º Dans les conditions d'envahissement local où se présente la tumeur, dans les conditions d'état général du malade atteint, l'ablation est-elle possible et est-elle indiquée ? Est-ce, comme le dit volontiers Péan, une tumeur à enlever, une tumeur à laisser.

Quand l'examen a conclu à une tumeur bénigne, il est parfois possible de préciser un peu plus. Le lipome se reconnaît facilement dans toutes les régions ; dans d'autres cas, et les affections des régions en fourniront d'assez nombreux exemples, il devient permis de préciser, en tenant compte non seulement des caractères de la tumeur mais de l'organe atteint. Un myxome des fosses nasales, un fibrome molluscum de la peau, un fibrome de l'utérus ne sont pas fort difficiles à diagnostiquer.

Quand l'examen a conclu à une tumeur maligne, la précision est relativement plus facile que dans le cas précédent. Les sarcomes ont des caractères d'ordinaire assez constants quel que soit leur siège, l'épithélioma dans bien des régions, peau, muqueuses, a un aspect facilement reconnaissable ; les mélanomes ont un aspect plus évident encore.

D'autres tumeurs : enchondromes, adénomes en particulier, ont une évolution bénigne d'ordinaire, mais qui peut devenir maligne — intermédiaires en quelque sorte entre les deux modes d'évolution précédents.

La plupart de ces tumeurs (et à cette brève énumération il faudrait encore ajouter les ostéomes, les lymphadénomes, les névromes, les kystes dermoïdes, etc.) offrent des symptômes qui varient trop d'après l'organe atteint pour qu'une étude générale offre la moindre utilité pour le diagnostic. Après avoir décrit brièvement l'examen général d'un malade atteint de tumeur, nous nous contenterons donc d'appliquer ces règles générales à l'examen de trois types cliniques assez constants : 1° lipome ; 2° sarcome (en y ajoutant le sarcome mélanique) ; 3° enchondrome.

Les tumeurs bénignes ou malignes sont souvent multiples. Ce fait ne sera jamais oublié dans leur étude. Négliger l'examen du sein gauche dans une tumeur du sein droit, des diverses régions ganglionnaires dans une tumeur des ganglions seraient des fautes trop grossières pour être commises. Mais en dehors de ces fautes grossières on oublie souvent « cette pluralité des néoplasmes », on s'arrête trop au point signalé par le malade oubliant la nécessité d'un examen minutieux et complet.

Examen clinique. — *Interrogatoire du malade.* — On ne saurait trop s'attacher à préciser l'*époque du début* de la tumeur. — Une tumeur qui a mis plusieurs années à acquérir le volume du poing a eu une évolution trop lente pour être une tumeur maligne.

On pourrait pourtant se heurter à une cause d'erreur. Une tumeur, une loupe du cuir chevelu par exemple existe depuis des années. Mais subitement en quelques mois elle vient à s'accroître, à doubler de volume. Si vous ne vous faites pas renseigner bien exactement sur toutes les phases de l'évolution, vous risquerez, ne tenant compte que de l'ancienneté du début, de conclure à une tumeur bénigne. Si au contraire vous vous faites bien expliquer l'accroissement des derniers mois, vous soupçonnerez de suite la réalité : dégénérescence maligne d'une tumeur primitivement bénigne. Cette dégénérescence se rencontre fréquemment.

L'*âge* du malade est un élément dont il convient de tenir un certain compte dans le diagnostic. Son importance pronostique est, on le verra, plus certaine encore.

L'*hérédité* des tumeurs malignes est assez fréquente pour qu'il y ait toujours lieu de rechercher les antécédents héréditaires.

Inspection de la tumeur. — Tout d'abord examinez soigneusement la peau (ou la muqueuse) qui recouvre la tumeur. Si elle n'offre aucune modification, ni riche développement du réseau veineux, ni adhérences, ni envahissement, si elle est simplement distendue, soulevée par la tumeur, vous avez de grandes chances pour que celle-ci soit bénigne.

Examinez ensuite la *forme* de la tumeur. Une forme bien régulière, bien limitée exclut presque l'épithélioma et le carcinome. — La *transparence* peut, comme nous le verrons, jouer un rôle dans certains diagnostics.

Palpation. — *Parties superficielles.* — La palpation vous renseigne avec plus de précision encore que l'inspection sur l'état de la peau ou de la muqueuse voisine de la tumeur (adhérences, envahissement).

Tumeur. — La palpation vous montre plus nettement aussi la forme, les limites de cette tumeur qui semble soit encapsulée, isolée au milieu des tissus voisins, soit les pénétrant, se confondant avec eux comme le fait « une injection de suif fusant dans les tissus d'un cadavre ».

Cherchez enfin la *consistance*. Le carcinome, l'épithélioma tranchent dès le début par leur dureté sur les tissus voisins. Plus tard une tumeur formée de parties les unes dures, les autres ramollies est aussi presque certainement maligne. Signalons de suite ici la *fluctuation* si parfaite que peuvent présenter les tumeurs solides, le lipome en particulier.

Une cause d'erreur dans l'exploration doit être signalée à propos de cette fluctuation des tumeurs solides. Quand une tumeur est mobile (adénome, sarcome, etc.), vous croirez toujours trouver la fluctuation si vous n'avez pas soin de faire cette recherche en fixant bien la tumeur. Les légers mouvements que vos doigts lui impriment simulent en effet complètement la fluctuation.

Parties profondes. — La palpation doit établir les relations de la tumeur et des parties profondes. Une tumeur du sein adhérente au grand pectoral est un cancer. De quel intérêt n'est-il point aussi pour le diagnostic de déterminer qu'une tumeur dépend d'un os sous-jacent?

Si dans certaines régions vous êtes d'emblée certain de l'organe atteint (langue, glande mammaire, testicule, etc.), dans beaucoup d'autres la première question que votre examen a en quelque sorte à résoudre est celle du siège de la tumeur. Faute d'une étude minutieuse les adénites juxta-parotidiennes sont prises facilement pour des tumeurs parotidiennes.

Ganglions. — L'examen des ganglions correspondants a peut-être plus d'importance que l'examen même de la tumeur. Si avec une tumeur très développée et surtout ulcérée vous n'avez aucun retentissement ganglionnaire, il ne s'agit, sans aucun doute, ni d'un carcinome ni d'un épithélioma. Si avec une tumeur encore petite vous avez de l'engorgement ganglionnaire, s'il est bien évident que cet engorgement ne dépend pas d'une cause banale étrangère à la tumeur, diagnostiquez cancer sans hésitation.

État général. — Les malades atteints de cancer ont souvent, tant qu'ils ne sont pas arrivés à la période de cachexie, l'apparence de la santé la plus parfaite. Leur santé antérieure a presque toujours été fort bonne. Ils ont eu souvent quelques légers accidents arthritiques, eczéma, hémorrhoïdes, migraines, rhumatisme. Jamais ils n'ont eu d'accidents scrofuleux.

La *syphilis* doit être recherchée avec soin, car, dans bien des cas, elle laisse encore un moment l'espoir d'éviter le terrible diagnostic de cancer. Le traitement d'épreuve est la règle dans les cas douteux. Il ne doit pas être néanmoins trop prolongé, car si la tumeur est un cancer, elle s'accroît et s'aggrave plutôt sous l'influence du traitement spécifique. Une semaine de traitement est largement suffisante.

La *généralisation* doit toujours être recherchée avec le plus grand soin, car elle constitue une contre-indication opératoire formelle. Les moindres traces de généralisation seront donc recherchées :

1° Dans les *ganglions* non dépendant de la tumeur. Ces engorgements ganglionnaires à distance, sont surtout fréquents dans les cancers de l'abdomen et des organes génitaux.

2° Dans les *os*. L'envahissement des os se traduit parfois par une douleur, un gonflement limité, mais souvent il est absolument insidieux et son premier signe est une fracture spontanée.

3° Dans le *foie* (ictère, foie volumineux, marronné à la palpation), dans les *reins* (albuminuries, hématuries).

4° Dans le *poumon*. Les troubles fonctionnels, essoufflement, toux, petites hémoptysies, fournissent souvent plus de renseignements que la percussion et l'auscultation, les noyaux étant très disséminés.

5° Dans la *santé générale*. Un amaigrissement notable, une teinte jaune paille cachectique seront très suspects s'ils accompagnent une tumeur locale non encore ulcérée. Ils auront moins de valeur dans une tumeur ulcérée, car ils peuvent dépendre non d'une généralisation mais d'une infection surajoutée de l'ulcère, d'origine plutôt septicémique que cancéreuse.

Diagnostic. — Les principaux éléments du diagnostic de la bénignité ou de la malignité d'une tumeur ont été indiqués à l'examen clinique. Quand il y a doute, quand la tumeur n'est pas certainement une tumeur bénigne, qu'elle offre le moindre symptôme suspect, vous ne vous tromperez pas souvent en affirmant la malignité.

Pronostic. — Dans une tumeur maligne le pronostic dépend :

1° De l'envahissement local. L'envahissement et surtout l'ulcération de la peau — les adhérences profondes — les engorgements ganglionnaires même opérables sont de mauvais pronostic pour le succès définitif de l'opération.

2° De l'état général. Tout indice de généralisation est d'un pronostic absolument fatal.

3° De l'âge du malade. Plus les sujets atteints de cancer sont jeunes, moins il y a chance d'obtenir chez eux, même par l'intervention la plus radicale, une guérison durable.

Indications thérapeutiques. — Les tumeurs malignes doivent être enlevées aussi largement, aussi rapidement que possible. Une parcelle laissée, un délai de quelques semaines dans l'opération suffisent à en compromettre le résultat.

Les tumeurs suspectes doivent être enlevées aussi largement, aussi rapidement que les tumeurs malignes.

Les tumeurs bénignes, en raison d'une dégénérescence ultérieure possible, doivent être enlevées, à moins que le sacrifice local ne soit trop considérable.

En résumé l'ablation n'est contre-indiquée que lorsque l'extension de la tumeur empêche de la pratiquer avec quelques chances de succès.

A consulter. — Ricard, *Pluralité des néoplasmes*, Th. Paris, 1885.

II. Variétés principales des tumeurs.

Les diverses tumeurs se prêtent mal à une étude clinique générale ; leur siège imprime à leur symptomatologie des modifications trop grandes pour que cette étude offre quelque utilité. Nous nous bornerons donc à quatre variétés de tumeurs, les lipomes, les enchondromes, les sarcomes, les mélanomes qui gardent assez bien, quel que soit leur siège, leur physionomie clinique spéciale. Ces quatre variétés de tumeurs compléteront utilement le chapitre précédent en montrant toutes les gradations de bénignité et de malignité. Pour toutes les autres, épithéliomes, carcinomes, myxomes, fibromes, ostéomes, lymphadénomes, névromes, kystes dermoïdes, nous renverrons à l'étude des tissus et des régions.

§ 1. — Lipome.

Résumé clinique. — Tumeurs formées de tissu graisseux, les lipomes sont presque toujours sous-cutanés, exceptionnellement sous-aponévrotiques. La plupart des lipomes sont circonscrits, encapsulés, énucléables. — On observe pourtant des masses graisseuses diffuses siégeant en particulier au pourtour de la nuque, dans les creux sus-claviculaires chez les sujets rhumatisants, M. Verneuil a beaucoup insisté sur ces pseudo-lipomes sus-claviculaires des arthritiques.

Les lipomes constituent le type de la tumeur bénigne, ne se généralisant pas, ayant un accroissement lent, ne récidivant pas après l'ablation.

Examen du malade. — *Inspection.* — Le lipome se présente à l'inspection sous la forme d'une tumeur ordinairement lobée et même lobulée, ayant mis des années à acquérir le volume du poing, recouverte d'une peau tout à fait normale. Si le lipome est un peu saillant et qu'on cherche la transparence, il n'est pas rare de trouver une transparence parfaite. Ce symptôme, si on n'en connaît point l'existence, a fait commettre bien des erreurs de diagnostic.

Palpation. — Le lipome est parfaitement mobile, indolent à la pression. Sa consistance est régulière. Sa fluctuation est absolument parfaite, presque plus nette, si paradoxal que le fait puisse sembler, que celle des collections liquides. Les limites sont d'une netteté parfaite.

Le lipome diffus mal limité, peu mobile, se reconnaît surtout à sa consistance mollasse.

Diagnostic différentiel. — Les lipomes rappellent beaucoup par leurs caractères les abcès froids et les kystes. Les kystes hydatiques en particulier sont souvent pris pour des lipomes. Dans les cas où quelque particularité des commémoratifs, de l'état général, de l'état local ne rend pas évident le diagnostic, le seul moyen de trancher la question est une ponction exploratrice.

Indications thérapeutiques. — La seule indication est l'ablation des lipomes gênants, ablation facile à faire par énucléation.

A consulter. — Musée de St-Louis, Coll. Péan, vit. 104, n° 313, lipome du pied ; n° 520, lipome de la cuisse ; vit. 152, n° 502, lipome du scrotum. — Le n° 524, vit. 154, est un bel exemple de lipome diffus symétrique et général du cou. Le n° 534, vit. 157, offre un exemple rare de lipome ulcéré du dos.

§ 2. — ENCHONDROMES.

Résumé clinique. — Les enchondromes et surtout les enchondromes des os se voient surtout dans la jeunesse. Les enchondromes des parties molles, du testicule, de la parotide se rencontrent dans l'âge adulte mais deviennent rares dans la vieillesse. On doit distinguer dans les enchondromes deux formes cliniques : 1° une forme bénigne avec une lenteur d'évolution extrême, où la tumeur met des années à acquérir un certain volume et ne se généralise point ; 2° une forme maligne où l'accroissement est rapide, où les malades succombent souvent à la généralisation.

Examen du malade. — Quelle que soit leur évolution clinique, les enchondromes se présentent avec des caractères objectifs assez caractéristiques.

Inspection. — L'inspection montre une tumeur régulièrement arrondie, à grosses bosselures. Ces bosselures forment souvent comme une tubérosité saillante enchâssée dans la tumeur principale. Il n'est pas rare dans ces bosselures saillantes de constater une transparence parfaite.

Palpation. — La consistance est soit dure et élastique, soit absolument fluctuante. Mais dans les tumeurs même les plus fluctuantes, il est rare qu'on ne trouve pas quelque point dur, cartilagineux.

L'état des parties molles, leur intégrité ou leur envahissement dépendent de la marche de l'enchondrome. Mais comme le sarcome, les enchondromes même malins respectent relativement les parties molles qui les recouvrent et surtout le système lymphatique. — Les connexions avec les os sont très importantes à bien établir. Dans beaucoup d'enchondromes de la main et du pied ces connexions sont assez lâches pour permettre une sorte d'énucléation.

Diagnostic. — L'aspect, la consistance sont d'ordinaire ca-

ractéristiques. A la main, au pied, le diagnostic se fait presque
à distance. L'évolution seule permet de différencier la variété
bénigne et maligne de l'enchondrome.

Pronostic. — Le pronostic dépend : 1º de l'évolution ; 2º du
siège. Un enchondrome de la parotide, du testicule, des os est
toujours fâcheux. Il est bien rare que son accroissement ne
finisse pas tôt ou tard par exiger l'ablation qui nécessitera un
sacrifice forcément pénible.

Indications thérapeutiques. — Le mieux est — sauf peut-
être au testicule — d'enlever les enchondromes sans les laisser
grossir. Si l'évolution est bénigne, on peut souvent par le
morcellement, l'énucléation, réduire le sacrifice opératoire au
minimum. Si faibles que soient au contraire les tendances à
une évolution maligne, l'ablation sera faite très largement.

A consulter. — Musée de St-Louis, coll. Péan, vit. 157,
pièce 539, enchondrome de l'épaule ; vit. 159, pièce 560,
enchondrome des côtes; vit. 160, pièce 521, enchondrome,
doigts.

§ 3. — Sarcomes.

Résumé clinique. — Les sarcomes, à l'inverse des carcinomes et des épithéliomas, pénètrent peu les tissus environnants ;
ils les refoulent d'abord, ne les envahissent que tardivement.
Leur généralisation assez lente a lieu par les veines plutôt que
par les lymphatiques. — La malignité des sarcomes est assez
variable. C'est souvent plutôt une malignité locale, caractérisée : 1º par la rapidité de l'accroissement ; 2º par de très nombreuses récidives sur place après l'intervention, qu'une malignité générale.

Examen du malade. — La configuration arrondie et nettement limitée des sarcomes, leur forme lobulée, leur mobilité,
leur indépendance de la peau et des parties profondes font
souvent songer tout d'abord à une tumeur bénigne. Étudiez
avec un soin particulier :

1º *La rapidité de l'accroissement.* — En dehors des renseignements fournis par le malade, cette rapidité se traduit parfois objectivement. La distension, le soulèvement de la peau, sa rougeur, son réseau veineux, l'élévation de la température locale très perceptible à la main en sont des indices. Sous l'influence de l'irritation produite par les explorations cette rapidité d'accroissement s'exagère, on voit en quelques jours la tumeur augmenter de volume.

2° *La consistance.* — Cette consistance est variable, molle, pulsatile, fluctuante ou très dure. Mais fréquemment le sarcome, surtout lorsqu'il est en voie d'accroissement rapide, offre une consistance inégale suivant ses divers points, dure par places, ramollie par autres endroits.

Diagnostic. — La rapidité d'accroissement élimine les tumeurs bénignes (lipomes, fibromes). L'indépendance de la tumeur, l'absence de généralisation ganglionnaire, malgré son développement, éliminent l'épithélioma et le carcinome. Toutefois on observe assez fréquèmment dans les sarcomes une adénite spéciale. Les ganglions sont un peu durs, un peu douloureux, un peu gros. Ils semblent plutôt enflammés que dégénérés. — La présence de ganglions offrant ces caractères ne suffit donc pas à écarter le diagnostic de sarcome. A propos de l'ostéo-sarcome du fémur on verra l'embarras qu'ils donnent pour les indications thérapeutiques.

Pronostic. — Le pronostic varie pour chaque cas. Il est des sarcomes à marche lente locale ; il en est d'autres aussi malins que les pires carcinomes.

Indications thérapeutiques. — L'ablation doit être précoce et large. La facilité de l'énucléation est souvent très grande. Mais cette ablation par énucléation est une opération détestable, suivie presque fatalement d'une prompte récidive.

A consulter. — Musée St-Louis, Coll. gén., nombreuses pièces, vit. 47.

§ 4. — MÉLANOMES.

Résumé clinique. — La mélanose peut se trouver associée à des tumeurs de nature histologique diverse, carcinome, sarcome, fibrome. Mais toutes les fois que vous verrez sur une tumeur, ou bien au pourtour d'une tumeur, une infiltration noirâtre couleur d'encre, des taches analogues à des grains de beauté, des noyaux petits rappelant une tête d'épingle noire, une baie de cassis, diagnostiquez tumeur mélanique et portez le pronostic le plus funeste. Si les conditions locales le permettent, intervenez largement, mais sans grand espoir.

Examen du malade. — *Inspection.* — L'*inspection* donne ici le diagnostic. La teinte mélanique s'aperçoit, soit directement quand les lésions sont superficielles, soit par transparence. Parmi les tumeurs mélaniques profondes, les plus fréquentes sont celles des ganglions. La peau qui les recouvre prend alors l'aspect d'une « peau de dinde truffée ».

Palpation. — Les *ganglions* sont presque toujours rapidement envahis, même si la tumeur qui a servi de fond à la dégénérescence mélanique est un sarcome. La *généralisation* dans les poumons, le foie, les reins, les os, les muscles, est d'ordinaire rapide. Il n'est pas rare avec une tumeur mélanique très petite, très récente — en particulier dans le cas de tumeur mélanique de l'œil — de trouver le foie, les poumons, les reins criblés d'énormes masses mélaniques.

Diagnostic. — Les angiomes, les nævi peuvent vaguement rappeler par leur coloration les tumeurs mélaniques, mais ils n'en ont ni l'évolution, ni la forme, ni la consistance.

Pronostic. — Bien qu'il soit peut-être moins absolument fatal que ne l'ont prétendu Cornil et Trasbot, le pronostic est extrêmement grave.

Indications thérapeutiques. — Une ablation très large, très précoce est la seule chance de guérison. On s'abstiendra naturellement s'il existe des signes de généralisation vers les poumons, le foie, les reins. Peut-être même si les ganglions correspondant à la tumeur sont très pris, est-il plus sage de s'abstenir.

A consulter. — Musée St-Louis, Coll. gén., vit. 47, pièce 443, sarcome mélanique, lèvre supérieure. — Coll. Péan, vit. 156, pièce 389, sarcome mélanique, récidive joue ; vit. 154, pièce 426, sarcome mélanique, ganglions cervicaux.

CHAPITRE V

Septicémies [1].

Septicémies aiguës. — Les septicémies aiguës n'ont plus
ni la fréquence, ni la terrible gravité d'autrefois. La pourriture
d'hôpital, l'érysipèle bronzé, l'infection putride, le typhus traumatique, ces complications des plaies, terreur permanente des
anciens chirurgiens, ont aujourd'hui disparu. L'érysipèle, l'infection purulente sont devenus rares. C'est par la forme la plus
atténuée de l'infection, forme autrefois si constante qu'elle était
regardée comme l'évolution inévitable des plaies, la *suppuration* que nous commencerons cette étude. — La fièvre urineuse, cette forme parfois si grave, si suraiguë de septicémie,
trouvera plus naturellement sa place à l'étude des maladies
des voies urinaires.

§ 1. — SUPPURATION.

Résumé clinique. — La suppuration dans la chirurgie actuelle est toujours un incident désagréable. Dans beaucoup d'o-
pérations qui ne sont inoffensives qu'à la condition d'être faites
avec une stricte antisepsie, cette suppuration devient un accident grave. Dans une résection du genou, une cure radicale de
hernie, une laparotomie, la moindre infection de la plaie opératoire, la moindre formation de pus entraîne des complications
sérieuses et parfois mortelles.

Examen du malade. — Le diagnostic clinique se pose ici
dans les conditions suivantes. Il faut par les troubles fonction-

---

1. Voir JACCOUD, Septicémie spontanée, *Semaine médicale*, 20 août 1890. —
MONOD. Traitement antiseptique des abcès, *Méd. mod.*, 19 juin 1890. — MICHAUX,
Septicémie gangréneuse aiguë, *Semaine médicale*, 1889, n° 8.

nels soupçonner la suppuration, arriver à la diagnostiquer presque avant de la rechercher par l'examen direct. Le pansement qui recouvre la plaie ne saurait être en effet levé à la légère. Il est bien des affections — les résections entre autres — où il est de la plus grande importance de laisser, s'il est possible, plusieurs jours en place le premier pansement.

Examen général. — Les signes qui doivent faire craindre la suppuration sont, comme dans tous les débuts d'infection, le frisson, le malaise, la céphalée, les nausées, l'inappétence absolue et surtout l'accélération du pouls et l'élévation de température. Les douleurs locales, douleurs lancinantes, pongitives ont quelque valeur si l'on a affaire à un opéré courageux qu'on ne peut soupçonner de se plaindre inutilement.

Ces signes ne peuvent que faire soupçonner la suppuration. — 'Avant de la craindre d'une façon plus sérieuse, il faut rechercher toujours : 1° si l'opéré n'est pas constipé depuis plusieurs jours ; 2° s'il n'a pas d'antécédents palustres.

La constipation prolongée, déterminant une véritable autointoxication par la stagnation des matières dans l'intestin, est une cause fréquente — extrêmement fréquente — de fièvre chez les opérés. Tout frisson chez un opéré, répétait souvent Chassaignac, indique une des trois affections suivantes : l'érysipèle, l'infection purulente, la constipation ». M. Périer[1] estime que sur dix opérés antiseptiquement présentant un mouvement fébrile, neuf au moins ne devront ce mouvement fébrile qu'à la constipation. Il suffit d'un purgatif léger pour faire cesser le malaise et l'élévation de la température, alors même qu'elle a atteint 39° et 40°. La fréquence même de la constipation chez des opérés, des blessés qui évitent d'instinct le moindre mouvement se comprend facilement. — L'intensité particulière de la réaction fébrile qu'elle entraine doit-elle s'expliquer par une résistance moindre due au choc traumatique ? Cette explication reste douteuse mais le fait clinique n'en garde pas moins son intérêt.

Le réveil d'accidents palustres anciens sous l'influence d'un

1. La fièvre et la constipation chez les opérés, *Gazette des hôpitaux*, 1891, n° 101.

traumatisme chirurgical et surtout accidentel a été merveilleusement établi et étudié par Verneuil. En dehors des antécédents, les caractères un peu spéciaux de l'accès, la succession des stades de frisson, de chaleur et de sueur, la périodicité, la tuméfaction de la rate peuvent contribuer au diagnostic.

Examen local. — Si le malade n'offre ni constipation ni antécédents palustres, et en tous les cas si les accidents d'infection ont une véritable intensité, il devient nécessaire d'examiner la plaie, si fâcheux qu'il puisse être de lever le pansement. On recherchera les caractères ordinaires des inflammations en s'attachant surtout à la rougeur, à la chaleur locale ; les trainées lymphangitiques ont une grande importance ; parfois l'engorgement ganglionnaire est lui aussi très précoce. Chez un réséqué du genou ou du coude offrant de la fièvre, il est extrèmement utile, avant de lever le pansement, de commencer par examiner les ganglions de l'aine ou de l'aisselle. Si ces ganglions sont durs, douloureux, il y a certainement une complication infectieuse locale.

Les deux autres signes de l'inflammation, le gonflement et la douleur, ne peuvent être admis sans discussion. Le gonflement peut souvent tenir à une infiltration ou même à un certain épanchement de sang. — Pour la douleur toute région opérée récemment ou atteinte d'un traumatisme récent est forcément sensible. On tiendra compte de l'intensité de la douleur soit spontanée, soit à la pression et de l'énergie plus ou moins grande du malade.

Recherchez avec soin si ces signes de l'inflammation sont diffus, généralisés à toute la plaie, ou si au contraire ils ne sont pas très localisés au niveau d'un point de suture fait avec un fil malpropre par exemple. — Dans le cas d'infection diffuse et profonde d'une plaie opératoire, l'écoulement donné par les drains au lieu d'être séro-sanguinolent, peu abondant, inodore, est souvent sanieux et fétide.

Au lieu d'une plaie atteinte d'une infection réelle mais bénigne, vous pouvez avoir une plaie atteinte d'érysipèle, d'infection purulente. Ces infections graves seront étudiées plus loin.

Diagnostic. — Le diagnostic doit porter : 1° sur l'existence ; 2° sur l'intensité de l'infection. On peut, nous l'avons vu, croire à une infection d'origine locale quand on a affaire en réalité à une infection due à un réveil d'impaludisme ou à la constipation. On peut par contre méconnaître une infection locale. Il ne faut jamais se contenter des indications thermométriques. Une température peut être mal prise, elle peut être prise à un moment d'apyrexie relative. Il faut tenir également grand compte de l'état de la langue, de l'odeur de l'haleine, du pouls, du facies, des plaintes du malade : insomnie, nausées, frissons, douleurs, etc., etc. — Après les opérations graves, dans les grands traumatismes, les indications du thermomètre doivent encore inspirer plus de défiance. L'hypothermie, si la plaie a une évolution régulière, est presque la règle. Une infection peut évoluer sans modifier, parfois même en augmentant, cette hypothermie. Amenât-elle une élévation de température que cette élévation par suite de l'hypothermie préexistante peut ne donner encore qu'une température voisine de 37 et qui paraît normale.

L'intensité de l'infection s'appréciera d'après l'ensemble des symptômes locaux et généraux. Un frisson très intense, très prolongé indique toujours une infection grave. — La fétidité de l'haleine, la sécheresse de la langue, les vomissements, l'accélération de la respiration sont comme toujours de mauvaise augure. L'haleine prend parfois une odeur spéciale qu'on a comparée à celle du foin putréfié, des macérations anatomiques. Quand cette odeur apparaît chez un laparotomisé elle est un signe certain de mort.

Pronostic. — Le pronostic dépend : 1° de l'intensité de l'infection (on vient de voir les principaux éléments qui permettent de soupçonner le degré d'intensité) ; 2° des conditions locales de l'infection. Il est évident que la moindre menace de suppuration après une résection, une laparotomie, a une toute autre gravité qu'après une amputation ou une ablation du sein ; 3° du terrain plus ou moins résistant du blessé ou de l'opéré.

Indications thérapeutiques. — L'ablation de la totalité

ou d'une partie des points de suture constitue d'ordinaire la première des indications locales. — Les larges lavages avec une solution antiseptique, les attouchements à la teinture d'iode, au naphtol camphré, peuvent parfois enrayer encore la suppuration.

Au point de vue général, le régime lacté, l'antisepsie intestinale, le sulfate de quinine constituent les grandes indications.

§ 2. — ÉRYSIPÈLE.

Résumé clinique. — L'érysipèle est la seule des complications infectieuses d'autrefois qui s'observe encore avec quelque fréquence. Encore survient-il surtout sur les plaies anciennes, vieilles fistules, vieux ulcères, forcément un peu négligées; il est fort rare sur les plaies opératoires. La gravité de l'érysipèle chirurgical a diminué en même temps que sa fréquence et est beaucoup moins grande aujourd'hui qu'autrefois.

Examen du malade. — *Interrogatoire.* — On retrouve le début ordinaire des infections, malaise, mal de tête, inappétence, vomissements, douleur de reins, frisson. Un frisson intense et surtout prolongé pendant une heure et plus indique un érysipèle grave.

Inspection. — La plaie qui a servi de porte d'entrée offre des bourgeons affaissés, ridés, secs, un peu livides. Cette plaie peut aussi être déjà cicatrisée et échapper à l'examen. La plaque érysipélateuse elle-même offre trois caractères constants : 1° coloration rouge cramoisie ; 2° bourrelet périphérique saillant, soulevé, à contours irréguliers ; 3° œdème plus ou moins considérable suivant la région, énorme aux paupières, au scrotum où le tissu cellulaire est lâche, à peine marqué au cuir chevelu. Souvent aussi cette plaque est semée de phlyctènes ; le contenu de ces phlyctènes, d'ordinaire limpide, est parfois hémorrhagique. On trouvera plus rarement qu'autrefois les foyers de phlegmon et de suppuration, les plaques gangréneuses dont les caractères se surajoutent à ceux de la plaque érysipélateuse.

Palpation. — La plaque érysipélateuse donne à la main une sensation de chaleur âcre et mordicante. Le bourrelet péri-

phérique fait un relief plus ou moins accentué. Tant que ce relief persiste, l'extension de l'érysipèle n'est pas complètement
arrêtée. Sous la pression du doigt, la plaque se déprime plus
ou moins, sa coloration rouge cramoisie fait place momentanément à une teinte jaunâtre. C'est là un caractère différentiel
avec la lymphangite dont la coloration rosée devient blanche
par la pression du doigt.

Les ganglions de la région sont tuméfiés et douloureux.

Examen de l'état général. — Etudiez avec soin le terrain sur
lequel s'est développé l'érysipèle ; la moindre tare, alcoolisme,
albuminurie, diabète, augmente beaucoup la gravité du pronostic. Recherchez d'autre part si l'érysipèle n'a déterminé aucune
complication du côté du cœur, des plèvres, du péritoine, des
méninges, des articulations voisines. L'albuminurie existe dans
la moitié des cas. Elle n'a de gravité réelle que si elle est très
abondante, accompagnée d'autres accidents urémiques, coma,
éclampsie, vomissements. Chez les vieillards, défiez-vous de la
pneumonie.

Diagnostic. — Ordinairement facile. Au moment des premiers accidents infectieux on peut songer à la fièvre urineuse,
à un accès palustre, à la septicémie ; on doit, nous l'avons vu en
étudiant le diagnostic des septicémies, penser à l'auto-intoxica-
tion de la constipation. Mais l'apparition des accidents locaux
lève toute hésitation. Ces accidents rappellent ceux de la lymphangite, mais dans la lymphangite, la dermite étant moins
profonde, on ne trouve ni le bourrelet, ni la teinte rouge cramoisie, ni la coloration jaunâtre persistant après la pression du
doigt, ni l'œdème dur de l'érysipèle.

Éléments du pronostic. — L'étendue des lésions locales,
l'intensité des accidents locaux, l'apparition d'hémorrhagies,
de foyers de suppuration, de plaques de gangrène sont toujours inquiétantes. Mais la vraie gravité du pronostic dépend
d'un terrain défectueux, ou de complications générales. Dans
les formes les plus bénignes, une rechute est toujours à craindre tant que l'érysipèle n'est pas entièrement éteint.

Indications thérapeutiques. — Dans les formes simples, les

applications et les pulvérisations antiseptiques, les toniques et
surtout le quinquina suffisent. L'antisepsie intestinale offre
toujours une grande utilité. — Dans les érysipèles phlegmoneux,
des ponctions très multipliées, en particulier au niveau du bourrelet, suivies d'un pansement antiseptique humide peuvent devenir nécessaires.

§ 3. — INFECTION PURULENTE.

Résumé clinique. — Dans les infections graves l'agent infectieux peut triompher de l'obstacle qu'oppose à sa propagation l'inflammation — ce mode de résistance naturelle — du
tissu primitivement envahi. Il peut, cet obstacle franchi, pénétrer soit dans la circulation lymphatique, soit dans la circulation veineuse. S'il pénètre dans la circulation lymphatique, il
trouve des ganglions, seconde barrière suffisante d'ordinaire,
mais parfois elle aussi insuffisante. S'il pénètre dans la circulation veineuse, rien ne l'empêche plus d'aller déterminer
à distance des embolies infectieuses plus ou moins nombreuses,
plus ou moins graves. Le pus, disaient les vieux chirurgiens,
appelle le pus. En dehors des accidents infectieux généraux,
c'est la production de ces nouveaux foyers purulents, de ces
abcès métastatiques dans les os, les articulations, le tissu cellu-
taire, le poumon, le foie, le rein, etc., qui caractérise l'infection
purulente.

L'infection purulente d'autrefois, avec abcès métastatiques
multipliés, est aujourd'hui disparue. Mais parfois nous en ob-
servons encore le diminutif sous forme d'abcès éloignés consécutifs à une suppuration. Il ne faut pas oublier que la production d'un seul de ces foyers secondaires peut devenir grave
du fait du siège de ce foyer. — Un petit anthrax de la lèvre
supérieure entraîne une phlébite de la faciale qui produit à son
tour une phlébite des sinus et un abcès du cerveau. Une infection légère en apparence a déterminé des accidents mortels. Les
prof. Verneuil et Lannelongue ont également bien montré le
rôle qu'une infection minime, ulcération légère de la peau,
petit furoncle, joue souvent dans la production de l'ostéomyé-

lite. Là encore la gravité de l'infection secondaire dépasse de beaucoup celle de l'infection primitive.

Examen du malade. — *Examen général.* — Un malade atteint d'une suppuration, quelle qu'en soit la nature, ostéomyélite, panaris, fistule à l'anus, blennorrhagie même, présente tout à coup une aggravation des accidents généraux qu'il offrait déjà. Souvent même les accidents d'infection antérieure étant assez légers, les accidents nouveaux paraissent, éclatent tout à fait brusquement. C'est le début type des infections : frisson violent prolongé, température montant brusquement à 40°, 41°, anxiété, malaise extrême. Cet accès fébrile dure une à trois heures, puis la température s'abaisse, mais le malade reste même pendant cette période apyrétique, prostré, brisé. Puis au bout de quelques heures survient un nouvel accès. Après chaque accès la prostration est plus grande ; le malade souffre de moins en moins, il est plus abattu qu'anxieux. Bientôt il offre l'aspect d'un abattement profond : narines sèches et fuligineuses, langue grillée et sèche, fétidité spéciale de l'haleine, réponse très difficile aux questions qu'on lui pose, insomnie et délire léger la nuit. En étudiant celle des infections actuelles qui rappelle le plus l'infection purulente d'autrefois, l'ostéomyélite, nous retrouverons tout ce tableau résumé par un mot de Saint-Germain, « le malade semble un typhique égaré en chirurgie ».

Examen local. — Du côté de la plaie l'examen local peut montrer diverses modifications : aspect diphtéroïde, sérosité louche d'une fétidité spéciale, quelquefois suppuration profuse. Dans quelques cas une infection locale grave, érysipèle, phlegmon diffus, précède et prépare en quelque sorte l'infection purulente. Mais chez tout blessé, chez tout opéré présentant ces accès de frissons, cet aspect typhique qui annoncent une infection profonde, l'examen local doit explorer minutieusement toutes les régions, tous les organes. Le malade est trop abattu pour ressentir aucune souffrance au point où se forment les abcès métastatiques. Explorez surtout avec soin les grandes articulations, les épiphyses les plus fertiles des os, les grosses veines souvent frappées de phlébite. Toutes les régions peuvent être atteintes d'abcès, région parotidienne, cavité orbitaire, périnée, etc., etc. Du côté des viscères, recherchez surtout si le foie et la rate ne sont pas tuméfiés et douloureux, si la région rénale n'est pas gonflée et sensible, si l'urine ne renferme pas d'albumine. Recherchez également les lésions cardiaques (endocardites et péricardites) et pulmonaires (pleurésies purulentes, broncho-pneumonies). Faites en un mot un examen complet.

Les symptômes les plus légers peuvent appeler votre attention sur tel ou tel organe. L'état du pouls vous fera craindre une affection cardiaque, l'ictère une lésion du foie. Un léger essoufflement, une certaine accélération du rythme respiratoire, un peu de toux sont souvent les seuls troubles déterminés par une pleurésie purulente énorme, une broncho-pneumonie étendue ; un délire violent, prolongé pendant le jour annonce souvent une métastase cérébrale.

Diagnostic. — L'existence même de l'infection purulente n'est d'ordinaire que trop évidente. Le diagnostic doit porter avant tout sur le degré de l'infection. Autrefois on ne pouvait guère parler de degré dans une infection presque fatalement mortelle. Aujourd'hui nous ne voyons plus guère que des infections atténuées. Le pronostic dépend du nombre, du siège des foyers métastatiques secondaires.

Indications thérapeutiques. — Le foyer primitif doit être largement ouvert, désinfecté et cautérisé, supprimé même complètement s'il est possible. C'est ainsi que l'amputation du membre atteint peut enrayer les accidents. Le même traitement sera appliqué au foyer secondaire s'il siège dans une région accessible. La présence de foyers multiples n'est pas toujours une contre-indication absolue à l'intervention.

II. Septicémies chroniques.

Résumé clinique. — La septicémie chronique — la fièvre hectique des anciens chirurgiens — se manifeste par des accès fébriles irréguliers, des frissons peu intenses mais répétés, de

l'affaiblissement, de l'amaigrissement, de la tristesse. L'appétit est nul, les digestions difficiles, il y a souvent alternance
de diarrhée et de constipation; le visage prend une teinte ter-
reuse bistrée. Le sommeil est difficile, troublé par des cauchemars, souvent aussi par des sueurs nocturnes qui fatiguent
beaucoup le malade. Plus tard apparaissent les diarrhées profuses, les œdèmes, l'ictère, signes de dégénérescence amyloïde de l'intestin, des reins, du foie. Le malade succombe aux
progrès de la cachexie. Parfois au milieu de la septicémie chronique survient une poussée aiguë, un accès de fièvre violent,
accompagné ou non de complication locale : érysipèle, phlegmon, abcès métastatique qui entraine rapidement la mort.

Examen du malade. — Les septicémies chroniques donnent
lieu à deux problèmes cliniques différents. 1º Vous savez qu'un
malade est atteint d'une ancienne fistule, d'un vieil ulcère,
d'un cancer ulcéré, d'une tuberculose articulaire, d'un abcès
froid ouvert, bref, qu'il porte une cause d'infection. Il ne vous
reste qu'à déterminer l'existence et le degré de cette infection.
2º Le second cas est plus difficile ; mais plus intéressant. Un
malade, comme il dit, « *ne va pas* » ; il s'amaigrit, dépérit, a
de la fièvre, se cachectise. Mais il n'appelle votre attention que
sur son état général sans vous signaler aucune lésion locale. Il
vous faut chercher et trouver la lésion, cause de la septicémie.

Dans le premier cas l'examen est relativement simple. Il
porte tout d'abord sur la lésion locale qui peut servir de point
de départ à l'infection. Vous recherchez surtout s'il n'y a pas
rétention, stagnation de pus ou de liquide putride. — Il est
souvent délicat, dans le cas de cancer, de tuberculose par exemple, de déterminer la part qui revient d'une part à cette infection locale, de l'autre, à une généralisation tuberculeuse ou
cancéreuse possible dans les progrès de la cachexie. La question offre parfois un intérêt pratique au point de vue des indications thérapeutiques qui seront discutées plus loin. — L'intensité même de l'infection s'apprécie d'une part par les troubles
généraux, de l'autre par l'examen des principaux viscères, en
particulier du poumon, du foie, de la rate et des reins. La

dégénérescence amyloïde des reins se traduit surtout par l'albuminurie, parfois par la douleur lombaire ; celle du foie par l'hypertrophie et l'ictère, celle de la rate par l'hypertrophie.

Dans le second cas le problème est plus complexe, mais la solution peut conduire à des indications et souvent à de véritables succès thérapeutiques. Un certain nombre d'affections très susceptibles de traitement: abcès du foie, abcès périnéphrétiques, pyélonéphrites, rétrécissement de l'urèthre avec stagnation de l'urine, pleurésie purulente, attirent souvent l'attention moins par leurs symptômes et par leurs troubles fonctionnels locaux que par la détérioration de la santé générale qu'ils entrainent. C'est un des beaux triomphes du diagnostic que de pouvoir, après avoir soupçonné qu'un malade « fait quelque part du pus », de déterminer « où il fait du pus ». Après avoir reconnu, par un examen minutieux de tous les organes et de toutes les fonctions, l'existence, la cause de la septicémie, il faudra bien entendu, rechercher, comme dans le cas précédent, son intensité et déterminer si une intervention contre la cause de l'infection est encore possible ou non.

Diagnostic. — Les septicémies chroniques sont souvent confondues avec diverses affections d'ordre médical, tuberculose, néphrites, entérites chroniques. Ces affections en effet s'accompagnent souvent de septicémie ; un phtisique avec rétention de crachats purulents dans le poumon doit en partie ses accidents généraux à une véritable auto-infection. Si l'on s'en tient aux résultats de l'examen local, le doute est parfois permis. L'essentiel au point de vue pratique est de rattacher la septicémie à sa véritable cause et de voir si l'on peut ou non quelque chose contre la cause de l'infection. De là dépendent en effet, plus encore que du degré de la cachexie, le pronostic et les indications du traitement.

Indications thérapeutiques. — Si l'on peut rapporter une septicémie chronique à un rétrécissement de l'urèthre, à une pleurésie purulente, à un abcès profond, à une métrite chronique, etc., etc., il est évident que c'est contre la cause même de la septicémie que l'intervention doit être d'abord dirigée. Le

traitement général, les divers moyens hygiéniques et médica-
menteux de remonter les forces du malade, parfois l'antisepsie interne constituent d'utiles adjuvants.

Alors même qu'on ne saurait espérer une guérison complète,
on peut parfois procurer au malade, en supprimant un foyer local d'infection, un soulagement suffisant pour justifier l'intervention. C'est ainsi que l'ablation incomplète d'une masse cancéreuse ulcérée du sein, le curettage dans un cancer inopérable
de l'utérus peuvent se trouver justifiés.

CHAPITRE VI

Tétanos.

Résumé clinique. — Le tétanos s'observe surtout à la suite
des plaies contuses, en particulier des plaies qui se sont trou-
vées souillées de terre. Les entorses, les luxations, les arrache-
ments des doigts ou des orteils, les plaies des nerfs, celles du
testicule et du cordon spermatique sont aussi prédisposées à
cette complication. Le froid et l'humidité exercent une influence
incontestable. Le tétanos est certainement contagieux [1].

Examen du malade. — L'examen doit être fait avec une réserve extrême, réduit au strict nécessaire. Il suffit en découvrant
le malade de l'exposer au froid, il suffit même souvent d'un
simple attouchement, pour provoquer une crise tétanique, un
accès de contractures plus ou moins généralisées et extrêmement pénibles. L'anxiété du malade dès qu'on s'approche de
son lit, sa terreur du moindre ébranlement peuvent presque
faire le diagnostic à distance.

Examinez tout d'abord, sans toucher au malade, le facies. Vous
constatez parfois une expression particulière, une sorte de *ric-
tus sardonique*; le trismus est lui aussi très visible : les arcades
dentaires sont serrées, les masséters et les temporaux forment
souvent relief. L'impossibilité d'ouvrir la bouche est d'ailleurs
absolue.

Dans les formes graves, au moment de la crise le malade peut
présenter une contracture telle des extenseurs de la nuque et
du tronc que son corps décrit un demi-cercle, ne reposant plus
sur le lit que par la tête et les talons.

Au lieu de débuter par le trismus, le tétanos peut débuter par
des contractures voisines du point blessé. Ces spasmes trau-

1. V. MICHAUX, Nature infectieuse du tétanos, *Sem. médicale*, 1889, n° 6.

matiques ne sont qu'une forme du tétanos. Ce mode local du début n'en est pas moins fort intéressant à établir, la névrotomie, les amputations absolument inefficaces dans le tétanos à début général pouvant dès lors avoir une utilité.

Étudiez très soigneusement le rythme respiratoire. Une respiration fréquente, irrégulière, saccadée est de pronostic grave.

Interrogez l'entourage sur la façon dont le malade avale. La constriction des mâchoires est souvent telle que l'introduction des liquides devient elle-même difficile. — Mais en dehors de cet obstacle buccal il peut exister une dysphagie plus profonde, tenant au spasme du pharynx et de l'œsophage. Si le malade recrache sans pouvoir les avaler les liquides introduits dans la bouche, le pronostic est fort grave.

Demandez également de quelle façon le malade urine. La dysurie est plus fréquente que la rétention d'urine vraie. Différez l'examen direct jusqu'à ce que le malade se plaigne de distension vésicale.

En résumé ne touchez à un tétanique qu'en cas de nécessité absolue. Faites sur la plaie un énorme pansement antiseptique et ouaté pouvant être laissé plusieurs jours. Toute secousse, toute émotion, tout examen peuvent provoquer les accès.

Diagnostic. — Le trismus qui survient dans les inflammations buccales, le torticolis rhumatismal peuvent faire craindre un instant le tétanos. Mais l'origine locale de la contracture, sa persistance locale, l'absence de l'anxiété si grande chez les tétaniques viennent rapidement dissiper les craintes.

La rage peut déterminer des accès convulsifs comparables à ceux du tétanos. Ces accès surviennent souvent à la vue de l'eau, à la suite d'un effort de déglutition. Il y a convulsions plutôt que contractures. Il n'y a pas de trismus dans l'intervalle des accès.

Pronostic. — Le pronostic est rendu grave par la généralisation des contractures, par la fréquence et la violence des accès tétaniques, par les troubles de la déglutition, de la respiration, de la miction. Il dépend en partie du repos plus ou moins complet qu'on peut assurer au blessé.

Indications thérapeutiques. — Le repos, l'isolement le

plus absolu dans une chambre obscure, tempérée et plutôt un peu chaude, constituent le premier des moyens thérapeutiques. Le chloral à hautes doses, les injections sous-cutanées de morphine, le bromure de potassium sont, au milieu des innombrables médicaments proposés, à peu près les seuls conservés.

Les pansements seront aussi rares que possible. Si le tétanos a débuté par les spasmes traumatiques localisés, on peut songer soit à l'amputation, soit à la névrotomie.

Quand la dysphagie est absolue et que la diète en se prolongeant devient menaçante, on est parfois forcé de passer par les sondes nasales une sonde œsophagienne. Cette sonde sera laissée à demeure pour éviter les secousses du cathétérisme répété.

CHAPITRE VII

Gangrènes.

Les gangrènes doivent être aujourd'hui divisées en deux grandes classes : les gangrènes *infectieuses* et les gangrènes *aseptiques* par obstacle mécanique à la circulation. Cette distinction, à l'époque où les gangrènes primitivement aseptiques se trouvaient toujours infectées secondairement, n'aurait eu qu'une faible importance. Aujourd'hui qu'une antisepsie minutieuse permet d'éviter ces infections secondaires, elle domine l'évolution clinique des gangrènes.

I. — Gangrènes infectieuses.

Résumé clinique. — Trois éléments jouent d'ordinaire un rôle dans la production d'une gangrène infectieuse : 1° agent infectieux ; 2° mauvaises conditions de résistance générale ; 3° mauvaises conditions de résistance locale.

L'agent infectieux peut être de nature très variable. Les phlegmons circonscrits, les furoncles, les anthrax, les érysipèles, les lymphangites peuvent se compliquer d'accidents gangréneux. Ces accidents sont une des caractéristiques du phlegmon diffus. Dans le charbon, les inflammations sont toujours gangréneuses. Le charbon mérite d'ailleurs une étude à part dans l'étude des gangrènes infectieuses, étude qui sera faite un peu plus loin.

Les mauvaises conditions de résistance générale peuvent tenir soit à l'affaiblissement produit par une maladie infectieuse : fièvre typhoïde, fièvre puerpérale, soit à la cachexie produite par une maladie chronique, cancer ou tuberculose. Mais les affections cardiaques, le mal de Bright et plus encore le diabète exercent surtout une influence dans la production des gangrènes. Chez les cardiaques, les brightiques, les diabétiques la moindre inflammation se complique souvent d'accidents gangréneux.

Enfin les mauvaises conditions de résistance locale, et en particulier les troubles circulatoires susceptibles d'amener des gangrènes en dehors même de toute infection, peuvent *à fortiori* favoriser les complications gangréneuses d'une infection. Souvent le sphacèle frappe un membre atteint d'œdème, de paralysie. Dans les maladies infectieuses la phlébite, entravant la circulation veineuse, est quelquefois l'accident précurseur de la gangrène. Les embolies infectieuses ont, elles aussi, une action mixte : 1º par le transport de l'agent infectieux, 2º par l'arrêt de la circulation artérielle.

Examen du malade. — *Étude des lésions locales.* — L'examen local porte : 1º sur les accidents gangréneux ; 2º sur les accidents inflammatoires qui accompagnent la gangrène.

Il est facile de déterminer l'étendue, le siège de la gangrène. Il est plus difficile de déterminer exactement la profondeur qu'elle a atteinte. Quand l'eschare commence à s'éliminer, on peut, par l'épaisseur de ses bords, apprécier en partie cette profondeur. Mais jusque-là, l'infiltration séreuse des tissus, et plus encore leur infiltration gazeuse, les suffusions sanguines sont les principaux signes qui doivent faire craindre une gangrène profonde. Quant aux limites périphériques de la gangrène, elles deviennent évidentes à la période d'élimination. Elles sont au contraire impossibles à déterminer à la période d'inflammation.

L'étude des accidents inflammatoires périgangréneux permet pourtant de pressentir, sinon d'affirmer, les limites que prendra la gangrène. Autour des plaques de gangrène amenées par un érysipèle, un phlegmon diffus, un anthrax, l'inflammation, si les progrès de la gangrène sont arrêtés, offre les caractères de l'inflammation franche : rougeur sans lividité, empâtement plutôt un peu dur et avec œdème modéré, sensibilité très vive à la pression, élévation de la température locale. Une rougeur violacée et livide, un œdème mollasse, une insensibilité relative, un refroidissement local doivent au contraire faire craindre que l'inflammation ne soit là aussi le prélude de la gangrène.

En règle générale on se souviendra que les accidents gangréneux sont presque toujours plus profonds, qu'ils ont tendance à s'étendre davantage qu'on ne l'aurait craint à première vue. Dans les gangrènes infectieuses, tant que la limite n'est pas parfaitement établie, on doit craindre un brusque réveil et une extension nouvelle des accidents sphacéliques.

Examen de l'état général. — Cet examen doit déterminer : 1° les conditions mauvaises de l'état général qui ont favorisé la gangrène ; 2° le retentissement que les accidents de gangrène ont pu à leur tour avoir sur l'état général.

1° La tare générale qui a favorisé la gangrène est parfois évidente : grandes pyrexies infectieuses, cachexies cancéreuses, tuberculeuses, scorbutiques. Les affections cardiaques, l'albuminurie, le diabète doivent au contraire être recherchées. L'hémophilie, la leucocythémie peuvent aussi jouer un rôle qui se retrouvera d'ailleurs à propos des gangrènes non infectieuses.

2° Le retentissement de la gangrène sur l'état général se traduit par les accidents infectieux. Le sphacèle des tissus, la suppuration profuse nécessitée par leur élimination produit un foyer de septicémie. On pourra retrouver tous les degrés et tous les accidents de la septicémie. Ces accidents seront d'autant plus à redouter, que l'état général plus mauvais offrira moins de résistance.

Examen des conditions de résistance locale. — Quand la gangrène a été favorisée non seulement par une infection, mais par quelque obstacle à la circulation locale, athérome, phlébite, paralysie du membre, compression, son pronostic perd parfois un peu de sa gravité. Les eschares du sacrum dans la fièvre typhoïde, eschares dues en partie au décubitus, sont évidemment un accident grave, mais elles le sont moins que des eschares survenant sur un point échappant à toute compression mécanique. Au point de vue du diagnostic complet, il est d'ailleurs nécessaire de déterminer toutes les conditions locales qui ont pu favoriser la gangrène.

Diagnostic. — L'existence même de la gangrène est évidente par l'aspect livide, noirâtre, l'insensibilité, le refroidissement, l'engorgement des tissus atteints. L'examen du malade a montré les objectifs principaux du diagnostic : 1° Quelles sont l'étendue et la profondeur des accidents gangréneux ? 2° Quelles sont les conditions de la résistance générale et de la résistance locale pouvant favoriser ces accidents, ou lutter contre eux ? 3° Quel retentissement ces accidents ont-ils eu sur l'état général et que est le degré d'infection qu'ils ont déterminé ?

Pronostic. — Le pronostic dépend avant tout des diverses circonstances locales et générales qui viennent d'être indiquées. Mais il dépend naturellement et pour une large part du siège de la gangrène. Les accidents gangréneux de la face et surtout des lèvres offrent le terrible danger d'une phlébite des sinus crâniens ; les accidents gangréneux au voisinage d'une grosse artère, d'une articulation, exposent à l'hémorrhagie secondaire, à l'ouverture de l'articulation au moment de la chute des eschares.

Indications thérapeutiques. — Il faut s'attacher avant tout à éviter l'infection générale à laquelle le foyer local de gangrène donne rapidement naissance. De larges débridements amenant l'écoulement de la sanie putride, débridements faits de préférence au thermocautère, des pansements avec des désinfectants énergiques, les pulvérisations phéniquées prolongées plusieurs heures par jour sont les meilleurs moyens de réduire au minimum ce danger d'infection. Dans les gangrènes diffuses des membres, l'amputation restera souvent la seule ressource.

A consulter. — Musée de St-Louis, collection Péan, vit. 103, n° 296, gangrène de la jambe et du pied. *Ibid.*, n° 48, gangrène des orteils.

Collection générale, vit. 50, pièce 680, asphyxie locale du nez et de l'oreille (Besnier) ; vit. 77, pièce 760, asphyxie locale de la main sur un sujet scrofuleux (Fournier) ; 986, pied, lésion des ongles (Fournier).

b. — Voir la clinique de GRANCHER. Les diverses variétés de gangrène chez l'enfant, *Gazette des hôpitaux*, 1891, n° 79.

CHARBON.

Résumé clinique. — Le charbon est une infection caractérisée : 1° par des accidents gangréneux locaux : pustule maligne, œdème malin survenant au point infecté ; 2° par des accidents généraux de septicémie. Dans le cas de pénétration du virus non plus par une porte d'entrée superficielle, mais par les voies respiratoires ou digestives, ces accidents généraux peuvent au début constituer toute la maladie. Le malade peut même succomber avant l'apparition des gangrènes locales qui là encore viennent caractériser l'affection.

Examen du malade. — *Lésions locales*. — Chez tout malade que sa profession (boucher, mégissier, équarrisseur, cultivateur, garçon de ferme) peut exposer à la contagion charbonneuse, défiez-vous, surtout pendant la saison chaude, de toutes les inflammations locales, si minimes qu'elles soient, qui offrent des symptômes un peu anormaux : vives démangeaisons, prurit intense, gonflement diffus assez rapide, phlyctènes précoces. Rien de plus insidieux en effet que l'inflammation charbonneuse à son début. La pustule maligne ne forme qu'une simple tache rouge à peine indurée, la « puce maligne » des paysans de Bourgogne. L'œdème malin des paupières, des lèvres ne se distingue tout d'abord en rien des œdèmes si fréquemment produits en été par une piqûre banale d'insecte.

Il est deux symptômes que vous devez rechercher avec soin, dont vous devez minutieusement surveiller la production dans les cas douteux : 1° les phlyctènes, 2° les eschares.

Dans la pustule maligne on voit en effet l'induration rougeâtre devenir plus brune ; sa surface devient irrégulièrement grenue ; son pourtour s'entoure d'un grand nombre de petites phlyctènes, d'un collier de fines perles. Bientôt le noyau central se gangrène, formant une masse noirâtre. Ce noyau central noirâtre, entouré de sa collerette de phlyctènes et reposant sur une large base enflammée, un peu indurée, offre un aspect caractéristique permettant le diagnostic, même à distance.

Dans l'œdème malin c'est encore l'apparition de phlyctènes, cette fois à liquide louche, séro-sanguinolent, qui est le premier signe de la gravité de l'inflammation locale. Les eschares apparaissent tantôt à côté de ces phlyctènes, tantôt à leur place, même après qu'elles se sont rompues. L'inflammation et la gangrène sont moins régulièrement limitées, bien plus diffuses que dans la pustule maligne.

Enfin dans la fièvre charbonneuse, c'est encore l'apparition de ces accidents : phlyctènes, eschares apparaissant sur divers

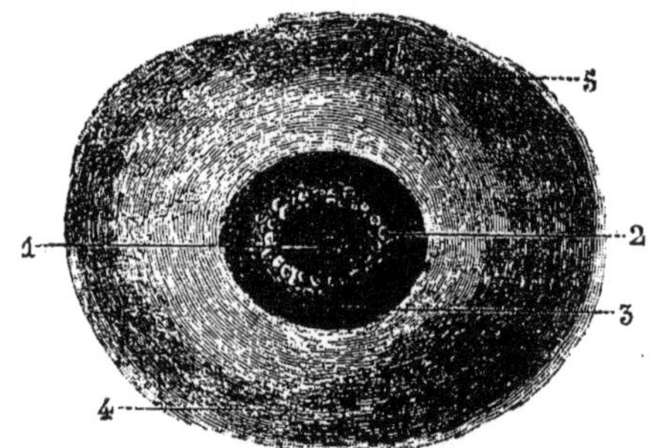

Fig. 4. — *Pustule maligne.*

1. Eschare noirâtre de 1 à 10 millimètres. — 2. Couronnes de vésicules d'un jaune transparent disposées autour de l'eschare. — 3. Volumineux noyau induré et élastique. — 4, 5. Zone érythémateuse.

points du corps chez un malade atteint depuis plusieurs jours d'un état général grave — absolument analogue à l'état typhique — qui font le diagnostic.

Complications locales. — Les inflammations charbonneuses se compliquent toujours de lymphangites et d'adénites, très souvent de phlébite. Autour de l'eschare, le gonflement est parfois tel et finit parfois par s'étendre si loin que dans le charbon de la face ou du cou il finit par entraver mécaniquement la respiration. A la face, la phlébite offre une gravité extrême par les thromboses des sinus crâniens qui viennent souvent la compliquer.

État général. — L'état général est très variable ; les accidents septicémiques ont parfois une gravité extrême, une marche suraiguë. Tous les organes sont en quelque sorte simultanément touchés. Dans d'autres cas, les localisations infectieuses seront moins diffuses. C'est le poumon, c'est le rein, c'est l'endocarde qui sera particulièrement touché. Un examen minutieux et complet de tous les organes permettra seul de reconnaître et de traiter ces complications viscérales.

Diagnostic. — Le diagnostic ne peut qu'être soupçonné au début. A cette période de soupçon il importera de rassurer le malade, tout en le surveillant de la façon la plus attentive. A la période de phlyctènes et d'eschares le diagnostic est évident.

Pronostic. — Le pronostic dépend : 1° de l'intensité des accidents locaux ; 2° du siège de ces accidents, les accidents de la face et du cou sont particulièrement graves ; 3° du terrain. Comme toutes les septicémies le charbon prend une gravité particulière chez les alcooliques, les vieillards, les débilités.

Indications thérapeutiques. — La destruction aussi complète que possible de la pustule maligne au thermo-cautère reste, dans les régions où elle est possible, le traitement de choix. — L'acide phénique, la teinture d'iode en applications extérieures en injections sous-hypodermiques et administrées à l'intérieur ont été également employés.

A consulter. — Musée St-Louis, coll. Péan, vit. 160, n° 43, pustule de l'avant-bras, eschare, vésicules ; vit. 147, n° 213, pustule de la paupière inférieure, infiltration œdémateuse ; vit. 166, n° 431, pustule de la joue.

II. — Gangrènes aseptiques.

Résumé clinique. — Un obstacle complet à la circulation peut entraîner la gangrène sans le concours au début d'aucun élément infectieux. Les appareils à fracture trop serrés, les ligatures d'artère, quand la circulation collatérale ne se rétablit point, amènent souvent des gangrènes plus ou moins étendues.

· L'athérome artériel produit, en interrompant la circulation, la gangrène dite *sénile*. Le spasme des artérioles, peut-être aussi leur endartérite, est la cause de la gangrène *symétrique* de Maurice Raynaud. C'est également par la constriction vasculaire qu'agit l'empoisonnement par le seigle ergoté.

Si, dans ces diverses gangrènes, on parvient à éviter l'infection secondaire des parties sphacélées, il se produit une sorte de momification, d'embaumement de ces parties. Elles se dessèchent prodigieusement, leur élimination est d'une lenteur extrême. Les accidents locaux, quelque étendus qu'ils soient, n'exercent qu'un faible retentissement sur la santé générale.

Nous prendrons pour l'examen du malade quatre types cliniques : 1º gangrène par un appareil à fracture trop serré ; 2º gangrène sénile ; 3º gangrène par embolies ; 4º gangrène symétrique des extrémités.

1. — Gangrène par un appareil trop serré.

Période de prodromes. — La période de beaucoup la plus intéressante à connaître est la période de prodromes. Le blessé

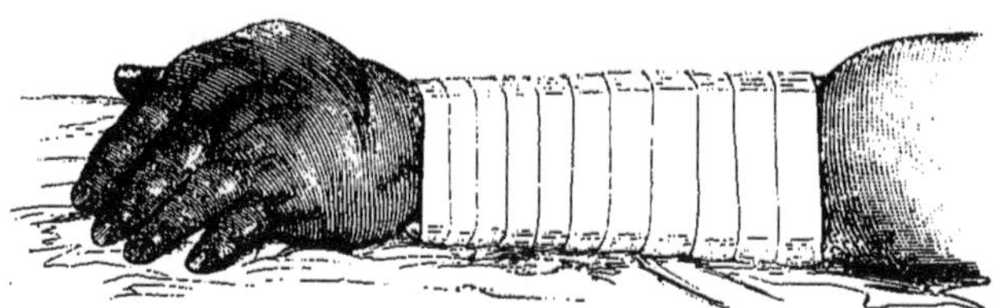

Fig. 5. — Exemple de gangrène humide produite par l'application d'un appareil trop serré (Follin).

commence par souffrir beaucoup de son appareil plâtré, il se plaint d'être serré. Si nous supposons un appareil de l'avant-bras, la main devient bleuâtre, violacée, un peu gonflée, engourdie et froide, à peine sensible. C'est d'ordinaire huit à dix heures après l'application de l'appareil que tous ces phénomènes ont atteint leur maximum d'acuité. Le danger à ce moment est encore évitable. D'où le précepte de ne jamais appli-

quer un appareil plâtré sans revoir le malade quelques heures
après.

Période d'état. — A une période un peu plus avancée, le len
demain de l'application de l'appareil, par exemple, les symp
tômes se présentent sous un aspect singulièrement trompeur.
Toute souffrance a disparu. Le malade n'éprouve plus aucune
gêne. Comparant sa situation actuelle à ses douleurs de la
veille, il est enchanté de son état. La main reste bien un peu
bleuâtre, un peu gonflée, un peu froide. Si vous explorez la
sensibilité, vous trouverez une anesthésie très marquée, mais
songerez-vous toujours à pratiquer cette exploration ?

Malgré ces apparences d'amélioration, ou plutôt annoncée et
rendue évidente par cette disparition des douleurs, la gangrène
existe déjà. Si vous enlevez l'appareil à ce moment, peut-être
n'aurez-vous encore que des eschares assez superficielles. Une
antisepsie rigoureuse permettra à ces eschares de s'éliminer
sans infection ; après des semaines de traitement, le malade
pourra garder un membre à peu près utile. Si au contraire la
constriction se prolonge, si surtout une infection locale se pro
duit, les accidents peuvent devenir tels, que c'est à grand peine
si l'amputation réussit à sauver la vie du malade. A la suite
d'un appareil trop serré pour une fracture de l'extrémité infé
rieure du radius, la gangrène prend parfois des proportions si
étendues que la seule ressource devient la désarticulation de l'é
paule.

2. — GANGRÈNE SÉNILE.

C'est la gangrène des athéromateux. L'alcoolisme, la goutte,
la syphilis, l'impaludisme, le saturnisme jouent donc un rôle
indirect, mais intéressant pour le traitement, dans sa produc
tion. L'examen du malade serait incomplet s'il ne recherchait
point ces facteurs importants de la maladie.

La gangrène sénile atteint surtout les extrémités et en par
ticulier les orteils. Les doigts sont plus rarement frappés,
les oreilles, le nez, la verge bien plus rarement atteints encore.

La gangrène sénile a une marche très lente et souvent pro
gressive. Rien n'est plus difficile que de prévoir le point où

s'arrêteront les lésions. Débutant par un orteil, elles peuvent
envahir successivement le pied, la jambe. La durée de la maladie se compte donc par semaines et par mois. Assez souvent
une infection surajoutée vient donner à la gangrène une marche aiguë, foudroyante parfois. Chez un malade atteint de
gangrène sénile cherchez toujours deux signes : 1º l'anesthésie douloureuse, importante pour établir le diagnostic dès la
période de menace ; 2º l'état des battements artériels, important pour pressentir la limite qu'atteindront les lésions.

Au début de la gangrène, avant tout symptôme local, le membre menacé est le siège de douleurs très vives, atroces, surtout
dans la nuit. Assez souvent la sensibilité à la piqûre a déjà
disparu que ces douleurs persistent encore. Survenant chez un
athéromateux, cette anesthésie douloureuse, alors même qu'il
n'existe encore ni taches bleuâtres, ni phlyctènes, ni racornis-
sement et momification des tissus, est un symptôme des plus
inquiétants.

Les battements artériels disparaissent au point momifié. Mais
souvent aussi ils cessent à une grande distance de ce point.
On peut par exemple, avec une gangrène d'un seul orteil, ne
plus percevoir dans la fémorale que des battements extrêmement affaiblis, ou trouver même une absence complète de tout
battement. Cette suppression des battements artériels à distance doit toujours faire craindre l'extension progressive de
la gangrène. C'est en ce cas surtout qu'il faut se contenter
« d'embaumer le point atteint dans les antiseptiques » sans
risquer une amputation qui serait souvent suivie d'un sphacèle du lambeau.

3. — GANGRÈNE PAR EMBOLIE.

Une embolie aseptique, provenant par exemple d'un caillot
anévrysmal, détermine une gangrène rappelant en tout la
gangrène sénile. C'est la même extension progressive et lente
des lésions, la même anesthésie douloureuse, la même suppression des battements.

Il est pourtant intéressant de bien rechercher, dans les gangrènes offrant cette marche clinique, si le malade est atteint

d'athérome ou si, au contraire, il offre des lésions cardiaques
ou anévrysmales ayant pu devenir le point de départ d'une embolie. Quelle que soit la brusquerie et l'intensité des premiers
accidents, les gangrènes par embolies restent un peu moins
graves que les vraies gangrènes séniles. On peut même voir,
grâce au développement de la circulation collatérale, la vie re-
naître sur des points déjà entièrement menacés.

4. — Gangrène symétrique des extrémités.

Avant d'arriver à la période de gangrène, les accidents qui
atteignent surtout les doigts, et sont presque toujours bilatéraux, sinon absolument symétriques, passent par diverses phases moins marquées et prémonitoires. C'est d'abord la syncope
locale, le doigt mort, blanc, froid, exsangue pendant une heure ou
deux, puis rouge, chaud, douloureux à la période de réaction.

C'est ensuite, l'asphyxie locale. Les accidents sont encore pas-
sagers, mais ils sont déjà plus intenses: marbrures livides, douleurs insupportables se prolongeant pendant plusieurs heures.
Enfin, après des semaines, des mois, des années parfois la gangrène apparaît, soit formant des plaques disséminées, soit frappant en masse un doigt, un orteil.

Dans l'examen, l'interrogatoire renseignant sur l'évolution
de la maladie, offre donc une grande importance. Les diverses
phases peuvent être d'ailleurs simultanées. Un malade offrant
déjà de la gangrène d'un orteil, offrira sur le pied opposé des
symptômes d'asphyxie locale et aux mains les accidents du doigt
mort. Au point de vue général le lymphatisme, la neurasthénie
doivent être recherchés.

Diagnostic. — La sclérodermie donne aux extrémités des
accidents analogues à ceux de la gangrène symétrique. Mais
les accidents du tronc, du visage (masque), sont particuliers à
la sclérodermie.

Pronostic. — Sérieux au point de vue local, le pronostic
dans la gangrène symétrique des extrémités est moins grave au
point de vue général, toujours à la condition d'éviter les infections surajoutées.

Indications thérapeutiques. — En règle générale : 1º abstention avec précautions antiseptiques extrèmes dans les gangrènes non encore infectées ; 2º interventions énergiques pour détruire le foyer septique dans les gangrènes infectées.

A consulter. — Reynier. Endartérite du membre inférieur. Gangrène des orteils. *Gaz. des hôpitaux*, 1890, nº 109.
— Musée St-Louis, collection Péan, vit. 103, nº 71 et 189, gangrènes spontanées des orteils ; vit. 160, nº 515, gangrène spontanée de la main gauche par oblitération embolique de l'artère humérale au cours de métrorrhagies abondantes.

CHAPITRE VIII

Plaies, contusions, brûlures.

I. Plaies en général.

Le diagnostic des plaies du crâne, de la poitrine, de l'abdomen sera étudié à propos de ces diverses régions. Il est bien
difficile d'exposer d'une façon utile les règles de l'examen général d'une plaie. Pour essayer de le faire nous prendrons
pour type une plaie de la région antérieure du poignet. Nous
dirons également quelques mots de l'examen des plaies par
armes à feu et des grands traumatismes en général.

§ 1. — EXAMEN D'UNE PLAIE DE LA RÉGION ANTÉRIEURE DU POIGNET.

L'examen d'une plaie est une pure question d'anatomie. Savoir quels sont les divers organes de la région atteinte et quelle
est leur situation exacte, rechercher quel a été le sort de chacun d'eux sans en oublier aucun, tel est le résumé ordinaire du
diagnostic. Dans certains cas on doit de plus se demander si la
plaie ne renferme pas de corps étrangers.

Un malade tombant sur un carreau qui s'est brisé, s'est fait
une large blessure de la région antérieure du poignet. On vous
l'apporte ; l'hémorrhagie une fois arrêtée par un moyen ou un
autre, comment allez-vous procéder à l'examen ?

Le retour possible de l'hémorrhagie doit être, dans une plaie
de ce genre un peu profonde, votre première préoccupation.
Ne procédez à l'examen que muni de pinces à forcipressure,
d'une bande d'Esmarch, de tampons de coton éponges, bref de
tout ce qui est nécessaire pour arrêter au besoin le sang.

L'état de la peau vous est montrée par l'inspection. La suture sera-t-elle possible ou sera-t-elle rendue impossible par la contusion, la destruction étendue des lèvres de la plaie ?

Les lésions des veines superficielles, des nerfs superficiels, de l'aponévrose offrent peu d'intérêt en elles-mêmes. L'intégrité de l'aponévrose serait en revanche très importante pour le diagnostic. Recherchez donc avec soin, en écartant doucement les lèvres de la plaie cutanée, l'état de l'aponévrose. Si celle-ci apparaît brillante, intacte, vous n'avez évidemment qu'une plaie superficielle.

Priez le malade de fléchir les doigts. Cet examen doit être fait autant que possible avant l'application de la bande d'Esmarch, l'engourdissement qu'entraîne la constriction pouvant être une cause d'impotence fonctionnelle. Mais si les mouvements sont impossibles sans aucune constriction, les tendons fléchisseurs sont certainement détruits. S'ils sont difficiles, incomplets, sans force, vous avez à craindre au moins la destruction des tendons superficiels.

Les deux nerfs dont vous avez à craindre la blessure, sont le médian et le cubital. Dans le cas de blessure du médian, vous constaterez l'anesthésie du pouce, de l'index, du médius et de la moitié externe de l'annulaire ; dans le cas de blessure du cubital, l'anesthésie portera sur la moitié interne de l'annulaire et sur le petit doigt. Mais il est très fréquent de voir cette anesthésie n'être par suite des suppléances anastomotiques, que très légère et assez passagère. La perte de la mobilité des muscles innervés, l'atrophie musculaire consécutive sont des signes beaucoup plus importants (Voir plaies des nerfs).

Vous avez enfin à vous demander si la partie antérieure de l'articulation du poignet n'est pas ouverte ; vous ne pouvez que le soupçonner d'après la profondeur de la blessure.

Vous devez surtout rechercher s'il ne reste pas de fragments de verre dans la plaie. Il ne faut pas craindre d'écarter largement les lèvres de la blessure, de l'explorer au besoin avec un stylet bien désinfecté. Ce large écartement est d'ailleurs nécessaire pour bien laver, bien désinfecter la plaie.

Le plus souvent, avant de procéder ou en procédant à ces examens minutieux, vous êtes arrêté par un retour de l'hémorrhagie. Une artère a été touchée, le sang s'écoule rouge, saccadé. Parfois vous connaissez à l'avance : 1º par les renseignements fournis, jet abondant de sang ayant fait au moment de l'accident une pluie de taches rougeâtres ; 2º par l'état local, infiltration sanguine, profonde, animée de légers battements, l'existence de la plaie artérielle. En l'absence même de tout signe la faisant connaître, vous devrez, de toute façon, la soupçonner et cette hémorrhagie ne doit pas vous prendre au dépourvu.

Ce serait une mauvaise pratique que d'explorer incomplètement une plaie par crainte de l'hémorrhagie. Cette exploration s'impose, en effet : 1º pour le diagnostic exact de toutes les lésions. Ce n'est souvent qu'en écartant bien les lèvres de la plaie que vous reconnaîtrez une section nerveuse ou tendineuse ; 2º pour la désinfection minutieuse de la plaie. L'ancienne exploration au stylet, à la sonde cannelée, ne fournissait, sauf pour les corps étrangers, que peu de renseignements. Aujourd'hui, l'antisepsie vous permet de débrider largement la plaie, de bien inspecter et examiner toutes les lésions. Si, au cours de cet examen, vous provoquez le retour d'une hémorrhagie artérielle, c'est un incident sans gravité. La ligature vous permettra toujours d'en venir à bout.

Il est évidemment des régions, le crâne, l'abdomen, où une exploration plus réservée est nécessaire. Et pourtant ce qu'on doit surtout craindre, ce n'est pas l'exploration franche en débridant sur la plaie ; cette exploration bien faite, n'ajoute jamais rien aux lésions ; elle est souvent le prélude d'un traitement efficace. Ce qu'il faut craindre, c'est l'exploration aveugle, sans utilité pour la désinfection de la plaie ni pour son traitement opératoire, faite avec la sonde cannelée.

Indications thérapeutiques. — La diversité des indications thérapeutiques, ligature d'artère, sutures tendineuses, sutures nerveuses, sutures aponévrotiques, montre d'ailleurs la nécessité d'un examen complet. La suture de la peau est presque toujours indiquée et possible. Mais elle n'est qu'un élément un peu secondaire du traitement de la plaie. A quoi bon

faire une suture cutanée très réguliere et très complète si on
laisse une division des tendons fléchisseurs ou du médian ? —
L'écoulement des liquides d'une plaie doit toujours être assuré par le drainage. Si minuticuse qu'ait été la désinfection, il
est bien rare en effet que l'asepsie soit absolue.

§ 2. — EXAMEN D'UNE PLAIE PAR ARMES A FEU.

Résumé clinique. — Les plaies par armes à feu, au contraire
des plaies par instruments tranchants, ne doivent être explorées qu'avec une très grande réserve. « Les recherches de projectile, écrit Forgue, ne sont plus qu'un préjugé du public ou
un cliché de petite presse ». Les raisons de cette réserve sont
au nombre de deux : 1° les plaies par armes à feu sont d'ordinaire aseptiques. Le projectile s'est trouvé comme stérilisé
par la haute température à laquelle il a été soumis. Il est souvent, comme tous les corps étrangers aseptiques, merveilleusement toléré par les tissus ; 2° l'exploration pour avoir une valeur
nécessiterait des débridements très étendus, très profonds, ca-
pables de causer bien plus de désordres que le passage même
du projectile.

Examen du blessé. — Après avoir inspecté minutieusement
l'orifice d'entrée de la plaie, s'être bien fait rendre compte de
l'accident, avoir recherché s'il n'existe pas de complication
immédiate : hémorrhagie, plaie intestinale manifeste forçant à
l'intervention, la règle générale est d'attendre. Alors même que
la palpation montre en quelque point la présence de la balle,
le plus sage est de différer son extraction ; la tolérance sera
même souvent telle que le projectile pourra être abandonné.

Si plus tard le projectile amène par sa présence des accidents,
douleurs, suppuration, sa recherche sera faite : 1° par la palpation ; 2° au moyen du sylet bien désinfecté ; 3° par l'appareil
de Trouvé à sonnerie électrique entrant en fonction quand
l'aiguille ou la sonde dont il est muni se trouve en contact avec
le corps étranger métallique. C'est toujours une tâche difficile
que d'aller rechercher par des débridements, des incisions un
projectile dont on n'a pas bien constaté la présence.

Diagnostic. — Le diagnostic doit répondre à deux questions. Le projectile est-il resté dans les tissus ? A-t-il sur son passage déterminé des accidents spéciaux : plaies d'une artère, d'un gros tronc nerveux, plaie pénétrante articulaire, plaie de l'intestin.

Indications thérapeutiques. — En se bornant à ce qui concerne les plaies par balles de petit calibre, animées d'une vitesse de projection médiocre (balles de pistolet, de révolvers) les seules qu'on observe dans la pratique civile on ne saurait trop vanter les avantages de l'attente et de l'abstention. Dans le cas même de plaie du crâne et de l'abdomen le mieux est encore d'attendre en surveillant les accidents (épanchement sanguin intra-crânien, péritonite) pour intervenir dès leur début.

§ 3. — Grands traumatismes.

Résumé clinique. — La dénomination vague de grand traumatisme désigne un cas clinique fréquent. Un blessé est tombé d'un lieu élevé, il a été tamponné par une locomotive ; il porte des lésions multiples ; il présente de plus un ébranlement, un shock profond.

Examen du malade. — *Étude des lésions locales.* — L'examen doit être fait avec beaucoup de ménagement, de patience et de douceur, mais il doit bien déterminer toutes les lésions. Examinez surtout l'état de la boîte crânienne, du thorax, de la colonne vertébrale et du bassin, recherchez les lésions viscérales, soit thoraciques, soit abdominales. Ce sont ces lésions qui dominent le pronostic. Des blessés peuvent guérir avec des fractures des membres si multiples, si étendues que tout espoir de survie semblait absolument perdu.

Étude de l'état général. — Il est souvent très important de distinguer, dans les symptômes généraux, les accidents qui résultent du shock et ceux qui résultent des lésions locales. Le coma, la dyspnée, l'anurie sont-ils par exemple le résultat du shock traumatique ou de la commotion cérébrale, des lésions thoraciques ou vésicales ? On tiendra surtout compte comme indice d'un état général grave : 1° de l'hypothermie générale et du refroidissement des extrémités ; 2° du pouls misérable, filiforme, syncopal ; 3° du collapsus profond.

Indications thérapeutiques. — Chez un blessé en état de shock vous pouvez et devez souvent différer l'intervention opératoire, l'amputation d'un membre broyé, par exemple. Mais si grave que soit son état, il faut faire le pansement de toutes les plaies. Au cas, assez fréquent, où le blessé se relève de sa dépression profonde et survit, la déconvenue du chirurgien qui, le jugeant moribond, l'aurait laissé sans pansement aucun serait des plus pénibles.

Les plus petites plaies ne doivent pas être négligées soit immédiatement, soit consécutivement à l'accident. J'ai vu deux blessés graves succomber alors que leurs grosses lésions étaient en pleine réparation, à des érysipèles de la face développés sur des érosions minimes.

II. — Contusions.

Les symptômes et le mode d'examen des contusions et plaies contuses dépendent avant tout de leur siège. Nous ne dirons que quelques mots des divers degrés de la contusion : 1° ecchymoses ; 2° hématomes ; 3° épanchements de sérosité ; 4° broiement complet.

1° *Ecchymoses.* — L'examen détermine la forme, la coloration. Celle-ci permet, jusqu'à un certain point de préciser l'ancienneté du traumatisme, de l'ecchymose. Attachez-vous surtout à préciser si l'ecchymose est apparue aussitôt après le choc, ou si au contraire elle n'a gagné la peau et le tissu cellulaire sous-cutané que deux, trois, quatre jours après. Une ecchymose tardive, progressive, siégeant à distance du point directement contus est un signe important de fracture. L'ecchymose tardive sous-conjonctivale est presque pathognomonique pour les fractures de la base du crâne.

2° *Hématomes.* — Au début, les hématomes forment une collection nettement fluctuante ; puis ils offrent à leur périphérie une certaine induration ; au niveau de cette induration la palpation détermine souvent une légère crépitation sanguine ; le centre est ramolli. Dans les hématomes du crâne cette induration périphérique avec ramollissement central pourrait-il faire croire à un enfoncement localisé de la voûte ? La crépitation des caillots sanguins pourrait-elle dans d'autres régions simuler la crépitation d'une fracture ? Ce sont là des causes d'erreur bien faciles à éviter pour peu qu'on ne se contente pas d'une palpation absolument superficielle.

Epanchements de sérosité. — Les contusions obliques déterminent parfois dans certaines régions : mollet, cuisse, paroi abdominale, fesses, des décollements assez étendus de la peau. La cavité ainsi formée se remplit de sérosité. Le pourtour offre bien, au début, la crépitation mollasse des caillots sanguins, mais tout le reste de la poche, souvent très étendue, est fluctuant. Cette fluctuation est un peu spéciale ; c'est la fluctuation tremblotante des poches mal remplies ; l'ondulation est souvent visible à l'œil après un choc léger.

Ces épanchements de sérosité ont une marche chronique ; leur résorption est rare. A une époque même éloignée du début leur aspect spécial de collection liquide, à paroi lâche et comme flottante, facilite beaucoup le diagnostic.

Broiement complet. — Dans les contusions profondes on a à tenir compte : 1° de l'étendue des lésions ; 2° de leur profondeur et des organes atteints (fractures comminutives — ouvertures articulaires — lésions des gros nerfs, des gros vaisseaux) ; 3° de l'état d'infection des parties atteintes ; 4° de la stupeur locale. Insistons seulement sur ces deux derniers éléments.

Une contusion grave peut exister sans aucune infection. C'est le cas où un pansement antiseptique parfait a été appliqué d'emblée. C'est le cas surtout dans les contusions avec intégrité de la peau. Ces contusions sous-cutanées sont assez fréquentes en clinique. L'aspect presque normal de la peau est souvent même une cause de grave erreur dans le pronostic ; cet aspect peut masquer en effet des lésions très étendues, des broiements très profonds. Mais si la destruction directe n'en garde pas moins toute sa gravité, la facilité qu'a en pareil cas l'antisepsie pour éviter toute infection n'en doit pas moins être retenue. — On arrive souvent à obtenir une sorte de gangrène aseptique ; les parties détruites par le choc sont éliminées, mais on n'observe pas ces larges dégâts, ces fusées étendues produites par l'infection dans les parties non primitivement atteintes.

La stupeur locale est précisément un des éléments qui permet d'apprécier jusqu'à un certain point les ravages directs exercés par la contusion. Quand on trouve sur une grande étendue les tissus insensibles, froids, que la peau offre une coloration livide et violacée on doit, alors même que l'infiltration est médiocre, redouter un sphacèle étendu. La stupeur locale passagère observée dans les premiers moments qui suivent l'accident peut encore laisser quelque espoir, mais quand après plusieurs heures la réaction ne s'est pas faite, que les tissus gardent leur apparence morte et momifiée, cet espoir devient bien faible. A côté de cet élément fourni par la stupeur locale, on tiendra compte, bien entendu, des autres lésions directes, fractures comminutives, destruction de ligaments articulaires, écrasement d'un gros vaisseau, d'un gros tronc nerveux.

Enfin ces contusions graves s'accompagnent d'une dépression générale très marquée, d'un « shock » intense. Les symptômes de ce shock ont été décrits à l'article grands traumatismes.

Diagnostic. — Le diagnostic de l'existence même de la contusion n'offre aucune difficulté, mais il n'en est pas de même du diagnostic de l'étendue et de l'intensité de la contusion. Les contusions les plus graves, n'entraînant qu'une douleur médiocre, ne s'accompagnant souvent que de peu de lésions de la peau, sont d'ordinaires regardées comme plus légères qu'elles ne le sont en réalité.

Pronostic. — Le pronostic dépend : 1º de l'intensité de la contusion ; 2º de l'asepsie complète ou de l'infection possible des parties contuses ; 3º de l'état général. Chez les hémophiliques, les diabétiques, les brightiques, les alcooliques, les accidents de suppuration et de sphacèle sont particulièrement à redouter. Parfois c'est une sorte de débilité locale de la région contuse, mauvaise circulation due à des varices, à l'athérome qui fait la gravité de la contusion.

Indications thérapeutiques. — Si l'on peut éviter l'infection dès le début, l'emploi d'un pansement antiseptique compressif et rare donnera sans intervention des résultats inespérés. — La ponction aspiratrice suivie de la compression est souvent nécessaire dans les épanchements de sérosité ayant résisté à la compression simple. — L'amputation peut s'imposer d'urgence dans les broiements complets ; mais dans les broiements moins étendus, s'il n'y a pas infection, il y a avantage à savoir attendre. — Il est souvent difficile dans les amputations immédiates d'apprécier exactement les limites du sacrifice indispensable.

Note. — Les contusions de l'abdomen s'accompagnent souvent de contusions viscérales graves, rupture du foie, destruction des tuniques intestinales sans aucune lésion de la peau du ventre. Ce n'est parfois qu'après plusieurs jours au moment où la partie contuse des tuniques intestinales se sphacèle et se détache qu'apparaissent les symptômes de péritonite. Le pronostic dans ces contusions ne saurait donc être trop réservé et le repos, quelle que soit la bénignité apparente des symptômes locaux et généraux trop absolu.

III. — Brûlures.

Résumé clinique. — Les divers degrés de la brûlure, érythème, phlyctène, lésions superficielles du derme, destruction complète de la peau, carbonisation profonde n'ont que peu d'importance clinique. Dans les brûlures un peu sérieuses, ces divers degrés de la lésion se trouvent d'ordinaire associés et réunis. Autour d'un point profondément carbonisé, on trouve des lésions étendues où la brûlure est de plus en plus superficielle. C'est souvent de l'étendue de ces brûlures au premier et au deuxième degré, plus que de la profondeur qu'a atteint une brûlure localisée que dépend la gravité de l'accident.

En règle générale, les brûlures sont toujours plus graves, beaucoup plus graves qu'on n'a tendance à le croire à première vue. Leur évolution peut s'accompagner de nombreuses complications générales et locales. Ce n'est de plus qu'après l'élimination des parties détruites qu'on apprécie bien toute l'étendue et toute la profondeur des lésions.

Examen du malade. — *Examen local.* — L'examen local doit être fait avec de grands ménagements pour ne pas entraîner de vives douleurs, surtout dans les brûlures superficielles. L'inspection montre au début une rougeur diffuse plus ou moins étendue, de larges phlyctènes sur les points les plus superficiellement atteints. Dans les régions plus profondément touchées, l'épiderme carbonisé forme, au pourtour de la brûlure, une sorte de collerette constituée par des lambeaux épidermiques réunis et rétractés. Le derme apparaît avec une couleur blanc mat, un aspect momifié, contracté, parcheminé. Dans les carbonisations profondes, la contraction s'étendant aux parties molles amène une diminution de volume souvent très notable de la région.

La palpation dans les brûlures profondes fait constater un empâtement, une dureté spéciale des tissus. A la percussion faite par le procédé de la chiquenaude, la peau, quand elle est brûlée dans toute sa profondeur, résonne comme un morceau de carton.

Quand la période d'élimination est arrivée, l'inspection constate surtout : 1° l'étendue et la profondeur des eschares ; 2° l'écoulement facile ou la stagnation du pus ; 3° l'état des parties sous-jacentes en voie de réparation et l'aspect plus ou moins satisfaisant des bourgeons charnus. — Dès cette époque il faut prévoir la rétraction cicatricielle, chercher à pressentir ses effets pour les combattre au moyen de greffes.

Etat général. — Dès le début de la brûlure existe souvent un shock profond ; la face est pâle, grippée, la peau froide et souvent couverte d'une sueur visqueuse, la température abaissée, le pouls filiforme, imperceptible, la respiration fréquente, irrégulière. L'anurie, la rétention d'urine sont des signes également très fâcheux. — Parfois au lieu de cette prostration le brûlé présente des accidents d'excitation : délire violent, agitation extrême, d'un pronostic peut-être encore plus immédiatement fatal.

Quand le brûlé parvient à la période de réparation, on doit surtout rechercher les moindres indices de septicémie et d'infection pour tâcher d'assurer une meilleure évacuation du pus des régions brûlées. Les complications stomacales, rénales, et surtout pulmonaires sont assez fréquentes et d'une gravité extrême. Comment le brûlé mange-t-il, comment urine-t-il, comment respire-t-il ? Telles sont les questions que vous devez vous poser à chaque examen.

Recherches des complications régionales. — Chaque région a dans le cas de brûlure ses complications propres. Dans une brûlure de la région palpébrale ce serait une omission impardonnable de ne pas examiner l'état des yeux, si douloureux que puisse être l'écartement des paupières. Songez toujours à la possibilité de brûlures de la bouche, du pharynx, du larynx même, surtout dans les cas de brûlures par gaz enflammés (explosion de poudre, de gaz d'éclairage, de grisou). Ces brûlures internes ont toujours une extrême gravité. Dans toutes les brûlures profondes pensez au voisinage des gros vaisseaux et aux hémorrhagies possibles, surtout aux hémorrhagies secondaires.

Pronostic. — Le pronostic dépend : 1° de l'étendue de la brûlure ; toute brûlure même superficielle, intéressant le tiers de la surface de la peau est à peu près fatalement mortelle ; 2° de la profondeur de la brûlure. La réparation dans une brûlure profonde est toujours difficile, elle expose à tous les accidents de septicémie et de cachexie des longues suppurations ; 3° de l'organe atteint (brûlures de l'œil, de la bouche, du pharynx, du larynx). Dans certaines brûlures localisées du pharynx ou de la partie supérieure du larynx par des liquides bouillants, la gravité du pronostic tient surtout à la dyspnée produite par l'œdème de la glotte. La trachéotomie pouvant parer à cet accident, la gravité de ces brûlures localisées reste moins grande que celle des brûlures diffuses de la bouche, du pharynx même sans cause locale de dyspnée.

Indications thérapeutiques. — Au début d'une brûlure, la première indication est souvent de combattre le shock, encore tous les stimulants sont-ils impuissants dans le cas de brûlures étendues. Plus tard c'est à éviter autant que possible l'infection qu'il faut s'attacher. Les antiseptiques puissants en raison de l'étendue des surfaces atteintes offriraient de grands dangers d'intoxication. C'est sur l'asepsie qu'il faut surtout compter. Les lavages à l'eau boriquée, à l'eau bouillie, la vaseline boriquée, les bains locaux dans la décoction de plantes aromatiques — parfois même les bains généraux — ont une grande utilité tout en restant inoffensifs. Quand les brûlures sont en pleine période de réparation, l'utilité des greffes épidermiques et surtout dermo-épidermiques est très grande pour restreindre la rétraction cicatricielle.

A consulter. — Musée St-Louis, collection Péan, vitrine 160, n° 331. Brûlure de la main par un pétard.

TROISIÈME PARTIE

MALADIES DES TISSUS

LIVRE PREMIER

Maladies des os.

CHAPITRE PREMIER

Règles générales pour l'examen dans une affection osseuse.

L'examen chirurgical dans toutes les affections osseuses et surtout dans les affections traumatiques exige de grands ménagements. Plus que dans aucune autre classe d'affections un examen brutal expose à des incidents, parfois même à des accidents fort désagréables. Un mouvement trop brusque, une pression trop forte, peuvent dans les ostéites, les fractures, déterminer une douleur excessive, amener l'issue d'une esquille pointue à travers les parois molles, compléter une fracture incomplète ; parfois même, dans le cas de fragilité anomale du tissu osseux, un examen peu circonspect peut être la cause occasionnelle d'une fracture spontanée en réalité, mais forcément imputable en apparence à la maladresse du chirurgien.

L'inspection, absolument inoffensive, doit donc être très attentive et très prolongée avant qu'on ne procède à la palpation. Celle-ci sera tout d'abord très modérée et faite par simples pressions sans imprimer de mouvement au membre. Les mouvements ne seront exécutés qu'à la fin de l'examen, après qu'on est certain qu'ils ne peuvent être nuisibles.

Pour les os du membre supérieur, on peut engager le blessé à essayer d'exécuter quelques mouvements dès le début de l'examen. On demande par exemple s'il peut porter la main à la tête. Mais dans toutes les affections de la colonne vertébrale, du bassin, des membres inférieurs, on ne devra faire essayer la marche qu'une fois le diagnostic établi, une fois bien certain que la station debout ne saurait entraîner d'accidents.

Étude des symptômes locaux. — Les symptômes locaux dont la recherche mérite une mention spéciale dans les affection du tissu osseux sont assez peu nombreux. Nous nous bornerons à quelques généralités sur la forme, la consistance, la mobilité, l'exploration des fistules, les douleurs, les troubles circulatoires, le retentissement ganglionnaire dans ces affections.

Forme. — La forme, les limites de la lésion, sont parfois caractéristiques de l'affection osseuse. Les hyperostoses volumineuses, les incurvations, les inflexions brusques d'un membre, les fragments aigus esquilleux ou rugueux, hérissés d'aspérités dans les fractures, sont les lésions les plus intéressantes à signaler.

Consistance. — La consistance osseuse est si spéciale qu'elle ne saurait guère être simulée, même par les calcifications qu'on observe parfois dans les myosites, dans certains fibromes. — La consistance *parcheminée*, donnant la sensation d'une mince coque cédant sous le doigt, est pathognomonique des ostéosarcomes. — Mais on peut aussi observer tous les degrés de consistance au niveau du foyer morbide (consistance élasti que, fibreuse des ostéosarcomes, sensation mollasse des fongosités ramollies, fluctuation des abcès ossifluents).

Mobilité. — 1° La fixité de toutes les tumeurs, de toutes les tuméfactions osseuses est un de leurs caractères les plus remarquables. Jamais une myosite ossifiante, un sarcome aponévrotique n'ont par exemple l'immobilité d'une exostose, d'un ostéosarcome. La fusion à l'os est absolue ; aucun mouvement sur l'os n'est possible, le moindre mouvement de l'os est d'autre part immédiatement transmis à la tuméfaction.

Exceptionnellement, certaines exostoses sont pédiculées et la fracture de leur pédicule peut leur rendre une mobilité trompeuse. Mais ces mouvements s'acccompagnent de frottements, de crépitation.

La fixité d'une production morbide sur l'os sous-jacent doit être cherchée en la serrant bien, en la saisissant parfaitement entre les doigts. Faute de cette précaution, on peut prendre les mouvements des parties molles glissant en masse sur la tuméfaction osseuse, pour des mouvements de cette tuméfaction elle-même.

2° La mobilité anomale devient, par suite de la rigidité ordinaire du tissu osseux, un des symptômes les plus importants d'une fracture. Sa recherche comprendra d'abord les mouvements qui se passent au niveau même de la solution de continuité ; l'absence de la transmission normale des mouvements d'une extrémité à l'autre de l'os (rotation de la tête du radius, dans les mouvements de pronation et de supination par exemple), est également importante. On a donc d'une part mobilité anormale, de l'autre suspension de la mobilité normale.

3° Le ramollissement du tissu osseux peut donner parfois une mobilité anomale ou plutôt une sensation de défaut de résistance. Les os rachitiques cèdent, plient parfois sous le doigt comme un bâton de cire à cacheter chauffé.

Exploration des fistules. — Cette exploration, les précautions antiseptiques qu'elle nécessite, les diverses sensations que donne le stylet (os dénudé, séquestre éburné ou fongosités mollasses, carie se laissant pénétrer par le stylet, séquestre fixe ou mobile), seront longuement étudiées avec les ostéites.

Douleurs. — Les douleurs profondes, atroces, donnant une sensation de brisure de l'os, sont parfois pathognomoniques. Elles présentent souvent, en dehors même de la syphilis, ce caractère de se réveiller surtout le soir ou plutôt au moment où le membre s'échauffe par la chaleur du lit.

Les points douloureux à la pression sont, dans les fractures, les ostéites, un symptôme important. Ce symptôme sera recherché en exerçant une pression avec la pulpe du doigt. Il est aussi dans quelques régions possible de saisir l'os et de le serrer entre les doigts.

Troubles circulatoires. — L'activité de la circulation osseuse explique le développement veineux qui accompagne si fréquemment les ostéites ou les ostéosarcomes, l'œdème, les hydarthroses, qui surviennent après les fractures.

Retentissement ganglionnaire. — Ce signe est assez rare mais utile à rechercher car son absence comme son existence, peuvent fournir des indications diagnostiques.

Le retentissement des lésions osseuses sur les articulations voisines, l'atrophie musculaire qui accompagne ces lésions doivent être indiquées d'un mot.

Causes générales des affections osseuses. — La tuberculose, la syphilis, doivent être cherchées dans toutes les affections osseuses. Le rôle de l'impaludisme, de la goutte, du rhumatisme, de certaines intoxications, est parfois à signaler. — Les troubles trophiques liés à des lésions nerveuses, à l'ataxie en particulier, occupent une large place dans la pathologie du tissu osseux.

Causes locales des affections osseuses. — Tout irrégulière que soit l'action du traumatisme, on verra, à l'étude des fractures en particulier, que chaque os a son point ou ses points de moindre résistance particulièrement fracturés. — Au point de vue des inflammations, les cartilages épiphysaires constituent le siège favori de l'ostéomyélite. Les épiphyses fertiles : épiphyse supérieure de l'humérus, inférieure du fémur, supérieure du tibia, sont particulièrement frappées. Elles sont surtout frappées vers l'adolescence, à l'époque de leur maximum d'activité. — La tuberculose atteint plus particulièrement l'épiphyse elle-même. La syphilis frappe surtout le corps des os longs. — Les ostéosarcomes comme l'ostéomyélite, débutent souvent au niveau des cartilages épiphysaires.

Les contusions sont souvent invoquées comme cause des affections osseuses : ostéomyélites, ostéites, ostéosarcomes. Sans
exagérer la valeur de cette cause occasionnelle, il convient
souvent d'en.tenir un certain compte. Les contusions peuvent
déterminer un décollement du périoste, un épanchement sanguin sous-périosté, points de départ possibles d'inflammations
oú de néoplasies ultérieures.

CHAPITRE II

Affections traumatiques des os.

I. — Fractures en général.

Résumé clinique. — Étiologie. — Les *causes détermi-nantes* des fractures sont directes ou indirectes. Parmi les causes indirectes on doit citer surtout la flexion très fréquente, la torsion, importante à cause des dégàts considérables qu'elle détermine (fractures spiroïdes de la jambe). La contraction musculaire peut suffire à produire les fractures même sans altération préalable de l'os (fracture de la rotule). L'effort musculaire est d'ordinaire violent (effort pour éviter une chute, contractions convulsives de l'épilepsie).

Les *causes prédisposantes* seront étudiées plus loin avec les fractures spontanées.

Variétés anatomiques. — Les fractures peuvent être partielles ou complètes, ces dernières étant beaucoup plus fréquentes et beaucoup plus importantes. Les fractures complètes sont transversales ou obliques. Certaines fractures, très obliques, sont dites en bec de flûte ou même longitudinales.

Le déplacement peut être nul, anguleux ou par chevauchement.

Les fractures épiphysaires feront l'objet d'un chapitre spécial.

Variétés cliniques. — La distinction capitale au point de vue clinique est celle des fractures *ouvertes*, compliquées de plaies et des fractures *fermées*. La plupart des symptômes sont communs. Mais la présence de la plaie, même minime, domine le pronostic et le traitement. C'est à sa désinfection, à son occlusion parfaite par un pansement antiseptique qu'il faut s'attacher. L'infection du foyer de la fracture serait en effet suivie de nécrose, de suppuration diffuse. Avant l'antisepsie, ces complications des fractures ouvertes obligeaient très fréquemment à l'amputation du membre.

Examen du malade. — *Étude des lésions locales dans une fracture simple.* — *Inspection.* — L'inspection fait surtout constater : 1º l'ecchymose secondaire ; 2º la déformation. L'ecchymose primitive est sans valeur diagnostique, l'ecchymose secondaire est au contraire fort importante. La déformation est, dans certaines fractures, pathognomonique (fracture de l'extrémité inférieure du radius). Le gonflement est un symptôme local plus nuisible qu'utile au diagnostic.

Palpation. — La palpation permet d'apprécier exactement la déformation. Elle fait de plus constater : 1º la douleur localisée à la pression ; 2º la mobilité anormale ; 3º la crépitation ; on doit autant que possible tâcher d'arriver au diagnostic sans ce dernier symptôme. La recherche de la crépitation est douloureuse et peut offrir des inconvénients.

Recherche des complications. — L'atrophie musculaire légère, les roideurs articulaires, l'œdème du membre, sont des complications si ordinaires qu'elles deviennent presque des symptômes. Comme complications plus sérieuses on doit signaler particulièrement :

1º La contusion violente qui accompagne parfois les fractures ;

2º L'épanchement sanguin qui chez les hémophiliques peut être très abondant sans lésions artérielles ;

3º Les lésions artérielles (anévrysmes diffus), fort rares ;

4º La thrombose et l'embolie veineuses, complication plus tardive, ne se rencontrant guère que dans les fractures de jambe ;

5º Les lésions des nerfs : déchirures immédiates par les fragments, compression consécutive par le cal ;

6º La gangrène infectieuse plus fréquente dans les fractures compliquées de plaies, et la gangrène par obstacle mécanique à la circulation (déchirure d'artère, appareil trop serré).

Rappelons enfin que chez les alcooliques, les fractures sont fréquemment l'occasion de spasmes musculaires et même d'accès de delirium tremens. — Le tétanos est rare. Chez les sujets âgés, la congestion hypostatique du poumon est une suite possible du repos prolongé.

La multiplicité des fragments, le voisinage d'une articulation pénétrée par la fracture, doivent être aussi regardés comme des complications fort sérieuses. La fracture intra-articulaire s'accompagne d'une hémarthrose abondante, suivie d'arthrite, de roideur et souvent d'ankylose. La consolidation peut être normale mais les consolidations tardives, les cals simplement fibreux (fractures de la rotule et de l'olécrâne), l'absence même de consolidation (fracture du col du fémur), ne sont pas rares.

Étude des lésions locales dans une fracture compliquée de plaie. — La plaie communique-t-elle avec le foyer de la fracture, tel est le point important du diagnostic. On peut souvent affirmer cette pénétration par la profondeur, la direction de la plaie. L'abondance de l'hémorrhagie qui s'est faite par la plaie, la persistance de cette hémorrhagie, sont des signes de grande valeur.

Ne faites pas d'exploration au stylet. Dans le cas où la communication est certaine ou probable, la désinfection minutieuse du foyer exige toutefois son exploration. Mais cette exploration sera faite directement au cours de la désinfection.

Les symptômes, les complications des fractures compliquées de plaies sont les mêmes que dans les fractures simples. Mais de plus les fractures compliquées sont, si elles n'ont pas été pansées très antiseptiquement, fort exposées à l'infection du foyer et à l'ostéomyélite consécutive.

Les accidents de cette infection peuvent être à prédominance soit locale (nécroses, abcès, fusées purulentes), soit générale (septicémie aiguë).

Indications thérapeutiques. — *Fractures simples.* — Les procédés d'immobilisation seront brièvement indiqués à l'étude de chaque fracture en particulier.

Fractures compliquées. — L'indication « antisepsie » domine l'indication « immobilisation ».

L'amputation peut s'imposer dans les fractures comminutives, les fractures avec plaies des grosses artères, les fractures compliquées infectées.

II. — Maladies du cal.

Résumé clinique. — Le cal au lieu d'être normal peut être : 1º difforme, 2º douloureux. Il peut enfin y avoir absence du cal ou pseudarthrose.

I. Examen d'un cal difforme. — La *difformité* peut être constituée par une disposition vicieuse des fragments (inflexion, chevauchement, pénétration). Cette position vicieuse sera reconnue : 1º par l'attitude générale du membre, 2º par l'inspection et la palpation directe.

L'étude des troubles fonctionnels déterminés par cette position vicieuse domine les indications thérapeutiques. Ces troubles sont particulièrement considérables aux membres inférieurs, ils peuvent être dus : 1º au raccourcissement ; 2º à la déviation des axes normaux; 3º au trouble apporté dans le fonctionnement des muscles par la modification de leurs insertions.

L'*exubérance du cal* peut porter sur la totalité ou sur une partie seulement du cal. Elle peut en ce cas former des saillies de formes variées (bosses, saillies pointues, crochets). En même temps que le cal est exubérant, les fragments sont presque toujours en mauvaise position.

Les troubles fonctionnels propres à l'exubérance simple du cal, sont avant tout des troubles de compression : veineuse, artérielle ou nerveuse. La dilacération des vaisseaux et nerfs voisins par la saillie aiguë résultant d'une exubérance partielle, est beaucoup plus rare. Les cals exubérants voisins d'une articulation, peuvent gêner beaucoup les mouvements articulaires.

En même temps que des troubles fonctionnels on a souvent à tenir compte dans les cals exubérants ou vicieusement consolidés, de la difformité même et de la saillie disgracieuse qu'ils constituent.

Les os plats du crâne, du thorax, du bassin, sont assez fréquemment le siège de cals exubérants, entraînant des complications spéciales par compression des viscères ou des centres nerveux.

Indications thérapeutiques. — 1° *Position vicieuse.* — Si les appareils orthopédiques peuvent suffire dans les cas légers, l'ostéotomie, l'ostéoclasie, sont fréquemment nécessaires dans les difformités graves.

2° *Exubérance.* — Il faut attendre assez longtemps les effets de la résorption spontanée qui finit souvent par réduire beaucoup le cal exubérant. Si l'exubérance reste par trop gênante, l'ablation des portions saillantes est la seule ressource chirurgicale. — L'intervention peut être aussi nécessitée par l'ablation d'une esquille, d'un sequestre, d'une saillie aiguë.

II. Examen d'un cal douloureux. — Recherchez avant tout si la douleur n'est pas le fait d'une compression, d'une lésion d'un nerf voisin du cal (lésions du plexus trachial dans les fractures claviculaires, du nerf radial dans les fractures de l'humérus). Les paralysies motrices coexistant avec les accidents douloureux, tranchent souvent la question. Les paralysies sensitives sont transitoires. Mais l'étude des rapports du cal, les irradiations douloureuses suivant le trajet du nerf comprimé, permettent souvent de reconnaître la compression, en l'absence même de paralysie motrice.

Recherchez aussi les signes d'ostéite au niveau du foyer de fracture (gonflement, douleur à la pression). Si la fracture a été compliquée de plaie, on peut craindre particulièrement une ostéite locale. — Dans les fractures comminutives, la nécrose d'un des fragments peut, même sans infection, déterminer une ostéite aseptique, mais néanmoins fort douloureuse.

Le rhumatisme, la goutte, l'impaludisme, la syphilis, peuvent parfois déterminer des douleurs dans un cal régulièrement constitué. — On tiendra parfois compte : 1° de l'hypochondrie du blessé; 2° de la simulation des blessés, exagérant souvent beaucoup leurs douleurs afin d'obtenir une indemnité.

Le caractère intermittent des douleurs a été signalé dans les douleurs d'origine impaludique ou syphilitique. — Les douleurs d'origine syphilitique reviendraient surtout le soir.

Indications thérapeutiques. — Les causes de la douleur peuvent être, on l'a vu, locales (compression nerveuse, — ostéite, — séquestre), ou générales. — Les indications seront locales dans le premier cas (dégagement du nerf enclavé, — trépanation, ablation du séquestre), générales dans le second.

III. **Examen d'une pseudarthrose**. — 1° *Existence de la pseudarthrose*. — L'existence de la pseudarthrose se reconnaît surtout par la mobilité anormale, persistant après un temps plus que suffisant pour la consolidation. Cette mobilité sur les os les plus souvent atteints de pseudarthrose (clavicule, corps de l'humérus, corps du fémur), est d'ordinaire évidente.

L'attitude du membre est variable et n'est d'ordinaire que la conséquence naturelle de cette mobilité (rotation externe de la jambe dans les pseudarthroses du fémur).

Les troubles fonctionnels varient surtout suivant le siège. Très importants dans les pseudarthroses du fémur, de l'humérus, ces troubles sont insignifiants dans celles de la clavicule, des côtes. L'atrophie musculaire, l'exubérance du cal, les douleurs du cal, jouent souvent un rôle dans l'impotence fonctionnelle.

2° *Constitution anatomique de la pseudarthrose*. — Cette étude est souvent très complexe. Existe-t-il un défaut complet de consolidation ou un commencement de cal fibreux ? Existe-t-il des fragments multiples ? Y a-t-il des parties molles interposées entre les fragments ? Y a-t-il, en même temps que la pseudarthrose, exubérance, chevauchement considérable des fragments non consolidés, ostéite, nécrose de ces fragments ? Tels sont les principaux problèmes cliniques à résoudre.

3° *Causes de la pseudarthrose*. — Attachez-vous à bien préciser les conditions de la fracture. S'il s'est agi d'une fracture spontanée ou presque spontanée, vous avez à rechercher toutes les causes tant locales que générales, dont l'étude sera faite plus loin.

Dans les fractures incontestablement traumatiques, cherchez si le défaut de la consolidation ne dépend pas de la syphilis. Le traitement spécifique est parfois d'une grande efficacité.

Quelquefois les mauvaises conditions hygiéniques (obscurité, humidité, nourriture défectueuse), peuvent contribuer au retard de la consolidation. Quelquefois enfin ce retard est dû à un appareil mal appliqué immobilisant incomplètement, ou trop serré et entravant la nutrition du membre.

Ces deux dernières causes, mauvaises conditions hygiéniques et appareil mal appliqué, sont surtout importantes à connaître pour les retards de consolidation. La pseudarthrose une fois produite et ancienne, l'indication thérapeutique qu'elles fournissent a en effet disparu.

Indications thérapeutiques. — Un appareil orthopédique de soutien est parfois suffisant. Mais on sera bien souvent, au bras, à la cuisse par exemple, forcé d'intervenir par l'avivement des fragments et la suture osseuse.

III. — Fractures épiphysaires.

Résumé clinique. — Les fractures épiphysaires ne s'observent guère après quinze ans. Elles siègent surtout à l'extrémité inférieure du radius, à l'extrémité inférieure du fémur, à l'extrémité inférieure du tibia, à l'extrémité supérieure du radius.

Ces fractures sont d'ordinaire traumatiques ; les coudures avec torsion les produisent particulièrement. Le rachitisme, la syphilis héréditaire, l'ostéomyélite, doivent être recherchés dans les fractures survenues à l'occasion de traumatismes légers.

L'importance particulière du diagnostic de ces fractures vient de ce qu'elles s'accompagnent fréquemment : 1º de difficultés de réduction; 2º de complications articulaires de voisinage; 3º de troubles ultérieurs dans le développement du membre et d'arrêt de développement par lésion du cartilage épiphysaire. Leur pronostic n'a donc pas la bénignité, et leur traitement la simplicité des fractures ordinaires de l'enfance.

Examen du malade. — Prenons pour type la fracture épiphysaire de l'extrémité inférieure du radius. — Un enfant à la suite d'une chute sur la main cesse de se servir de son bras ; il se plaint du poignet.

L'*inspection* ne montre ordinairement qu'un léger gonflement ; souvent même ce gonflement occupe plutôt l'articulation du poignet, atteinte d'arthrite légère, que l'extrémité inférieure de l'os. Le déplacement est en général des plus minimes.

La *palpation* permet d'apprécier un peu mieux le léger déplacement. — Elle permet surtout de constater que toute pression au niveau de la ligne épiphysaire est douloureuse. — La mobilité anormale est difficile à rechercher à cause du voisinage de l'articulation. — Mais on peut souvent sentir une crépitation légère, fine, égale, un peu voilée.

L'articulation du poignet est presque toujours légèrement enflammée.

État général. — L'enfant peut être d'une santé parfaite ou au contraire entaché de rachitisme, de syphilis héréditaire. Les décollements épiphysaires de la syphilis et les pseudo-paralysies qu'ils entraînent, sont bien connus depuis Parrot. L'ostéomyélite peut aussi, nous le verrons, être la source de fractures ou plutôt de décollements épiphysaires.

Diagnostic. — Les fractures juxta-épiphysaires ne sont pas, à condition de songer à leur existence, très difficiles à distinguer d'une entorse, d'une luxation de l'articulation voisine. Leur siège spécial empêche de les confondre avec une fracture ordinaire. L'absence de traumatisme, de mobilité anomale, de crépitation, les douleurs spontanées, permettront de distinguer l'ostéite juxta-épiphysaire (ostéite de croissance), qui offre les mêmes points douloureux à la pression que la fracture.

Éléments de pronostic. — Lésion d'ordinaire minime, les fractures épiphysaires obligent pourtant à faire une réserve au point de vue de la possibilité de troubles ultérieurs dans l'accroissement du membre.

Indications thérapeutiques. — La réduction dans les dé-

placements un peu étendus est difficile, en raison de la brièveté
des fragments. Heureusement ces déplacements étendus sont
bien rares. L'immobilisation pourra être relativement courte.
Le massage donne de bons résultats.

IV. — Fractures spontanées [1].

Résumé clinique. — Une fracture spontanée, est une
fracture qui survient, à l'occasion d'un très léger effort musculaire ou d'un traumatisme insignifiant. Les conditions de
l'accident doivent donc être soigneusement précisées pour
qu'on puisse admettre la fracture spontanée. — Souvent le
blessé atteint d'une fracture spontanée, a eu antérieurement
plusieurs autres fractures dues à la fragilité de son tissu
osseux. — Les symptômes, l'évolution des fractures spontanées, peuvent ne s'écarter en rien des symptômes et de l'évolution des fractures ordinaires. Dans quelques cas la crépitation
manque ; ces fractures offrent aussi une assez grande tendance
à la pseudarthrose, à l'exubérance du cal.

Examen du malade. — Les conditions de l'accident une
fois bien établies, la fracture reconnue à la mobilité anormale
à défaut de crépitation, le but de l'examen doit être surtout
de rechercher la cause de la fragilité anormale de l'os. Cette
cause peut être soit localisée au point fracturé, soit plus général-
rale et déterminant une fragilité de l'ensemble du squelette. L'é-
tude de l'état local de l'os, celle de l'état général du blessé,
sont donc indispensables.

a) *Causes locales des fractures spontanées.* — L'ostéomyélite aiguë peut être la cause de fractures spontanées, l'ostéite tuberculeuse peut également les occasionner. Mais dans ces
deux cas, l'accident fracture est en quelque sorte dominé par
les autres accidents. Le diagnostic étiologique est relativement
facile. Il n'en est pas de même dans le cas assez commun de
fractures survenant spontanément sur un os atteint autrefois
d'ostéomyélite. Ces fractures ne se produisent parfois que des

1. Verneuil. Fractures spontanées des tabétiques, *Gazette des hôpitaux*, 1890,
n° 10.

années après les accidents aigus. Un interrogatoire attentif mettra néanmoins sur la trace de ces accidents.

La syphilis soit acquise, soit héréditaire, peut par les ostéites locales qu'elle entraine, affaiblir l'os qui se casse sous le moindre traumatisme. — Il semble également qu'elle puisse exercer une action plus générale sans lésion locale immédiate. — Ces fractures syphilitiques ont une tendance particulière à la pseudarthrose.

Le cancer peut également agir, soit par une lésion cancéreuse locale (noyaux cancéreux primitifs ou plus fréquemment secondaires) affaiblissant l'os soit par un trouble général de la nutrition du tissu osseux.

Le rachitisme peut être également rangé dans les causes mixtes. Si d'ordinaire la fracture porte sur un os particulièrement atteint, souvent aussi elle porte sur un os qui n'est pas plus particulièrement touché par le rachitisme.

La syphilis, le cancer, le rachitisme, échappent difficilement à un examen complet. — Une cause locale rare de diagnostic difficile qui n'est souvent soupçonnée que par exclusion, est le kyste hydatique des os. La fracture a été parfois précédée d'un gonflement léger, d'une douleur profonde, mais il est à peu près impossible sauf lorsqu'il existe des kystes hydatiques en d'autres points du corps, d'émettre une affirmation absolue.

b) Causes générales des fractures spontanées. — Le cancer, la syphilis et en général toutes les cachexies, peuvent amener des fractures spontanées. Mais c'est dans le système nerveux qu'il faut chercher les causes générales les plus fréquentes de ces fractures. L'ataxie est la cause de beaucoup la plus ordinaire. Toutes les myélites, toutes les affections cérébrales, peuvent aussi entraîner des fractures.

En résumé au cours de votre examen, il est un certain nombre de causes qui échappent difficilement à l'investigation : lésions osseuses anciennes d'ostéomyélite ou de tuberculose, cancers secondaires, rachitisme, paraplégies, paralysies. Il en est d'autres : syphilis, ataxie qu'il faut parfois chercher avec beaucoup de soin. Le diagnostic du kyste hydatique est plus obscur encore.

Le nombre des fractures est parfois un indice. Un sujet ayant eu plusieurs fractures spontanées et resté d'une santé relativement bonne ne saurait être qu'un rachitique, un syphilitique, un ataxique. Dans le cas de cancer avec fractures multiples, la cachexie serait évidente.

Diagnostic. — Le diagnostic doit porter : 1º sur l'existence ; 2º sur la spontanéïté bien réelle ; 3º sur la cause de la fracture.

Pronostic. — Le pronostic dépend de la cause (cancer, ataxie), bien plus que de la lésion locale.

Indications thérapeutiques. — Le traitement sera en général le traitement ordinaire des fractures. Dans les fractures par troubles trophiques dues à des affections nerveuses, les appareils d'immobilisation seront très surveillés, les parties molles atteintes elles-mêmes se sphacélant parfois à la moindre pression. — Le traitement général jouera souvent un grand rôle en particulier dans la syphilis et le rachitisme.

La fracture spontanée peut être une indication d'amputation dans la tuberculose et l'ostomyélite ; due à un cancer primitif et non généralisé de l'os, elle exige une amputation aussi prompte que possible.

CHAPITRE III

Affections organiques des os.

I. — Ostéomyélites aiguës.

Résumé clinique. — L'ostéomyélite est l'infection, l'inflammation de la moelle osseuse. Tout le tissu osseux étant en quelque sorte baigné dans la moelle, cette inflammation entraîne des lésions locales, profondes et multiples : décollements du périoste, décollements des épiphyses, nécroses de portions étendues de la diaphyse, fractures spontanées. Les accidents généraux, ne sont pas moins graves que les accidents locaux ; le malade est dans un véritable état typhique, il semble un typhique égaré en chirurgie (St. Germain).

L'infection de l'ostéomyélite est produite par des microbes variés, la forme clinique classique est la forme à staphylocoques, la forme à streptocoques plus particulière aux jeunes enfants atteindrait un peu moins profondément le tissu osseux (Lannelongue). La pénétration des microbes se fait d'ordinaire par une lésion minime de la peau (érosion, furoncle), qu'on peut assez souvent retrouver sur le malade (Verneuil et Lannelongue), plus rarement par les voies digestives.

Le siège favori de l'infection sur l'os est la région des épiphyses, les épiphyses à nutrition et accroissement très marqués : épiphyse de l'extrémité inférieure du fémur, de l'extrémité supérieure du tibia, de l'extrémité supérieure de l'humérus, sont particulièrement frappées.

La guérison complète et définitive de l'ostéomyélite est rare. Après que les accidents aigus sont apaisés, que le malade semble revenu à une santé parfaite, il persiste dans la moelle osseuse un foyer d'infection toujours prêt au réveil. Après des années ce « microbisme latent » est encore susceptible d'amener des accidents d'ostéite, de nécrose. Ces ostéomyélites prolongées seront étudiées au chapitre des nécroses osseuses.

Examen du malade. — *Etat général.* — Le mot de « typhique égaré en chirurgie » rend si bien la première impression que donne l'aspect du malade qu'il faut le répéter encore. Le facies est prostré, sans expression, la langue sèche, la fièvre intense. L'examen local peut seul faire le diagnostic. La prostration du malade est parfois telle qu'il n'accuse aucune région particulièrement douloureuse. Dans un cas de ce genre observé à l'hôpital Laennec ce fut seul le hasard qui, faisant découvrir un gonflement au niveau de l'extrémité inférieure d'un des fémurs, empêcha la confusion avec une fièvre typhoïde. Chez tous les jeunes sujets présentant des accidents typhiques il faut songer à l'ostéomyélite et la rechercher méthodiquement dans ses sièges de prédilection.

Lésions locales. — *Inspection.* — L'inspection ne fait découvrir qu'un gonflement assez peu marqué, le développement du réseau veineux offre une certaine importance ; l'immobilité du membre est remarquable, le malade si on le remue prend des précautions excessives pour lui garder cette immobilité absolue, même lorsqu'il est très prostré.

Palpation. — La palpation fait mieux apprécier le gonflement osseux. Dans les formes sous-périostiques de l'ostéomyélite elle permet parfois de sentir un véritable abcès sous-périostique tendu et fluctuant. Mais le véritable signe donné par la palpation est la douleur atroce produite par la pression au niveau de l'épiphyse atteinte. Cette douleur fait tressauter et gémir les malades les plus abattus. Quand la prostration est moindre, le malade va jusqu'à se plaindre « qu'on vient de lui briser son os ».

Recherche des complications. — *Complications locales.* — Le décollement étendu du périoste, les décollements épiphysaires, les fractures spontanées, les arthrites suppurées de voisinage seront reconnus par la palpation du foyer. L'examen des autres épiphyses et en particulier de l'épiphyse opposée de l'os atteint ne sera pas négligé, la forme bipolaire

(frappant les deux pôles de l'os, par exemple l'épiphyse inférieure et l'épiphyse supérieure du fémur) n'étant pas absolument rare. — Cet examen général fera quelquefois aussi reconnaître des lésions pyohémiques: abcès métastatiques, arthrites
suppurées à distance ; le pronostic de ces lésions est des plus
graves.

Complications générales. — Ce sont les complications ordinaires des états infectieux : bronchopneumonies, néphrites, endo-
péricardites.

Diagnostic. — L'intensité des phénomènes généraux dé-
tourne parfois l'attention des accidents locaux et l'ostéomyélite est prise pour une fièvre typhoïde, une méningite.

Les ostéites bénignes de croissance, les arthrites rhumatismales ont un début aigu, mais l'intensité des symptômes locaux et généraux est beaucoup moins grande que dans l'ostéomyélite.

Les tuberculoses articulaires, les ostéosarcomes ont un début
infiniment moins aigu, une marche toute différente de celle de
l'ostéomyélite. Le diagnostic des ostéosarcomes et des ostéomyélites chroniques d'emblée sera étudié plus utilement avec
les nécroses.

Les arthrites purulentes, les phlegmons diffus ont des symptômes généraux analogues à ceux de l'ostéomyélite. La différence de siège dans ces affections, l'absence de l'atroce douleur épiphysaire tranchent le diagnostic.

Éléments du pronostic. — Le pronostic peut être, dès le
début, grave par l'intensité de l'infection générale. Il peut être
grave par l'intensité des lésions locales. — Mais il sera surtout
grave, quand le diagnostic n'aura pas été fait dès le début,
quand le traitement opératoire se sera trouvé retardé.

Indications thérapeutiques. — L'intervention opératoire
offre dans l'ostéomyélite la même urgence que dans la hernie
étranglée. Elle ne souffre pas le moindre délai. Une incision
très étendue ouvrant largement la peau est faite à fond jusqu'à
l'os. Pour peu que l'état du tissu osseux semble suspect,
qu'il offre un aspect gris-mat non vasculaire, la cavité médul-

laire est largement ouverte par des trépanations larges et multiples. — Ces trépanations s'imposent quel que soit l'aspect de l'os si les accidents n'offrent pas de rémission quelques heures après l'incision périostique.

Dans les ostéomyélites suraiguës avec larges décollements périostiques, décollements épiphysaires, nécroses étendues, dans les ostéomyélites bipolaires, les ostéomyélites compliquées d'arthrite suppurée, n'oubliez pas trop (si ingénieuses que puissent être quelques opérations récemment proposées, évidement de la moelle, drainage du canal médullaire), le vieux conseil de Chassaignac : « Amputez sans miséricorde ».

Note. — Chez l'enfant — si paradoxal que le fait soit en apparence — l'ostéomyélite donne même bien plus l'aspect « typhique » que la fièvre typhoïde vraie.

II. — Ostéites chroniques.

Résumé clinique. — L'ostéite chronique peut, on l'a vu, succéder à l'ostéomyélite ; cette forme d'ostéomylite prolongée est une des variétés cliniques les plus fréquentes et les plus importantes de l'ostéite chronique. Parfois l'ostéomyélite offre une allure chronique d'emblée sans phénomènes inflammatoires au début.

La tuberculose constitue une autre cause fréquente, peut-être même la plus fréquente de toutes, d'ostéite chronique.

La syphilis, soit acquise, soit héréditaire, est une cause un peu moins fréquente mais bien importante en raison des indications particulières du traitement.

Les infections de diverses natures jouent donc dans les ostéites chroniques comme dans les ostéites aiguës le rôle prépondérant. — Les traumatismes soit aigus soit chroniques, si souvent accusés autrefois n'agissent qu'en préparant le terrain à l'agent infectieux. — Mais cliniquement on ne saurait méconnaître le rôle des irritations, des blessures diverses auxquelles l'os a pu être soumis.

L'intoxication par le phosphore constitue une cause rare

mais spéciale et très intéressante d'ostéite. Elle sera étudiée
au chapitre des ostéites des maxillaires que la nécrose phosphorée frappe tout particulièrement.

En résumé, les causes des ostéites chroniques se ramènent à
quatre principales : 1º ostéomyélite aiguë prolongée ; 2º ostéomyélite chronique d'emblée ; 3º tuberculose ; 4º syphilis. —
Les traumatismes, les fièvres éruptives, le surmenage sont des
facteurs importants mais n'ayant qu'un rôle occasionnel.

Examen du malade. — Le malade se présentera à votre
examen dans deux conditions cliniques bien différentes. 1)
L'ostéite ne s'accompagne encore d'aucune fistule. 2) L'ostéite
est accompagnée de fistules. Ces deux conditions répondent à
peu près à la forme non suppurative et à la forme suppurative
de l'ostéite.

1. S'il n'existe ni fistule, ni cicatrices de fistules, l'examen
doit s'attacher tout d'abord à bien établir, par une palpation
minutieuse, qu'il n'existe pas non plus d'abcès ossifluents. Les
limites du gonflement osseux, sa forme (exostoses régulières
ou hyperostoses irrégulières) la sensibilité extrème ou l'indolence à la pression seront recherchées avec soin. Le diagnostic
montrera que dans ces ostéites non suppuratives l'ostéomyélite prolongée, la tuberculose osseuse peuvent être écartées ;
c'est à l'ostéomyélite chronique d'emblée, à la syphilis, à l'ostéite dite de croissance qu'il faut surtout songer. Au point de
vue du diagnostic différentiel, la principale difficulté consiste
à séparer les ostéites non suppurées de l'ostéosarcome.

2. S'il existe des fistules l'inspection montre tout d'abord
leur nombre, leur siège. Au point de vue du siège rappelons
que dans les ostéomyélites prolongées, les fistules et surtout
les cicatrices de fistules sont loin de répondre toujours au
foyer d'ostéite. Ce foyer occupe en effet l'épiphyse qui a été le
siège d'un accroissement disproportionné à celui de la peau.
Il n'est donc pas rare de voir les cicatrices de fistules rejetées
à la partie moyenne du membre alors que le foyer osseux
occupe l'une des extrémités épiphysaires.

La palpation fait reconnaître le gonflement osseux, la douleur osseuse. Des pressions douces permettent de plus de juger de l'intensité de la suppuration par la quantité de pus qu'elles font couler des trajets fistuleux. L'examen de ce pus qui peut renfermer des particules osseuses ne sera pas négligé. Enfin la palpation recherchera les abcès ossifluents, communiquant ou non avec les fistules. Les abcès communiquant donnent souvent une sensation particulière, la fluctuation tremblotante d'une poche non tendue et à moitié remplie.

Les formes suppuratives de l'ostéite appartiennent surtout à l'ostéomyélite prolongée, à la tuberculose. Sans doute toutes les causes qui peuvent entraîner une nécrose osseuse : traumatisme, fractures esquilleuses, intoxication phosphorée, syphilis, ostéomyélite chronique d'emblée sont susceptibles de produire des ostéites suppuratives. Mais sauf celle de l'ostéomyélite chronique de diagnostic toujours obscur, confondue avant les travaux de Trélat avec la tuberculose, les ostéites traumatiques, phosphorées, syphilitiques, sont d'ordinaire assez faciles à reconnaître.

Exploration de la fistule. — L'exploration de la fistule offre une telle importance ; elle présente à elle seule tant de questions secondaires de diagnostic que la description des ostéites chroniques doit être un moment abandonnée pour étudier l'examen d'une fistule, prise en elle-même, de ses origines possibles, osseuses ou non osseuses, des complications qu'elle peut présenter.

L'examen d'une fistule exige toujours la plus grande antisepsie. Le stylet, a-t-on pu dire, a tué plus de malades que le bistouri. Le stylet parfaitement désinfecté sera introduit avec une douceur extrême, en évitant le plus possible de faire saigner, sans « forcer » jamais. Quand le stylet parvient sur l'os il peut éprouver deux sensations d'ordre différent. Tantôt c'est celle d'un os dénudé mais dur, les mouvements du stylet donnent un son sec, clair ; tantôt au contraire le stylet s'enfonce, pénètre comme dans du sucre mouillé (carie).

Quand le stylet ne parvient pas sur l'os ce résultat négatif de l'exploration ne saurait à lui seul, surtout si le trajet de la fistule est un peu compliqué, faire écarter toute idée d'ostéite.

Mais il faut se demander en tenant compte de tous les autres symptômes fournis par l'interrogatoire, l'inspection, la palpation, si cette fistule qu'on a cru osseuse n'est pas due à une simple lésion des parties molles (aisselle, creux ischio-rectal) où un abcès chaud détruisant le tissu cellulaire lâche peut laisser une fistule. Les abcès phlegmoneux ou tuberculeux des bourses séreuses laissent parfois à leur suite des fistules. L'erreur de diagnostic peut se faire en deux sens opposés. Ces fistules d'origine cellulaire, ganglionnaire, hygromateuse, peuvent faire croire à une ostéite. Inversement, à la région anale surtout, des fistules dues à des ostéites de l'ischion du sacrum sont souvent prises pour de simples fistules anales.

Mais d'ordinaire le stylet a établi facilement l'existence de l'ostéite. C'est le seul renseignement qu'il faille lui demander. Ce n'est pas par lui que vous pourrez apprécier l'étendue des lésions ; ce n'est pas par lui que vous pourrez en apprécier les nombreuses variétés (séquestres invaginés ou mobiles, simples ou multiples). La palpation vous fournira sur l'étendue plus de renseignements. Les variétés du séquestre ne seront guère reconnues qu'au cours de l'intervention.

Quand il existe des fistules multiples on peut parfois en introduisant deux stylets dans deux fistules différentes, transmettre des mouvements à un séquestre et apprécier ainsi sa mobilité. Mais il est assez rare que les circonstances cliniques se prêtent à ce mode d'examen.

Étude du terrain. — L'étude du terrain est souvent le grand élément du diagnostic. L'existence d'une ostéomyélite aiguë, d'une syphilis antérieure, d'une fracture comminutive ancienne, d'autres accidents tuberculeux en activité ou guéris complètent singulièrement les résultats de l'examen local.

Diagnostic. — Le diagnostic doit répondre à trois questions. Y a-t-il ostéite ? Y a-t-il ostéite avec nécrose ou séquestre ? Quelle est la cause de l'ostéite ?

1° *Y a-t-il ostéite ?* — Le fait n'est d'ordinaire pas douteux même quand il n'existe pas de fistules. Pourtant les ostéosarcomes peuvent, au début, être pris pour une ostéite. Les principaux caractères différentiels de l'ostéosarcome : évolution rapide mais progressive sans poussées inflammatoires, douleurs ne s'atténuant pas par le repos, consistance variable tantôt dure tantôt ramollie, suivant les points, crépitation parcheminée seront discutés en détail dans l'étude de cette affection.

2° *Y a-t-il ostéite avec nécrose ou séquestre ?* — La réponse affirmative est fournie par l'existence des abcès ossifluents, fistuleux ou non. L'ostéomyélite chronique d'emblée peut s'accompagner sans suppuration ni fistules, de nécroses étendues. Le gonflement considérable occupant toute l'étendue de la diaphyse, quelquefois les fractures spontanées, font soupçonner ces nécroses. En ce cas d'ailleurs l'intervention indiquée par les douleurs, l'intensité des troubles locaux, la trépanation devient le grand élément de diagnostic.

Insistons encore à propos des ostéites syphilitiques sur l'importance de ce point du diagnostic ? La nécrose, les séquestres produits par la syphilis sont en effet des lésions échappant au traitement spécifique, nécessitant l'intervention chirurgicale. C'est un point souvent oublié et qui pourtant domine les indications du traitement.

3° *Quelle est la cause de l'ostéite ?* — En dehors des causes traumatiques, attachez-vous surtout à rechercher l'ostéomyé lite prolongée, la syphilis, la tuberculose. Ce n'est qu'après avoir des raisons multiples (en particulier l'absence de toute tare scrofuleuse) d'éliminer la tuberculose que vous pourrez songer à l'ostéomyélite d'emblée.

Éléments du pronostic. — L'étendue des lésions locales, la cause de l'ostéite sont les grands éléments du pronostic. Mais on doit de plus rappeler la possibilité d'un certain nombre de complications d'ordre local ou général qui peuvent accompagner les ostéites. Localement, les ostéites chroniques peuvent amener des fractures spontanées. Elles entraînent toujours des troubles dans l'accroissement du membre ; ces troubles peuvent être très marqués et donner lieu à des arrêts de développement, à des atrophies parfois considérables. Les fistules osseuses anciennes deviennent quelquefois le siège de dégénérescence épithéliomateuse. Il faut enfin rappeler les complications propres à chaque région : crâne, thorax, bassin. Au point de vue général, l'épuisement produit par les suppurations prolongées (dégénérescence amyloïde du foie, des reins) souvent aussi les infections surajoutées à l'ostéite, infections extrèmement fréquentes dans le cas de fistules mal pansées, doivent entrer largement en ligne de compte.

Indications thérapeutiques. — En dehors des indications générales (syphilis, tuberculose), les indications locales sont extrêmement variées, de la simple saignée osseuse. comme palliatif des douleurs, à l'amputation du membre. — La résection, les évidements énormes devenus possibles grâce à l'antisepsie et aux greffes osseuses ont singulièrement restreint les cas justiciables de l'amputation.

Le plus souvent il sera possible d'enlever la portion d'os nécrosée sans sacrifier le membre. Mais assez fréquemment une question se pose : Faut-il faire de suite ou faut-il différer l'intervention ? Quand l'état général n'est pas menacé, quand la lésion locale n'entraîne ni dangers directs, aux membres par exemple, ni gène par trop insupportable, l'attente offre quelques avantages. Elle permet aux lésions de se limiter, aux sequestres de se mobiliser et rend l'intervention plus sûre et plus facile. De plus le périoste, en s'épaississant de plus en plus pendant cette période d'attente, devient plus actif, plus ostéogène (Poncet). Il répare mieux les sacrifices nécessités par l'intervention. Il offre un soutien plus ferme aux parties d'os laissées ; ce fait est surtout important au bras, à la cuisse ; le fémur, l'humérus non soutenus par des os voisins comme à l'avant-bras, à la jambe, sont souvent après l'évidement, le siège de fractures spontanées.

A consulter. — Musée de St-Louis. Coll. générale, vitrine 96, pièce 1131, ostéomyélite chronique du péroné (Reynier). Coll. Péan, vit. 145; pièce 481, vitrine 146, pièce 470, ostéomyélite chronique du fémur.

III. — Ostéites syphilitiques.

1° SYPHILIS HÉRÉDITAIRE.

Résumé clinique. — La syphilis héréditaire peut frapper tous les os du squelette. Ses lésions sont toutefois particulièrement fréquentes sur les os longs, au voisinage des épiphyses très actives. Au point de vue anatomique, ces lésions comprennent : 1° des périostites ; 2° des périchondrites juxta-épiphysaires ; 3° des ostéites juxta-épiphysaires pouvant aller jusqu'au décollement de l'épiphyse, c'est là une forme fréquente des fractures spontanées de l'enfance ; 4° des ostéites diffuses à forme hypertrophique (exostoses et hyperostoses) ou atrophique (incurvation, fractures spontanées des os peu résistants ; 5° des lésions articulaires consécutives aux lésions des épiphyses. Si l'on ajoute les caries, les nécroses qui peuvent venir compliquer ces diverses lésions élémentaires, on voit combien sont variées les formes cliniques des lésions osseuses de la syphilis héréditaire.

Examen du malade. — L'examen du malade doit toujours porter sur la totalité du squelette. Il ne se bornera jamais à l'os sur lequel l'attention est attirée par un gonflement, une fracture spontanée, un foyer de nécrose. Il portera même non seulement sur la totalité du squelette, mais sur la totalité des organes. Au chapitre syphilis héréditaire, les lésions les plus caractéristiques qu'il faut surtout rechercher : kératite interstitielle diffuse, lésions dentaires, surdité, malformations crâniennes et nasales, infantilisme persistant, lésions ou cicatrices de lésions de la peau et des muqueuses ont été déjà signalées.

Au point de vue de l'âge on n'oubliera pas que les lésions osseuses appartiennent non seulement à la syphilis héréditaire de la première enfance, mais à la syphilis héréditaire tardive. On ne s'étonnera donc pas de les rencontrer dans l'adolescence.

Les lésions osseuses qui devront faire particulièrement songer à la syphilis héréditaire sont les exostoses, les hyperostoses, certaines incurvations (tibias en lame de sabre) et surtout les décollements épiphysaires et les fractures spontanées. Les ostéites inflammatoires et surtout suppurées sont plus rarement dues à cette cause. Ce n'est guère qu'aux doigts, aux orteils que les dactilytes syphilitiques sont assez fréquentes. Mais l'aphlegmasie reste la règle dans les ostéites syphilitiques.

Ces lésions une fois produites n'ont pas de symptômes propres bien caractérisés. Une exostose, une fracture spontanée, une déviation d'origine syphilitique se reconnaîtront moins par leurs symptômes locaux que par l'étude de l'état général.

Signalons cependant quelques points importants du diagnostic local : 1° les fractures spontanées, les décollements épiphysaires font souvent chez les jeunes enfants croire à des paralysies (pseudoparalysies syphilitiques de Parrot). C'est la recherche de la mobilité osseuse anormale plus que celle de la crépitation qui tranchera le diagnostic.

2o Les exostoses, les hyperostoses syphilitiques sont souvent régulières occupant tout un côté de l'os. Par suite de la saillie arrondie et étendue qu'elles forment on croit souvent à première vue non à une exostose, mais à une incurvation. La palpation en surface ne dissiperait pas toujours cette illusion si l'on n'avait bien soin de tâcher d'apprécier l'épaisseur de l'os. Le tibia en lame de sabre par exemple est bien plus souvent dû à une hyperostose de toute la crète avec accroissement considérable du diamètre antéro-postérieur qu'à une incurvation.

3° Les ostéites juxta-épiphysaires font souvent de prime abord croire à une arthrite ; cette illusion est assez fréquente au poignet, à l'articulation sterno-claviculaire.

4o Au crâne on a signalé plus fréquemment qu'ailleurs des ostéites diffuses très graves. L'occipital en particulier peut être ramolli et friable, se déprimer sous le doigt avec une crépitation parcheminée.

Comme éléments de diagnostic général avec la scrofule, Lannelongue indique : 1° la multiplicité des os atteints ; 2o les hyperostoses ; 3° les sièges épiphysaires ; 4o l'intégrité des ganglions ; 5o l'intégrité des viscères.

Éléments du pronostic. — Le pronostic est très grave dans la syphilis héréditaire précoce, les lésions osseuses étant souvent accompagnées d'athrepsie, de lésions viscérales (cirrhose, entérite). Sa gravité est surtout locale dans la syphilis héréditaire tardive (déformation du nez, perforation palatine). Les ostéites crâniennes peuvent se compliquer de troubles cérébraux.

Indications thérapeutiques. — En outre du traitement spécifique bien des lésions (fractures, décollements épiphysaires, nécroses, perforation palatine), exigeront un traitement local et même avant tout local.

A consulter. — Musée St-Louis, collection Parrot, pièces très nombreuses de syphilis hériditaires.

2º — SYPHILIS ACQUISE.

Résumé clinique. — Dès la période secondaire on peut observer des périostites caractérisées, tantôt par des douleurs profondes nocturnes, tantôt par une tuméfaction. Le tibia, le cubitus, les clavicules, le frontal, le sternum, sont à cette période plus particulièrement atteints.

A la période tertiaire, les accidents sont plus localisés, plus profonds. Les gommes, les exostoses circonscrites, sont les lésions les plus fréquentes. Au crâne, au voile du palais surtout, ces lésions osseuses sont souvent l'origine de destructions partielles et même de perforations. Sur les os longs elles sont une des grandes causes de fractures spontanées.

Les gommes, les ostéites et hyperostoses diffuses, sont plus rares. Dans certaines ostéites syphilitiques raréfiantes, on voit pourtant le tissu des os atteints (crâne, vertèbre, os longs), rongé, comme vermoulu sur une très grande étendue. Autour de ces lésions l'os est gonflé, soufflé, nécrosé partiellement. On pourrait, s'il n'existait pas d'autres lésions concomitantes songer à l'ostéomyélite. Toutefois la nécrose est parcellaire, fragmentaire. Les séquestres étendus sont exceptionnels.

Les hyperostoses étendues et dures rappellent parfois les ostéosarcomes. Ceux-ci sont plus limités, ont une évolution plus rapide.

On voit combien les aspects cliniques des ostéites syphilitiques sont variables. Il faut songer à la syphilis dans toutes les affections du tissu osseux. Le diagnostic peut parfois être fait par les symptômes locaux (douleurs nocturnes, exostoses, gommes localisées). Mais il dépendra plus fréquemment des commémoratifs.

Comme dans la syphilis héréditaire, les lésions, spécifiques d'abord, finissent par devenir des lésions banales, justiciables non plus du traitement général mais du traitement local.

IV. — Incurvations rachitiques des os.

Résumé clinique. — Bien que le rachitisme soit plutôt une affection médicale, les incurvations rachitiques des os, justiciables de l'intervention opératoire, doivent être brièvement étudiées. Pourtype de l'examen nous prendrons l'incurvation rachitique du tibia particulièrement fréquente.

Examen du malade. — *Inspection.* — L'inspection de la jambe montre : 1° l'existence ; 2° la direction de l'incurvation. Souvent les lésions sont complexes, la jambe se trouvant à la fois incurvée dans le sens antéro-postérieur et latéral, décrivant d'ordinaire une courbe à concavité postéro-externe. — L'os peut même subir une sorte de torsion sur son grand axe. La courbure peut être à long rayon très allongée ou à petit rayon presque angulaire. Ce fait a, on le verra, quelque importance pour le traitement.

L'inspection constate souvent l'existence simultanée de déviation rachitique des fémurs ; parfois aussi les genoux sont atteints de genu-valgum ou de genu-varum.

Palpation. — La palpation montre surtout la consistance des os, la réductibilité de l'incurvation. Les os ont-ils conservé cette consistance plastique « de baton de cire à cacheter » propre au rachitisme (Legroux), on pourra essayer la réduction par ostéoclasie manuelle. Sont-ils durs, éburnés, l'ostéoclasie serait difficile et parfois dangereuse.

Terrain. — Les lésions rachitiques sont rarement isolées. En dehors des commémoratifs, le volume, l'hypertrophie régulière du crâne, les anomalies dentaires, la forme spéciale du thorax avec saillie du sternum en carène et gouttières latérales, le volume du ventre, les nouures des poignets et des cartilages costaux seront les principaux stigmates de rachitisme.

Diagnostic différentiel. — Dans la syphilis héréditaire, le tibia prend une forme dite « en lame de sabre » son bord antérieur fait une énorme saillie, aplatie latéralement, convexe en avant. Mais il n'y a que peu d'incurvation antéro-postérieure, encore moins d'incurvation latérale.

A la suite des arthrites du genou, Kirmisson a signalé et distingué de la sublimation classique en dehors et en arrière la déformation suivante. Le tibia se coudant au niveau de son épiphyse supérieure, offre une incurvation à concavité antérieure. Il y a souvent en même temps hyperextension du genou. La forme spéciale de cette incurvation, son origine, permettront de la différencier.

Indications thérapeutiques. — Le redressement manuel, les appareils de soutien même combinés avec le traitement général peuvent suffire au début. Plus tard il faut employer l'ostéoclasie par les machines ou l'ostéotomie. L'ostéotomie moins brutale, moins aveugle, semble actuellement l'opération préférée. Dans les courbures à long rayon, il faut parfois faire des ostéotomies linéaires multiples, une seule ostéotomie même cunéiforme ne faisant que substituer à la courbure à long rayon, deux courbures à petits rayons (Phocas). Dans les courbures à petit rayon l'ostéotomie cunéiforme assure bien le redressement.

A consulter. — Musée St-Louis (Coll. génér., vit. 99, pièce 1377).

V. — Exostoses ostéogéniques.

Résumé clinique. — Chez les adolescents il n'est pas très rare de voir apparaître dans les régions épiphysaires des exostoses. — Les régions des épiphyses fertiles sont comme toujours particulièrement atteintes. — Ces exostoses sont tantôt uniques, tantôt multiples ; les exostoses multiples sont assez fréquemment symétriques ; le nombre de ces exostoses multiples est parfois très considérable. Elles sont disséminées sur tout le squelette (la face exceptée) en dehors même des régions épiphysaires.

Examen du malade. — *Interrogatoire.* — Les exostoses ostéogéniques n'ont d'ordinaire attiré l'attention du malade que par quelques vagues douleurs (analogues aux douleurs dites de croissance) et une légère gène locale. Les accidents inflammatoires sont exceptionnels.

Inspection. — L'inspection ne montre qu'une saillie plus ou moins marquée dans une région épiphysaire.

Palpation. — La palpation est l'élément important de l'examen. Elle montre la forme et le volume, le mode d'implantation, la consistance, les rapports de l'exostose. La *forme* est souvent celle d'une pointe, d'un crochet recourbé. Le *volume* minime d'ordinaire peut être assez considérable ; un malade observé par Trélat portait une exostose ostéogénique du volume du poing. *Le mode d'implantation* est rarement sessile presque toujours pédiculé. Le pédicule est parfois très grêle ; il peut même être fracturé ; les mouvements imprimés à l'exostose donnent alors une légère crépitation. La *consistance* est dure, osseuse, sur la partie saillante de l'exostose il n'est pas rare de sentir une petite bourse séreuse reconnaissable soit à l'épaississement soit à la collection liquide qu'elle forme. Cette bourse séreuse peut aussi être enflammée ; la pression à son niveau détermine alors une sensibilité très vive.

Les rapports de l'exostose avec les articulations, les vaisseaux, les nerfs voisins doivent être soigneusement précisés. Le voisinage étroit des synoviales articulaires, fréquent surtout pour le genou et l'épaule, rend l'intervention chirurgicale un peu plus délicate. Les exostoses ostéogéniques ne se développent pas d'ordinaire, dans la direction des vaisseaux, ni des nerfs. Mais on conçoit l'importance qu'aurait un rapport éventuel avec les vaisseaux poplités (un cas de Trélat), le sciatique, (dans un cas de Kirmisson, où une exostose ostéogénique du grand trochanter, venait comprimer le sciatique à chaque mouvement du membre pendant la marche), le plexus brachial (un cas de Périer).

Diagnostic différentiel. — Ordinairement facile. On doit dans quelques cas discuter la nature syphilitique ou ostéogénique de l'exostose.

Éléments du pronostic. — Le pronostic est bénin; les rapports spéciaux de l'exostose avec les vaisseaux et les nerfs peuvent le rendre un peu plus sérieux.

Indication thérapeutique. — La seule indication thérapeutique est l'ablation des exostoses gênantes. — Si par hasard les douleurs persistaient après cette ablation, la trépanation de l'os est indiquée (Le Dentu). Des récidives ont été observées quand le point d'implantation du pédicule n'avait pas été suffisamment ruginé. — En cas d'exostoses multiples on peut être conduit à une intervention partielle enlevant une ou plusieurs des exostoses particulièrement gênantes.

A consulter. — Musée St-Louis, Collection Péan, vit. 160, pièces 387 et 388, exostose cartilagineuse de l'annulaire; pièce 168, exostose sous-unguéale, gros orteil; vit. 103, pièce 413, exostose cartilagineuse du talon; vit. 147, pièce 257, exostose ostéo-cartilagineuse du tibia.

Le Dentu, Les exostoses ostéogéniques. *Gazette des hôpitaux*, 1891, n° 95.

VI. — Tumeurs des os.

Résumé clinique. — En dehors des exostoses et des hyperostoses, on peut observer sur les os : 1° des tumeurs bénignes, kystes, fibromes, lipomes ; 2° des tumeurs malignes. Cliniquement ces tumeurs malignes doivent entrer à peu près seules en ligne de compte. Les tumeurs bénignes sont exceptionnelles. Elles ne pourraient être soupçonnées que par une lenteur extrême de l'évolution.

Les tumeurs malignes sont désignées sous le nom commun d'ostéosarcomes. Le diagnostic de la variété est impossible cliniquement. Après l'ablation, ce diagnostic histologique a une certaine importance, la variété dite à myéloplaxes ayant une malignité moins grande.

Examen du malade. — *Début.* — Au début les symptômes, douleurs profondes, fatigue rapide, légers gonflements sont d'une grande banalité. Ils font souvent songer à une ostéite. Cette erreur est d'autant plus fréquente que l'ostéosarcome a souvent les mêmes sièges que l'ostéite épiphysaire, que comme elle, il frappe de préférence les jeunes sujets.

A une époque plus avancée, les symptômes locaux sont les suivants.

Inspection. — La tumeur souvent globuleuse dans sa masse principale se prolonge en s'effilant sur l'os. A l'épaule, au genou, cette forme suivant une comparaison souvent faite rappelle celle d'un gigot.

La peau reste très longtemps indemne, sans œdème, sans inflammation, sans adhérences, le réseau veineux est de bonne heure très développé.

Palpation. — Les *limites* de la tumeur sont même vers ses prolongements effilés assez nettes. La *consistance* est variable. Elle peut être : 1° dure, fibreuse, osseuse même en totalité ; 2° mollasse, nettement fluctuante en totalité ; 3° dure par place et ramollie par d'autres, cette consistance est assez caractéristique ; 4° dure avec crépitation parcheminée, la coque superficielle résistante cède sous la pression du doigt comme la coquille d'un œuf ; cette consistance est pathognomonique.

Ganglions. — Les ganglions sont souvent dès le début un peu durs, un peu volumineux. Cette adénite limitée peut devenir plus tard énorme et envahir de proche en proche les ganglions éloignés.

Articulation voisine. — Les ostéosarcomes siègent souvent au voisinage d'une articulation, mais cette articulation reste longtemps indemne ; tout au plus y a-t-il un léger gonflement des os, une gène des mouvements due au volume de la tumeur.

Muscles. — Les muscles du voisinage sont souvent atrophiés, mais cette atrophie qui rappelle à première vue celle des arthrites s'explique par l'inactivité, les troubles circulatoires, sans avoir d'importance spéciale.

Recherche de la généralisation. — La cachexie est souvent le seul signe sans troubles localisés. Les recherches porteront : 1º sur l'ensemble du squelette et en particulier sur l'extrémité de l'os atteinte opposée à l'extrémité, l'ostéosarcome bipolaire se rencontrant parfois ; 2º sur les poumons (hémoptysies, dyspnée), le foie (ictère, hypertrophie), la rate (hypertrophie), le cerveau (troubles cérébraux).

Recherche des complications. — A une période avancée peuvent apparaître de nombreuses complications locales : fractures spontanées, ulcérations, hémorrhagie.

Diagnostic. — « Trop évident à une période avancée le diagnostic est au début fort difficile surtout avec l'ostéite épiphysaire ». Certes la marche différencie vite les deux maladies. L'ostéite, après un envahissement rapide de l'os, reste stationnaire ; son évolution, quand elle continue à progresser, aboutit vite à la production de pus et de fongosités. L'articulation reste rarement longtemps indemne. Il y a tout au moins de l'hydarthrose dans l'ostéite épiphysaire. Les fongosités, qui surviennent rapidement au cours de l'ostéite tuberculeuse, sont encore plus caractéristiques. De plus, dans l'ostéite la peau devient vite épaisse, enflammée, adhérente. Dans l'ostéosarcome, elle est plutôt amincie et offre une dilatation spéciale du réseau veineux. L'élévation de la température locale peut se rencontrer dans les deux affections ; il en est de même, quoi qu'on en ait dit, de l'élévation de la température générale ; les sarcomes à dé-

veloppement rapide peuvent, ainsi que l'a bien montré **M. Ver-**
neuil, s'accompagner de fièvre.

Mais, au début, quels sont les grands signes à rechercher ?
Dans les ostéosarcomes à début central, se produit assez vite,
par l'amincissement rapide de la coque osseuse qui les entoure
un signe pathognomonique, la crépitation parcheminée. La
coque, en se déprimant sous le doigt qui la presse, cède avec
un léger craquement. Dans les sarcomes sous-périostés, où ce
signe manque, attachez une grande importance à bien apprécier la consistance fibreuse plutôt qu'osseuse. Dans les cas
douteux, faites une ponction exploratrice avec un trocart ou
un bistouri à lame mince. Dans les ostéites, le trocart peut bien
pénétrer quelques fongosités, mais il rencontre vite l'os qui
l'arrête ; dans les ostéosarcomes, il pénètre profondément dans
le tissu mollasse. L'hémorrhagie est toujours abondante. Ce
mode d'exploration m'a permis un diagnostic précoce dans deux
cas très obscurs d'ostéosarcomes, l'un de l'extrémité inférieure
du fémur, l'autre du calcanéum. Malheureusement, malgré
l'intervention très rapide, la récidive survint dans les deux cas.

Les autres diagnostics différentiels sont beaucoup moins im-
ortants. Les exostoses dures, de consistance uniforme, se différencient assez facilement des sarcomes ; les fibromes, les
ipomes des os, sont très rares et évoluent avec une lenteur ex-
rême » (Duplay).

Pronostic et traitement. — « Le pronostic, dit Duplay,
est toujours affreusement grave.

Le seul traitement consiste à amputer ou plutôt à désarticuler dès le début.

L'amputation sur la continuité exposerait, en effet, à laisser
des foyers d'envahissement déjà propagés dans l'os ; en désar-
ticulant, on augmente les chances de succès. Dans les ostéosarcomes du tibia, on ne doit pas se contenter de désarticuler
le genou, il faut faire l'amputation de la cuisse. Malheureusement, les succès restent encore bien rares ; pour ma part,
je n'ai jamais été assez heureux pour éviter les récidives. Et
cependant, chez une jeune fille atteinte d'ostéosarcome du

calcanéum tout à fait au début, j'avais remonté l'amputation jusqu'au haut de la jambe, interposant entre le néoplasme et la section deux articulations saines, les articulations calcanéo-astragalienne et tibio-tarsienne. Six mois après, survenait une récidive tout à fait inexplicable dans les parties molles du moignon ».

Toute intervention est inutile dans le cas d'envahissement glanglionnaire de la racine du membre et *a fortiori* dans le cas de généralisation. L'acuité des douleurs, les hémorrhagies justifient parfois une amputation faite à titre purement palliatif.

A consulter. — Duplay. Les ostéosarcomes de l'extrémité inférieure du fémur, *Gazette des Hôpitaux*, 1891, n° 117 et Schwartz, Th. agrégation, 1883. *Les ostéosarcomes des os.*

LIVRE DEUXIÈME

Maladies des articulations.

CHAPITRE PREMIER

Règles générales pour l'examen d'une affection articulaire.

Les règles générales pour l'examen d'une affection articulaire devront être reprises à l'étude de chaque articulation en particulier. Elles varient en effet pour chacune d'entre elles comme varient les conditions anatomiques et physiologiques. On n'en trouvera donc ici qu'un très rapide résumé.

Etude des lésions locales. — L'examen ne doit pas se borner comme on le fait trop souvent, à reconnaître les grosses lésions de la synoviale articulaire (épanchement séreux ou sanguin, épaississement, fongosités, corps étrangers etc.). Il faut se préoccuper de plus :

1º *De l'état des os* si souvent atteints d'hyperostoses d'ostéite et qui souvent même, dans la tuberculose en particulier, ont été les premiers atteints ;

2º *De l'état des ligaments* ; ceux-ci peuvent être rétractés, allongés et relâchés, détruits. Ces divers états se reconnaîtront par l'étude des mouvements normaux et anormaux de l'articulation esquissée plus loin.

3º *De l'état des bourses séreuses péri-articulaires*. Ces bourses séreuses ne sont souvent que de véritables prolongements de la synoviale articulaire. Elles sont très fréquemment atteintes alors même qu'elles sont indépendantes, leurs lésions sont très fréquemment confondues avec les lésions de l'articulation voisine. On verra à l'étude des affections de la hanche et de l'épaule, toutes les difficultés que présente ce diagnostic.

4° *Des divers tissus périarticulaires*. — Ces tissus peuvent être infiltrés par les fongosités, envahis par les abcès migrateurs. Leur inflammation et leur rétraction peuvent jouer un grand rôle dans les ankyloses. — Les lésions de la peau (vascularisation anormale, œdème, rougeur, pâleur), ont souvent une importance diagnostique. — L'exploration des artères voisines de l'articulation a souvent son importance ; une réduction de luxation, une tentative de redressement d'ankylose, exigeront une grande prudence en cas d'athérome. — L'exploration des nerfs peut avoir aussi son utilité. L'anesthésie de la peau de la région deltoïdienne dans les luxations de l'épaule, indique une lésion du circonflexe et est d'un pronostic fâcheux au point de vue de l'atrophie ultérieure du deltoïde.

5° *De l'état des muscles voisins*. — L'atrophie musculaire est une complication très fréquente et souvent très sérieuse des arthrites. — Les contractures qu'éveille si vite la « vigilance musculaire » dans les arthrites, sont souvent importantes pour la symptomatologie. De simples contractures hystériques peuvent faire croire à une arthrite (coxalgie hystérique). La roideur entraînée par les contractures peut dans une arthrite réelle faire craindre une ankylose. L'examen sous le chloroforme est souvent nécessaire pour distinguer la part qui revient à la contracture simple et celle qui revient aux rétractions musculaires, aux lésions des ligaments, aux altérations des parties molles, périphériques dans l'immobilisation de l'articulation.

L'état des tendons voisins de l'articulation a aussi son importance. Leur gaine peut se trouver altérée et envahie. Ils peuvent être tendus dans la rétraction et la contracture musculaire.

Ces diverses lésions sont reconnues par l'inspection et surtout la palpation ; l'étude du fonctionnement articulaire permet de plus d'en faire une sorte de vue d'ensemble. Les mou-

vements peuvent être normaux, diminués, abolis, anormaux.
La diminution et la suppression des mouvements articulaires
(roideur et ankylose) peut avoir lieu, l'articulation étant restée
dans une position relativement satisfaisante. Mais le plus souvent la position est vicieuse. On s'attachera à bien reconnaître
les deux causes de position vicieuse. Au genou par exemple,
on aura tantôt une simple flexion par rétraction musculaire,
tantôt une véritable subluxation par glissement du tibia d'avant
en arrière sur le fémur et même rotation.

La recherche des mouvements anormaux est d'une importance extrême. Les mouvements de latéralité au coude, au
genou, indices certains de la destruction ou de l'affaiblissement de ligaments latéraux, ont une grande utilité pour le
diagnostic des luxations, des tumeurs blanches. Parfois même
la laxité est complète ; on a un véritable « membre de polichinelle » flexible en tous sens. Cette laxité complète est fréquente dans les arthropathies tabétiques.

L'étude des articulations voisines de l'articulation atteinte
sera toujours faite avec soin. Cette étude, alors même que les
articulations sont distantes de l'articulation atteinte (épaule et
coude, genou et hanche), est souvent utile. Elle est indispensable dans le cas d'articulations très voisines, au cou-de-pied
par exemple. — On devra même passer rapidement en revue
l'état de toutes les articulations, beaucoup d'arthrites étant
multiarticulaires. L'articulation symétrique de l'articulation
atteinte est particulièrement intéressante, les lésions symétriques étant assez fréquentes. Même indemne, elle offre un
terme fort utile de comparaison.

Les mouvements imprimés à l'articulation peuvent s'effectuer mais en déterminant des bruits ou des frottements anormaux : crépitation sanguine, craquements secs, grosse crépitation cartilagineuse. Ces signes seront appréciés par l'oreille
et surtout par la palpation.

Examen de l'état général. — Pour montrer l'importance
de l'examen de l'état général, il suffit de rappeler le rôle que
la tuberculose, la syphilis, la blennorrhagie, le rhumatisme,
la goutte, les affections médullaires, jouent dans le développement des arthrites.

CHAPITRE II

Affections traumatiques des articulations

I. — Entorse.

Résumé clinique. — L'entorse résulte du mouvement forcé d'une articulation. Elle frappe surtout les articulations serrées. Les articulations ayant subi une première entorse sont souvent exposées aux entorses antérieures par la faiblesse consécutive des ligaments. L'atrophie musculaire peut aussi devenir une cause prédisposante. Souvent aussi l'entorse atteint une articulation dejà anormale : entorse des pieds bots, du genu valgum, de l'ankylose du genou.

L'entorse est un accident grave par ses suites éloignées plus que par ses conséquences immédiates. Il n'est pas rare de voir en effet une entorse, légère en apparence, laisser après elle des complications sérieuses : raideur ou laxité articulaires, atrophie musculaire, douleurs et fatigue rapides.

Examen du malade. — Cet examen sera exposé plus complètement à l'étude de l'entorse tibiotarsienne.

Lésions locales. — Les principaux symptômes locaux sont :

1° Le gonflement avec empâtement œdémateux et souvent inflammation de la température locale.

2° La douleur réveillée par la pression A au niveau même de l'interligne, B, au niveau des points d'insertion des ligaments arrachés, C au niveau des pointes osseuses souvent arrachées avec les ligaments.

3° L'ecchymose qui peut être aussi étendue que dans une fracture.

4° L'hydarthrose et souvent même l'hémarthrose produites par l'entorse.

Étude du terrain. — Sur un terrain scrofuleux, l'entorse

peut être le point de départ d'une tuberculose articulaire. Chez
un rhumatisànt, un blennorrhagique, l'arthrite pourra être
très aiguë et laisser à sa suite une ankylose.

Complications éloignées.—Longtemps après l'entorse le blessé
se plaint souvent de douleurs persistantes, de fatigue rapide.
L'examen local doit déterminer si ces accidents sont dus :
1° à la laxité ou à la raideur articulaire ; 2° à l'atrophie musculaire ; 3° à une périarthrite. Nélaton pense que les caillots
sanguins, reliquats d'une hémarthrose même peu abondante
jouent souvent un grand rôle dans la douleur et la gêne des
mouvements.

Indications thérapeutiques. — Massage dans les entorses
récentes, sans subluxation, sans fractures, avec arthrite modérée.

Immobilisation dans le cas d'arthrite traumatique intense ou
de subluxation.

La ponction articulaire est parfois rendue nécessaire par l'a-
bondance de l'épanchement séreux.

A consulter. — TERRILLON, *Cliniques de la Pitié*, 1882,
p. 1.

II. — Luxations.

Résumé clinique. — Les luxations se prêtent moins que
toute autre affection chirurgicale à une étude générale. L'examen
clinique doit avoir pour but d'établir : 1° que les surfaces articulaires ont perdu leurs rapports normaux ; 2° quels sont les
rapports anormaux contractés. Ce sont là des questions d'anatomie précise variables pour chaque articulation. Dans l'étude
des luxations de chaque articulation en particulier, Pitha veut
même, qu'on ne se contente pas de l'idée vague d'une luxation
mais qu'on s'en pose aussi la question sur la forme déterminée et précise. » Pourrait-on jamais dire en effet avec certitude
« la hanche est luxée » si l'on ne peut dire en même temps
dans quel sens elle est luxée.

ALBERT, *Diagnostic des maladies chirurgicales*, trad. Thiriar et
Laurent, 1890, p. 315.

Les causes des luxations peuvent être soit une violence extérieure soit une simple contraction musculaire. — Les récidives de luxations sont fréquentes, soit à la suite d'une réparation imparfaite de la capsule soit par la répétition des mêmes efforts violents (attaques d'épilepsie par exemple).

La réduction facile après l'accident devient de plus en plus difficile à mesure que la luxation est plus ancienne. Une luxation non réduite constitue une infirmité toujours vicieuse et souvent fort grave. On ne saurait donc trop prendre de précautions; examen sous le chloroforme, examens répétés: 1º pour ne pas méconnaître une luxation ; 2º pour s'assurer qu'une luxation reconnue a été parfaitement réduite.

Les luxations même réduites peuvent laisser à leur suite toutes les complications déjà signalées à propos de l'entorse : laxité ou raideur articulaire, atrophie musculaire, arthrites et périarthrites. — Elles paraissent toutefois exposer moins que l'entorse au développement d'arthrites tuberculeuses ultérieures.

Comme complication immédiate il n'est pas très rare que la luxation soit accompagnée d'une fracture des extrémités articulaires. Le diagnostic est souvent fort difficile. La réduction de la partie luxée est souvent impossible ; par suite de la fracture elle échappe en effet à l'action des mouvements indirects et ne peut plus être soumise qu'à l'action des pressions directes. Il est rare qu'un tel accident ne laisse pas à sa suite une infirmité grave.

Les violences qui produisent les luxations sont presque toujours considérables. Le choc traumatique est assez intense. L'anesthésie chloroformique si elle est faite peu après l'accident exige quelques précautions.

III. — Plaies articulaires.

Résumé clinique. — Les plaies articulaires sont non pénétrantes ou pénétrantes. Les plaies non pénétrantes n'ont d'intérêt que par la possibilité : 1º d'arthrite consécutive par propagation d'inflammation ; 2º d'une gêne ultérieure du fonctionnement articulaire par la cicatrice quand celle-ci est étendue. — Les plaies pénétrantes quand la plaie n'est pas infectée ne déterminent qu'une arthrite inflammatoire séreuse ou plastique. Mais si la plaie se trouve infectée elles exposent à une complication des plus graves entraînant fréquemment la mort, exigeant souvent l'amputation du membre, laissant dans les cas même les plus heureux, une ankylose : l'arthrite suppurée.

Examen du malade. — Deux problèmes cliniques sont à résoudre : 1° La plaie est-elle ou n'est-elle pas pénétrante ; 2° Si la plaie est pénétrante est-elle ou n'est-elle pas infectée ?

1° *La plaie est-elle ou n'est-elle pas pénétrante.* — Il est facile dans les larges plaies de reconnaître la pénétration. Dans les plaies étroites, l'écoulement de la synovie peut faire soupçonner la pénétration, cet écoulement doit être abondant, continu, se produire quand on imprime des mouvements à l'articulation pour avoir une valeur diagnostique. La blessure des gaînes synoviales, des bourses séreuses qui entourent l'articulation peut en effet donner lieu à un écoulement synovial mais qui n'offre pas les trois caractères qui viennent d'être indiqués.

L'abondance de l'hémarthrose est souvent un signe indirect de grande valeur.

Ces deux symptômes, écoulement de synovie, abondance de l'hémarthrose sont malheureusement inconstants. Dans les cas douteux la conduite à tenir dépend de la solution de la deuxième question. La plaie est-elle ou n'est-elle pas infectée. Si la plaie n'est pas infectée contentez-vous de faire l'occlusion et l'immobilisation sans pousser plus avant vos recherches diagnostiques. — Si elle est infectée ou si l'on a seulement des raisons de craindre qu'elle le soit, les débridements, les explorations nécessaires à la désinfection montreront bien s'il y a ou n'y a pas pénétration.

2° *La plaie est-elle ou n'est-elle pas infectée.* — Cette question si importante reste malheureusement presque toujours sans réponse immédiate. Certes les accidents locaux et généraux (arthrite aiguë, fièvre, suppuration) viennent rapidement rendre évidente l'infection. Mais ce diagnostic rétrospectif par les complications mêmes qu'on aurait voulu prévenir est insuffisant. Aussi parmi les chirurgiens plusieurs ont-ils proposé dans toutes les plaies articulaires de faire à titre préventif le débridement, l'exploration, la désinfection de la plaie, le lavage antiseptique de l'articulation. — D'autres si les conditions de l'accident (plaie étroite — agent du traumatisme peu suspect, fleuret, balle — pansement fait très rapidement après le traumatisme) permettent d'espérer l'absence d'infection, se contentent de l'occlusion antiseptique de la plaie et de l'immobilisation. Ils ne font de débridements et de lavages articulaires que lorsqu'apparaissent les premiers accidents.

CHAPITRE III

Arthrites infectieuses.

I. — Arthrite suppurée.

Résumé clinique. — On vient de voir le rôle de l'infection dans les arthrites suppurées traumatiques. La porte de l'infection est en pareil cas extérieure. Mais les arthrites suppurées peuvent avoir pour cause une infection d'origine interne et générale, infection purulente sous ses diverses formes (pyohémie, fièvre puerpérale, érysipèle). La fièvre typhoïde, la blennorrhagie, la scarlatine sont parfois aussi la cause d'arthrites suppurées.

Examen du malade. — *Accidents locaux.* — Les accidents inflammatoires: gonflement, rougeur, chaleur, douleur ont une très grande intensité. L'œdème des parties molles est un signe important de suppuration. La ponction articulaire toujours utile par suite de la distension de la synoviale trancherait le diagnostic dans les cas douteux.

Les arthrites suppurées d'origine générale frappent souvent plusieurs articulations et coexistent avec d'autres abcès. L'examen des articulations du reste du corps, la recherche des abcès métastatiques est donc indispensable.

Accidents généraux. — Alors même que les accidents locaux pourraient laisser quelque espoir, il est bien rare que l'intensité de la fièvre et des accidents généraux ne soit pas un signe certain de suppuration.

Diagnostic. — *Avec l'ostéomyélite*; l'ostéomyélite atteint au début l'épiphyse et non l'articulation. L'arthrite suppurée ne pourrait être que consécutive.

Indications thérapeutiques. — L'arthrotomie, l'amputation

sont la seule ressource. Cette ressource manque souvent dans
le cas d'arthrites suppurées multiples.

II. — Arthrites blennorrhagiques.

Résumé clinique. — On peut observer au cours de la blennorrhagie des douleurs articulaires vagues, des hydarthroses.
Mais la forme clinique importante est l'arthrite aiguë, intense,
fixe, tenace, aboutissant quelquefois à la suppuration (Landouzy), souvent à l'ankylose.

Examen du malade. — Dans toutes les arthrites aiguës
monoarticulaires il faut aussi bien chez la femme que chez
l'homme songer à la blennorrhagie. L'influence que le froid, le
traumatisme ont manifestement exercé sur l'apparition de l'arthrite n'est pas une raison d'éliminer la blennorrhagie. Souvent
en effet ces éléments étiologiques jouent, au cours de la blennorrhagie, le rôle de cause occasionnelle de l'arthrite.

La blennorrhagie amène d'ordinaire l'arthrite à sa période
d'activité. Cette grave complication s'observe aussi bien dans
le cas d'écoulements peu intenses, peu douloureux que dans
le cas d'écoulements abondants et aigus.

Diagnostic. — Le diagnostic repose avant tout sur la constatation de l'écoulement blennorrhagique. Les assertions du
malade n'ont qu'une valeur relative et dans les cas douteux on
procédera toujours à l'examen direct.

Comme cause d'erreur il faut surtout signaler la tuberculose.
La tuberculose articulaire peut survenir chez un blennorrhagique. Parfois même l'écoulement uréthral sera dû non à la blennorrhagie, mais à une tuberculose prostatique et vésicale.
L'acuité moindre des accidents articulaires, l'empâtement fongueux, l'étude attentive du terrain, la marche des accidents
uréthraux empêcheront la confusion.

Les arthrites rhumatismales se distingueront des arthrites
blennorrhagiques en ce qu'elles sont moins fixes, moins tenaces, multiarticulaires, et non monoarticulaires. Les sueurs fréquentes dans le rhumatisme sont rares dans la blennorrhagie
(Fournier).

Pronostic. — Le pronostic est surtout rendu grave par la tendance à l'ankylose.

Indications thérapeutiques. — L'immobilisation absolue et prolongée, est par son action résolutive le meilleur moyen d'obtenir la guérison avec le minimum de raideur (Verneuil). On devra plus tard éviter ce double écueil de commencer les mouvements trop tôt alors qu'il existe encore de l'arthrite ou trop tard, alors que depuis longtemps l'inflammation a cessé et que la douleur produite par les mouvements n'est plus due qu'à la tension des parties rétractées (Le Fort).

III. — Arthrites syphilitiques.

Résumé clinique. — On peut observer chez les syphiliti-ques des arthralgies, des arthrites subaiguës, des hydarthroses. Mais deux formes sont surtout importantes à connaître : 1° l'in-filtration gommeuse synoviale et périsynoviale (Bouilly) ; 2° les périostites juxta-articulaires. Ces deux formes rappellent à beaucoup d'égards les tuberculoses à début synovial et à dé-but osseux. Elles s'en distinguent par l'aphlegmasie relative, la longue intégrité de l'articulation, l'absence de fongosités, d'abcès, la différence de terrain.

Examen du malade. — *Étude des lésions locales*. — La palpation fait reconnaître à côté des lésions banales d'hydar-throse et d'arthrite, l'infiltration, l'épaississement de la syno-viale dans la première forme, l'augmentation de volume des os dans la seconde.

État général. — L'existence d'une syphilis avérée permet seule de soupçonner le diagnostic. La forme osseuse de l'ar-thrite se voit à la période secondaire, la forme synoviale appar-tient à la période tertiaire.

Diagnostic. — On n'oubliera pas que la syphilis articulaire est rare et la tuberculose commune, que les syphilitiques peuvent être parfaitement atteints de tuberculose articulaire. En admettant même une lésion hybride (scrofulates de vérole de Ricord), l'importance de la tuberculose l'emporterait de beaucoup.

Indication thérapeutique. — Le traitement spécifique doit être essayé, sans le prolonger trop longtemps dans les cas suspects. Il n'y a guère que le succès de ce traitement, qui serve de pierre de touche au diagnostic.

A consulter. — Musée de St-Louis, collection Fournier, vit. 120, piece 214, tumeur blanche syphilitique du genou.

IV. — Arthrites tuberculeuses.

Résumé général. — *Forme commune.* — La forme commune est l'arthrite fongueuse, la tumeur blanche à évolution assez lente passant par trois périodes cliniques :

1o Période de début à symptômes assez obscurs, douleur, gonflement léger occupant plutôt les extrémités épiphysaires que la synoviale. Dès cette période existent déjà les contractures musculaires.

2o Période d'état avec fongosités mollasses donnant une sensation d'empâtement, de fausse fluctuation. Les attitudes sont souvent vicieuses. Les muscles sont contracturés. Il existe de plus une atrophie musculaire très marquée.

3o Période de suppuration avec destruction des ligaments, subluxations pathologiques, abcès et fistules, souvent avec accidents généraux de tuberculose ou de pyohémie.

La guérison peut avoir lieu soit en ne laissant aucun trouble ultérieur (terminaison rare), soit en laissant une raideur, une atrophie plus ou moins marquées (terminaison commune).

Formes rares. — Il suffira de mentionner : 1° l'hydarthrose tuberculeuse. La synoviale est épaissie soit en masse, soit par îlots localisés. L'épanchement peut renfermer des grains riziformes.

2° L'empyème tuberculeux articulaire, l'abcès froid articulaire, arrivant presque d'emblée à la période de suppuration. Cette forme s'observe surtout chez l'enfant.

3° La tuberculose articulaire à début brusque, à marche aiguë, très rare.

Examen du malade. — *Étude des lésions locales.* — Examinez par l'inspection et la palpation, chacun des éléments de l'articulation : synoviale avec ses prolongements, os, ligaments, bourses séreuses périarticulaires, gaines tendineuses de voisinage, muscles voisins. Les symptômes fournis par ce double examen de même que les troubles dans la mobilité (roideur ou mouvements anormaux), seront indiqués plus utilement à l'étude des tuberculoses des diverses articulations. On peut toutefois insister sur quelques points généraux :

1° Les lésions osseuses seront recherchées avec soin. Elles sont souvent masquées par les lésions synoviales. On tiendra compte du moindre épaississement, des points douloureux à la pression ;

2° Les fongosités donnent à la palpation une sensation très variable : empâtement mollasse, fluctuation sous une coque formée par la synoviale épaisse, fluctuation franche. Souvent même la sensation varie avec chaque point de la synoviale examinée. Ces différences de consistance suivant les points, sont un bon élément du diagnostic ;

3° Les contractures musculaires sont précoces et tenaces dans la tuberculose. Elles jouent un grand rôle dans les attitudes anormales et les subluxations. — L'atrophie musculaire symptôme plus banal, a une certaine importance pronostique ;

4° C'est surtout dans la tuberculose qu'il est fréquent de trouver à côté d'une grosse lésion d'une articulation, d'autres lésions moins importantes d'articulations contiguës ou éloignées.

Étude de l'état général. — Cette étude doit être faite au double point de vue : 1° des lésions tuberculeuses ; 2° des accidents septicémiques. Les lésions tuberculeuses peuvent être soit locales (stigmates de tuberculose guérie, accidents scrofuleux), soit viscérales. Les lésions viscérales dominent souvent la scène pathologique. Les accidents septicémiques, fièvre vespérale, amaigrissement, diarrhée, dégénérescence amyloïde du foie avec hypertrophie, dégénérescence amyloïde des reins avec albumine, se voient surtout dans le cas d'abcès ouverts et infectés secondairement.

Diagnostic. — Il est souvent difficile de différencier nettement la tuberculose de la synoviale articulaire, la tuberculose des extrémités épiphysaires, la tuberculose des gaines synoviales périarticulaires. Mais si l'on ne peut toujours localiser complètement la lésion, le point important est d'en reconnaître la nature tuberculeuse. Parmi les lésions locales, les fongosités à consistance variable, les grains riziformes, son les plus caractéristiques. — Mais elles le sont souvent moin que l'état général, le terrain scrofuleux.

Il est bien rare que l'on hésite beaucoup entre le diagnostic de l'arthrite tuberculeuse et celui des arthrites rhumatismales, blennorrhagiques, syphilitiques. Dans le doute vous pouvez presque toujours conclure à la tuberculose. Cette règle est utile en particulier, dans les hydarthroses chroniques et suspectes.

Pronostic. — Toujours grave, le pronostic dépend : 1° des lésions locales (articulation atteinte, degré des lésions, destruction des ligaments, subluxations, suppuration) ; 2° de l'état général ; 3° des conditions dans lesquelles pourra s'effectuer le traitement.

Indications thérapeutiques. — Avant tout traitement général. Comme traitement local aux deux premières périodes, immobilisation dans une bonne position, pointes de feu, onguent mercuriel, compression ouatée. Quand la suppuration est certaine, arthrotomie atypique ou résection. L'amputation est une ressource ultime quand les lésions locales sont considérables, que l'état général est profondément touché.

CHAPITRE IV

Arthrites diverses. Arthropathies. Ankyloses

I. — Hydarthrose.

Résumé clinique. — L'hydarthrose ou épanchement de sérosité intra-articulaire se présente sous la forme soit aiguë, soit chronique. Ce n'est bien souvent qu'un symptôme et souvent même un symptôme assez secondaire des diverses affections articulaires ou périarticulaires. Les arthrites traumatiques aiguës ou subaiguës produites par les contusions, les fatigues prolongées, les entorses, les arthrites rhumatismales et blennorrhagiques s'accompagnent d'hydarthrose. L'hydarthrose peut être une des formes de la syphilis, plus rarement de la tuberculose articulaire. — Les fractures voisines des articulations (fractures de la rotule, de l'olécrâne), s'accompagnent d'hydarthrose. Les fractures éloignées peuvent même, si l'os est important (fractures du corps du fémur) l'entraîner par suite des troubles circulatoires produits. — L'ostéite juxta-épyphysaire est encore une cause fréquente d'hydarthrose (douleurs dites de croissance chez les adolescents).

Dans toutes ces formes cliniques le diagnostic d'hydarthrose ne serait guère à lui seul plus complet que le diagnostic de toux dans une affection pulmonaire. — Tout au plus peut-on porter ce diagnostic dans la forme clinique suivante : épanchement de sérosité survenue à la suite d'une cause occasionnelle banale, fatigue, entorse légère et persistant à l'état chronique. Encore cette forme est-elle toujours due à un défaut de résistance, dont il faut chercher les causes, soit locales, soit générales. Comme causes locales, ce sera le plus souvent la laxité de l'articulation. A la suite d'une entorse, d'une arthrite antérieure, les ligaments sont restés relâchés, souvent aussi l'atrophie musculaire a persisté. Ce sera parfois aussi une ostéite épiphysaire chronique. Comme causes générales le rhumatisme et surtout la blennorrhagie doivent être particulièrement recherchés. La blennorrhagie chronique réduite même à l'état de simple blennorrhée peut jouer un rôle dans la persistance d'un épanchement séreux.

Examen du malade. — Cet examen sera décrit avec plus de précision à l'étude des diverses articulations, en particulier de l'hydarthrose du genou. On aura trois ordres de symptômes à rechercher.

1º *Symptômes mêmes de l'épanchement.* — Distension de la synoviale, fluctuation. L'examen des bourses séreuses communiquant avec l'articulation ne sera pas négligé. On recherchera avec le plus grand soin par une palpation minutieuse si l'épanchement ne masque ni lésions épiphysaires, ni fongosités synoviales, ni corps étrangers articulaires.

2º *Conditions locales de l'articulation.* — Etat des ligaments. Etat des muscles péri-articulaires. Rapports normaux ou subluxations de surfaces articulaires.

3º *État général.* — Cherchez soigneusement toute tare scrofuleuse ou syphilitique. On tend aujourd'hui avec raison à soupçonner de plus en plus la tuberculose d'être la cause d'une partie des hydarthroses chroniques. — Cherchez aussi le rhumatisme, la blennorrhagie, la blennorrhée.

Diagnostic. — 1º *Existence de l'hydarthrose.* — La difficulté du diagnostic porte moins sur l'existence que sur la nature même de l'épanchement. Chez quelques sujets faibles, hémophiliques, les causes occasionnelles de l'hydarthrose, fatigues, entorse, contusions, déterminent en effet un épanchement qui au lieu d'être simplement séreux est constitué par de la sérosité plus ou moins mélangée de sang. Ces hémarthroses seront soupçonnées quand il existe des ecchymoses des parties molles, quand le sujet est hémophilique. La fluctuation est moins franche, les accidents sont d'ordinaire plus aigus que dans l'hydarthrose.

Arthrite suppurée. — Par l'intensité des phénomènes locaux et généraux, l'arthrite suppurée se distingue toujours des hydarthroses mêmes les plus aiguës.

2° *Causes de l'hydarthrose.* — L'hydarthrose nous l'avons vu est presque toujours symptomatique d'une affection articulaire ou d'une cause générale.

Dans les formes de cause douteuse, le diagnostic de la nature tuberculeuse sera souvent établi de la façon suivante. Une petite quantité de liquide retiré par la ponction est injecté à des cobayes. Les résultats de cette inoculation tranchent assez rapidement le diagnostic.

Pronostic. — Le pronostic est toujours sérieux, il est rare qu'une articulation atteinte d'hydarthrose chronique reprenne son entière solidité.

Indications thérapeutiques. — Locales : immobilisation. révulsion, compression, ponction suivie de compression dans les formes rebelles.

II. — Arthrite sèche.

Résumé clinique. — L'arthrite sèche occupe surtout les hanches et les genoux. Elle présente deux périodes cliniques : 1° période de douleurs rhumatismales et des craquements, les poussées passagères d'hydarthrose sont à cette période assez fréquentes ; 2° période de déformation avec raideur, subluxations, gonflement de l'articulation. Les craquements restent très marqués.

Étude des lésions locales. — Les craquements tantôt fins, presque neigeux, tantôt plus gros constituent le signe capital de l'arthrite sèche. La marche très lente de l'affection, les douleurs tenaces, mais médiocres, la raideur plus vive le matin au réveil qu'après quelque temps de marche, comme si l'articulation se « dérouillait » sont des symptômes importants fournis surtout par l'interrogatoire. Comme symptôme négatif de valeur, il faut signaler l'absence de contractures musculaires.

État général. — Les malades atteints d'arthrite sèche offrent assez fréquemment d'autres stigmates de rhumatisme chro nique, en particulier le rhumatisme noueux des doigts. Les varices, l'athérome sont chez eux très fréquents. C'est une maladie de déchéance (Bouchard) une affection de l'âge avancé (*morbus coxæ senilis*).

Diagnostic. — Ordinairement facile. Les arthropathies nerveuses ont — en outre de l'affection cause : ordinairement l'ataxie — une évolution aboutissant plus rapidement à des déformations accentuées. La tuberculose n'a pas les mêmes craquements, amène vite des contractures musculaires, survient sur un terrain tout différent. Les corps étrangers articulaires se reconnaissent à la palpation qui les isole. Cette affection est d'ailleurs en rapport fréquent avec l'arthrite sèche.

Pronostic. — Subordonné à la gêne fonctionnelle, l'affection suit d'ordinaire une marche progressive.

Indications thérapeutiques. — Chaleur, friction, massage, iode et arsenic à l'intérieur. Pas d'immobilisation, pas de révulsion, pas d'opérations.

III. — Corps étrangers articulaires.

Résumé clinique. — Les corps étrangers articulaires se voient surtout au coude et au genou. La forme clinique importante est celle où ces corps étrangers sont peu nombreux ou parfois même il n'y a qu'un corps étranger unique mais qui dans certains mouvements détermine par pincement de la synoviale, par interposition entre les surfaces articulaires une douleur brusque très vive. Panas a bien insisté sur la valeur de ce symptôme : douleur inattendue, soudaine, parfois atroce.

Dans l'arthrite sèche, l'articulation est souvent pleine de ces nombreux corps étrangers de divers volumes. La « crise douloureuse » est plus rare que dans le cas de corps isolés.

Examen du malade. — Le malade peut se plaindre soit de la crise douloureuse type, soit de simples douleurs rhumatoïdes, soit d'une certaine gêne fonctionnelle. Cette gêne fonctionnelle se voit surtout pour le coude.

Etude des lésions locales. — L'inspection montre un peu d'hydarthrose de la jointure. La palpation doit être très minutieuse. Souvent c'est le malade lui-même qui placera le doigt du chirurgien sur le corps étranger, souvent aussi ce corps étranger ne se sent que dans certaines positions que le malade connaît bien. Le corps étranger peut être fixe, demi-fixe, ou très mobile. En ce cas il s'échappe sous le doigt comme un noyau de cerise. Il rentre dans l'articulation comme une souris dans son trou (Gelenkmause, souris articulaire, des Allemands). La consistance assez dure d'ordinaire est plus rarement molle, adipeuse, donnant une sensation « d'huître pressée entre les doigts ».

Diagnostic. — L'arrachement des cartilages articulaires à la suite d'entorse, est-il à diagnostiquer avec un corps étranger. Peu après l'accident l'origine nettement traumatique, fait le diagnostic. Longtemps après, le fragment de cartilage arraché, n'est qu'une variété de corps étranger.

Plus important est le diagnostic avec les infiltrations gommeuses périsynoviales. On songera à ces infiltrations dans le cas de corps étrangers peu mobiles chez des sujets syphilitiques.

On n'oubliera pas que des corps étrangers peuvent coexister avec les arthrites tuberculeuses (grains riziformes d'ordinaire) avec l'arthrite sèche, avec une arthrite traumatique. Le diagnostic de corps étranger est donc plutôt le diagnostic d'un symptôme, d'une complication, que d'une affection autonome.

Le diagnostic de la situation intra-articulaire ou extra-articulaire des corps étrangers est une question de palpation. Depuis l'antisepsie ce diagnostic a d'ailleurs une importance moindre.

On conçoit tous les renseignements que la palpation doit donner relativement aux corps étrangers, forme, volume, surface, situation extra-articulaire ou intra-articulaire, mobilité, demi-fixité, fixité complète, consistance, nombre.

Pronostic. — Epiphénomènes assez indifférents dans bien des cas les corps étrangers peuvent prendre une importance réelle : 1° par la gêne fonctionnelle ; 2° par les crises douloureuses qu'ils entraînent.

Indications thérapeutiques. — Ablation par l'arthrotomie des corps étrangers gênants ou douloureux. Traitement de l'arthrite qui complique toujours les corps étrangers. Souvent même le traitement de cette arthrite constitue la seule indication.

IV. — Arthropathies nerveuses.

Résumé clinique. — Ces arthropathies s'observent surtout dans l'ataxie. Leurs formes cliniques sont très variées : 1° hydarthrose avec gonflement souvent très brusque ; 2° arthrite avec craquements rappelant l'arthrite sèche ; 3° déformation considérable avec position vicieuse, laxité souvent absolue. Cette dernière forme est la plus importante. Elle a comme caractères principaux la singularité des déformations, la laxité, les altérations osseuses, l'indolence à peu près complète. Les déformations sont très variables. Le pied bot tabétique par exemple a été comparé au « pied chinois ». La laxité permet les attitudes les plus paradoxales (membre de polichinelle). Les os sont tantôt atrophiés, effilés, tantôt hypertrophiés couverts de végétation et de stalactites. L'indolence absolue fait contraste avec les déformations articulaires énormes.

Les diverses myélites (myélite du mal de Pott, paralysie infantile, atrophie musculaire progressive), les altérations des nerfs périphériques, les affections cérébrales déterminent plus rarement des arthropathies. Les arthrites qui apparaissent chez les hémiplégiques à la période des contractures méritent seules une mention. Elles sont souvent assez aiguës.

Examen du malade. — *Étude des lésions locales.* — L'arthrite déformante du tabes a seule des caractères spéciaux. Les lésions : déformation, dislocation, ostéite atrophique ou hypertrophique sont grosses et faciles à reconnaître. Faites votre examen avec quelque prudence. Un mouvement un peu brusque peut être la cause occasionnelle d'une fracture spontanée.

État général. — L'étude de l'état général portera sur la lésion nerveuse (ataxie, myélite) et sur sa cause. La syphilis sera

toujours recherchée avec soin comme dernier espoir thérapeutique.

Quatre groupes de signes principaux permettront de reconnaître l'ataxie dans un extrème chirurgical rapide : 1º myosis,
rétrécissement parfois extrême de la pupille ; 2º douleurs ful-
gurantes des membres, crises gastriques, sensation d'étau serrant la poitrine ; 3º abolition du réflexe rotulien ; 4º difficultés
de la station, de la marche, maladresse des mouvements les
yeux fermés. Les malades atteints d'arthropathie ont déjà eu
assez souvent une ou plusieurs fractures spontanées.

Indications thérapeutiques. — Immobilisation par des
appareils orthopédiques de soutien dans l'arthrite déformante
du tabes. Traitement ordinaire des hydarthroses et arthrites
aiguës. *Les interventions chirurgicales donnent des résultats
très médiocres.*

A consulter. — Musée de St-Louis, collection gén.
vitrine 92, pièce 1035, tabes ; arthropathie et hyperostose
tabétique du pied (Fournier). Coll. Péan, vit. 147, pièce 460,
arthropathie tibiotarsienne chez un tabétique avec mal
perforant.

Les contractures périarticulaires d'origine hystérique
par la raideur articulaire, les douleurs, les attitudes
vicieuses qu'elles entraînent simulent souvent des arthrites. Le diagnostic différentiel peut même offrir de très
grandes difficultés. Ces arthralgies hystériques s'observent particulièrement à la colonne vertébrale, au genou
mais surtout à la hanche. Leur étude sera faite en détail
au chapitre « coxalgie hystérique ».

V. — Ankyloses.

Résumé clinique. — Les ankyloses, les roideurs articulaires, sont une suite fréquente des diverses arthrites. Les arthrites aiguës et surtout l'arthrite blennorrhagique y prédis-
posent particulièrement. Les arthrites chroniques (arthrite

sèche, arthrite goutteuse), entraînent des raideurs plus que des ankyloses.

Examen du malade. — L'examen clinique d'une ankylose simple, en apparence, est en réalité très complexe. Le pronostic et le traitement dépendent en effet d'éléments multiples : 1° cause ; 2° degré ; 3° position ; 4° troubles fonctionnels de l'ankylose ; 5° état général.

1° *Cause de l'ankylose*. — A. — L'ankylose est une terminaison favorable et presque heureuse dans l'arthrite suppurée, la tuberculose. C'est une complication grave dans le rhumatisme et la blennorrhagie.

B. — L'affection qui a donné lieu à l'ankylose est-elle complètement éteinte. C'est là un deuxième problème clinique de grande importance. La persistance de légères traces d'inflammation, de points douloureux, de fongosités, oblige à une grande prudence.

2° *Degré de l'ankylose*. — L'ankylose peut être absolue, consister en une véritable soudure osseuse. Elle peut être partielle, due surtout à des adhérences périphériques. Il n'est pas fort rare en pareil cas, d'observer ce fait paradoxal d'une articulation très limitée dans ses mouvements normaux et devenue le siège de certains mouvements anormaux, d'une laxité qui l'expose à des entorses fréquentes.

3° *Position*. — A. — Les surfaces articulaires ne sont ni subluxées, ni luxées. Même en ce cas, la position peut être favorable (angle droit pour le coude, extension pour le genou), tolérable, détestable au point de vue fonctionnel (extension pour le coude, flexion pour le genou).

B. — Il y a en même temps que l'ankylose, subluxation ou luxation. Au membre supérieur cette complication, si l'attitude est assez favorable, n'est pas toujours grave. Au membre inférieur elle offre plus de gravité, en faussant les points d'appui.

La bilatéralité de l'ankylose peut à la mâchoire, à la hanche, au genou, être un élément très fâcheux du pronostic.

4° *Troubles fonctionnels*. — Extrêmement variables, les troubles fonctionnels dépendent de deux conditions : du degré de l'ankylose, suppléance possible due aux articulations voisines. — La profession du malade rend, toutes choses égales, les troubles plus ou moins fâcheux.

5° *État général.* — L'influence de l'âge, de la santé plus ou moins satisfaisante sur les déterminations thérapeutiques, se comprend d'elles-mêmes.

On voit par cet exposé, quels sont les principaux problèmes cliniques que doit résoudre l'examen d'une ankylose. Si le diagnostic de l'ankylose même est d'ordinaire évident, la détermination de conditions multiples qui dominent son pronostic et son traitement, est souvent délicate. Ces difficultés seront exposées avec plus de précision à l'étude des ankyloses des principales articulations.

Indications thérapeutiques. — 1° Est-il possible de commencer sans danger à mobiliser une ankylose ? 2° Peut-on encore essayer de le faire avec quelques chances de succès ? 3° Doit-on s'il est trop tard pour essayer la mobilisation, se contenter du *statu quo* (ankylose en bonne position), ou essayer le sectionnement sous le chloroforme, la ténotomie, les ostéotomies cunéiformes ou trochléiformes, la résection. La réponse à ces questions varie pour chaque articulation, pour chaque cas clinique. Disons seulement pour les deux premières, que le massage si merveilleusement toléré et si utile dans les arthrites quand il est bien fait, fournit un moyen de tourner la difficulté, en combattant la roideur en même temps que l'inflammation.

LIVRE TROISIÈME

CHAPITRE I

Affections chirurgicales de la peau

A. — Règles générales pour l'examen.

Le diagnostic des affections chirurgicales de la peau est d'ordinaire facile. L'inspection seule suffit presque toujours. La palpation est néanmoins indispensable pour contrôler le diagnostic, pour vérifier si les limites de la peau ne sont pas dépassées, si dans quelques cas le siège de l'affection est réellement dans la peau. La palpation des ganglions de la région offre dans bien des cas une extrême importance.

Les affections chirurgicales de la peau ont comme les affections médicales, une grande tendance à la multiplicité ; l'examen doit donc être général, porter sur l'ensemble du tégument externe. Dans bien des cas (lupus, épithélioma) l'examen doit porter non seulement sur la peau mais sur les muqueuses fréquemment envahies en même temps qne la peau.

L'influence de l'état général sur la production et l'évolution de ces affections se retrouve à chaque instant. Citons seulement l'importance du diabète pour l'anthrax, de la scrofule pour les chéloïdes et le lupus.

B. — Affections de la peau.

I. — Furoncle. — Anthrax.

Résumé clinique. — Le furoncle est une inflammation circonscrite, l'anthrax une inflammation diffuse de la peau.

Ces inflammations semblent avoir pour point de départ l'appareil pilosébacé. Elles se terminent par un sphacèle plus ou moins étendu. C'est ce sphacèle qui produit le ou les bourbillons.

Examen du malade. — *Lésions locales.* — *Inspection.* — L'inspection montre : l'étendue de l'inflammation ; 2° le siège de l'inflammation ; 3° le nombre des points envahis.

Etendue de l'inflammation. — On doit en ce qui concerne l'étendue distinguer dans un anthrax deux zônes : A. la zône centrale profondément atteinte destinée à se mortifier offrant au début des phlyctènes, puis des bourbillons, puis, après l'élimination de ces bourbillons, une série de trous séparés par de minces languettes qui se sphacèleront elles-mêmes en grande partie ; B. la zône d'inflammation phériphérique, l'auréole du furoncle ou de l'anthrax. Quand la rougeur de cette zône est livide, qu'elle est non simplement œdématiée mais dure, résistante (nous empiétons ici sur les résultats fournis par la palpation) son envahissement ultérieur est probable. Ce sont ces poussées d'envahissements successifs qui causent la durée si longue, atteignant deux ou trois mois, de certains anthrax.

Siège de l'inflammation. — Le siège même se reconnaît à première vue. Certains sièges ont une gravité spéciale. Un petit furoncle de la lèvre supérieure est très grave car il peut se *compliquer de phlébite de la faciale et des sinus.* Les anthrax de la paroi thoracique de l'abdomen entraînent une gène spéciale, les premiers de la respiration, les seconds de la miction et de la défécation.

Nombre des points envahis. — Un anthrax est rarement unique. Il a le plus souvent tout autour une série de petits furoncles qui lui servent de satellites ; souvent aussi d'autres furoncles existent au loin. Ne négligez pas de rechercher et de soigner ces lésions minimes ; faute d'un pansement suffisant elles s'enflamment et se compliquent souvent.

Souvent aussi la multiplicité des lésions est due à des poussées successives. Ces poussées chez certains malades se prolongent des semaines et des mois. Cette diathèse furonculeuse est liée d'ordinaire à divers troubles généraux, **que nous** signalerons plus loin.

Le rôle de la palpation est surtout d'apprécier l'induration et de prévoir ainsi l'extension ou l'arrêt du furoncle ou de l'anthrax. C'est également la palpation qui permet de reconnaître les adénites, et surtout les phlébites qui viennent compliquer l'affection locale. A la période d'élimination des bourbillons, la palpation montre le ramollissement du centre, la souplesse du pourtour de l'anthrax.

Troubles fonctionnels. — Les furoncles et les anthrax sont toujours fort douloureux. C'est là un caractère important pour les distinguer des périfolliculites agminées.

État général. — Cherchez surtout : 1° le diabète ; 2° l'albuminurie ; 3° le surmenage dans les anthrax à marche grave. Cherchez surtout les troubles gastriques et intestinaux dans les furoncles à répétition

Diagnostic. — Ni le phlegmon sous-cutané, ni la périfolliculite agminée, ni la pustule maligne n'offrent de difficultés sérieuses de diagnostic avec le furoncle ou l'anthrax.

Éléments du pronostic. — Le pronostic dépend : 1° du siège et de l'étendue ; 2° du terrain. La durée d'un anthrax un peu étendu est toujours très longue, atteignant et dépassant deux mois.

Indications thérapeutiques. — *Indications générales.* : Purgatifs, antisepsie intestinale, toniques, régime lacté.

Indications locales. — Pulvérisations phéniquées, compresses antiseptiques, jamais de cataplasmes et surtout de cataplasmes de farine de graine de lin dans les formes bénignes. — La teinture d'iode peut servir de moyen abortif pour les furoncles très limités et au début.

Quand un anthrax est très étendu, qu'il n'a pas de tendance à se limiter, que les douleurs sont très vives, que le terrain est mauvais, de larges et profonds débridements au thermo-cautère constituent le meilleur des moyens thérapeutiques.

A consulter. — Musée St-Louis, coll. gén., vit. 53, pièce 1359, anthrax de la région sternale simulant un chancre syphilitique ; coll. Fournier, vit. 116, pièce 151, anthrax de la fesse simulant une gomme syphilitique.

II. — Hydrosadénite.

Résumé clinique. — L'hydrosadénite est constituée par de petits abcès à évolution assez torpide, se développant dans les glandes sudoripares. On trouve surtout ces abcès à l'aisselle, au mamelon, au scrotum et aux grandes lèvres, à l'anus.

Examen du malade. — L'abcès est petit (volume d'une noisette au plus) assez dur au début. Quand il est bien fluctuant une pression un peu forte suffit à l'ouvrir et à le vider.

Ces abcès viennent d'ordinaire par séries ; c'est là leur seule gravité.

Indications thérapeutiques. — On s'attachera : 1° à bien désinfecter par les lavages antiseptiques, la région atteinte ; 2° à calmer l'irritation locale par des poudres absorbantes et aseptiques, pour empêcher le retour souvent désespérant des poussées d'hydrosadénite.

III. — Tuberculose de la peau.

a) — Tuberculose vraie de la peau.

Résumé clinique. — La tuberculose vraie de la peau se présente sous deux formes principales : 1° l'ulcération tuberculeuse ordinairement secondaire survenant chez des sujets déjà profondément atteints ; 2° la tuberculose verruqueuse, le papillome, le tubercule anatomique.

Examen du malade. — *Inspection.* — L'ulcération tuberculeuse est essentiellement protéiforme. Les *bords* décollés, le *contour* policyclique, le *fond* à pointillé jaunâtre sont loin d'être constants. Dans les formes atypiques l'inspection ne permet pas le diagnostic avec les cancroïdes, les chancres mous ou indurés, la syphilis tertiaire, les ulcérations arsenicales.

La tuberculose verruqueuse se présente sous forme de papillomes à sillons peu suintants, d'élevures dures et sèches. Ces papillomes peuvent être isolés (tubercule anatomique) ou confluents en plaques plus ou moins étendues.

En dehors de la lésion locale l'inspection doit rechercher avec grand soin les traînées lymphatiques et surtout les petits abcès froids développés souvent sur le trajet des lymphatiques.

Palpation. — La palpation est importante surtout pour apprécier l'état des ganglions.

État général. — C'est la partie importante de l'examen. Dans l'ulcération tuberculeuse ce sont presque toujours les lésions viscérales, phtisie pulmonaire, tuberculose péritonéale qui tranchent le diagnostic. — Dans la tuberculose verruqueuse il est du plus grand intérêt de surprendre les premiers indices de généralisation.

Diagnostic. — Évident dans le cas de tuberculoses secondaires le diagnostic n'est souvent que soupçonné dans les tuberculoses primitives. Mais la facilité qu'offre l'ablation, l'examen bactériologique et l'inoculation d'un fragment de la partie atteinte permet de vérifier vite ces soupçons.

Pronostic. — Les ulcérations tuberculeuses sont d'un pronostic grave moins par elles-mêmes que parce qu'elles indiquent presque toujours un état général profondément touché. La tuberculose verruqueuse reste souvent locale et bénigne.

Indications thérapeutiques. — Si la lésion domine la situation on l'attaquera énergiquement par le grattage, l'ignipuncture, parfois même l'amputation.

A consulter. — Musée de St-Louis, vitrine 81, pièces très nombreuses de tuberculose.

b) — Lupus tuberculeux.

Résumé clinique. — Forme de tuberculose extrêmement atténuée, le lupus, très grave par les destructions locales qu'il amène souvent, retentit peu et ne retentit que très tardivement sur l'état général. On peut même douter que la forme de lupus érythémateux soit vraiment une tuberculose.

Examen du malade. — *Inspection.* — Le lupus a pour siège de prédilection la face, il occupe surtout le front, le nez, les joues, les commissures des lèvres. Le lupus du cou, du tronc, des membres est plus rare. — Dans le lupus de la face on trouvera souvent en même temps que des lésions de la peau des lésions des muqueuses conjonctivales, nasales, buccales. Il ne faut jamais oublier de chercher ces lésions muqueuses.

L'inspection montre comme caractères cliniques importants : 1º la coloration spéciale « jaune sucre d'orge » des nodules du lupus ; 2º leur extension serpigineuse avec maximum des lésions nodulaires ou ulcéreuses à la périphérie et souvent même cicatrices ou commencement de cicatrisation au centre. Ces cicatrices constituent un des éléments les plus précieux du diagnostic.

Palpation. — La palpation à côté de nodules indurés, permet de sentir une sorte de mollesse générale, mollesse particulière aux tissus envahis par le lupus et qu'on apprécie mieux encore dans les grattages, les scarifications.

L'inspection et la palpation doivent naturellement déterminer l'étendue, la profondeur des lésions (lupus vorax, lupus térébrant). — Les lymphangites, les adénites, les abcès froids consécutifs au lupus sont rares. Mais l'épithélioma se greffe assez fréquemment sur les vieux lupus. Il faut songer à cette transformation épithéliomateuse dans les lupus devenus tout à coup très envahissants, soit par végétations et bourgeonnements souvent durs, rougeâtres, soit par ulcérations.

Etat général. — Le malade a presque toujours des antécédents scrofuleux. On trouve assez souvent chez les malades depuis longtemps atteints de lupus des lésions pulmonaires à marche ordinairement assez torpide.

Diagnostic. — Les syphilides tertiaires de la peau sont souvent difficiles à distinguer du lupus. La coloration cuivrée, jambonnée, la forme cerclée, les bords accentués, durs, à pic, non décollés, le fond anfractueux, bourbillonneux des ulcérations constituent les principaux caractères différentiels propres aux syphilides.

C'est surtout entre le lupus vorax et les syphilides tertiaires malignes que la question du diagnostic se pose impérieusement pour le traitement. Le lupus vorax détruit plus particulièrement la peau ; la syphilis moins casanière attaque plus vite en même temps que la peau les muqueuses et surtout les os. Si le moindre doute persiste, il faut tenter le traitement spécifique d'épreuve.

Le diagnostic avec le cancroïde se pose très rarement en clinique. Le lupus non dégénéré ne ressemble en rien au cancroïde ; dans le lupus ayant subi la dégénérescence épithéliomateuse, c'est le diagnostic cancroïde qu'il faut poser, cette dégénérescence dominant le pronostic et le traitement.

Le lupus érythémateux, la couperose ne forment qu'une simple tache assez analogue d'aspect à une engelure sans tubercules, sans cicatrices, sans ulcérations.

Le lupus acnéique offre sur un fond érythémateux des pustules d'acné. Ces deux variétés de lupus ont moins de connexions avec la tuberculose que le lupus à nodules. Mais le lupus acnéique surtout se transforme volontiers en épithélioma.

A consulter. — Musée St-Louis, vit. 28, 30, 31, 32, nombreuses pièces de lupus.

c) — Gommes scrofulo-tuberculeuses.

Ces gommes siègent surtout à la face, au cou, aux membres. Au début elles occupent le tissu cellulaire sous-cutané, formant des tumeurs dures, mobiles, du volume d'une noisette, sans coloration spéciale. Un peu plus tard elles se ramollissent et adhèrent à la peau. Leur coloration violacée, leur centre fluctuant contrastant avec l'induration périphérique sont alors assez caractéristiques. Plus tard enfin elles s'ouvrent par une ou plusieurs fistules. La peau intermédiaire de ces fistules s'amincit et se détruit peu à peu, il en résulte une ulcération tuberculeuse. La réparation est lente. La cicatrice est longtemps violacée ; elle est déprimée ou chéloïdique. La résolution est très rare.

A consulter. — Voir Musée St-Louis, vit. 49 et 50, nombreuses pièces de gommes scrofulo-tuberculeuses.

IV. — Tumeurs bénignes de la peau.

I. — Durillons, cors, cornes. — Les durillons, les cors, les cornes, les verrues, les condylomes, les croûtes papillaires sont constitués par une hypertrophie de l'épiderme et de la couche papillaire. Leur diagnostic est d'ordinaire évident. Le chirurgien a surtout à s'en préoccuper : 1° en raison des accidents inflammatoires auxquels ils servent parfois de point de départ. Le durillon du gros orteil repose sur une bourse séreuse — l'oignon — communiquant avec l'articulation ; ces inflammations sont particulièrement graves; 2° en raison d'une dégénérescence cancroïdale toujours à craindre surtout chez les sujets âgés. Les cornes, les verrues, les condylomes, les croûtes papillaires seront particulièrement surveillés.

Les condylomes — végétations, choux-fleurs — prennent souvent à la vulve et à l'anus un développement fort gênant. Ils s'irritent, s'enflamment, deviennent très douloureux. Avec un peu d'attention, on les distingue facilement à l'anus des hémorroïdes, à la vulve de l'épithélioma. Dans le cas de condylomes très développés, songez, avant toute intervention, à la probabilité très grande d'une grossesse. Ces condylomes de la grossesse tombent spontanément après l'accouchement. Cherchez aussi la syphilis et surtout la blennorrhagie.

II. — Adénomes sudoripares. — Les adénomes sudoripares, qui siègent surtout au visage, à la face, au dos, peuvent devenir assez volumineux. Ils ont une forme mamelonnée, une consistance souvent kystique. On doit, dans le cas d'accroissement rapide, craindre la dégénérescence cancroïdale.

III. — Kystes sébacés. — Les kystes sébacés ou loupes occupent surtout la tête, la nuque, la face, le scrotum. Ils sont souvent multiples. Les principaux *caractères cliniques* à rechercher sont : 1° l'adhérence, l'inclusion dans la peau qui ne peut ni se mouvoir, ni même se plisser sur eux ; 2° la consistance un peu mollasse, un peu pâteuse ; 3° la forme un peu aplatie. Dans le cas d'accroissement rapide, d'ulcération on craindra toujours une dégénérescence maligne.

Le diagnostic sera surtout à faire : 1° avec un lipome. Mais le lipome est sous-cutané, lobulé, nettement fluctuant ; 2° avec un kyste dermoïde. Mais le kyste dermoïde a des sièges de prédilection, queue du sourcil, tête du sourcil, plancher de la bouche, cou, il est sous-cutané et a souvent même des connexions profondes ; son origine congénitale peut être assez fréquemment établie.

IV. — Fibrome molluscum. — Le fibrome molluscum est d'ordinaire pédiculé ; il est attaché comme un sac, une poche vidée, à moitié remplie à la peau. On le trouve surtout au dos, à la région vulvaire. Les fibromes molluscum peuvent être très nombreux, ils peuvent acquérir un volume énorme mais leur transformation maligne est rare.

<h2 style="text-align:center">V. — Chéloïdes (1).</h2>

Résumé clinique. — Les chéloïdes peuvent se développer soit sur des cicatrices préexistantes, soit sur la peau saine. Mais quelle que soit leur origine : cicatricielle ou spontanée, elles sont dans un cas comme dans l'autre formées de tissus fibreux. Leur transformation en sarcome est fort rare. Mais si leur généralisation est exceptionnelle, les chéloïdes n'en préoccupent pas moins souvent beaucoup les malades : 1° par leur forme disgracieuse ; 2° par les douleurs, très vives dont elles sont parfois accompagnées. Elles ont de plus, après l'ablation même très large, une grande tendance à la récidive ; cette récidive reste entièrement locale.

Examen du malade. — *Lésions locales.* — *Inspection.* — C'est l'inspection qui fait reconnaître : 1° la forme (prolongements en patte de crabe, cylindre de macaroni, croix de Malte) ;

---

(1) Voir PLICQUE, *Gazette des Hôpitaux,* 11 octobre 1890.

2° le volume ; 3° la couleur blanche ou rouge, parfois parsemée de taches télangiectasiques ; 4° le nombre souvent assez considérable dans les chéloïdes spontanées ; 5° le siège des chéloïdes. La région présternale est le siège favori de cette affection. Les moindres cicatrices y deviennent souvent chéloïdiques. Dans le cas de chéloïdes spontanées, il est rare qu'une ou plusieurs d'entre elles ne siègent pas en avant du sternum. Le cou, la nuque, le dos, le lobule de l'oreille, la région deltoïdienne viennent comme fréquence après la région présternale.

La palpation ne sert guère qu'à apprécier la consistance fibreuse et dure. Les ganglions sont absolument indemnes.

Etat général. — On trouvera souvent un état général lymphatique et même nettement scrofuleux. Dans l'acné chéloïdique de la nuque, l'arthritisme joue un rôle plus important que la scrofule.

Diagnostic. — 1er *cas.* — La chéloïde est d'*origine cicatricielle.* Le diagnostic est facile. L'épithélioma des cicatrices se distingue par ses bourgeons durs, irréguliers, ses ulcérations rapides. Les syphilomes des cicatrices se présentent d'ordinaire sous forme de pustules d'ecthyma, de gommes ulcérées. Une gomme non ulcérée se reconnaîtrait à sa forme arrondie, sa consistance mollasse. Il faudrait dans les cas douteux essayer l'iodure. Certaines observations de chéloïdes, guéries par ce médicament, se rapportent peut-être à des gommes des cicatrices.

2° *cas.* — La chéloïde est *spontanée.* Les lésions sont presque toujours plus ou moins nombreuses. Les molluscum sont pédiculés et non sessiles. — La sclérodermie donne des plaques sèches, parcheminées, arrondies, et s'accompagne d'une diminution de la sensibilité cutanée. — La lymphadénie de la peau pourrait prêter à la confusion à sa première période, alors qu'il n'y a ni ulcérations, ni affaiblissement général. Mais l'apparition des tumeurs lymphadéniques a été précédée par des éruptions fugaces d'érythème, d'urticaire, de purpura ; la peau est dès le début épaisse et lichénoïde.

Pronostic. — Assez fâcheux comme accident local, les chéloïdes sont au point de vue général d'un pronostic absolument
bénin.

Indications thérapeutiques. — Les scarifications répétées,
l'électrolyse, constituent les meilleurs moyens d'amener la régression des chéloïdes et de faire cesser les douleurs qu'elles
entraînent. — L'ablation large serait faite à la moindre menace d'extension de dégénérescence sarcomateuse. — Le traitement anti-scrofuleux est souvent indiqué.

VI. — Sarcomes de la peau.

I. — Tumeurs malignes de la peau.

Les sarcomes de la peau se présentent sous deux formes cliniques distinctes, sarcomes non mélaniques, sarcomes mélaniques.

a). — *Sarcomes non mélaniques* (1).

Résumé clinique. — Les sarcomes non mélaniques peuvent être primitifs ou secondaires. Les sarcomes primitifs, qui
seront seuls étudiés ici, doivent de plus être subdivisés en généralisés et localisés. Les sarcomes localisés se présentent
avec les caractères qui ont été indiqués lors de l'étude générale
de ces tumeurs. Les sarcomes généralisés débutent, soit par
une tumeur unique suivie au bout d'un temps variable de tumeurs secondaires, soit d'emblée par une série de tumeurs
multiples. Les sarcomes secondaires, parfois extrèmement nombreux, ont été précédés par un autre sarcome du testicule, du
rein, de l'anus, des ganglions, etc.

Examen du malade. — Après avoir bien établi les caractères de la tumeur isolée ou des tumeurs multiples, l'examen
doit rechercher les diverses généralisations. Les poumons, le
foie, la rate, les reins, les muqueuses stomacales ou intestinales sont fréquemment envahis dans les sarcomes généralisés.

Diagnostic. — Le diagnostic doit être fait : 1° dans le cas

(1) Voir **Perrin**, Thèse de Paris, 1886. *De la sarcomatose cutanée.* **Reclus**,
Sarcomatose hypodermique et viscérale. *Gaz. hebdomadaire*, 1887, p. 354.

de sarcomes généralisés multiples ; 2° dans le cas de sarcomes isolés.

Dans le cas de sarcomes généralisés multiples, le diagnostic est souvent évident. Mais dans d'autres cas on peut, comme diagnostic différentiel, songer à des affections fort nombreuses : cysticerques, morve, gommes syphilitiques et scrofuleuses, lupus, lèpre, nodosités rhumatismales, névromes, chéloïdes, asphyxie locale des extrémités et surtout fibromes, myomes, adénomes, carcinomes, mycosis, fongoïdes de la peau (Perrin). L'ablation d'une des tumeurs et son examen microscopique, — la biopsie de la tumeur (Perrin), trancheront le diagnostic qui dans ces cas atypiques et douteux donnerait lieu sans ce critérium à des discussions théoriques indéfinies.

Dans le cas de sarcome localisé primitif on peut songer à un fibrome, à un lipome, parfois à un abcès froid. L'évolution relativement rapide, la consistance tranchent d'ordinaire le diagnostic.

Pronostic. — Le pronostic est mortel dans la sarcomatose généralisée de la peau, alors même qu'on ne trouve pas encore de lésions viscérales. Il est grave dans les sarcomes isolés en raison de la tendance extrême aux récidives.

Indications thérapeutiques. — Les sarcomes isolés seront enlevés aussi largement que possible. — Le traitement arsenical constitue la dernière ressource dans les sarcomatoses généralisées.

b). — Sarcomes mélaniques.

Résumé clinique. — Les sarcomes mélaniques peuvent être primitifs ou secondaires. Leur coloration noir sépia est pathognomonique. Leur évolution est d'une extrème gravité.

Examen du malade. — L'examen recherchera surtout : 1° l'unité ou la multiplicité des tumeurs mélaniques ; 2° l'état des ganglions bien plus facilement envahis par les sarcomes mélaniques que par les sarcomes ordinaires ; 3° les lésions de généralisation dans les reins, les poumons, le foie, le sang.

Diagnostic. — Au début le sarcome mélanique est difficile à distinguer d'un nævus ; souvent même c'est un nævus préexistant qui se développe. Mais bientôt l'envahissement, l'ulcération, la teinte sépia trancheront le diagnostic.

Pronostic. — La gravité est très grande ; les ablations les plus larges, les plus précoces échoueront souvent.

Indications thérapeutiques. — Ablation aussi large que possible dans les sarcomes mélaniques non généralisés.

II. — MYCOSIS FONGOIDE.

Résumé clinique. — Le mycosis fongoïde débute par une période d'éruptions banales, fugaces, d'érythème, d'urticaire, de purpura. Puis la peau s'épaissit, devient lichénoïde. Enfin apparaissent des tumeurs pouvant occuper les divers points de la peau. Ces tumeurs atteignent en quelques jours le volume d'une noisette. Elles peuvent même en s'agglomérant prendre un volume plus considérable. Elles sont dures, indolentes, fusionnées avec la peau, de couleur rouge livide. Elles peuvent se résorber et disparaître (cette résorption est un des caractères importants du mycosis fongoïde) en ne laissant qu'une tache brunâtre. Elles peuvent aussi s'ulcérer. La maladie peut soit se prolonger fort longtemps et même guérir, soit se terminer fatalement par la cachexie liée aux ulcérations cutanées ou à une généralisation pulmonaire, hépatique, intestinale.

Examen du malade. — Les tumeurs, les ulcérations n'ont que des caractères assez peu précis. L'examen s'attachera surtout à établir : 1° la succession des accidents : éruptions, état lichénoïde de la peau, tumeurs se résorbant ou s'ulcérant : 2° l'état général du malade.

Diagnostic. — L'ablation d'une des tumeurs et son examen histologique dans les cas douloureux constituent souvent le seul moyen certain de diagnostic.

Pronostic. — Le pronostic est grave, mais non désespéré.

Indications thérapeutiques. — Le traitement du mycosis fongoïde se réduit actuellement à une médication tonique banale.

III. — Épithéliomas de la peau (1).

Résumé clinique. — Les épithéliomas de la peau se présentent sous des formes cliniques assez variables. Ils peuvent se développer sur la peau saine ou sur des lésions préexistantes : cicatrices anciennes, lupus rosacé, tuberculeux, et surtout acnéiques. Les papillomes, les verrues, les croûtes de la séborrhée deviennent chez les vieillards souvent le point de départ d'épithéliomas. Les kystes sébacés eux-mêmes peuvent subir la dégénérescence cancroïdale. — Au début les lésions sont assez atypiques, elles peuvent consister en simples papilles (cancroïde plat), en une petite tumeur (cancroïde tubéreux), en papillomes très irréguliers, suintants (épithéliomes papillomateux). Mais plus ou moins tardivement, très lentement dans la première forme, assez rapidement dans la troisième surviennent les ulcérations. C'est à ce moment qu'on peut vraiment porter le diagnostic.

Examen du malade. — *Inspection.* — L'inspection montre trois caractères importants des ulcérations épithéliomateuses : 1° bords durs, épais, saillants, non décollés comme dans les ulcérations tuberculeuses, non taillés à pic, à l'emporte-pièce, comme dans les ulcérations syphilitiques, mais taillés obliquement de dehors en dedans.

2° Fond inégal, irrégulier, rouge, couvert de bourgeons plus ou moins volumineux.

3° Suintement jaunâtre d'odeur fétide assez particulière formant des croûtelles, mais jamais des croûtes régulières comme dans la syphilis.

Dans les épithéliomas de la face, de la marge de l'anus, l'inspection doit rechercher avec le plus grand soin si les lésions sont entièrement bornées à la peau ou si la muqueuse est envahie. L'envahissement de la muqueuse si léger qu'il soit aggrave beaucoup le pronostic.

La *palpation* fait constater non seulement une induration, une infiltration, mais une véritable tumeur servant de base à

(1) Voir Broca, Cancroïdes cutanés, *Gazette hebdomadaire*, 1887, p. 645.

l'ulcération. L'état des ganglions doit être recherché avec le plus grand soin.

État général. — Les épithéliomas de la peau se développent souvent chez des sujets extrêmement âgés. Leur marche est alors assez lente et l'âge fort avancé peut constituer une contre-indication opératoire.

Diagnostic. — La marche de la maladie, l'ulcération progressive à caractères spéciaux, rendent vite le diagnostic évident. — N'éliminez la syphilis qu'après avoir soigneusement recherché les antécédents et bien discuté tous les accidents locaux.

La psorospermose cutanée (maladie de Paget) siège surtout au sein ; l'aspect des lésions rappelle plus l'eczéma chronique que le cancroïde ; l'examen histologique des squames, des débris épithéliaux provenant d'un léger raclage superficiel montrera la présence des psorospermies ; il peut seul établir sûrement le diagnostic.

Pronostic. — Toujours grave, le pronostic est cependant atténué par l'extrème lenteur d'évolution de certains épithéliomas.

Indications thérapeutiques. — Le pansement au chlorate de potasse a parfois amené la guérison. S'il échoue, on peut intervenir, mais on ne doit toucher à un épithéliome cutané, que pour l'enlever très largement et à fond soit au bistouri, soit au thermocautère.

VII. — Affections des ongles.

L'exostose sous-unguéale, l'ongle incarné, se voient presque exclusivement au gros orteil et seront étudiés avec les maladies du pied. Il suffit donc de dire un mot : 1º de l'hypertrophie des ongles ; 2º des onyxis et périonyxis scrofuleux ou syphilitiques. Ces dernières affections sont intéressantes plutôt par leur valeur diagnostique que par leur gravité propre.

I. Hypertrophie des ongles. — Cette hypertrophie s'accompagne souvent d'incurvation et peut être une cause d'ongle

incarné. L'ongle est parfois transformé en une véritable corne.
Il est d'ordinaire rugueux, fendillé, cassant. — L'hypertrophie
succède souvent à des inflammations : panaris, périonyxis ; à
des dermatoses : eczéma, psoriasis. Elle est parfois congénitale.
— Le traitement consiste dans le grattage des parties hypertrophiées ou dans l'extirpation complète.

II. Onyxis et périonyxis. — A. L'onyxis syphilitique peut
être sec, inflammatoire, ulcéreux. L'onyxis sec produit soit
une atrophie de l'ongle, soit une hypertrophie avec canne-
lures transversales, fendillage, rugosités. La chute de l'ongle
se fait parfois presque spontanément sans douleur. — L'onyxis
inflammatoire ressemble beaucoup à une tourniole. — L'onyxis ulcéreux produit des fongosités douloureuses sur tout le
pourtour de l'ongle. L'ongle détaché devient blanc, sec (ongle
de cadavre). Les douleurs sont souvent très vives, les pansements aux bandelettes de vigo, le traitement interne, assurent
une amélioration rapide. L'extirpation de l'ongle mort, cause
d'irritation, est souvent utile.

B. La scrofule détermine surtout des périonyxis, des tour-
nioles à marche lente chronique. C'est l'état général, plus que
les lésions locales, qui distinguera ces périonyxis scrofuleux
des périonyxis de la syphilis héréditaire. Lésions minimes par
elles-mêmes, les lésions des ongles dans la scrofule indiquent
un état général profondément touché.

A consulter. — Musée de St-Louis : *Chéloïdes* : col.
gén., vit. 2 et 6 ; *Sarcomes* : col. gén., vit. 47 ; *Cancroïdes* : col. gén., vit. 5 ; *Mycosis fongoïde* : col. gén.,
viit. 34. *Psorosperne* : col. gén., vit. 2, pièces 879, 1181,
1343. *Ongles* : lésions congénitales, col. gén., vit. 90,
pièces 119, 364 ; hypertrophie de la matrice de l'ongle du
gros orteil, col. Péan, vit. 106, pièce 282 ; onyxis syphilitique, vit. 127, col. Fournier, pièces 39, 48, 49, 50, etc.

CHAPITRE II

Affections du tissu cellulaire sous-cutané.

I. — Phlegmon circonscrit.

Résumé clinique. — Le phlegmon circonscrit peut avoir
pour origine une infection directe du point enflammé (injection hypodermique avec une seringue malpropre par exemple).
Le plus souvent il n'est que le résultat d'une lymphangite, soit
que l'inflammation se soit développée autour d'un vaisseau
lymphatique enflammé, soit qu'elle ait envahi un des ganglions
correspondant à ses vaisseaux. Les phlegmons, les abcès circonscrits sont bien souvent ganglionnaires. — On n'oubliera
pas non plus que souvent aussi ils deviennent le point de départ de lymphangites et d'adénites consécutives.

Examen du malade. — *Symptômes locaux.* — Ce sont les
symptômes classiques de toute inflammation : *tumor, rubor, ca-
lor, dolor*. L'inflammation peut diminuer et l'induration se résorber graduellement. Au contraire l'inflammation peut se
terminer par suppuration. L'adhérence à la peau, l'œdème, le
ramollissement central, les douleurs lancinantes, les battements
sont les premiers indices de suppuration.

Les ganglions correspondants sont toujours sensibles et tuméfiés, ils deviennent parfois le point de départ de suppurations secondaires.

Symptômes généraux. — La fièvre est plus ou moins intense,
L'embarras gastrique est souvent très marqué.

Diagnostic. — L'évolution aiguë distingue le phlegmon
circonscrit de l'abcès froid. La forme spéciale, la situation au
niveau d'une région connue pour être le siège ordinaire de

ganglions (région sus-épitrochléenne, creux poplité, nuque) font reconnaître le phlegmon ganglionnaire.

Indications thérapeutiques. — Désinfection de la plaie qui a servi de porte d'entrée à la lymphangite, par les bains antiseptiques. — A la période d'induration, onguent mercuriel belladoné comme résolutif. — Incision assez précoce si la suppuration s'établit.

II. — Phlegmons diffus.

Résumé clinique. — Les causes sont les mêmes que pour le phlegmon circonscrit, mais l'intensité, la malignité de l'infection d'une part, les mauvaises conditions de résistance générale d'autre part, empêchent les lésions de se limiter. L'infection par la lymphangite est bien plus fréquente que l'infection locale directe. Souvent l'infection paraît d'abord se localiser dans une bourse séreuse (bourse séreuse rétro-olécrânienne ; bourse séreuse prérotulienne en particulier), dans une gaîne synoviale (gaîne des fléchisseurs du poignet). Mais les lésions ne tardent pas à s'étendre, à gagner au loin le tissu cellulaire.

Les phlegmons diffus sont beaucoup plus rares qu'autrefois ; les formes graves (suppurations diffuses de tout un membre avec gangrène, infiltrations gazeuses) sont en particulier exceptionnelles.

Examen du malade. — Une inflammation s'est développée à la suite d'une piqûre locale, d'une lymphangite, d'une synovite, d'un hygroma aigu. Quels sont au début les signes locaux et généraux qui doivent faire craindre le plegmon diffus.

Signes locaux. — Ces signes varient suivant que le phlegmon est sus-aponévrotique ou sous-aponévrotique.

I. *Phlegmon sus-aponévrotique.* — *L'étendue* des parties envahies par l'inflammation rouges, chaudes, tuméfiées, douloureuses, constitue un premier symptôme. Une lymphangite peut donner une inflammation très étendue, mais sa teinte est rosée et non rouge intense, rouge lie de vin comme dans le phlegmon diffus ; le gonflement donne la sensation d'un simple œdème, les traînées lymphatiques sont séparées par des intervalles de peau relativement saine. — Un érysipèle peut être très étendu, mais il a une marche ordinairement serpigineuse, le bourrelet saillant vers les points d'extension est un symptôme utile.

D'ailleurs la lymphangite, l'érysipèle ne sont souvent que le premier stade du phlegmon diffus. Quand une tuméfaction étendue, alors même qu'elle s'est présentée tout d'abord avec les caractères ordinaires de la lymphangite et de l'érysipèle, est en même temps très intense, il faut craindre un phlegmon diffus. L'appréciation de cette intensité reposant sur des nuances symptômatiques, douleurs vives, pulsatiles, chaleur mordicante, âcre, œdème un peu dur, mal limité, rougeur lie de vin des parties envahies, est toute d'expérience personnelle. — A la fin de cette période de début on ne se laissera pas tromper par la détente, la diminution des douleurs, la diminution de l'induration qui annonce non la résolution mais la mortification imminente. Bientôt d'ailleurs les plaques de sphacèle, grisâtres puis noirâtres, la suppuration en nappe s'ouvrant par de nombreux trajets fistuleux, entraînant de larges écheveaux de tissu cellulaire gangréné viendraient faire mentir cruellement le pronostic favorable basé sur cette détente apparente.

II. *Phlegmon diffus sous-aponévrotique.* — A. Ce phlegmon au début peut ne présenter avec un état général des plus graves, avec des douleurs locales atroces, que des symptômes objectifs assez vagues : gonflement du membre, légère rougeur, léger œdème de la peau, augmentation de la circulation veineuse. Survenant chez des sujets prédisposés par une dyscrasie à la suppuration diffuse, ces accidents peu graves en apparence doivent inspirer les craintes les plus vives. A la période de suppuration et de sphacèle le diagnostic n'est que trop évident. La partie atteinte n'est parfois qu'une véritable éponge purulente. Le pronostic est presque fatalement mortel.

B. Le phlegmon sous-aponévrotique succédant à l'extension d'une synovite suppurée a été précédé par les symptômes locaux très aigus de cette synovite. On le reconnaîtra aux signes d'inflammation profonde étendue bien au delà des limites anatomiques de la synoviale prise.

Examen de l'état général. — Cet examen doit rechercher : 1º Les accidents dus à l'infection générale produite par le phlegmon diffus ; 2º Les tares diathésiques qui ont pu favoriser la diffusion de l'inflammation.

1º Les accidents généraux sont ceux de toutes les infections : fièvre, accidents ataxo-adynamiques. La mort peut survenir rapidement : 1º par intensité de l'infection générale sans accidents localisés ; 2º par abcès métastatiques du poumon, du foie, du cœur. Elle peut survenir tardivement et lentement, par suite de l'épuisement dû à la suppuration des énormes ulcérations produites.

2º La constatation de tares diathésiques : diabète, albuminurie, alcoolisme, maladie du foie ou du cœur, convalescence de maladies graves, surtout de la fièvre typhoïde, de la scarlatine, doit faire redouter dans toute inflammation à caractères un peu anormaux, un peu suspects, l'apparition du phlegmon diffus. Quand le diagnostic du phlegmon diffus est évident, la connaissance de ces tares diathésiques domine encore le pronostic.

Pronostic. — Le pronostic a une extrême gravité : 1º au point de vue de la vie très fréquemment menacée ; 2º au point de vue de l'infirmité locale, qu'un phlegmon diffus laisse toujours par les rétractions cicatricielles étendues. Souvent aussi il persiste de l'induration, de l'œdème, un état d'inflammation chronique et même subaiguë.

Indications thérapeutiques. — *Phlegmon sus-aponévrotique.* — Incisions précoces, très longues, très rapprochées, très multipliées. Ces incisions iront jusqu'à l'aponévrose, en traversant la peau et la couche très profonde du tissu cellulaire énormément œdématiée. Elles s'arrêteront à l'aponévrose si celle-ci est brillante, nacrée, resplendissante. Si au contraire l'aponévrose est terne, opaque, verdâtre, elle doit être incisée, car au-dessous se trouve du pus. Drainage. Larges bains antiseptiques. Toniques sous toutes les formes.

Phlegmons profonds. — Malgré les incisions les plus larges, l'amputation est souvent la seule ressource.

A consulter. — Musée de St-Louis, collection Péan, vit. 104, pièce 73, phlegmon gangréneux du pied chez un diabétique ; vit. 161, pièce 549, phlegmon chronique profond de la main et du poignet.

III. — Emphysème sous-cutané.

Résumé clinique. — L'épanchement d'air dans le tissu cellulaire sous-cutané peut avoir pour origine : 1° une plaie de la trachée ou du poumon ; 2° une solution de continuité du tube intestinal ; 3° une fracture du squelette ou des sinus de la face ; 4° la mobilité d'une plaie et l'infiltration lente à la suite de mouvements répétés. — L'emphysème des gangrènes gazeuses n'est qu'une complication à côté de la gravité des accidents septicémiques.

Examen du malade. — L'emphysème donne sous la pression du doigt une crépitation douce, neigeuse, pathognomonique. La tuméfaction, quand elle est étendue, est sonore à la percussion. Le mélange de liquide et de gaz peut produire du clapotement.

Pronostic et traitement. — 1. Tout étendu qu'il soit, occupant même une grande partie du corps, l'épanchement de l'air dans les tissus est très bien toléré et ne détermine qu'une gêne mécanique s'il n'y a pas d'infection (emphysème des fractures de côtes non compliquées de plaie).

2. L'infection par les suppurations diffuses qu'elle entraîne, est au contraire fort grave.

Une légère compression suffit dans le premier cas. De larges débridements sont comme toujours nécessaires dans le cas de suppuration.

IV. — Tubercules sous-cutanés douloureux.

Résumé clinique. — La plupart des tubercules sous-cutanés semblent être des névromes. Leur étude sera donc faite avec celle de cette affection.

LIVRE QUATRIÈME

Affection des bourses séreuses et des gaînes synoviales.

CHAPITRE I

Affections des bourses séreuses.

I. — Examen général des affections des bourses séreuses.

L'examen des bourses séreuses est facile pour les bourses superficielles. Alors même qu'il s'agit d'une bourse de siège anormal développée sous l'influence de pressions répétées, la localisation de l'affection dans la bourse séreuse est rarement méconnue. On sait quel est le siège des principales bourses séreuses superficielles : région olécrânienne normale, épicondylienne, épitrochléenne, régions prérotulienne, ischiatique, trochantérienne, face postéro-inférieure du calcanéum, tubérosité antérieure du tibia. Mais on doit de plus songer à l'existence d'une bourse séreuse toutes les fois que les commémoratifs ou l'examen direct montrant l'épaississement, le soulèvement, l'amincissement de la peau indiquent qu'une région a été soumise à des frottements répétés. Les saillies des pieds bots, les gibbosités des bossus, les hernies anciennes avec port prolongé d'un bandage sont souvent compliquées de bourses séreuses anormales.

Dans ces bourses séreuses superficielles l'inspection montrant la limitation exacte des lésions, la palpation renseignant plus exactement encore sur la forme et sur les limites montrent bien que les accidents inflammatoires ont pour siège la cavité séreuse préexistante.

Le diagnostic est au contraire fort difficile pour les bourses séreuses profondes. Les inflammations des bourses séreuses situées sous le deltoïde, le psoas iliaque, le grand fessier sont souvent regardées comme d'origine articulaire ou osseuse. C'est plutôt par voie d'élimination que par voie directe, par les symptômes qui manquent que par les symptômes qui existent qu'on parviendra au diagnostic différentiel. — Alors même que les inflammations ont été suivies de fistule, cette fistule peut dépendre de la non rétraction des parois séreuses. Il y a là pour le diagnostic différentiel des fistules une cause d'erreur intéressante à connaître et qui a été déjà signalée à propos des ostéites.

M. Guyon a montré récemment la possibilité d'hygromas de la bourse séreuse prévésicale. Ces hygromas souvent très volumineux peuvent simuler entièrement soit un kyste de la paroi abdominale, soit même une rétention d'urine. Les hygromas de la bourse séreuse de Fleischmann, les hygromas de la région sous-hyoïdienne, seront étudiés avec la grenouillette et avec les kystes du cou.

II. — Hygromas aigus superficiels.

Résumé clinique. — L'inflammation aiguë des bourses séreuses peut être due : 1° à une irritation traumatique soit violente et brusque, soit au contraire produite par des frottements lents et répétés ; 2° à une propagation d'inflammation de voisinage, furoncle, lymphangite, érysipèle ; 3° à une affection générale. C'est surtout dans le rhumatisme articulaire aigu, la goutte, la blennorrhagie que s'observent ces poussées inflammatoires. On les a également signalées dans la pneumonie.

L'inflammation aiguë des bourses séreuses, quand elle va jusqu'à la suppuration, franchit souvent les limites de la bourse séreuse et devient le point de départ de phlegmons étendus, souvent même de phlegmons diffus.

Examen du malade. — *Lésions locales.* — *Inspection.* — L'inspection montre soit en un point connu comme étant le siège d'une bourse séreuse normale, soit en un point suspect par les irritations répétées auxquelles il a été soumis un gonflement limité de forme assez régulière. Si l'inflammation est violente, la peau est rouge, œdématiée, des traînées de lymphangite partent souvent du point atteint.

Palpation. — Au début quand il y a à peine de liquide dans la bourse enflammée, la palpation fait percevoir une sorte de froissement neigeux. Tant que l'épanchement même assez abondant reste séreux, la palpation fait sentir une fluctuation franche perçue à travers une paroi un peu épaisse. L'empâtement est médiocre, les limites de la tuméfaction restent nettes. Si l'hygroma est suppuré, il existe au contraire un empâtement périphérique qui diminue la netteté des limites et de la fluctuation.

Certaines bourses séreuses très voisines des synoviales articulaires (bourses prérotuliennes, bourses deltoïdiennes) doivent être particulièrement surveillées. Le moindre signe de suppuration, rougeur, œdème de la peau, empâtement, frissons, état général devient une indication thérapeutique impérieuse. Cette indication serait plus impérieuse encore dans les bourses du creux poplité qui communiquent normalement avec l'articulation du genou.

Etat général. — Alors même que le malade invoque un traumatisme ou des irritations répétées, recherchez avec soin le rhumatisme, la goutte et surtout la blennorrhagie.

Diagnostic. — Le diagnostic doit préciser : 1º le siège de l'inflammation dans la bourse séreuse ; 2º la nature séreuse ou purulente de l'inflammation ; 3º les complications de voisinage possibles (lymphangites, adénites, suppurations diffuses, arthrites suppurées); 4º l'origine locale ou générale de l'inflammation.

Pronostic. — Le pronostic dépend avant tout de la nature séreuse ou purulente du liquide inflammatoire. Le voisinage et surtout la communication d'une synoviale articulaire augmentent beaucoup la gravité des hygromas suppurés.

Indications thérapeutiques. — Compression, résolutifs, traitement général tant qu'on est sûr que l'hygroma est séreux.

Large incision dès qu'on commence à craindre la transformation purulente de l'épanchement.

III. — Hygromas chroniques superficiels.

Résumé clinique. — Les hygromas chroniques sont dus : 1° à des irritations répétées (hygromas professionnels, hygromas des bandages herniaires, des exostoses, des saillies pathologiques); 2° à des influences diathésiques, goutte et rhumatisme. Ils succèdent rarement à des hygromas aigus, mais ils sont assez souvent le siège de poussées inflammatoires aiguës. Fréquemment même c'est cette poussée inflammatoire qui appelle l'attention sur leur existence.

Examen du malade. — *Lésions locales.* — *Inspection.* — L'inspection montre une tuméfaction régulièrement arrondie sans signes d'inflammation, sauf le cas de poussée aiguë. La peau qui recouvre cette tuméfaction est souvent épaisse, écailleuse, rugueuse.

Palpation. — Les limites de la tuméfaction sont très nettes ; sa mobilité est d'ordinaire remarquable ; on aurait grand tort de s'attendre à trouver dans l'hygroma chronique une tumeur fixe bien que l'idée de bourse séreuse, de cavité limitée fasse concevoir cette impression.

La consistance est très variable. Tantôt on sent une fluctuation franche, tantôt une fluctuation sous une coque indurée épaissie. Parfois même la palpation ne sent que cette coque indurée. Dans d'autres cas l'induration est absolument fibreuse. Dans d'autres encore on sent à travers la paroi des indurations, des concrétions, dans d'autres enfin des caillots s'écrasant sous le doigt en donnant une crépitation sanguine. Ces différences de contenu ont servi à distinguer bien des variétés d'hygromas chroniques : 1° kystiques à parois plus ou moins épaisses, plus ou moins cloisonnées ; 2° proliférants à végétations, concrétions, corps étrangers ; 3° fibreux ; 4° hémorrhagiques.

État général. — Le rhumatisme, la syphilis, la blennorrhagie doivent être toujours recherchés.

Complications locales. — 1° L'hygroma peut n'être qu'une lésion surajoutée recouvrant et masquant une hernie, une tumeur, une exostose etc.

2° L'hygroma peut se compliquer d'épanchements séreux, sanguin, d'inflammation. La paroi peut même céder, le plus souvent après quelque poussée inflammatoire. La cavité de l'hygroma communique alors avec l'extérieur par une fistule.

Diagnostic. — Les hygromas ont pu être confondus avec des hématomes, des abcès froids, des kystes hydatiques, des fibromes, des lipomes. Cette erreur de siège sera exclue par l'étude attentive de la région.

Le diagnostic du simple hygroma chronique et de la tuberculose, de la syphilis, du cancer des bourses séreuses est parfois assez difficile.

De ces trois affections la *syphilis* est la moins rare. Sauf l'aphlegmasie particulière de la lésion, les antécédents et surtout les résultats du traitement sont à peu près les seuls éléments de diagnostic.

La *tuberculose* des bourses séreuses est presque toujours secondaire. En dehors de l'envahissement progressif, de la nature du contenu après l'incision, le seul signe clinique local qui permettrait de la soupçonner, avant l'incision, serait la sensation de fongosités mollasses et surtout la crépitation en chainon due à des grains riziformes.

Le *cancer* des bourses séreuses est très rarement primitif. Sa marche rapide, la précocité et l'aspect des ulcérations, ne permettent guère de le confondre avec un hygroma même resté fistuleux à la suite d'une inflammation.

Indications thérapeutiques. — La compression et la révulsion étaient avant l'antisepsie, le seul traitement des hygromas. L'incision et le curettage peuvent aujourd'hui être proposés dans les hygromas douloureux gênants. Le curettage est le meilleur traitement des hygromas tuberculeux.

IV. — Hygromas profonds.

Le diagnostic des inflammations aiguës ou chroniques des

bourses séreuses profondes offrira toujours de très grandes difficultés. L'étude des périarthrites de l'épaule, des périarthrites de la hanche, montrera bien ces difficultés. Les signes qui permettent de soupçonner un hygroma sont plutôt négatifs (absence des signes ordinaires d'inflammation osseux ou articulaires malgré les troubles fonctionnels) que positifs. — La notion de terrain : rhumatisme et surtout goutte, a aussi son importance.

Souvent le diagnostic ne sera fait qu'au moment de l'intervention, ponction ou incision. — Si en effet on ne peut toujours arriver au diagnostic d'hygroma, l'inflammation, la suppuration, l'accumulation de sérosité, la dégénérescence fongueuse, sont reconnues à leurs signes ordinaires. L'indication thérapeutique peut donc se trouver motivée suffisamment en l'absence même de localisation précise.

A consulter. — Musée St-Louis, Coll. Péan :

1° Vit. 105, pièce 334, kyste à grains riziformes du genou.

2° Vit. 154, pièces 370 et 488, hygromas sous-hyoïdiens.

3° Vit. 162, pièce 278, kyste séreux suppuré au niveau de l'articulation métatarso-phalangienne du gros orteil.

CHAPITRE II

Affections des gaînes synoviales

I. — Examen général dans les affections des gaînes synoviales.

I. Localisation d'une affection dans les gaînes synoviales. — Cette localisation repose surtout : 1° sur le siège de l'affection ; 2° sur la forme du gonflement ; 3° sur la gêne apportée au mouvement des tendons.

Le siège de l'affection est souvent une présomption très forte en faveur de sa localisation dans les gaînes synoviales ; dans toutes les inflammations siégeant au niveau de la patte d'oie, du tendon d'Achille, au poignet on songe de suite à cette localisation.

La forme de la tuméfaction reproduit souvent avec assez de fidélité la forme anatomique de la gaîne pour être pathognomonique. La forme en bissac des synovites de la gaîne des fléchisseurs du pouce et du petit doigt avec poche vers la main, poche vers le poignet, étranglement au-dessous du ligament annulaire du carpe, la forme en étui allongé à la face palmaire du doigt des synovites de la gaîne propre des fléchisseurs du médius, de l'annulaire, de l'index, sont caractéristiques.

La gêne apportée aux mouvements des tendons, les attitudes vicieuses dues à la rétraction de ces tendons, les déplacements que la tuméfaction subit lors de ces mouvements, les frottements, les douleurs qu'ils déterminent, sont des signes importants des synovites. La tuméfaction des synovites garde d'ordinaire une mobilité relative quand on essaye de la déplacer dans le sens perpendiculaire au tendon (mouvements de latéralité au poignet). Elle est remarquablement fixe quand on essaye de la mouvoir dans le sens parallèle au tendon.

II. Détermination de la nature de l'affection. — L'intensité de l'inflammation : suraiguë dans les synovites suppurées, aiguë dans les synovites rhumatismales, blennorrhagiques, chronique dans les synovites syphilitiques, tuberculeuses, est un premier guide. Cette intensité s'apprécie par la douleur, tant à la pression qu'aux mouvements, l'inflammation de la peau, la réaction générale.

Les frottements spéciaux produits par les mouvements, les pressions, peuvent être caractéristiques (aï crépitant, bruit de chainon des grains riziformes).

La palpation montre dans les synovites suppurées une fluctuation avec empâtement. — Dans les synovites séreuses, la fluctuation est très pure, très nette. — Il n'y a qu'un léger empâtement dans les synovites plastiques. — Les fongosités tuberculeuses donnent une sensation mollasse. — Les grains riziformes roulent sous le doigt.

Au point de vue du terrain on doit rechercher le rhumatisme, la goutte, la syphilis, la blennorrhagie, la tuberculose. Soupçonnez souvent la blennorrhagie dans les synovites aiguës. Soupçonnez toujours la tuberculose dans les synovites chroniques.

La profession par la fatigue spéciale et les mouvements incessants qu'elle peut imposer à certains tendons, joue parfois un rôle étiologique.

II. — Synovites aiguës.

Résumé clinique. — Les synovites aiguës frappent de préférence les gaînes synoviales dont le fonctionnement est le plus actif : poignet, cou de pied, tendons de la patte d'oie, tendon d'Achille. Elles ont été divisées en synovites sèches comprenant l'aï crépitant et les synovites plastiques, et en synovites liquides comprenant les synovites séreuses et les synovites suppurées. Au point de vue clinique la distinction vraiment importante est

la distinction des synovites purement inflammatoires, sèches
ou séreuses et des synovites suppurées.

A. Synovites purement inflammatoires.

Examen du malade. — *Inspection.* — L'inspection donne
des résultats assez variables : 1° œdème très léger, teinte à peine
rosée, gonflement imperceptible dans l'aï crépitant ; 2° gonflement plus marqué, ordinairement assez diffus, dans la synovite plastique ; 3° gonflement très net reproduisant fréquemment avec la fidélité d'une injection, la forme de la synoviale
dans les synovites séreuses.

L'attitude est souvent intéressante à préciser. Le membre
est dans la position qui donne au tendon le moins de tension
possible. Dans la synovite des fléchisseurs du poignet par exemple, le poignet est en demi flexion, les doigts sont fléchis en
griffe dans l'intérieur de la main. Ils se trouvent immobilisés
dans cette position par la contracture et même dans les synovites anciennes par la rétraction musculaire, souvent aussi par
les adhérences des tendons. Quand le malade essaye d'étendre
les doigts et surtout quand on essaye de les lui étendre, il se
produit souvent un tiraillement, une dépression très visible au
point adhérent. Ce symptôme offre une grande importance
pronostique.

Palpation. — Dans l'aï crépitant la palpation sent sur le trajet
des tendons, soit par la pression, soit surtout quand le malade
fait des mouvements, une crépitation neigeuse, amidonnée,
impossible à oublier dès qu'on l'a perçue une fois et pathognomonique de l'affection.

Dans la synovite plastique c'est un empâtement assez dur ;
souvent même c'est une sorte de disparition de la gaine synoviale, de confusion de l'aponévrose et des tendons plutôt qu'un
empâtement qui est perçu. L'étude des mouvements des tendons sera faite : 1° par les mouvements volontaires possibles
au malade ; 2° par des mouvements forcés, imprimés par le
chirurgien en notant soigneusement les adhérences, les craquements. L'étude des mouvements, des articulations voisines
qui sont souvent indirectement immobilisées par la rétraction

tendineuse, sera faite également par ces deux procédés d'exploration.

Dans la synovite séreuse, la palpation révèle une fluctuation très nette, très manifeste. La pression n'est pas extrêmement douloureuse. Il y a peu d'œdème, peu d'empâtement. — Les ganglions ne sont pas envahis. L'intérêt de ces caractères, soit positifs soit négatifs, sera mis en relief par la comparaison avec les caractères des synovites suppurées.

Etat général. — Alors même que le malade accuse comme cause de son mal un traumatisme certain (entorse, effort, fatigue), cherchez avec soin le rhumatisme, la goutte, la syphilis et surtout la blennorrhagie.

Défiez-vous en particulier du rhumatisme dans les synovites multiples bilatérales, avec épanchement séreux assez abondant, douleurs assez vives.

Les synovites de la goutte sont plus torpides. La rougeur des téguments est fréquemment disproportionnée avec l'intensité de l'inflammation. Dans les poussées aiguës, greffées sur un état chronique, on sent parfois des noyaux durs, des infarctus uratiques.

Les synovites syphilitiques s'observent surtout à la période tertiaire. La forme aiguë ou plutôt subaiguë est d'ordinaire greffée sur une infiltration gommeuse chronique de la gaîne. Cette infiltration gommeuse reste souvent longtemps aphlegmasique, indolente, C'est plutôt du gonflement que de la gêne que le malade a fini par s'apercevoir.

Les synovites blennorrhagiques ont pour siège de prédilection les gaînes du tendon d'Achille, du cou de pied, du poignet. Elles surviennent d'ordinaire dans la période d'état. On doit rechercher avec soin si elles ne coïncident pas avec une arthrite.

B. Synovites suppurées.

Inspection. — Un gonflement assez considérable, mal limité avec œdème, rougeur de la peau, souvent trainées lymphangitiques, est une grave menace de suppuration. La rétraction des tendons, leur immobilité, est très marquée.

Palpation. — Les douleurs sont vives soit à la pression, soit au moindre mouvement qu'on essaye d'imprimer. — La fluctuation est obscure, profonde, masquée souvent par l'empâtement.

État général. — Le malade a de la fièvre, du malaise, de l'embarras gastrique. — Même sans aucun mouvement il éprouve dans la région atteinte des battements, des élancements.

La synovite suppurée est rare comme complication des synovites rhumatismales, blennorrhagiques, des synovites d'entorse ou de fatigue. — Son origine est bien plus fréquemment une infection locale (érythème, lymphangite). Son siège de prédilection est au poignet à la suite des panaris (panaris du pouce et du petit doigt, *voir maladies des régions*).

Diagnostic. — Le diagnostic doit rechercher : 1° l'existence de la synovite; 2° sa nature simplement inflammatoire ou suppurée ; 3° sa cause locale ou générale ; 4° les lésions de voisinage (arthrites dans la synovite blennorrhagique, suppurations diffuses, lymphangite dans la synovite suppurée).

Pronostic. — Le pronostic des synovites inflammatoires n'a de gravité que dans les synovites plastiques. Celles-ci laissent souvent après elles une gêne fonctionnelle assez grande.

Les synovites suppurées sont très graves. Alors même qu'on arrive à essayer à limiter l'infection, l'infirmité consécutive est toujours très marquée.

Indications thérapeutiques. — Immobilisation, résolutifs compression, traitement de la cause générale dans les synovites inflammatoires.

Larges incisions et lavage antiseptique dans les synovites suppurées.

A consulter. — Musée St-Louis. Collection Péan :
1° Vit. 160, pièce 91, synovite ulcérée, gaîne de l'index.
2° Vit. 161, pièce 49, synovite suppurée du médius.

III. — Synovites syphilitiques.

Résumé clinique. — La syphilis peut déterminer dans les gaines synoviales trois ordres de lésions.

1° Epanchement peu abondant, aphlegmasique, indolent, assez souvent bilatéral, survenant surtout dans la période secondaire de la syphilis et occupant particulièrement la gaine des extenseurs des doigts. La marche est subaiguë malgré l'aphlegmasie. Le liquide apparaît assez vite. Il se résorbe spontanément en trois semaines environ.

2° Infiltrations gommeuses diffuses des gaines synoviales formant au début des plaques dures, lisses, assez régulières, aboutissant plus tard à l'ulcération bourbillonneuse des gommes.

3° Gommes circonscrites n'ayant de spécial que leur siège.

Examen du malade et diagnostic. — L'aphlegmasie est le caractère principal des synovites syphilitiques. Le diagnostic dépendra donc avant tout de l'examen de l'état général. Dans les synovites chroniques pensez toujours, même chez un syphilitique, à la tuberculose. Les effets du traitement spécifique sont d'ordinaire assez rapides pour juger en quelques jours la question.

A consulter. — Voir Musée St-Louis, coll. Péan, vit. 10, pièce 432; ténosite syphilitique des deux tendons d'Achille.

IV. — Tuberculose des gaines synoviales.

Résumé clinique. — La tuberculose des gaines synoviales se présente sous deux formes cliniques : 1° synovites à grains riziformes ; 2° synovites à fongosités. La synovite à grains riziforme est presque toujours une manifestation primitive de la tuberculose, sa marche locale, son extension générale sont d'une très grande lenteur. La synovite à fongosités peut être primitive ; même en ce cas, la rapidité de l'évolution locale, les dangers d'infection générale sont un peu plus grands que dans la forme précédente. Mais cette synovite est souvent aussi se-

condaire soit à une tuberculose de voisinage (arthrites, ostéites),
soit à une tuberculose à distance : chirurgicale ou médicale. La
marche en ce cas est assez rapide, la suppuration, les ulcérations peuvent apparaître rapidement.

Examen du malade. 1º *Synovites à grains riziformes.*

Inspection. — Le gonflement dans ces synovites dépend :
1º de la forme de la synoviale ; 2º de la quantité de l'épanchement
séreux. Sa forme et son volume n'ont donc rien de bien caractéristique. La peau est au début et pendant fort longtemps
absolument saine. Ce n'est que tardivement, quand la synovite
à grains riziformes se transforme en synovite fongueuse ou
suppure que la peau peut présenter des traces d'inflammation,
des fistules, des ulcérations. Les tendons qui restent assez
mobiles au début deviennent bientôt de plus en plus rétractés.

Palpation. — La palpation fait tout d'abord apprécier la
consistance qui peut être : 1º franchement fluctuante ; 2º à
peine fluctuante ; 3 à peu près complètement solide. Mais le caractère pathognomonique est le bruit de chaînon, la sensation
de collision crépitante des grains riziformes. C'est dans les
gaines des fléchisseurs du poignet, quand on fait refluer le liquide de la face antérieure du carpe dans les paumes de la
main que le bruit de chaînon s'obtient avec le plus de netteté,
grâce au rétrécissement formé sur la gaîne par le ligament annulaire. Mais là même où n'existe pas cette disposition combinée, la recherche de la fluctuation fait souvent sentir les
mouvements des grains riziformes, mouvements caractéristiques.

Etat général. — Cherchez avec soin les moindres tares scrofuleuses, les tuberculoses locales ou viscérales qui peuvent
coexister.

2º *Synovites fongueuses.* — Les résultats de l'examen varient
beaucoup suivant la période : 1º de simple empâtement ; 2º de
ramollissement et de suppuration.

Inspection. — Au début le gonflement est souvent limité à
une portion de la gaîne, sa forme peut donc être assez irrégulière, elle fait parfois songer à un kyste synovial. Plus tard le
gonflement est plus diffus, l'empâtement plus généralisé.

La peau est rarement absolument saine sauf tout à fait au début. Elle offre vite un peu d'œdème, d'inflammation. Plus tard, on peut voir des ulcérations et des fistules. Les muscles du membre s'amaigrissent et s'atrophient assez rapidement

La rétraction des tendons est souvent très précoce. Dès le début, alors même que l'empâtement est limité, on constate que cet empâtement adhère aux tendons et suit leurs mouvements, qu'il se trouve au contraire fixé par la tension du tendon.

Palpation. — Au début c'est la consistance demi mollasse des fongosités. Plus tard le ramollissement s'accentue, la fluctuation peut même devenir très nette à la période de suppuration. Les complications locales (ostéites, arthrites, adénites tuberculeuses consécutives seront recherchées avec soin).

Etat général. — Les lésions générales dominent le pronostic de la lésion, non seulement par leur gravité propre mais par l'influence qu'ils exercent sur l'évolution locale. Une synovite fongueuse primitive évolue lentement torpidement. Une synovite fongeuse secondaire arrive bien plus vite à l'ulcération et à la suppuration.

Diagnostic. — La synovite à grains riziformes est d'ordinaire évidente comme diagnostic. La synovite fongueuse elle-même ne saurait guère être confondue avec une synovite séreuse chronique où la fluctuation est absolument franche, étendue d'un bout à l'autre de la gaine sans empâtement. Une synovite plastique peut laisser un certain épaississement, des adhérences qui font craindre la synovite fongueuse. En dehors de l'étude du terrain la sécheresse, l'induration de ces lésions sont assez caractéristiques. Dans tous les cas douteux en présence d'un empâtement traînant, un peu mollasse, concluez à la tuberculose.

Pronostic. — Quand il n'y a ni complication tuberculeuse locale, ni généralisation, les synovites fongeuses et surtout les synovites à grains riziformes sont des lésions tuberculeuses assez bénignes. L'ulcération aggrave cependant beaucoup leur pronostic.

Indications thérapeutiques. — Lejars au point de vue des indications thérapeutiques a distingué quatre formes cliniques.

1° Synovites non ulcérées sans lésions générales : *a*) dans les synovites à grains riziformes, double incision antiseptique, grattage : *b*) dans les synovites fongueuses, compression, ignipuncture, injections d'éther iodoformé dans les formes légères, curettage dans les formes graves.

2° Synovites ulcérées sans lésions générales, curettage très complet.

3° Synovites avec lésions générales. Tout dépend de la prédominance des lésions locales et des lésions générales.

4° Synovites avec lésions articulaires et osseuses. Les indications prédominantes sont fournies par les lésions articulaires et osseuses. On a à faire le traitement de l'ostéite, de l'arthrite tuberculeuse, plus encore que de la synovite.

V. — Kystes des gaînes synoviales.

Résumé clinique. — Les kystes, les ganglions synoviaux, peuvent provenir soit des gaines tendineuses, soit des prolongements des synoviales articulaires. Les kystes tendineux sont très fréquents à la face dorsale du poignet, à la face antérieure du cou de pied. Les kystes articulaires se voient surtout au creux poplité. Leur étude sera faite avec les kystes de cette région.

La fatigue locale due aux mouvements répétés de certaines professions, le rhumatisme, la goutte, jouent un rôle dans l'étiologie des kystes tendineux.

Examen du malade. — *Inspection.* — La tumeur est de petit volume (une noix au plus), régulière, hémisphérique, parfois bosselée et lobulée. La peau est parfaitement saine et indépendante. La tumeur siège sur le trajet connu d'une gaîne tendineuse.

Palpation. — La consistance peut être fluctuante, élastique, mais elle est parfois, dans les kystes à parois épaisses et très tendues, d'une dureté de bois.

La peau est parfaitement mobile sur la tumeur, mais celle-ci a des adhérences profondes. Les mouvements sont très limités, surtout dans le sens parallèle à la gaine tendineuse.

La réductibilité n'existe guère que dans les kystes articulaires. Les kystes tendineux sont irréductibles. Parfois leur paroi est si mince qu'ils s'écrasent sous la pression du doigt. Mais le kyste ainsi écrasé ne se reforme que lentement, on sent d'ailleurs qu'il y a éclatement du kyste et non réduction vraie.

L'indolence est d'ordinaire absolue. Exceptionnellement le soulèvement d'un filet nerveux peut entraîner de vives souffrances (Schwartz). L'inflammation est très rare.

Diagnostic. — Le diagnostic est d'ordinaire évident à première vue. Un examen attentif permettra toujours de distinguer un kyste des autres tumeurs soit de la région : kyste sébacé, lipomes, angiomes ; soit des gaines synoviales : kystes à grains riziformes, gommes, sarcomes.

Indications thérapeutiques. — La compression après l'éclatement par la pression du pouce suffit souvent. Si les parois résistent à la pression, une ponction aseptique avec un ténotome est inoffensive. L'extirpation est également inoffensive, faite antiseptiquement. La dissection du kyste est souvent assez délicate.

VI. — Tumeurs des gaines synoviales.

Résumé clinique. — Les gommes assez souvent prises pour des tumeurs ont été déjà signalées avec les synovites syphilitiques ; les lipomes sont rares, on ne les a observés qu'aux gaines synoviales de la main. La tumeur formée par les lipomes est très molle, quelquefois la collision des grains lobulés du lipome peut simuler la crépitation des grains riziformes. Les sarcomes semblent un peu plus communs, mais il faut n'admettre qu'avec réserve beaucoup d'anciennes observations. Les symptômes cliniques rappellent presque complètement les symptômes des synovites fongueuses. Les gaines de la main sont particulièrement atteintes.

Examen du malade et diagnostic. — L'évolution remarquablement lente et indolente dans les lipomes, rapide dans les sarcomes sera un élément important du diagnostic.

L'absence de toute tare syphilitique ou scrofuleuse sera nécessaire pour rejeter le diagnostic de synovite syphilitique ou tuberculeuse.

Indications thérapeutiques. — L'extirpation même très large des sarcomes est suivie presque toujours de récidive. L'amputation sera donc souvent nécessaire.

A consulter. — Musée St-Louis, collection Péan.

1° Vit., 160, pièce 337, kyste péritendineux siégeant au niveau de l'insertion du 1ᵉʳ radial.

2° Vit. 160, pièce 508, kyste mélicérique des synoviales palmaires des fléchisseurs superficiels.

3° Vit. 161, pièce 408, synovite fongueuse du poignet.

LIVRE CINQUIÈME

Affections des muscles, des tendons et des nerfs.

CHAPITRE PREMIER

Affections des muscles.

I. — Règles générales pour l'examen d'une affection musculaire.

L'examen d'un muscle peut être fait pour une affection primitive de ce muscle : rupture, hernie, myosite, tumeur musculaire : il peut au contraire avoir pour but de rechercher une affection musculaire secondaire à quelque autre affection : atrophies, contractures consécutives à une arthrite, paralysie par compression ou lésion nerveuse, envahissement musculaire par une tumeur de voisinage. Dans ces divers cas cliniques, les éléments principaux du diagnostic sont : 1º le volume ; 2º la contraction ; 3º la consistance du muscle.

Le *volume* peut être diminué (atrophie), normal, augmenté. Dans les paralysies, on observe souvent sans atrophie une diminution apparente de volume liée à l'étalement du muscle. Les contractures peuvent au contraire, quand elles sont très marquées, simuler une hypertrophie locale et même une véritable tumeur.

La *contraction musculaire* peut être abolie, normale, permanente. L'abolition de la contraction musculaire peut tenir soit à une atrophie, soit à une paralysie, soit, et c'est là une cause fréquente d'erreur, à la douleur. La contraction permanente doit être divisée en contractures et en rétractions. Les contractures si anciennes, si prononcées, si tenaces qu'elles soient disparaissent dans l'anesthésie chloroformique. Dans les rétractions, au contraire, il y a lésion matérielle, raccourcissement véritable. Les rétractions persistent pendant l'anesthésie.

L'examen des paralysies et des contractures musculaires se relie toujours étroitement à l'examen des articulations voisines. Une paralysie, ou atrophie du deltoïde simulera et pourra faciliter une luxation de l'épaule, une paralysie, ou atrophie du triceps fémoral pourra faciliter une luxation de la rotule. Une contracture du sterno-mastoïdien ou des muscles de la nuque pourra faire penser à un mal de Pott cervical. Une contracture des muscles pelvi-trochantériens offre des symptômes si semblables à ceux de la coxotuberculose, que cette contracture est décrite sous le nom de coxalgie hystérique. Les paralysies du deltoïde, le torticolis, la coxalgie hystérique, seront d'ailleurs étudiés avec les maladies des régions. L'étude de la paralysie chirurgicale des muscles innervés par le radial, sera également faite à propos des fractures de l'humérus.

La contraction normale fournit de son côté bien des symptômes intéressants. C'est une règle absolue qu'un muscle doit toujours être examiné: 1º à l'état de relâchement ; 2º à l'état de contraction. L'étude des ruptures musculaires montrera le raccourcissement, le durcissement partiel du bout central qui se produisent par la contraction. Celle des hernies montrera le durcissement, parfois la réduction partielle de la hernie qui se produisent également sous l'influence de la contraction. Mais le symptôme le plus important est la variation de mobilité d'une tumeur adhérente à un muscle, intra-musculaire, sous-musculaire pendant le repos et pendant la contraction de ce muscle. Prenons pour types cliniques : 1º un cancer du sein adhérent au grand pectoral ; 2º une gomme développée dans l'intérieur du grand pectoral ; 3º un sarcome développé sous ce muscle.

Un cancer du sein, même très adhérent au grand pectoral, reste très mobile dans le sens vertical perpendiculaire aux fibres, assez mobile dans le sens transversal parallèle aux fibres tant que le muscle est lâche. Mais si vous faites contracter ce muscle en priant le malade : 1° d'écarter le bras du tronc ; 2° de faire effort pour ramener ce bras contre le corps pendant qu'un aide le maintient écarté, vous constatez une fixité immédiate de la tumeur plus ou moins absolue suivant le degré des adhérences, fixité qui existe aussi bien dans les mouvements verticaux que dans les mouvements transversaux.

Une gomme développée dans le grand pectoral est toujours peu mobile même à l'état de laxité. On peut lui imprimer quelques mouvements dans le sens transversal, encore sent-on que les fibres musculaires participent à ce mouvement ; les mouvements dans le sens vertical sont plus limités encore. Par la contraction, la fixité devient absolue.

Un sarcome sous-pectoral est assez mobile à l'état de laxité du muscle. On sent parfois assez nettement que ces mouvements se font par glissement sous le muscle. Dans la contraction la fixité devient absolue si comme dans l'exemple choisi la tumeur est prise entre le muscle et une paroi osseuse résistante. Au contraire les adénites situées sous le sterno-mastoïdien moins directement comprimées contre la colonne vertébrale gardent parfois une légère mobilité pendant la contraction du muscle.

La *consistance* du muscle normal est à l'état de relâchement mollasse, élastique. Faite perpendiculairement aux fibres, la palpation peut même donner une fausse fluctuation, signalée déjà comme cause d'erreur de diagnostic. Mais faite dans le sens parallèle aux fibres, la palpation ne donne plus qu'une sensation d'élasticité. Cette sensation d'élasticité due au tonus musculaire et qui persiste même dans le relâchement disparaît dans les atrophies, dans les paralysies.

A l'état de repos le muscle peut offrir des modifications partielles de consistance : indurations tenant à une tumeur solide, points de ramollissement, de fluctuation vraie tenant à une collection liquide. Les myosites diffuses amènent parfois une augmentation générale de la consistance . Mais c'est surtout quand l'état de repos n'est qu'apparent, que l'absence de contraction volontaire cache une contracture qu'on peut être trompé par la dureté du muscle contracté. Cette dureté est souvent prise pour une tumeur.

Le durcissement normal produit dans le muscle par la contraction volontaire sert, nous l'avons vu, d'élément diagnostic dans les ruptures et les hernies musculaires.

L'exploration électrique des muscles est moins souvent employée en chirurgie qu'en médecine. La réaction de dégénérescence est parfois utile à constater, car elle indique une lésion des nerfs ou de la moelle. Elle n'existe jamais dans les affections musculaires primitives, myosites, amyotrophies articulaires, amyotrophies d'inactivité. Les caractéristiques de cette réaction sont : 1° du côté des nerfs, la diminution ou la perte des deux modes d'excitabilité faradique et galvanique ; 2° du côté des muscles la diminution et la perte de l'excitabilité faradique. L'excitabilité galvanique persiste, mais elle offre deux modifications. Elle est lente, paresseuse, trainante. Elle est aussi forte sinon plus forte par la fermeture du pôle positif que par la fermeture du pôle négatif, tandis qu'à l'état normal l'effet de la fermeture du pôle positif est toujours prédominant.

L'examen sous le chloroforme est souvent indispensable pour distinguer les contractures simples des rétractions vraies. Il est souvent utile pour bien explorer une tuméfaction sous-musculaire douloureuse sans être gêné par les contractions que réveille la souffrance. Rappelez-vous bien à défaut de l'emploi du chloroforme qu'au niveau de tout point douloureux les muscles sont toujours en éveil, un peu contracturés, un peu durs ; cette vigilance musculaire fait souvent conclure à une inflammation qui n'existe pas.

II. — Ruptures et hernies musculaires.

1° Ruptures musculaires.

Résumé clinique. — Les ruptures musculaires s'observent presque toujours à l'occasion d'un effort violent. Le blessé éprouve au moment de leur production une sensation de claquement très douloureux. Leurs sièges de prédilection sont le biceps huméral, le biceps et le triceps fémoral, les muscles du mollet, le grand droit de l'abdomen, les muscles postérieurs du tronc.

Parfois les ruptures musculaires favorisées par une myosite chronique surviennent à l'occasion d'un effort insignifiant. Ces ruptures presque spontanées se voient surtout chez les syphilitiques et les convalescents de fièvre typhoïde.

Examen du malade. — *Interrogatoire.* — L'interrogatoire ne fait pas toujours soupçonner la rupture. Dans bien des cas le blessé ne se plaint que d'une douleur sans caractères spéciaux. Bien souvent même il ne vient consulter que longtemps après l'accident pour la tuméfaction qui a suivi la rupture.

Inspection. — L'inspection fait constater au début une saillie due à l'épanchement de sang. L'apparition de l'ecchymose est tardive par suite de la gaine aponévrotique, l'ecchymose peut même manquer. Après la résorption de cet hématome on aperçoit une encoche due à l'écartement des deux bouts du muscle. Quand on fait contracter le muscle, cette encoche devient plus visible. On voit le bout central grossir, remonter un peu mais sans que les mouvements ordinaires s'exécutent.

Palpation. — La palpation fait reconnaître bien mieux que l'inspection : 1o l'existence et la forme de l'encoche de rupture ; 2o l'épanchement sanguin plus ou moins abondant qui remplit cette encoche; 3o les caractères des deux bords de ruptures. La rupture peut en effet avoir porté en plein corps musculaire, les deux bords sont alors charnus. Elle peut au contraire avoir porté à l'union de la portion musculeuse et tendineuse, l'un des bords est charnu, l'autre aponévrotique.

A l'état de repos le muscle au lieu de sa consistance élastique donne à la palpation une sensation de mollesse remarquable. Pendant la contraction les bouts musculaires durcissent un peu mais sans atteindre jamais la dureté du muscle se contractant en accomplissant un travail réel. C'est surtout le déplacement qui permet de reconnaître la contraction. Dans les ruptures incomplètes la mollesse au repos est moins grande ; le durcissement pendant la contraction est plus net.

Impotence fonctionnelle. — Il faut dans l'impotence fonctionnelle faire la part de deux éléments : 1° la solution de continuité ; 2° la douleur produite par la contraction.

Complications locales. — L'hématome à moins d'abondance excessive (hémophiliques) est à peine une complication. La suppuration est rare, sauf le cas de terrain général très mauvais (convalescence de maladies infectieuses, alcoolisme, diabète). Elle se reconnaît aux caractères ordinaires — souvent un peu atténués — des inflammations. Une certaine réserve doit toujours être faite en ce qui concerne le retour de la fonction et la possibilité d'atrophies consécutives. A la paroi abdominale enfin, les ruptures musculaires exposent aux hernies consécutives.

État général. — Cherchez rapidement la syphilis, les infections diverses, l'ataxie.

Diagnostic. — Bien que le diagnostic soit facile à la condition d'y songer et de bien étudier les signes fournis par la contraction du muscle, les ruptures musculaires ont été souvent prises pour de simples contusions, des hématomes, des gommes, des ostéomes même.

Pronostic. — La rupture musculaire est un accident local toujours fàcheux. Si cette rupture est sous la dépendance d'un état général, son pronostic peut devenir plus sérieux encore.

Indications thérapeutiques. — Le repos, le massage, les frictions, plus tard l'électrisation suffisent ordinairement. Les sutures pourraient être essayées dans le cas de très grands écartements. Elles tiennent d'ordinaire assez mal.

2° HERNIES MUSCULAIRES.

Résumé clinique. — Les hernies musculaires s'observent surtout à la jambe au niveau du jambier antérieur, à la cuisse au niveau des adducteurs ou du droit interne. Elles peuvent être brusques. Elles s'accompagnent alors d'une déchirure de l'aponévrose, souvent aussi d'une rupture partielle du muscle.

Elles sont souvent lentes, progressives, dues à une éraillure, à une sorte d'usure de l'aponévrose.

Examen du malade. — Une bosselure molle à l'état de repos, due à l'état de contraction siégeant au niveau d'un muscle et surtout d'un des muscles cités plus haut, doit toujours faire songer à une hernie musculaire. Au repos cette bosselure est souvent partiellement ou totalement réductible. Parfois même, on peut après réduction sentir l'orifice, l'anneau aponévrotique. Ce signe manque toujours dans les cas d'usure lente.

La faradisation localisée en provoquant la contraction partielle de la bosselure permettrait d'affirmer la hernie musculaire dans les cas rares où le diagnostic serait douteux.

Diagnostic. — Comme pour les ruptures musculaires les erreurs de diagnostic sont faciles à éviter avec un peu d'attention, elles sont cependant fréquentes.

Pronostic. — La gêne fonctionnelle est rarement bien considérable. Cette gêne est plus particulièrement ressentie par les cavaliers lors de la hernie des muscles adducteurs.

Indication thérapeutique. — Appareil de contention et de soutien.

A consulter. — Musée St-Louis, collection Péan. Vit. 161, pièce 411, rupture du biceps; vit. 158, pièce 531, rupture de la masse sacro-lombaire.

III. — Myosites.

1° MYOSITES AIGUES.

Résumé clinique. — Les myosites aiguës peuvent s'observer comme complication des maladies infectieuses (fièvre typhoïde, scarlatine, pyohémie). Elles peuvent être également dues à une infection primitive ; ces myosites infectieuses primitives doivent être rapprochées de l'ostéomyélite, du phlegmon diffus et du pseudo-rhumatisme infectieux (Brunon) [1]. Le

---

1. BRUNON, *Myosite inf. primitive,* Th. Paris, 1887, Steinheil.

surmenage joue souvent le rôle de cause prédisposante à
l'infection ; l'effort musculaire est souvent une cause occasionnelle de localisation de l'infection. Ces myosites aiguës primitives peuvent prendre trois formes cliniques : A. forme maligne
où la mort survient en quelques jours ; B. forme aiguë où, malgré la gravité des symptômes généraux, la guérison est possible ; C. forme subaiguë avec faible réaction générale.

Examen du malade. — Dans les formes malignes et aiguës
l'examen doit surtout déterminer l'intensité de l'infection générale. Peut-être dans les cas où la myosite suppurée est encore
localisée à un seul muscle pourrait-on essayer une large intervention locale. Mais il est bien difficile d'apprécier cliniquement l'état des muscles non atteints en apparence. Le collapsus du malade prive souvent d'un des symptômes les plus
importants de l'inflammation, la douleur.

La forme subaiguë à la période d'état offre les symptômes
ordinaires des phlegmons. Au début, les douleurs font souvent
songer à un simple rhumatisme. Un caractère important est
fourni par la palpation. Le muscle est « comme soudé aux
parties osseuses, résistant comme du bois, il est ligneux ».

Diagnostic. — Tant que l'on n'a point constaté de lésion
locale, on ne peut guère distinguer la myosite aiguë du rhumatisme cérébral, de l'endocardite ulcéreuse, de la fièvre typhoïde.
Quand les abcès existent, il faut s'attacher surtout au diagnostic avec l'ostéomyélite ; les points douloureux, le gonflement
osseux, permettent assez facilement le diagnostic.

La forme subaiguë peut être confondue avant les abcès avec
un rhumatisme (songer à la dureté ligneuse). Une fois les abcès formés, une erreur de diagnostic peu importante serait la
confusion avec un phlegmon du tissu cellulaire. Une erreur plus
fâcheuse mais bien rare, étant donnée la lenteur d'évolution des
gommes, serait la confusion avec une gomme syphilitique ramollie.

Pronostic. — A peu près fatalement mortel dans les formes
suraiguës, le pronostic est bénin dans les formes subaiguës localisées. Il dépend donc avant tout de l'infection générale.

Indications thérapeutiques. — Inciser largement l'abcès limité ou le muscle atteint de suppuration diffuse. Dans le cas de suppurations diffuses multiples ce traitement local n'aura que de bien faibles chances de succès.

2° — MYOSITES CHRONIQUES.

Résumé clinique. — La syphilis est la grande cause des myosites chroniques. En outre des gommes circonscrites étudiées plus loin avec les tumeurs elle peut déterminer des infiltrations diffuses. Ces infiltrations occupent surtout le sterno-cléido mastoïdien, les fléchisseurs des avant-bras et des jambes, le biceps huméral ; leur maximum est d'ordinaire vers la portion tendineuse du muscle.

La myosite ossifiante accompagnée de dureté cartilagineuse et même osseuse du muscle peut rester localisée. Elle succède d'ordinaire à des contusions locales répétées (myosite ossifiante des adducteurs chez les cavaliers). — Chez les jeunes sujets on observe parfois une myosite ossifiante, progressive, se généralisant peu à peu à tous les muscles. Le malade finit par succomber, pétrifié, enveloppé dans une véritable carapace.

Examen du malade. — On trouve sur le muscle atteint : 1° les lésions réelles de myosite : durcissement ligneux, tension, saillie des parties atteintes ; 2° des lésions surajoutées de contractures contribuant beaucoup à la gène fonctionnelle et à la douleur.

La myosite ossifiante progressive peut avoir un début localisé, succéder à la contusion d'un muscle. Mais l'envahissement progressif tranche le diagnostic. C'est plutôt une affection médicale analogue à l'atrophie musculaire progressive qu'une affection chirurgicale.

Pronostic. — Extrêmement grave dans la myosite ossifiante progressive, le pronostic est assez bénin dans les myosites locales.

Indications thérapeutiques. — Traitement spécifique d'épreuve dans tous les cas douteux. — Les myosites ossifiantes localisées des adducteurs déterminent parfois une gène fonctionnelle obligeant à l'ablation de la partie ossifiée.

IV. — Tumeurs des muscles.

Résumé clinique. — Théoriquement les tumeurs des muscles peuvent être divisées en tumeurs liquides : hématomes, kystes, abcès froids et tumeurs solides : lipomes, gommes, tumeurs malignes. Pratiquement il est souvent très difficile d'apprécier exactement la consistance. La ponction exploratrice est souvent indispensable.

En se plaçant au point de vue de la fréquence, les gommes musculaires sont assez communes, les abcès et les hématomes viennent en second lieu ; les kystes hydatiques occuperaient la troisième place mais sont déjà beaucoup plus rares. Les lipomes sont exceptionnels sauf à la langue. Les tumeurs malignes primitives sont d'une extrème rareté. L'envahissement secondaire des muscles par contiguité est au contraire extrêmement fréquent.

Examen du malade. — Songez tout d'abord à une gomme syphilitique. Si l'absence de tout antécédent, l'échec du traitement d'épreuve font abandonner ce diagnostic ne rejetez l'idée d'abcès ou de kyste hydatique, qu'après une ponction exploratrice. Les lipomes, les tumeurs malignes sont trop rares pour qu'on puisse les admettre d'emblée sans avoir procédé par élimination.

Indications thérapeutiques. — Traitement spécifique, incision et grattage, énucléation, large ablation suivant que la tumeur est : 1° une gomme ; 2° un kyste ou un abcès ; 3° un lipome ; 4° une tumeur maligne.

A consulter. — Musée St-Louis, Coll. gén. vit. 72, pièce 323, gomme du sterno-mastoïdien (Besnier). Coll. Fournier, vit. 117, pièce 80, gomme du jumeau ; vit. 121, pièce 387, gomme du grand pectoral.

CHAPITRE II

Maladies des tendons.

I. — Plaies des tendons.

Résumé clinique. — Une plaie des tendons présente deux éléments importants : *a)* La section possible du tendon. Si les deux bouts sont complètement divisés, leur écartement ne permet guère à la réparation de s'effectuer et il en résulte une infirmité durable, *b)* l'infection possible entraînant l'inflammation et la suppuration de la gaîne tendineuse.

Examen du malade. — *Section du tendon.* — La section complète du tendon peut être rendue évidente par la perte des mouvements. Mais il est des cas où ce signe peut manquer; au poignet par exemple. la section des tendons fléchisseurs superficiels avec intégrité des fléchisseurs profonds peut laisser les mouvements de flexion persister en partie.

L'examen direct de la plaie sera donc indispensable. Il sera fait en même temps que sa désinfection. On voit d'ordinaire facilement le bout périphérique du tendon sectionné. — S'il s'agit par exemple des tendons fléchisseurs, en mettant les doigts dans la flexion forcée, exerçant quelques pressions sur la main, on voit souvent ces bouts périphériques sortir de leur gaîne, faire hernie entre les lèvres de la plaie.

Les bouts centraux sont au contraire remontés très haut dans la gaîne par la rétraction musculaire. Pendant l'opération il faut parfois pour les retrouver débrider très haut la gaîne. Cette vacuité de la gaîne au voisinage de la plaie par suite de l'ascension du tendon est parfois assez nettement appréciable à la palpation.

Infection de la plaie. — Au début elle ne peut être que présumée.

Indications thérapeutiques. — L'antisepsie permettra de faire sans crainte de larges débridements aussi favorables à la désinfection de la plaie, qu'à l'appréciation souvent exacte de lésions complexes. Nous avons vu à l'étude des plaies en général combien les lésions sont souvent multiples : division des tendons, plaies des nerfs, plaies artérielles, etc. En ce qui concerne les tendons en particulier les bouts divisés seront aussi rapprochés que possible, avivés s'ils sont mâchés, suturés au catgut. L'immobilisation sera faite dans une position qui réduise les tractions au minimum (flexion des doigts et du poignet dans la division des tendons fléchisseurs).

II. — Ruptures des tendons.

Résumé clinique. — La rupture des tendons est produit par un violent effort musculaire. Les synovites chroniques ont parfois en diminuant la résistance tendineuse préparé l'action de cet effort. On trouvera aux maladies des membres inférieurs la description des seules ruptures tendineuses qui ne soient pas absolument rares, ruptures du tendon du triceps, du tendon rotulien, du tendon d'Achille.

III. — Luxations des tendons.

Résumé clinique. — Extrèmement rares, les luxations des tendons n'ont guère été observées qu'à la région antérieure et extérieure du cou de pied. Les tendons des péroniers latéraux, du tibial antérieur se luxent parfois dans les violentes entorses. Le gonflement empêche souvent au début de reconnaître à la palpation le cordon tendineux isolé de sa gaine.

Au poignet les subluxations des extenseurs sont assez fréquentes dans toutes les professions à efforts violents. Un simple bracelet de cuir fournit d'ordinaire un soutien suffisant.

IV. — Inflammation des tendons.

Résumé clinique. — Cette inflammation est un symptôme

secondaire des diverses synovites. Le tissu tendineux résiste longtemps à l'inflammation ; l'exfoliation, la désagrégation, la rupture du tendon sont très lentes.

V. — Tumeurs des tendons.

Résumé clinique. — Il suffit de mentionner: 1º les petites nodosités tendineuses de saturnisme (Gubler) ; 2º l'ossification des tendons qui se confond avec les ostéomes musculaires; 3º les gommes syphilitiques des tendons confondues d'ordinaire elles aussi avec les gommes et l'infiltration gommeuse des gaînes synoviales.

CHAPITRE III

Affections des nerfs.

I. — Plaies des nerfs.

Résumé clinique. — Ces plaies exposent à des accidents immédiats dus à la lésion matérielle du nerf, 2° à des accidents éloignés de névrites étudiés plus loin. Le tétanos est une complication fréquente des plaies des nerfs.

L'anesthésie consécutive à la lésion d'un nerf sensitif ou des rameaux sensitifs d'un nerf mixte est souvent transitoire. La sensibilité reparaît en partie par les anastomoses des plexus terminaux ; ce retour de la sensibilité peut être remarquablement rapide.

Les paralysies motrices consécutives à la lésion d'un nerf moteur ou des filets moteurs d'un nerf mixte sont beaucoup plus durables. La suppléance est plus rare et surtout elle est rarement aussi complète. On observe d'une part les troubles liés à la paralysie de certains groupes musculaires ; d'autre part les déformations liées à la prépondérance des groupes musculaires antagonistes.

Aussitôt après le traumatisme les accidents au lieu d'être localisés sont souvent obscurs et diffus. Le choc local, le choc général masquent les symptômes dus à la lésion même du nerf.

Plus tard les troubles trophiques dus à la névrite, les troubles à distance dus soit à des irradiations réflexes dans la sphère des nerfs voisins, soit à une névrite ascendante rendent encore le tableau clinique assez complexe. Il est rare qu'une paralysie nerveuse traumatique ait jamais la netteté d'une paralysie pathologique.

Examen du malade. — *Exploration de la plaie.* — Les cordons nerveux sectionnés d'un certain volume sont très reconnaissables au fond de la plaie. Les tendons seuls leur ressemblent, mais les nerfs sectionnés ne se rétractent pas comme les tendons, ne subissent pas comme eux l'influence de la contraction musculaire, à moins qu'il ne s'agisse d'un nerf exclusivement moteur, le moindre attouchement du bout central est très douloureux.

Examen de la sensibilité. — Explorez les trois modes de sensibilité au contact, à la piqûre, au froid et à la chaleur. L'hyperesthésie, les douleurs, sont souvent les seuls symptômes, l'anesthésie étant souvent transitoire.

Motilité. — Dans les sections complètes la paralysie des muscles innervés est absolue.

Troubles trophiques. — Les troubles trophiques : œdème, phlyctènes, éruptions de la peau, chute des ongles, fendillement des poils, éruptions herpétiques, augmentation ou diminution de la température locale, atrophie musculaire, sont ordinairement tardifs (voir névrites). Comme signe assez précoce pour le pronostic des amyotrophies, la réaction de dégénérescence décrite page 199 offre une très grande valeur.

Indications thérapeutiques. — Antisepsie parfaite. Grandes précautions contre le froid et toutes les excitations. Suture des nerfs divisés.

II. — Névrites.

Résumé clinique. — Les névrites sont rarement aiguës, bien plus fréquemment chroniques. Les névrites chirurgicales les plus importantes sont celles qui succèdent :

1º Aux plaies des nerfs. Des plaies très minimes : piqûre d'un nerf de petit volume dans la saignée, dans une injection hypodermique, peuvent déterminer des névrites très pénibles. L'infection de la plaie joue toujours un rôle à côté de la lésion directe.

2º Aux inflammations et compressions de voisinage. Les ostéites, les arthrites, les tumeurs déterminent fréquemment des névrites. L'étude des ulcères de jambe et des varices montrera l'importance de cette complication. Sous le nom de névrite des édentés, Duplay a décrit une névrite des ramuscules des nerfs maxillaires irrités par l'ostéite qui se développe dans l'alvéole après l'arrachement de la dent. Cette névrite peut entraîner des névralgies atroces.

Les névrites de cause générale, névrites du diabète, de l'alcoolisme, de l'ataxie, peuvent elles-mêmes être importantes dans le diagnostic chirurgical par les complications qu'elles entraînent. Le mal perforant offrira un bel exemple de cette importance diagnostique.

A. Névrites aigues.

Examen du malade. — *Commémoratifs.* — L'origine est toujours traumatique, le début de la névrite se fait parfois quelques heures seulement après l'accident. Les douleurs sont atroces, continues. Il existe des crises paroxystiques avec mouvements désordonnés, contractures. Ces névrites aiguës ne sont parfois que la première étape d'accidents de tétanos généralisé.

Inspection. — Il est très rare de voir une teinte rosée, une saillie sur le trajet des nerfs.

Palpation. — Il est moins rare de trouver une certaine induration à la palpation. La palpation est très pénible ; elle peut provoquer des douleurs effrayantes avec crises nerveuses, syncope ; on la fera avec beaucoup de ménagements.

B. Névrites chroniques.

Commémoratifs. — Les douleurs sont très variables. Parfois au début les accidents ont été aigus. Ils sont le plus souvent chroniques d'emblée.

Inspection. — L'inspection ne fournit de symptômes qu'à la période des troubles trophiques : atrophies musculaires, sécheresse, teinte violacée, œdème de la peau. La paralysie de certains groupes musculaires peut donner des attitudes caractéristiques. Les éruptions herpétiques (zona) ne sont pas rares au cours des névrites.

Palpation. — La palpation fait, à une époque tardive, apprécier les atrophies, les paralysies.

On sent parfois à la main des troubles de calorification assez précoces (refroidissement ou élévation thermique).

L'étude de la sensibilité montre d'abord de l'hyperesthésie, puis de l'anesthésie. On étudiera les trois modes de sensibilité: 1° au contact; 2° à la piqûre ; 3° au froid et à la chaleur.

Troubles à distance. — En même temps que les troubles locaux, on peut observer des troubles à distance. Ces troubles peuvent être médullaires (rachalgie, incoordination motrice, troubles des sphincters) ou cérébraux (céphalées, vomissements, paralysies des nerfs crâniens, troubles psychiques). Ils sont l'indice d'une grave complication, la névrite ascendante, dans laquelle l'inflammation se propage graduellement aux centres nerveux.

Diagnostic. — A. *Existence de la névrite.* — La névralgie simple est moins persistante. Elle ne détermine ni paralysies, ni atrophies, ni troubles trophiques. Bien souvent d'ailleurs des nuances séparent seules les deux affections. Il est par exemple bien difficile de distinguer la sciatique névrite de la sciatique névralgie.

B. *Cause de la névrite.* — On recherchera les diverses causes locales et générales énumérées plus haut.

Pronostic. — Toujours sérieux le pronostic est très grave dans la névrite aiguë, très grave aussi dans la névrite chronique à marche ascendante.

Indications thérapeutiques. — Une plaie d'un nerf est bien rarement suivie de névrite, si elle est aseptique. L'antisepsie constitue donc le principal traitement préventif des névrites. Plus tard si les symptômes sont par trop pénibles et ne cèdent pas aux palliatifs ordinaires, la névrotomie, l'élongation pourront être tentées. — La névrotomie est, nous l'avons vu, indiquée dans le tétanos à début névritique.

III. — Névromes.

Résumé clinique. — Cliniquement on peut réunir sous le nom de névromes les tumeurs bénignes des nerfs. Ces tumeurs,

quoique sans gravité propre et très peu volumineuses, peuvent
déterminer des névralgies atroces, des troubles réflexes graves,
des accidents médullaires et cérébraux qui font songer à la névrite ascendante.

Inversement les névromes sont parfois multiples, très nombreux sans déterminer de douleur locale. Les sujets ainsi atteints succombent souvent à une cachexie lente et progressive.

Examen du malade. — *Névrome isolé*. — Songez au névrome dans toutes les névralgies tenaces, bizarres ayant pour
point de départ une cicatrice, un moignon d'amputation. A bien
des égards on peut rapprocher les névromes des névrites traumatiques. Les symptômes fonctionnels sont les mêmes.

Vous reconnaîtrez le névrome à la présence d'une tumeur
très petite ayant à peine le volume d'un pois et très douloureuse. La crise nerveuse déterminée par la pression est d'une
brusquerie, souvent d'une intensité extrême. C'est la crise provoquée par la pression, bien plus que la tumeur souvent très petite, difficile à affirmer, qui est le signe pathognomonique.

Pour provoquer cette crise servez-vous du bout mousse d'un
crayon. Explorez la région suspecte centimètre carré par centimètre carré. Pour être sûr de ne laisser aucun point inex-
ploré, il est parfois utile de diviser la région par une série de
lignes verticales et horizontales, tracées légèrement au crayon
dermographique, de la recouvrir d'un réseau dont on explore
successivement chaque maille. L'essentiel est de faire un examen méthodique et complet.

Les névromes des nerfs profonds à moins d'acquérir un certain volume sont impossibles à différencier d'une névrite. La
sensibilité de la pression sur un point très limité offre une certaine valeur.

La mobilité des névromes est toujours plus grande dans les
mouvements perpendiculaires, que dans les mouvements pa-
rallèles aux nerfs. Un névrome du sciatique, par exemple, sera
beaucoup plus mobile latéralement que de haut en bas.

Indications thérapeutiques. — Extirpation dans les névromes gênants et isolés.

Traitement tonique général dans les névromes multiples.

IV. — Tumeurs malignes des nerfs.

Résumé clinique. — Les tumeurs malignes des nerfs sont primitives ou secondaires. Les premières sont surtout constituées par des sarcomes ou des myxomes. Leur accroissement est souvent assez lent. Les secondes sont presque toujours le résultat d'un envahissement par contiguité.

Examen du malade. — Vous avez à rechercher :
1° Les symptômes ordinaires des névrites et des névromes : *a*) douleurs, engourdissement, anesthésie, hyperesthésies, crises provoquées par la pression ; *b*) paralysies ; *c*) troubles trophiques, ces derniers sont souvent relativement peu marqués ;
2° Les symptômes ordinaires des tumeurs malignes : volume, adhérence, envahissement ganglionnaire.

Diagnostic. — Rien n'est souvent plus difficile que de distinguer une tumeur maligne d'un nerf d'une tumeur maligne voisine d'un nerf.

Traitement. — L'extirpation malgré la suture, la transplantation nerveuse expose à une paralysie définitive. L'amputation sera parfois préférée comme moyen d'extirpation plus complet. La névrotomie pourra être faite à titre palliatif contre les douleurs dans les tumeurs malignes des nerfs inopérables.

LIVRE SIXIÈME

Affections du système lymphatique.

CHAPITRE PREMIER

Affections des vaisseaux lymphatiques.

I. — Règles générales pour l'examen d'une affection des vaisseaux lymphatiques.

En dehors des plaies des vaisseaux lymphatiques très fréquentes, mais n'ayant d'ordinaire aucune importance clinique, les diverses affections de ces vaisseaux sont toutes d'origine infectieuse. Lymphangites aiguës, lymphangites chroniques, varices lymphatiques même sont produites par des agents infectieux plus ou moins bien connus. Les problèmes cliniques à résoudre peuvent se ramener à six principaux :

1° **Porte d'entrée de l'infection.** — Cette porte d'entrée est d'ordinaire assez facile à trouver dans la zone des vaisseaux lymphatiques. Certains faits de lymphangites spontanées en apparence doivent s'expliquer, soit par une infection retardante ne se faisant sentir qu'une fois la porte d'entrée tout à fait cicatrisée, soit par une auto-inoculation interstitielle. Dans les lymphangites tuberculeuses, cancéreuses qui surviennent parfois à distance de tout foyer d'origine apparent, on peut admettre cette auto-inoculation.

2° **Nature de l'infection.** — L'infection peut être due aux micro-organismes ordinaires de la suppuration, à des micro-organismes plus spéciaux déterminés ou indéterminés (syphilis, cancer, tuberculose, éléphantiasis, varices lymphatiques).

3° Retentissement de l'infection sur les lymphatiques.
— Les variétés cliniques de ce retentissement : lymphangites
aiguës ou chroniques, réticulaires, tronculaires, segmentaires,
varices lymphatiques, constituent la symptomatologie même
des lymphangites.

4° Retentissement de l'infection sur les ganglions. —
Les ganglions sont toujours atteints. Ils peuvent l'être très légèrement. Leurs lésions sont souvent beaucoup plus importantes que celles des vaisseaux lymphatiques. Il semble parfois
que l'infection a traversé les vaisseaux sans presque s'y arrêter pour se localiser toute entière dans les ganglions.

5° Retentissement de l'infection sur l'état général. —
La lymphangite, accident local, est parfois de bien peu d'importance à côté de l'infection générale (syphilis, septicémie,
charbon) à laquelle elle a servi de porte d'entrée.

6° Conditions de résistance générales. — Toute tare
diathésique (diabète, goutte, alcoolisme) ou viscérale (néphrites, cirrhoses), peut augmenter la gravité des lymphangites.

II. — Lymphangites aiguës.

Résumé clinique. — La lymphangite peut rester jusqu'au
bout la lésion dominante. Elle peut au contraire être dépassée
de bonne heure en importance, soit par les accidents d'infection générale, soit par la propagation de l'inflammation locale
aux ganglions, aux gaînes synoviales, aux bourses séreuses
de la région. — Plus tard si la suppuration survient, le diagnostic de lymphangite n'a plus d'intérêt que comme cause de
cette suppuration. Si la suppuration reste circonscrite, c'est un
abcès angioleucitique, si elle est diffuse en nappe c'est un
phlegmon diffus. La transition clinique entre la lymphangite,
l'érysipèle, le phlegmon diffus est insensible et la ligne de dé-
marcation impossible à préciser.

Examen du malade. — *Lésions locales.* — *Inspection.*
— Au début la lymphangite peut présenter deux aspects :

1° nappes ou îlots d'un blanc rosé avec léger œdème (lymphangite réticulaire) ; 2° traînées rosées, parfois même véritables cordons faisant une saillie rubanée (lymphangite tronculaire). — Cette saillie est parfois comme annelée, interrompue par des intervalles de peau saine (lymphangites segmentaires). Si l'infection est peu intense et que la lymphangite tende vers la résolution, la teinte reste blanchâtre, devient plus tard jaune chamois, parfois d'un jaune verdâtre d'ecchymose. L'œdème s'atténue, laissant une très légère desquamation. Après cette période d'accalmie on voit parfois survenir sans cause une recrudescence d'inflammation. Si l'infection est intense et que la lymphangite tende vers la suppuration, la teinte est rouge lie de vin, l'œdème est très marqué et des phlyctènes apparaissent. La suppuration peut se localiser, se limiter (abcès circonscrits plus ou moins volumineux, souvent petits et multiples) ou s'étendre en nappe diffuse déterminant une infiltration purulente et même des gangrènes étendues.

La porte d'entrée de la lymphangite se retrouve soit sous forme d'une plaie, d'une excoriation, d'une gerçure, soit sous forme de cicatrice récente.

Palpation. — La palpation fait apprécier : 1° l'intensité de l'œdème et dans les lymphangites tronculaires l'empâtement rubané : 2° le degré des inflammations consécutives à la lymphangite (adénites, phlegmons et abcès circonscrits).

Deux symptômes peuvent d'assez bonne heure faire craindre la suppuration : 1° la douleur très vive provoquée sur divers points par la palpation ; 2° la persistance de la teinte rougeâtre malgré la pression du doigt. Dans une lymphangite peu aiguë, la teinte rosée redevient par la pression tout à fait blanche.

État général. — La fièvre est toujours assez intense. Dans les formes septiques les accidents généraux peuvent être très graves (accidents ataxo-adynamiques, albuminurie, endocardite).

Les tares générales (surmenage, alcoolisme, diabète) et viscérales (néphrites, cirrhoses) favorisent la suppuration. Le lymphatisme peut rendre la résolution incomplète, déterminer une lymphangite chronique consécutive. L'impaludisme amènerait parfois des lymphangites subaiguës et intermittentes (faux érysipèle périodique).

Diagnostic. — Avec l'*érysipèle.* L'érysipèle se reconnaîtra surtout : 1° à son bourrelet périphérique ; 2° à la teinte jaunâtre qui dès le début persiste après la pression du doigt ; 3° aux ecchymoses précoces.

Avec la *phlébite.* « L'angioleucite se voit et ne se sent pas, la phlébite se sent plutôt qu'elle ne se voit » disait Velpeau. Le bourrelet dur, profond, arrondi de la phlébite, l'œdème généralisé à distance, et n'ayant pas son maximum au niveau du bourrelet, distingueront la phlébite des lymphangites tronculaires malgré leur saillie rubanée.

Pronostic. — Les éléments du pronostic sont : 1° l'intensité de l'inflammation locale ; 2° l'infection générale ; 3° les conditions de résistance générale.

Indications thérapeutiques. — Bains antiseptiques, pulvérisations phéniquées ; ouverture précoce des abcès.

III. — Lymphangites chroniques.

La *lymphangite syphilitique,* la *lymphangite cancéreuse* n'ont qu'une très faible importance clinique. Leur seul intérêt est d'être la voie de transmission de l'infection. La *lymphangite tuberculeuse* peut jouer un rôle non seulement comme voie d'infection, mais par ses lésions propres, il n'est pas rare de voir toute une série d'abcès se développer sur le trajet des lymphatiques. Les tubercules anatomiques sont assez fréquemment le point de départ de ces lésions mixtes : lymphangites, gommes, adénites tuberculeuses.

La lymphangite syphilitique tertiaire, avec gommes à la période de crudité ou d'ulcération sur le trajet des lymphatiques, doit être malgré sa rareté signalée au point de vue du diagnostic avec la lymphangite tuberculeuse.

Après les lymphangites aiguës on peut chez les sujets strumeux, débilités, observer une résolution traînante, un œdème persistant du membre. Quand les ganglions sont restés indurés cet œdème s'explique non seulement par un état subinflammatoire persistant des vaisseaux lymphatiques, mais par l'obstacle apporté par les adénites à la circulation lymphatique. L'ablation des ganglions peut être aussi la cause de ces stases lymphatiques. Il est fréquent de voir un engorgement, un œdème très marqué de tout le membre supérieur après les ablations du sein, suivies de curage de l'aisselle.

L'*éléphantiasis* semble être lui aussi constitué surtout par une lymphangite chronique avec poussées inflammatoires. L'épaississement énorme de la peau et du tissu cellulaire sous-cutané s'observe surtout aux membres inférieurs, aux organes génitaux. Rare dans nos climats, l'éléphantiasis est fréquent dans les contrées tropicales. On l'a attribué à une infection par la filaire du sang.

Les *varices lymphatiques*, qui semblent elles aussi d'origine infectieuse, sont très fréquentes dans les pays tropicaux, exceptionnelles dans nos climats. Elles siègent surtout au niveau de l'aine, des parois abdominales, du scrotum, forment des tumeurs molles, dépressibles, donnant une sensation analogue à celle du varicocèle. Ces varices peuvent parfois se rompre et donner issue à un écoulement de lymphe extrèmement abondant. L'inflammation de ces varices est fort grave. Les varices lymphatiques observées en France ont parfois une origine congénitale.

A consulter. — Musée de St-Louis :

Lymphangites aiguës. Col. gén., vit. 33, pièce 80, lymphangite du bras. Col. Péan, vit. 103, pièce 338, lymphangite réticulaire de la jambe ; vit. 154, pièce 378, lymphangite du pénis. — *Lymphangites chroniques.* Col. Péan, vit. 105, pièce 372, angioleucite chronique de la jambe à forme éléphantiasique. — *Lymphangite syphilitique gommeuse.* Col. gén., vit. 73, pièce 433, avant-bras ; vit. 68, pièce 819, lymphangite gommeuse syphilitique ulcérée du pubis et de la verge. — *Lymphangite tuberculeuse.* Col. gén., vit. 81, pièce 1251 ; vit. 82, pièces 185,

1065, 1070, lymphangites tuberculeuses avant-bras, bras, main. — *Éléphantiasis*. Nombreuses pièces de la vit. 13, Coll. générale. — *Varices lymphatiques*. Col. gén., vit. 84, pièce 156, bourses et pénis ; pièces 281, 358, 364, pied (varices ulcérées) ; vit. 33, pièce 396, pied.

CHAPITRE II

Affections des ganglions lymphatiques.

I. — Règles générales pour l'examen d'une affection ganglionnaire.

Le diagnostic d'une affection ganglionnaire comprend toujours trois problèmes : 1° L'affection siège-t-elle vraiment dans
les ganglions ? 2° Est-ce une affection ganglionnaire primitive
ou secondaire ? 3° Quelle est sa nature ?

I. Le siège ganglionnaire de l'affection est d'ordinaire assez
facilement établi. Quand l'affection frappe plusieurs ganglions,.
la forme spéciale en bosselures, en chapelet est à elle seule
caractéristique. Quand elle est monoganglionnaire il faut parfois un peu plus d'attention. Les ganglions isolés ramollis et
fluctuants peuvent être confondus avec un kyste, un lipome,
un abcès par congestion, un anévrysme, une gomme. Les ganglions restés durs peuvent être confondus avec un sarcome.
Parfois même des contractures musculaires partielles ont pu
être prises pour des adénopathies (Verneuil). Il suffit de citer
la possibilité de ces erreurs peu fréquentes du reste. Dans les
cas douteux en procédant par exclusion, en passant complètement en revue tous les organes de la région susceptibles
d'être atteints, on arrivera presque toujours à savoir si l'affection est ganglionnaire ou non.

Les affections ganglionnaires occupent d'ordinaire des régions bien connues pour être le siège de ganglions normaux :
cou, nuque, aisselle, région sus-épitrochléenne, aine, creux
poplité. Dans toutes ces régions on songe tout naturellement
— un peu trop facilement quelquefois — à une adénopathie.
Mais on ne doit pas oublier, ainsi que l'a bien montré M. Duplay, que des ganglions aberrants peuvent se rencontrer un

peu dans toutes les régions et en particulier sur les parois thoraciques et abdominales, le trajet des lymphatiques des membres. Ces ganglions minuscules d'ordinaire peuvent s'hypertrophier et devenir aussi le siège de productions pathologiques.

II. L'origine primitive ou secondaire de la tumeur offre une importance clinique extrême. Souvent en effet dans les affections ganglionnaires secondaires c'est la cause de l'adénopathie bien plus que l'adénopathie elle-même qui fournit les indications thérapeutiques prépondérantes.

Il est facile de citer des exemples. Une adénopathie sous-maxillaire qui dépendra, soit d'une dent cariée, soit d'une éruption vicieuse de la dent de sagesse, soit d'une amygdalite, soit d'une tumeur maligne de la bouche, pourra-t-elle être traitée tant qu'on n'en aura pas soigneusement déterminé la cause. De même, au pli de l'aine l'adénopathie symptomatique du chancre induré, peu grave en elle-même, offre un intérêt extrême comme signe d'infection syphilitique.

La recherche des lésions similaires dans les autres ganglions, soit voisines, soit éloignées, n'offre pas moins d'importance clinique. Dans la tuberculose, dans certaines formes de lymphadénomes il est fréquent de trouver en dehors de la lésion primordiale d'autres lésions ganglionnaires éloignées. Parfois même dans la leucocythémie, c'est une altération de la totalité des organes lymphoïdes : ganglions, follicules clos, rate que l'on observe. L'examen des amygdales, de la rate, la numération des globules blancs du sang, très augmentés de nombre dans bien des cas, ne seront pas négligés. Elles le seront d'autant moins que les interventions chirurgicales faites intempestivement chez les leucocythémiques sont toujours d'une extrême gravité.

III. Le diagnostic vraiment important et vraiment difficile est celui de la nature de la tumeur ganglionnaire. Tant que cette nature : inflammatoire, syphilitique, tuberculeuse ou cancéreuse, n'est point nettement reconnue, le diagnostic ne peut pas fournir au traitement des indications suffisamment précises. Il doit être regardé comme incomplet.

Où faut-il donc chercher les éléments du diagnostic différen-

tiel ? Les caractères mêmes de la tumeur sont, au début surtout,
insuffisants. Ce n'est ni dans la forme, ni dans l'aspect, ni dans
la consistance, ni dans les troubles fonctionnels qu'on trouve
des renseignements utiles. L'évolution seule a un peu plus d'importance. Les tumeurs, nettement inflammatoires, arrivent vite
à leur volume pour rester ensuite stationnaires ou diminuer rapidement, dès qu'on les traite. Les tumeurs tuberculeuses montrent une tendance précoce à la suppuration. Les cancers des
ganglions, et sous ce nom nous comprenons les carcinomes,
sarcomes et lymphadénomes, s'accroissent sans suppurer. Leur
ulcération est très tardive et ne se fait que mécaniquement,
quand le volume est devenu énorme. Mais ils peuvent, eux
aussi, offrir une fausse fluctuation qui devient singulièrement
trompeuse.

Les circonstances étiologiques, qui ont accompagné le début
de l'engorgement ganglionnaire, présentent un grand intérêt
à condition d'être longuement discutées.

Au début des adénopathies inflammatoires, on retrouve toujours la lésion qui a servi de porte d'entrée à l'irritation lymphatique. Ces lésions sont fort variables : pour les adénites du
cou par exemple ce sont des croûtes du cuir chevelu, des ulcérations du nez, des stomatites, des angines, des inflammations d'o-
rigine dentaire et, en particulier l'éruption de la dent de sagesse ;
des maladies infectieuses : scarlatine, oreillons, diphthérie. Mais
la lésion d'origine constatée, le diagnostic deviendrait facile
si malheureusement ces adénopathies, simplement inflammatoires à leur début, ne pouvaient, au cours de leur évolution,
subir la transformation tuberculeuse ou cancéreuse. Le fait est
classique pour la tuberculose et le rôle des irritations banales
dans les adénopathies scrofuleuses est depuis longtemps signalé. Un peu moins connu pour les tumeurs malignes, il n'est
cependant pas très rare. Pour la syphilis elle-même, ce rôle
des irritations sur les adénopathies a été noté par M. Verneuil,
sinon au cou, au moins dans un cas d'adénopathie tertiaire des
ganglions de l'aine. La certitude qu'une adénopathie est nettement d'origine inflammatoire, ne saurait donc inspirer une sé-
curité complète.

L'erreur inverse peut, surtout pour la syphilis, être commise. Souvent les adénopathies qui surviennent chez les syphilitiques sont simplement inflammatoires. Elles sont la conséquence d'une plaque muqueuse de l'amygdale, d'une syphilide du cuir chevelu ; mais ces lésions ont agi comme toute autre ulcération banale. Si le traitement spécifique est utile contre la lésion initiale, il ne saurait avoir grande action directe sur l'adénopathie et ne doit point être prolongé avec autant de persévérance que dans les adénopathies tertiaires.

Parmi les autres notions étiologiques, les antécédents héréditaires et personnels du sujet, son état de santé constituent un élément de diagnostic un peu plus certain. Une adénopathie, développée chez un sujet qui offre des lésions tuberculeuses antérieures ou concomitantes, est à peu près sûrement tuberculeuse. On ne saurait espérer qu'elle soit simplement inflammatoire ; il faudrait une filiation des plus évidentes pour qu'on discute la syphilis ; on peut, enfin, espérer qu'elle n'est pas cancéreuse. Cancer et scrofule sont deux termes qui s'excluent. Un tempérament arthritique, au contraire, doit toujours faire redouter une tumeur maligne. L'hérédité cancéreuse offre aussi une probabilité qu'on aurait tort de négliger.

C'est donc de la réunion d'une foule de petits faits que devra résulter le diagnostic, sans qu'il soit possible de donner de règles générales. Les seules que l'on puisse indiquer sont les suivantes. Il est nécessaire de se défier beaucoup de la tendance consolante qui pousse, dans les cas douteux, à diagnostiquer l'affection la plus bénigne, l'adénopathie simplement inflammatoire. Les adénopathies douteuses finissent trop souvent par évoluer vers la tuberculose, sinon vers le cancer. 2o Il ne faut pas oublier que de toutes les affections ganglionnaires, abstraction faite des inflammations aiguës, la tuberculose est de beaucoup la plus fréquente. Le cancer primitif des ganglions, lymphadénomes, lymphosarcomes, les affections syphilitiques des ganglions sont à côté de la tuberculose d'une extrême rareté. Et ce n'est jamais qu'après beaucoup d'hésitation qu'on peut se résigner à abandonner le diagnostic de l'affection commune et fréquente pour celui de l'affection rare.

II. — Phlegmons et abcès ganglionnaires.

Résumé clinique. — Les phlegmons et abcès ganglionnaires sont très fréquents. Leur évolution très variable est réglée par l'intensité de l'infection qui leur a servi de point de départ. L'inflammation déterminée par une infection légère peut, après avoir été assez menaçante, se terminer par résolution. Dans d'autres cas au contraire, certaines piqûres anatomiques par exemple, non seulement la suppuration envahit vite les limites des ganglions atteints pour devenir diffuse, mais l'état général est profondément touché.

Examen du malade. — *L'inspection* et surtout la *palpation* permettent d'apprécier l'étendue et l'intensité de l'inflammation. La rougeur, le développement des lésions cutanées, l'œdème, la tension, la douleur à la moindre pression sont d'autant plus marqués que l'inflammation est plus intense. Dans les inflammations modérées le gonflement reste limité et garde la forme du ganglion ; le ganglion enflammé conserve souvent une certaine mobilité. Dans les inflammations intenses on ne sent plus qu'un empâtement diffus sans forme bien précise, absolument immobile. La résolution sans suppuration est en pareil cas bien rare.

La suppuration une fois établie se reconnaîtra par la fluctuation. Celle-ci est souvent profonde, mal perçue à travers la coque épaisse formée par le ganglion. C'est donc un signe un peu tardif. Mais quand chez un malade présentant depuis cinq à six jours tous les signes d'une inflammation intense on perçoit sans fluctuation nette le moindre ramollissement, la moindre rénitence, on peut hardiment affirmer la présence du pus. La formation du pus est de plus précédée par un ou deux jours de battements, de douleurs lancinantes très pénibles. Ces douleurs s'atténuent le pus une fois formé, mais la sensation de battements persiste.

L'état général, l'intensité de la fièvre peuvent même exceptionnellement nécessiter l'incision très précoce en pleine induration.

Cause de l'adénite. — La cause de l'adénite peut n'avoir été que passagère (piqûre, excoriation). Elle peut au contraire être durable (dent cariée, éruption difficile de la dent de sagesse). Dans ce dernier cas, il faut bien entendu traiter énergiquement la cause de l'adénite en même temps que l'adénite. La cause subsistant, on s'exposerait en effet à des poussées inflammatoires successives ou tout au moins à une résolution absolument incomplète.

La recherche des causes est très variable pour chaque région ganglionnaire. A la nuque il faudra surtout faire l'examen minutieux du cuir chevelu (excoriations, croûtes, teigne, favus, eczéma, impétigo). A la région sous-maxillaire il faudra explorer surtout la bouche (gingivites, carie dentaire, éruption des dents de sagesse) et le pharynx (amygdalites). A l'aisselle les petites lésions de la main et des doigts, celles du mamelon chez la femme, doivent être particulièrement recherchées. Les ganglions de l'aine sont ceux dont les relations pathologiques sont les plus complexes. Les ganglions verticaux de la pointe du triangle de Scarpa se prennent à la suite des lésions du membre inférieur. Les ganglions horizontaux de la base de ce triangle se prennent surtout à la suite des lésions de l'anus et des organes génitaux. Dans les inflammations des ganglions inguinaux, une origine vénérienne doit toujours être suspectée. L'examen de l'ombilic (érythème, excoriation) fournira souvent l'explication d'adénites inguinales d'origine difficile à établir.

Diagnostic. — Le diagnostic doit particulièrement répondre à deux questions : 1° quelle est la cause de l'adénite ? 2° est-elle ou non suppurée ? Quant à la question, y a-t-il adénite ? la réponse est d'ordinaire évidente.

Éléments du pronostic. — Comme dans toutes les maladies infectieuses la gravité variable de l'infection, l'intensité plus ou moins grande des accidents locaux et généraux constituent surtout le pronostic. — Le siège a une certaine importance : 1° au point de vue des propagations de l'inflammation (phlegmons iliaques, phlegmons sous-pectoraux consécutifs à des adénites) ; 2° au point de vue des cicatrices consécutives (cou).

Indications thérapeutiques. — Au début cherchez la résolution par la chaleur, l'onguent mercuriel belladoné et surtout le traitement de la cause. — Incision aussitôt que la suppuration est établie si l'infection générale n'est pas très intense. — Incision très précoce, désinfection et curettage des ganglions envahis dans les infections graves.

III. — Adénites vénériennes.

Résumé clinique. — Les adénites vénériennes sont constituées :

1° Par le bubon du chancre mou ;

2° Par la pléiade ganglionnaire du chancre induré ;

3° Par les bubons du chancre induré ; ces bubons dits syphilo-inflammatoires, syphilo-chancrelleux, syphilo-strumeux sont d'ordinaire le résultat d'une infection mixte ;

4° Par les adénites syphilitiques secondaires. Ces adénites secondaires ne sont souvent dues qu'à la persistance d'adénites primitives. Souvent aussi elles ne sont qu'une lésion plus banale que vraiment spécifique due aux lésions cutanées et muqueuses de la syphilis ;

5° Par les adénites tertiaires. — Celles-ci ont d'ordinaire une évolution très bénigne. Elles deviennent parfois le point de départ d'accidents phagédéniques.

Examen du malade. — *Lésion locale.* — La lésion locale peut se présenter sous deux formes : forme aiguë inflammatoire ou forme chronique néoplasique. La forme inflammatoire appartient surtout au bubon du chancre mou, aux adénites syphilitiques secondaires. L'examen local a pour objectifs principaux de déterminer l'étendue et le degré de l'inflammation. Dans le bubon du chancre mou, la suppuration est si fréquente qu'on peut affirmer son existence au premier soupçon. La forme chronique néoplasique peut être due à la persistance de l'adénopathie du chancre induré. Mais elle est due surtout aux lésions tertiaires. Ces adénopathies tertiaires sont tantôt dures (forme scléreuse) tantôt ramollies (forme gommeuse).

Les adénites vénériennes peuvent se compliquer de destructions étendues. Ces adénites phagédéniques se voient surtout à la suite du chancre mou, plus rarement dans la syphilis tertiaire. Les accidents phagédéniques ont quelquefois une marche aiguë, mais la marche lente, chronique, progressivement destructive est la règle.

C'est surtout dans les adénites de l'aine qu'il faut songer aux adénites vénériennes. Mais on n'oubliera pas la fréquence assez grande du chancre induré des lèvres, de l'amygdale, de la mamelle.

La variété d'adénite vénérienne se reconnaîtra plutôt par l'étude de la lésion causale (chancre mou, chancre induré, plaque muqueuse) ou du terrain (commémoratif de syphilis ancienne) que par les caractères mêmes de la lésion locale. Seule la pléiade du chancre induré, froide, indolente, avec un ganglion principal entouré de ganglions satellites, avec sa consistance dure, élastique, gardant comme un reflet de l'induration du chancre, offre vraiment des caractères spéciaux.

Le bubon du chancre mou peut devenir lui-même chancrelleux. Une fois qu'il a été ouvert, la plaie devient alors ulcéreuse ; il se forme une cavité anfractueuse, déchiquetée, à parois grisâtres. Cette dégénérescence chancrelleuse, malgré ses apparences inquiétantes est beaucoup moins grave que le phagédénisme.

L'étude de l'état général est utile non seulement pour le diagnostic de l'affection vénérienne cause, mais pour reconnaître certaines variétés hybrides. La scrofule s'associe souvent aux chancres mous et indurés dans la production des adénites.

Diagnostic. — Le diagnostic des adénites vénériennes non phagédéniques est assez simple. On arrive d'ordinaire assez facilement à déterminer la cause des lésions, leur nature (formes dure, inflammatoire, suppurée).

Le diagnostic des adénites phagédéniques est plus complexe.

On s'attachera surtout à faire la distinction entre le phagédénisme de l'adénite du chancre mou et le phagédénisme de l'adénite de la syphilis tertiaire. Les commémoratifs, l'absence de chancre mou dans la sphère ganglionnaire au cas de phagédénisme tertiaire, permettent d'ordinaire cette distinction fort importante au point de vue thérapeutique.

Pronostic. — Le pronostic dépend : 1º de l'étendue et du degré des lésions locales ; 2º de l'affection vénérienne en cause ; 3º du terrain plus ou moins satisfaisant.

Indications thérapeutiques. — Résolutifs et en particulier onguent mercuriel belladoné avant la suppuration. Incision sitôt la suppuration manifeste, pansement à l'iodoforme qui, surtout dans le bubon du chancre mou, a presque une action spécifique. Iodoforme et cautérisation dans les adénites phagédéniques. Le phagédénisme tertiaire réclamera de plus le traitement spécifique.

A consulter. — Musée de l'hôpital St-Louis, coll. Fournier, chancre simple, vit. 136, pièce 394, bubon chancreux ; pièces 399-400, bubon phagédénique.

IV. — Tuberculose des ganglions.

Résumé clinique. — La tuberculose ganglionnaire est d'une fréquence extrême. Ses aspects cliniques sont des plus variés. Au point de vue de l'état local on trouve comme formes différentes : 1º la grappe, le chapelet polyganglionnaire ; 2º le paquet polyganglionnaire avec fusion des divers ganglions ; 3º la tuberculose monoganglionnaire beaucoup plus rare (Lejars). Chacune de ces formes peut de plus se présenter à l'état d'induration, à l'état de ramollissement et de caséification, à l'état de suppuration (abcès froid ganglionnaire). L'évolution des lésions est ordinairement chronique et exceptionnellement aiguë.

Au point de vue général, la tuberculose ganglionnaire peut être la première manifestation tuberculeuse. Elle peut, au contraire, n'être qu'un accident au cours de lésions viscérales avancées. Entre ces deux extrêmes de l'infection primitive et de l'infection ultime se trouvent tous les intermédiaires.

Enfin M. A. Robin a décrit une forme aiguë, véritable granulie ganglionnaire à évolution très rapide, à lésions multiples.

Une autre forme, sorte de tuberculose latente, décrite par M. Hutinel et M. Legroux, doit être également connue. Elle s'observe surtout chez l'enfant. On trouve dans les diverses régions de petits ganglions indolents, durs, scléreux, restés mobiles, à peine hypertrophiés, donnant la sensation de gros grains de plomb perdus dans les tissus. Cette micropolyadénopathie (Legroux) est un signe important de tuberculose.

Examen du malade. — *Lésions locales.* — L'inspection et la palpation permettront de reconnaître : 1° la forme des lésions : adénopathie isolée, en chapelet, en paquet fusionné ; 2° le degré des lésions : petite hypertrophie avec induration complète, hypertrophie plus considérable avec début de ramollissement, caséification, suppuration et même après l'ouverture chirurgicale ou spontanée, fistule et ulcérations. Les ulcérations offrent les caractères ordinaires des ulcérations tuberculeuses : bords déchiquetés, décollés, de couleur violacée, à contours irréguliers, fond sanieux assez souvent jaunâtre. Ces cavernes sont souvent entourées d'une coque assez épaisse, reste de la coque ganglionnaire.

L'exploration ne doit jamais se borner à la région la plus malade, mais doit porter sur les diverses régions ganglionnaires. On ne négligera pas d'explorer par la palpation les ganglions des fosses iliaques et de l'abdomen et par la percussion et l'auscultation les ganglions trachéobronchiques.

État général. — L'étude du terrain est un élément important de diagnostic et de pronostic.

Diagnostic. — Le diagnostic est souvent évident. Parfois aussi on peut se demander s'il ne s'agit pas dans les formes à marche aiguë et suppuration rapide d'un adénophlegmon simple, d'un bubon vénérien. Dans les formes indurées le diagnostic avec la syphilis, le cancer peut prêter à l'hésitation. C'est l'état général plus que la lésion locale qui tranchera ordinairement la question. Dans les cas douteux les chances sont toujours en faveur de la tuberculose.

MM. Verneuil et Ricard ont décrit une adénite chronique simple. La distinction clinique de cette adénite et de l'adénite tuberculeuse est d'une difficulté extrême. Ce n'est qu'après des examens bactériologiques et des tentatives d'inoculation infructueuses qu'on peut accepter ce diagnostic d'adénite chronique non tuberculeuse.

Pronostic. — Le pronostic dépend avant tout de l'état général. La tuberculose ganglionnaire est en elle-même une des formes relativement favorables et susceptibles de guérison de la tuberculose.

Indications thérapeutiques. — Traitement général avant tout. Ce traitement à lui seul pourra suffire dans le cas de ganglions petits, isolés, sans indice de ramollissement. Les ganglions gros, adhérents, ramollis par place seront traités soit par les injections interstitielles de naphtol camphré (Périer), soit par l'ignipuncture, soit par l'extirpation. Les paquets ganglionnaires ulcérés et fistuleux seront, à défaut de l'extirpation souvent difficile, traités par le curettage suivi d'une large cautérisation.

A consulter. — Musée St-Louis, coll. Péan, vit. **148**, pièces 205 et 272, tuberculoses : 1° des ganglions sous-maxillaires, 2° des ganglions du cou.

V. — Cancer des ganglions.

Résumé clinique. — Le cancer secondaire des ganglions est fréquent. L'étude des cancers des diverses régions (sein, lèvre, langue), montrera l'importance et la constance de ces dégénérescences secondaires. Le cancer primitif est beaucoup plus rare. Au point de vue clinique il est difficile de séparer les diverses variétés décrites sous le nom de lymphadénomes, lymphosarcomes, cancers ganglionnaires. Le lymphadénome est presque toujours multiple. Trélat a bien insisté sur l'importance que les petites tumeurs insignifiantes disséminées à distance de la tumeur principale et rappelant ses caractères offrent pour le diagnostic et le pronostic.

Tumeur principale et tumeurs accessoires peuvent se présenter sous deux formes : 1° forme dure, à consistance uniforme élastique, à peau très longtemps respectée ; 2° forme molle à dépressibilité uniforme, sans induration de pourtour, sans noyaux plus durs. La peau moins indemne que dans la forme précédente, l'est toujours beaucoup plus que dans la tuberculose. — Dans le cas de tumeur isolée l'on peut, si le terrain, la consistance égale partout soit dure, soit molle, l'intégrité de la peau, permettent d'éliminer la tuberculose, songer au lymphosarcome. Encore l'examen bactériologique viendra-t-il souvent faire revivre le diagnostic de tuberculose éliminé.

Examen du malade. — *Lésions locales.* — Le premier point sera de déterminer si la tumeur ganglionnaire est primitive ou secondaire. Ce n'est qu'après un examen des plus minutieux qu'on peut admettre la forme primitive. De très petits cancers donnent parfois lieu à des adénopathies énormes. Au cou en particulier on songera non seulement aux cancers visibles de la bouche et du pharynx, mais aux cancers plus profondément cachés du larynx, de l'œsophage, de l'estomac même. Parfois la généralisation dépend d'un cancer fort éloigné, sans connexion directe avec la tumeur ganglionnaire.

L'inspection et la palpation montreront le volume, le nombre, les rapports des ganglions envahis. L'unicité ou la multiplicité des lésions sera particulièrement recherchée, car d'elle dépend l'indication opératoire.

État général. — On doit toujours songer en présence d'une tumeur ganglionnaire à la leucocythémie. La multiplicité des lésions ganglionnaires, l'engorgement de la rate, l'anémie mettront sur la voie du diagnostic. Ce diagnostic ne sera établi que par l'examen du sang. Au lieu d'y trouver un globu blanc pour 300 globules rouges environ, on en trouve 1 pour

30, 20 et même moins encore. On recherchera également la syphilis. Il est bien rare que le diagnostic d'adénopathie syphilitique soit cliniquement bien acceptable. Mais on est souvent heureux de trouver cette dernière chance thérapeutique.

Diagnostic. — Le diagnostic avec la tuberculose offre les plus grandes difficultés. Ce n'est guère que si l'on trouve à distance les petites tumeurs que nous avons signalées, qu'on peut dire lymphadénome.

Pronostic. — Très grave dans le cas de lésion unique le pronostic devient désespéré dans le cas de lésions multiples.

Indications thérapeutiques. — Le traitement par l'huile phosphorée, par l'arsenic, administré tant à l'intérieur qu'en injections interstitielles, par l'air marin sera presque toujours préféré à l'ablation. Celle-ci n'est possible que dans le cas de tumeur bien isolée.

LIVRE SEPTIÈME

Affections des vaisseaux sanguins.

I. — Règle générale pour l'examen d'une affection vasculaire.

1° *Localisation anatomique.* — Les symptômes des affections vasculaires sont souvent assez spéciaux pour permettre d'affirmer immédiatement qu'il s'agit bien d'une affection artérielle ou veineuse. Mais on ne négligera jamais, en particulier pour les affections artérielles, de contrôler cette première impression par l'étude exacte de la situation de la plaie ou de la tuméfaction observée par rapport à la situation normale de l'artère. La ligne de l'artère devra être déterminée avec autant de précision et avec les mêmes points de repère que pour une ligature. On la tracera au besoin sur la peau avec le crayon dermographique. Cette ligne artérielle sert accessoirement de point de repère pour les veines dont la situation par rapport à l'artère est connue pour chaque région.

2° *Inspection.* — L'inspection fournit peu de symptômes spéciaux. Signalons la forme saccadée ou en nappe, la couleur rosée ou noirâtre du jet de sang dans les hémorrhagies. Signalons encore les battements des anévrysmes, les modifications de coloration dans les anévrysmes diffus voisins de la peau, les flexuosités serpentines et violacées des anévrysmes cirsoïdes, les aspects et les teintes si variées des angiomes. Toutes ces modifications de coloration sont très mal appréciées à la lumière artificielle.

3° *Palpation.* — Les symptômes fournis par la palpation : battements, expansion, thrill, réductibilité, consistance, seront longuement étudiés dans les chapitres suivants. La palpation doit toujours être faite avec ménagements pour ne pas s'exposer au détachement d'un caillot et à une embolie. Elle doit examiner successivement :

1º La lésion vasculaire elle-même ;

2º L'état de la circulation au-dessous de cette lésion vasculaire (diminution du pouls artériel, œdème, refroidissement) ;

3º L'état de la circulation au-dessus de la lésion vasculaire (augmentation du pouls artériel, varicosités veineuses).

4º Les modifications que la compression faite au-dessus ou au-dessous de la lésion apporte à ses symptômes (arrêt ou augmentation des hémorrhagies, diminution ou augmentation des battements de l'expansion du souffle).

4º *Auscultation.* — A). Artères. — L'auscultation des artères doit être faite avec le sthétoscope ; elle portera non seulement sur la tuméfaction soupçonnée d'être d'origine artérielle, mais sur tout son pourtour en s'écartant graduellement du foyer central. La pression du sthétoscope ne sera jamais trop forte ni trop longue. Il peut être utile d'ausculter successivement la région suspecte et la région similaire qui sert de terme de comparaison.

A l'état normal on entend sur les artères voisines du cœur : carotides primitives, sous-clavières, deux bruits, l'un systolique plus fort et plus sourd, l'autre diastolique plus clair et plus faible.

Sur les artères plus éloignées, ce bruit systolique, fort et sourd, persiste seul. Quand l'artère est très tendue, que l'on ausculte par exemple la fémorale, après avoir mis la cuisse en extension forcée, ce bruit peut devenir assez rude.

Sans être atteintes elles-mêmes de lésion, les artères peuvent présenter des bruits de souffle. La pression du sthétoscope suffit parfois à déterminer un léger souffle systolique. Dans l'anémie, la chlorose, on entend un bruit de souffle, doux, intermittent, diastolique. La généralisation de ce bruit qui se trouve d'ordinaire dans diverses artères, la douceur de son timbre, les autres accidents chlorotiques évitent toute confusion. Dans l'insuffisance aortique on trouve au niveau des fémorales un double souffle, l'un d'aller dû à la pression du sthétoscope, l'autre de retour très doux, dû au reflux de l'ondée sanguine.

Les caractères de ces souffles, l'absence de tout symptôme local artériel les distinguent facilement des souffles anévrysmaux.

Ces souffles anévrysmaux seront eux-mêmes décrits avec les diverses variétés d'anévrysme.

B). Veines. — Le souffle continu à renforcement (bruit de diable), qui se produit dans la chlorose au niveau des vaisseaux du cou, peut rappeler le thrill des anévrysmes artério-veineux et cirsoïdes. Mais ce symptôme isolé ne saurait jamais entraîner d'erreur de diagnostic.

5° *Troubles fonctionnels*. — Ce sont des troubles d'anémie dans les hémorrhagies, des troubles circulatoires et trophiques dans les anévrysmes, les varices. — Les anévrysmes peuvent agir directement et par compression indirecte des veines ou des nerfs de voisinage.

6° *État général*. — L'hémophilie — toutes les dyscrasies, albuminurie, affections du foie, infections diverses — peuvent jouer un rôle dans les hémorrhagies. — Dans les affections spontanées des artères et des veines, l'endartérite, l'artériosclérose généralisée et ses diverses causes: syphilis, rhumatisme, goutte, diabète, alcoolisme, saturnisme, devront être recherchées.

II. — Lésions traumatiques des vaisseaux.

A. — HÉMORRHAGIES.

Résumé clinique. — Les plaies des artères donnent lieu à une hémorrhagie de sang rouge, saccadée, bouillonnante, en jet, s'élançant souvent assez loin de la plaie.

Les plaies des veines donnent lieu à une hémorrhagie de sang noir en nappe.

Examen du malade et traitement. — En présence d'un blessé si l'hémorrhagie est abondante, la première chose à faire est naturellement non l'examen mais le traitement. La compression directe est faite de suite sur la plaie. On applique, avant d'enlever la compression directe, la bande d'Esmarch et l'on peut aller sans nouvelle perte de sang à la recherche des bouts divisés. Ceux-ci, qu'il s'agisse d'une artère ou d'une grosse veine sont liés dans la plaie. L'antisepsie a rendu aujourd'hui exceptionnelles les indications de la ligature à distance. Dans les hémorrhagies peu abondantes la compression directe suffit souvent au traitement. La poudre d'antipyrine est un excellent hémostatique local.

Après les grands traumatismes, après les hémorrhagies abondantes une cause d'erreur doit être signalée. L'hémorrhagie est souvent arrêtée spontanément ou très diminuée par l'état de shock, la prostration demi-syncopale où se trouve le blessé. Cet arrêt peut ne pas être définitif et le retour de l'hémorrhagie, si l'on n'a pas lié les deux bouts du vaisseau, se fait souvent quand le blessé commence à se ranimer, que la circulation se relève. Une surveillance très attentive doit donc être exercée quand on croit pouvoir se contenter d'un simple pansement compressif.

B. — HÉMORRHAGIES DANS L'HÉMOPHILIE.

Résumé clinique. — Des plaies insignifiantes des vaisseaux : extraction d'une dent, piqûre de sangsue, division du frein de la langue, ténotomie, peuvent, chez certains sujets, donner lieu à des hémorrhagies très abondantes. Ces hémorrhagies peuvent même survenir par rupture spontanée des vaisseaux (épistaxis, hématémèses, entérorrhagies, hématuries). — Les épanchements de sang intraarticulaires peuvent devenir très abondants, après une simple contusion. L'hémophilie est assez souvent héréditaire. Elle peut exister chez des sujets offrant l'apparence la plus robuste. Elle se voit surtout dans l'enfance et presque exclusivement chez les jeunes garçons.

Examen du malade. — La disproportion de la lésion cause de l'hémorrhagie et de l'intensité de cette hémorrhagie est le seul symptôme de l'hémophilie. — Les commémoratifs peuvent être utiles. On apprend que le blessé a déjà eu après des piqûres, des coupures minimes, des écoulements de sang abondants et prolongés.

Diagnostic. — La tendance aux hémorrhagies qui accompagne certaines infections graves (purpura, scorbut, variole hémorrhagique) ne saurait, en raison des accidents généraux qui ont précédé et qui accompagnent l'hémorrhagie, être confondue avec l'hémophilie.

Pronostic. — Le pronostic est sérieux. L'arrêt de l'hémorrhagie est souvent fort difficile, les retours de l'hémorrhagie sont fréquents.

Indications thérapeutiques. — Songez à l'hémophilie avant toute opération chez l'enfant. L'hémorrhagie produite, défiez-vous de la compression très mal supportée et déterminant souvent des eschares (Kirmisson). La poudre d'antipyrine, les serres-fines sont les moyens locaux les plus usuels. Traitement général, ergot de seigle, térébenthine, air frais. La transfusion peut être doublement utile ; elle répare les pertes de sang subies et en régénérant le sang elle est souvent un moyen très efficace d'arrêt de l'hémorrhagie.

C. — Anévrysme diffus primitif.

Résumé clinique. — Le sang dans les plaies artérielles peut, au lieu de trouver son issue au dehors s'accumuler dans les tissus. Il forme un épanchement qui se limite sans jamais se circonscrire bien exactement. Cet épanchement restant en communication avec l'artère subit plus ou moins, comme un anévrysme ordinaire, les modifications dues aux variations de pression intra-artérielle.

Examen du malade. — L'ecchymose étendue est au début un signe important. Quand elle a disparu cherchez avec soin dans toute tuméfaction développée après un traumatisme : 1° les battements ; 2° le souffle. L'expansion manque presque toujours ainsi que le frémissement.

Diagnostic. — Le diagnostic reste donc souvent assez délicat. On peut songer à un simple hématome ; souvent aussi les accidents d'inflammation ultérieurs font conclure à un hématome suppuré. Dans le doute si l'incision s'impose, prenez avant d'ouvrir la collection, toutes les précautions pour ne pas être surpris par l'hémorrhagie.

L'anévrysme diffus consécutif succède à la rupture spontanée d'une poche anévrysmale. Les commémoratifs surtout le distinguent de l'anévrysme diffus primitif. Plus fréquemment que ce dernier il offre, outre les battements et le souffle, l'expansion et le frémissement.

Indications thérapeutiques. — L'incision de la collection et la ligature des deux bouts de l'artère divisée sont la méthode de choix, mais il faut être prêt à parer à l'hémorrhagie.

D. — Anévrysmes artério-veineux primitifs.

Résumé clinique. — Ces anévrysmes sont produits par un traumatisme ayant porté simultanément sur une artère et sur une veine, parfois même sur plusieurs vaisseaux artériels ou veineux. Mais leur développement se fait lentement, progressivement, de sorte qu'ils n'éveillent souvent l'attention qu'assez longtemps après le traumatisme. — Ces anévrysmes étaient autrefois assez fréquents au pli du coude à la suite de saignées mal faites.

Examen du malade. — *Inspection.* — La tuméfaction est souvent très peu prononcée ; elle peut même ne pas avoir été remarquée par le malade qui se préoccupe surtout des troubles de compression. Le symptôme le plus important à l'inspection est la dilatation des veines superficielles, dilatation souvent très étendue.

Palpation. — La tumeur est d'ordinaire mal limitée. Sa consistance est mollasse, dépressible. Elle offre des battements. Elle offre surtout sous le doigt un frémissement spécial continu avec renforcements, le thrill, symptôme pathognomonique des anévrysmes artério-veineux que nous retrouverons à l'auscultation.

Pouls artériel. — Le pouls artériel est diminué au-dessous de la tumeur.

Battements veineux. — Les veines situées au-dessus de la tumeur offrent souvent des battements veineux.

Auscultation. — Le thrill donne à l'auscultation la sensation d'un bruit continu avec renforcements qu'on a comparé au bruit d'un rouet, d'une toupie. En éloignant le stéthoscope peu à peu du foyer de l'anévrysme on trouve des points où le bruit continu cesse, où le renforcement est seul perçu.

Influence de la compression sur les symptômes. — Faite sur l'artère au-dessus de l'anévrysme la compression diminue et peut même arrêter le thrill et les battements.

Faite au-dessous de l'anévrysme elle augmente au contraire le thrill et les battements.

Troubles fonctionnels. — Les troubles de la sensibilité (anesthésie, hyperesthésie), de la motilité (engourdissement, fatigue), de la nutrition générale du membre (refroidissement, atrophie), peuvent constituer une infirmité réelle. L'accroissement est très lent et très progressif. Les ruptures, les inflammations sont exceptionnelles. Mais jamais il n'y a de guérison spontanée.

Diagnostic. — Le malade ne consulte souvent que pour les troubles fonctionnels et c'est le chirurgien qui doit savoir trouver la tuméfaction anévrysmale. En dehors du commémoratif de traumatisme artériel, la consistance mollasse, le thrill continu et non intermittent feront le diagnostic avec les anévrysmes artériels. Les anévrysmes cirsoïdes se reconnaîtront à leurs dilatations artérielles serpentines.

Indications thérapeutiques. — Dans les anévrysmes artério-veineux récents du coude, de la fémorale superficielle, la compression directe de l'anévrysme unie à la compression de l'artère à distance a donné des succès.

L'incision et la quadruple ligature des deux bouts artériels et des deux bouts veineux peut aussi être tentée. Si l'anévrysme est volumineux son extirpation en masse serait préférable.

III. — Anévrysmes circonscrits.

Résumé clinique. — Les anévrysmes circonscrits se développent d'une façon très lente, très insidieuse. Leur début remonte quelquefois à un traumatisme, une contusion, une piqûre ayant effleuré l'artère. Ce traumatisme, insuffisant pour rompre entièrement les tuniques artérielles et déterminer l'anévrysme diffus étudié plus haut, a été suffisant pour les affaiblir tant par la lésion même que par l'inflammation périartérielle qu'il a déterminée. Parfois c'est une inflammation de voisinage ayant elle aussi déterminé une périartérite qui parait avoir été le point de départ de l'anévrysme (bubons de l'aine précédant les anévrysmes de la fémorale. Kirmisson). Mais la grande cause des anévrysmes est l'endartérite. En étudiant l'état général on devra donc, comme nous le verrons, rechercher toutes les diathèses : obésité, rhumatisme, goutte, alcoolisme, syphilis, susceptibles de s'accompagner d'endartérite.

Les anévrysmes s'observent surtout sur les artères flexueuses voisines des os. — Les efforts violents, les positions fatigantes auxquelles obligent certaines professions peuvent jouer le rôle de cause occasionnelle. De toutes les artères, la plus fréquemment atteinte est la poplitée ; l'étude des anévrysmes de cette artère fera l'objet d'un chapitre spécial aux maladies du membre inférieur.

L'anévrysme, une fois constitué, peut persister sans s'accroitre et même guérir spontanément. Il peut aussi s'accroitre sans cesse et, si le traitement chirurgical n'intervient pas, finir par se rompre. La rupture dans le tissu cellulaire donne un anévrysme diffus dit consécutif. La rupture dans une veine voisine, accident rare, donne un anévrysme artério-veineux consécutif. — La rupture complète, soit externe à travers la peau, soit interne dans l'intestin, la vessie, la trachée, tue rapidement par hémorrhagie.

La rupture est souvent préparée par l'inflammation et la gangrène des parois du sac.

Les caillots intra-anévrysmaux peuvent en se détachant déterminer des embolies.

Examen du malade. — *Inspection.* — La tumeur est ovoïde, peu saillante, bien distincte, bien limitée. Son volume est d'ordinaire peu considérable ; il dépasse rarement le volume d'un œuf. La peau est saine, non adhérente, non modifiée.

Palpation. — Les limites sont nettes et distinctes. La consistance passe par deux phases différentes. Les anévrysmes récents sont mous, dépressibles, réductibles même, les anévrysmes anciens sont souvent assez durs.

La fluctuation, nette au début, finit par ne plus être perçue que profondément à travers une coque épaisse.

La tumeur offre deux signes pathognomoniques : 1º les battements ; 2º l'expansion. Pour bien sentir l'expansion il faut saisir doucement toute la tumeur dans la main, faire porter le contact sur la totalité ou la presque totalité de sa surface. Le thrill, les frémissements sont inconstants. Quand ils existent, ils ont le caractère intermittent. Ils ne sont pas continus avec renforcements comme dans l'anévrysme artério-veineux.

Pouls artériel. Le pouls est diminué et souvent aussi retardé au-dessous de l'anévrysme ; il est souvent augmenté et notablement plus fort au-dessus.

Auscultation. — On entend un souffle rude, en rape, intermittent. Le souffle est plus court que l'intervalle de silence qui le suit. Ce souffle s'entend au moment de la diastole artérielle.

Dans les très grosses artères, on peut entendre un second souffle de retour, beaucoup plus doux, beaucoup plus faible que le premier.

Influence de la compression sur les symptômes. — Faite sur l'artère au-dessus de l'anévrysme, la compression diminue les battements, l'expansion, le souffle. Faite au-dessous elle les augmente. Les battements en particulier deviennent plus tressautants, plus brusques.

Percussion. — Dans quelques régions, au pli de l'aine par exemple, il peut être utile de rechercher la matité de la tumeur à la percussion (diagnostic avec les hernies).

Troubles fonctionnels. — La tumeur anévrysmale est souvent assez bien tolérée.

La compression exercée sur les nerfs voisins peut déterminer des névralgies (fourmillements, engourdissement, douleur), quelques troubles trophiques, souvent des paralysies.

La compression exercée sur les veines voisines détermine de l'œdème, une dilatation variqueuse.

Les os peuvent quelquefois être usés à la longue par les battements (fractures spontanées), repoussés (subluxation).

Multiplicité des anévrysmes. — On n'oubliera pas au cours de l'examen des lésions locales qu'il y a parfois plusieurs anévrysmes.

État général. — 1° Cherchez si le sujet est athéromateux. La radiale dans l'athérome donne sous le doigt la sensation d'un tuyau de pipe, d'une « trachée de poulet ». La temporale est dure, les fémorales offrent des plaques incrustées. L'athérome peut s'observer chez des sujets relativement jeunes.

2° Recherchez toutes les causes d'endartérite : goutte, rhumatisme, obésité, alcoolisme, saturnisme, néphrite interstitielle. Cherchez surtout la syphilis qui peut fournir au traitement quelques indications.

3° Ne négligez pas l'auscultation du cœur, en particulier de la base, pour rechercher les lésions de l'aorte. Ne négligez pas, surtout s'il y a un bruit de galop au cœur, l'examen des urines. La néphrite interstitielle est assez fréquente.

Complications. — L'inflammation survenant sur un anévrysme inaperçu jusque-là peut être une grave cause d'erreur et faire croire à un abcès. Survenant sur un anévrysme diagnostiqué elle n'est plus qu'une indication thérapeutique urgente.

La gangrène, les ruptures, les hémorrhagies donnent lieu à des symptômes évidents. Les accidents souvent très menaçants exigent une détermination rapide.

L'embolie peut être la cause de gangrènes étendues. On doit songer, en présence d'accidents d'embolie, à chercher si le caillot embolique n'a pas pour origine quelque tumeur anévrysmale jusque-là méconnue.

Diagnostic. — Le diagnostic est ordinairement assez facile. Les erreurs sont plus tragiques qu'elles ne sont fréquentès. On doit songer à la possibilité d'un anévrysme dans toutes les affections siégeant au voisinage du trajet d'une artère. On ne doit d'autre part admettre l'anévrysme — affection rare — que si ses symptômes sont évidents.

Le diagnostic doit être fait : A. avec les tumeurs animées de battements propres ; B. avec les tumeurs soulevées par des battements artériels (Michaux).

A) *Tumeurs animées de battements propres.* Diagnostic.

1° Avec les anévrysmes artério-veineux. Le développement du réseau veineux, le thrill continu à renforcement en rouet sont spéciaux à ces anévrysmes.

2° Avec les anévrysmes cirsoïdes. Les flexuosités artérielles, le thrill, le souffle s'entendant très loin du foyer principal, distinguent ces anévrysmes. On ne les rencontre guère qu'au cuir chevelu, aux doigts.

3° Avec les tumeurs érectiles. Les battements, le souffle sont à peine sensibles dans les tumeurs érectiles.

4° Avec les sarcomes vasculaires. Les limites sont diffuses, la tumeur est adhérente, le souffle est peu intense. D'autres symptômes : envahissement rapide, engorgement ganglionnaire, indiquent la nature maligne.

B) *Tumeurs soulevées par des battements artériels.*

Toutes les tumeurs voisines d'une artère, adénites, abcès, kystes, fibromes, lipomes, sarcomes, etc., peuvent être soulevées par les battements de cette artère. Mais si elles offrent des battements, elles n'ont ni expansion, ni souffle. Il est de plus rare qu'elles compriment l'artère au point de diminuer et de retarder le pouls au-dessous de la tumeur.

Michaux recommande dans les cas douteux l'emploi du sphygmographe. L'absence de l'ascension brusque due à l'expansion anévrysmale est caractéristique sur le tracé sphygmographique.

Pronostic. — Le pronostic dépend 1° du siège : les anévrysmes du cou, de la tête, sont beaucoup plus graves que ceux des membres ; 2° du volume ; 3° du nombre ; 4° de l'athérome généralisé. Il est inutile d'insister sur la gravité des complications : inflammation, ruptures, embolies. L'antisepsie, en modifiant toutes les conditions opératoires, a de beaucoup diminué la gravité des anévrysmes chirurgicaux.

Indications thérapeutiques. — On peut parfois essayer la compression directe et à distance. Les chirurgiens hésitent actuellement entre deux méthodes : 1° ligature de l'artère à distance ; 2° extirpation de la tumeur anévrysmale.

IV. — Anévrysmes cirsoïdes.

Résumé clinique. — Ces anévrysmes s'observent presque exclusivement au cuir chevelu et à la main. Ils sont parfois la suite d'une plaie, d'une contusion. Il est fréquent de les voir résulter de la transformation, de la dilatation d'un angiome artériel préexistant. Les congestions de la puberté, de la menstruation, de la grossesse, l'alcoolisme, les irritations répétées favorisent souvent cette transformation.

Examen du malade. — *Inspection*. — L'anévrysme forme un gros paquet bosselé, ramifié. Les dilatations flexueuses des artères forment des cordons rougeâtres visibles souvent à une certaine distance de l'anévrysme.

Palpation. — Les limites sont assez définies, mais les cordons artériels prolongent irrégulièrement la tumeur.

La consistance mollasse, élastique rappelle celle du varicocèle. La réductibilité est souvent absolue.

Les battements se sentent très loin sur les artères dilatées. On sent assez souvent un frémissement, un thrill analogue au thrill de l'anévrysme artério-veineux.

Auscultation. — Le souffle est variable, intermittent ou continu avec redoublements systoliques. Il s'entend fort loin sur les artères dilatées.

Influence de la compression sur les symptômes. — Tous les signes précédents sont accrus par la compression au-dessous de l'anévrysme, diminués par la compression au-dessus.

Troubles fonctionnels. — Les compressions sont rares. A la tête les battements continus peuvent être extrêmement pénibles. — Les anévrysmes cirsoïdes tendent presque toujours à s'accroître incessamment. Ils finissent par se compliquer d'inflammations, d'hémorrhagies.

Diagnostic. — Ordinairement évident. Il suffit de signaler les diagnostics différentiels généraux.

Avec l'anévrysme circonscrit. Cet anévrysme est nettement circonscrit et n'a pas les prolongements de l'anévrysme cirsoïde.

Avec l'anévrysme diffus. Cet anévrysme n'a pas non plus de prolongements ramifiés.

Avec l'anévrysme artério-veineux. La dilatation veineuse au-dessus de l'anévrysme ne saurait simuler les bosselures, les ramifications de l'anévrysme cirsoïde.

Avec la dilatation artérielle des vieillards. Cette dilatation offre des flexuosités, des bosselures, mais il n'y a pas de tumeurs proprement dites.

Avec les angiomes. Tant que les angiomes sont limités, ne s'accroissent pas, l'absence ou le peu d'intensité des battements et du souffle empêchent la confusion. Quand les angiomes commencent à se transformer, des nuances seules les séparent des anévrysmes cirsoïdes, terminaison vers laquelle tend cette transformation.

Avec une tumeur maligne pulsatile. Les symptômes de malignité, la forme, le mode d'accroissement sont des symptômes différentiels évidents.

Comme diagnostic spécial aux anévrysmes du cuir chevelu M. Michaux signale l'encéphalocèle. Les battements et le souffle de l'encéphalocèle ne se modifient pas par la compression d'une seule des carotides. La compression des deux carotides est nécessaire. Battements et souffles reparaissent vite, la circulation continuant par les artères vertébrales.

Indications thérapeutiques. — La ligature donne de très médiocres résultats. L'excision doit lui être préférée.

Voir *Anévrysmes cirsoïdes.* — Musée St-Louis, coll. gén., vit. 96, pièce 144, crâne ; vit. 98, pièce 169, fesse.

V. — Angiomes.

Résumé clinique. — Les angiomes au point de vue du diagnostic clinique doivent être divisés en deux variétés : angiomes superficiels, cutanés ou muqueux, angiomes sous-cutanés ou sous-muqueux. Il existe également des angiomes profonds (angiomes du foie, de la rate, de la parotide). Il suffit de les mentionner brièvement, leur diagnostic clinique étant à peu près impossible. On ne saurait trop rechercher dans les angiomes l'origine congénitale. C'est là, alors même que l'angiome a ultérieurement subi diverses transformations (fibromateuse, calcaire, sarcomateuse, anévrysmale), un élément important du diagnostic.

A. — Angiomes cutanés ou muqueux.

Inspection. — Les angiomes cutanés ou muqueux se présentent à l'inspection soit sous forme d'une tache rosée, bleuâtre, soit sous forme d'une tumeur rosée, bleuâtre, lie de vin. Les cris, les efforts augmentent l'intensité de leur coloration et leur volume ; cette augmentation est plus nette dans les angiomes artériels que dans les angiomes veineux.

Palpation. — La palpation fait constater un épaississement, une tuméfaction d'ordinaire mal limitée. La réduction est rarement bien nette, sauf dans quelques angiomes veineux. Les angiomes artériels peuvent présenter de très légers battements. La palpation explorera avec un soin particulier le pourtour de l'angiome pour y rechercher les gros vaisseaux artériels ou veineux qui peuvent arriver à la tumeur.

Signes de compression. — Les angiomes peuvent déterminer du côté des nerfs, des os voisins, divers troubles de compression.

B. — Angiomes sous-cutanés ou sous-muqueux.

Inspection. — L'inspection ne montre guère qu'une tuméfaction incolore, mal limitée. Parfois on voit par transparence une légère teinte bleuâtre. Cette teinte s'accroît un peu en même temps que le volume augmente par les efforts et les cris.

Palpation. — La palpation fait reconnaître une tumeur mollasse donnant assez bien la sensation d'un paquet de ficel-

les, de veines variqueuses. Les limites sont d'ordinaire mal définies. La réduction est souvent très nette dans les tumeurs
veineuses sous-cutanées. Après la réduction on sent à la palpation comme un ballon dégonflé (Reclus). L'expansion, les
battements, les grosses artères périphériques qui peuvent arriver à l'angiome seront recherchés avec soin.

Auscultation. — L'auscultation peut faire entendre un bruit
de souffle doux, très léger dans les angiomes artériels.

Diagnostic. — Le diagnostic doit porter : 1º sur l'existence,
2º sur la nature artérielle ou veineuse, 3º sur la marche ré-
gressive, stationnaire ou progressive de l'angiome.

Existence. — Un angiome sous-cutané ou sous-muqueux ne
pourrait être confondu qu'avec une tumeur mélanique. Mais
il n'en a ni la teinte sépia, ni l'induration, ni l'accroissement
rapide. — A l'anus les angiomes sous-muqueux sont parfois
pris pour des hémorrhoïdes.

Un angiome sous-cutané ou sous-muqueux ne saurait être,
en raison de sa consistance spéciale, confondu avec un lipome,
un fibrome, un sarcome, sauf le cas de dégénérescence.

Nature. — Les angiomes artériels ont une coloration rosée,
ils s'exagèrent par les efforts, sont peu réductibles, offrent
souvent un peu d'expansion, quelques battements, un souffle
léger. Ils s'accroissent ou diminuent, restent rarement stationnaires.

Les angiomes veineux sont bleuâtres, mollasses, ils s'exagèrent peu par les efforts, ils sont souvent très réductibles. Ils
restent fréquemment stationnaires.

Évolution. — L'augmentation, la diminution, l'état stationnaire de l'angiome doivent être établis moins par l'interrogatoire assez trompeur que par des examens réitérés. Quand
la palpation constate un encapsulement très net, une dureté
fibreuse calcaire, on peut espérer la régression spontanée. —
L'apparition de dilatations serpentines (voir *anévrysmes cirsoïdes*), de cavités kystiques, d'ulcérations, indique au contraire
une progression inquiétante. Les angiomes tout en augmentant de dureté peuvent s'accroître ; on doit craindre alors leur
dégénérescence sarcomateuse.

Pronostic. — Le pronostic dépend : 1º de l'étendue, 2º du siège, 3º de l'évolution et des diverses complications de l'angiome.

Indications thérapeutiques. — Galvanopuncture, injections coagulantes dans les tumeurs récentes. Extirpation complète si possible dans les tumeurs anciennes lacunaires, kystiques. L'extirpation s'impose dans la dégénérescence sarcomateuse.

A consulter. — Musée St-Louis, collection Péan, vitrine 148, pièces 131, 207, 254, 273, 557, 376, angiomes de la région post-auriculaire, parotidienne, de la lèvre inférieure, de la joue, de l'avant-bras, de la région sous-claviculaire.

Vit. 148, pièce 453, angiome caverneux du triceps fémoral.

Vit. 147, pièces 507, 538, angiomes veineux de la paupière inférieure et de la paupière supérieure.

Vit. 154, pièce 412, angiome veineux du sein gauche.

VI. — Varices et phlébite.

L'étude des varices et de la phlébite sera faite bien plus utilement avec les affections du membre inférieur. Contentons-nous de rappeler la part que l'état général, artério-sclérose pour les varices, infections, cachexie, artério-sclérose, intoxications pour la phlébite, prend dans ces affections.

QUATRIÈME PARTIE

MALADIES DES RÉGIONS

LIVRE PREMIER

Affections chirurgicales de la tête.

I. — Affections du crâne.

I. — Règles générales pour l'examen dans une affection du crâne.

L'examen clinique dans les affections du crâne sera toujours assez complexe. Cette région à côté de ses affections fréquentes est en effet le siège d'un certain nombre d'affections rares : pneumatocèles, méningocèles, tumeurs sanguines communiquant avec les sinus crâniens, facilement méconnus par suite de leur rareté même. A côté de l'inspection et de la palpation, la percussion, l'auscultation seront souvent nécessaires. La réductibilité d'une tumeur, les troubles de compression produits ou non par cette réduction, sa tension dans les efforts sont souvent des éléments très importants du diagnostic de ses communications vasculaires et intra-crâniennes. Les troubles fonctionnels sont fréquemment aussi le seul signe et parfois le signe bien atténué des complications cérébrales. L'examen de l'état général et en particulier la recherche de la syphilis sont non seulement importants pour le diagnostic mais pour le traitement.

Examen du malade. — *Commémoratifs.* — Un des commémoratifs les plus importants est l'origine congénitale ou non congénitale de l'affection. Parmi les affections congénitales, les unes : céphalématome, méningocèle sont remarquées dès les premiers jours de la naissance, les autres plus embarrassantes : angiomes, kystes dermoïdes, n'attirent souvent l'attention que beaucoup plus tardivement.

La nature traumatique ou spontanée de l'affection est facile à établir. On n'oubliera pas que des contusions faibles mais répétées sont souvent la cause occasionnelle de diverses affections non traumatiques, transformation des angiomes en anévrysmes cirsoïdes, inflammation des loupes, développement d'exostoses. Souvent aussi des affections existant depuis longtemps déjà et passées jusque-là inaperçues attirent l'attention du malade à l'occasion d'un traumatisme léger.

Examen des lésions locales. — *Inspection.* — L'inspection dans certaines affections superficielles, loupes, angiomes, furoncles, anthrax, anévrysme cirsoïde, épithélioma du cuir chevelu, etc., suffit presque à faire reconnaître la nature de l'affection. Dans les affections plus profondes : enfoncements, inflammation, tumeurs des os du crâne, les signes fournis par l'inspection relativement à la forme, à l'étendue de la lésion, aux modifications du cuir chevelu ne seront pas négligés.

La localisation de l'affection dans telle ou telle région du crâne est souvent un élément important. Les kystes dermoïdes siègent au front, aux tempes, aux oreilles, sur les points occupés auparavant par les fentes branchiales, les tumeurs sanguines en communication avec la circulation intra-crânienne siègent presque toujours sur le trajet du sinus longitudinal supérieur, le pneumatocèle spontané occupe presque toujours la région mastoïdienne.

Palpation. — Le premier but de la palpation doit être d'établir si l'affection siège dans les parties molles ou dans les os du crâne.

a) L'épaisseur, la mobilité, l'intégrité des parties molles qui recouvrent la lésion, sont une première présomption en faveur du siège osseux. Quand les parties molles ont été envahies secondairement, les commémoratifs établiront le mode d'évolution. Beaucoup d'affections osseuses se reconnaissent de plus à la dureté de leur consistance. On n'oubliera pas que le pourtour des hématomes offre souvent une dureté très grande faisant un contraste frappant avec la mollesse du centre et pouvant parfois faire penser à un enfoncement crânien.

Dans quelques cas d'enfoncement ou de perforation crânienne, il est possible de déprimer les parties molles et de sentir les bords durs, irréguliers qui limitent le trou osseux.

b) La localisation de la lésion dans les parties molles du péricrâne est parfois évidente, souvent aussi elle ne peut être faite que par élimination et c'est pourquoi nous avons indiqué tout d'abord les principaux signes de localisation osseuse. Si l'affection semble superficielle, on recherchera si elle est directement dans l'épaisseur de la peau et du tissu cellulaire sous-cutané, ou profonde située sous l'aponévrose épicrânienne ou sous le périoste. La peau dans les loupes, les angiomes, les épithéliomas fait manifestement corps avec la lésion, n'est pas mobile sur elle. La distinction entre les affections sous-aponévrotiques et sous-périostiques est souvent extrêmement difficile.

Cette première recherche faite, la palpation établira la forme, le volume, les limites, la consistance (consistance éburnée, dure, mollasse, fluctuante) de l'affection elle-même. On recherchera l'état des ganglions de la nuque, du cou, du ganglion préauriculaire. L'étude de la réductibilité et de l'expansion mérite une attention spéciale.

Réductibilité et expansion. — Un certain nombre d'affections crâniennes communiquant soit avec les vaisseaux, soit avec l'intérieur du crâne (anévrysmes cirsoïdes, tumeurs vasculaires communiquant avec les sinus, fongus de la dure-mère ayant perforé les os, méningocèle, etc.) sont réductibles en totalité ou en partie par une pression douce. Cette réductibilité est indolente, elle ne détermine pas d'accidents de compression, malaise, céphalée, vertiges, quand elle est due à une communication avec les sinus veineux. Quand elle est simplement due à un refoulement en masse dans l'intérieur du crâne (fongus de la dure-mère ayant perforé les os), ou à un refoulement de liquide dans la cavité méningée (encéphalocèle), la compression du cerveau, détermine rapidement de la douleur, de la paleur, de l'anxiété, des nausées, un ralentissement du pouls. On s'arrêtera à ces premiers symptômes, une compression plus intense pouvant amener des accidents sérieux : syncope, convulsions épileptiformes.

Les tumeurs en communication avec les sinus crâniens ou l'intérieur du crâne se tendent, se gonflent au moment de l'inspiration, des efforts. Cette tension est appréciable à la palpation, parfois même à l'inspection.

Percussion. — La matité est la règle dans toutes les tumeurs du crâne, sauf le pneumatocèle. La sonorité de cette affection est donc pathognomonique.

Auscultation. — Utile surtout dans l'anévrysme cirsoïde. Les tumeurs vasculaires en communication avec les sinus veineux ne donnent pas de bruits de souffle. Ces bruits de souffle peuvent par contre se rencontrer dans certains sarcomes très vasculaires.

Troubles fonctionnels. — Les affections crâniennes par leurs propagations vers l'orbite, vers le rocher et l'apophyse mastoïde peuvent déterminer des troubles de la vue et de l'ouïe. Mais les troubles les plus importants sont ceux qui doivent faire redouter une lésion intra-crânienne. Les symptômes de ces lésions sont parfois très insidieux, tant est grande la tolérance de l'écorce cérébrale. La céphalée localisée, l'apathie, les vertiges, les vomissements sans efforts, sans nausées, la constipation opiniâtre, le ralentissement du pouls suffiront à éveiller les craintes. Les paralysies partielles soit des membres, soit des nerfs crâniens (ptosis, strabisme), l'aphasie sont des symptômes certains mais beaucoup plus rares.

État général. — La syphilis, la tuberculose sont l'origine de nombreuses affections du crâne. La méningite est une complication fréquente de ces affections.

II. — Affections traumatiques du crâne.

Résumé clinique. — Les contusions, les fractures de la

voûte, les fractures de la base, les plaies du crâne, offrent à
étudier, d'une part la lésion traumatique directe, de l'autre, les
diverses complications cérébrales surajoutées à cette lésion.
Ces diverses complications peuvent tenir soit à une lésion du
cerveau, soit à un état mal déterminé désigné sous le nom de
commotion cérébrale.

Examen du malade. Lésions locales. — I. *Contusions simples.* — Dans les contusions simples les symptômes sont surtout négatifs. Il n'y a ni dépression, ni enfoncement, ni saillie
des fragments comme dans la fracture de la voûte. On ne trouve
ni l'ecchymose tardive conjonctivale puis palpébrale, ni les
écoulements séreux ou hémorrhagiques par l'oreille et le nez,
ni les lésions des nerfs crâniens qui peuvent accompagner la
fracture de la base. L'hématome produit par la contusion ne
saurait simuler un enfoncement si l'on est prévenu de la dureté
relative de ses bords.

II. *Fractures de la voûte.* — Cherchez par une palpation attentive les déformations. Ces déformations sont de deux ordres :
1° saillies de fragments souvent irréguliers et esquilleux ;
2° dépressions et enfoncements parfois assez étendus. La douleur localisée en un point fixe, exaspérée par la pression a
aussi une valeur.

La dépression est parfois masquée par la tuméfaction fluctuante formée par l'épanchement sanguin, parfois même par
l'issue du liquide céphalo-rachidien. Une ponction aseptique serait inoffensive et permettrait l'exploration. Elle trancherait par
elle-même le diagnostic si le liquide offre les caractères ordinaires du liquide céphalo-rachidien.

III. *Fractures de la base.* — Ces fractures échappent à l'exploration directe et ne peuvent être reconnues que par les signes rationnels. Le plus important de ces signes est l'ecchymose sous-conjonctivale. Cette ecchymose apparaît dès le
deuxième ou troisième jour, elle débute sous la conjonctive et
ne gagne qu'ensuite la paupière.

L'écoulement de liquide séreux par les oreilles et le nez offre,
surtout si cet écoulement est continu, abondant, une très
grande importance.

Les hémorrhagies nasales n'ont de valeur qu'à la condition d'être très prolongées.

Les otorrhagies ont une très grande valeur si elles sont abondantes, persistantes, répétées. Les déchirures du tympan peuvent déterminer une hémorrhagie immédiate, abondante, mais cette hémorrhagie s'arrête vite et ne se reproduit pas.

La paralysie du nerf facial est assez fréquente, la paralysie du moteur oculaire commun, du moteur oculaire externe, de l'ophtalmique sont plus rares.

L'issue de matière cérébrale par une plaie, par le nez, ou par l'oreille est un signe absolument certain.

Signes spéciaux de la fracture du rocher. — Parmi ces symptômes l'écoulement séreux ou sanguin par l'oreille et surtout les paralysies faciales indiquent plus spécialement une fracture du rocher.

IV. — *Plaies du crâne.* — Les plaies du crâne sont limitées aux parties molles ou accompagnées de fractures. Les premières sont souvent remarquables : 1° par les décollements étendus de toutes les parties molles du péricrâne, périoste compris ; 2° par l'abondance de l'hémorrhagie, les artères se rétractant très difficilement.

L'examen direct permet d'ordinaire de reconnaître facilement les fractures qui peuvent accompagner les plaies du péricrâne. Ces fractures, même limitées à la table externe et sans complications cérébrales, exigent comme toutes les fractures ouvertes l'antisepsie la plus minutieuse.

Recherche des complications cérébrales. — Le problème clinique peut être ainsi formulé : Y a-t-il une lésion du cerveau consécutive à la fracture : dilacération par une esquille, compression par l'enfoncement de la table interne, par l'épanchement sanguin même, corps étranger justiciable de l'intervention chirurgicale ? Y a-t-il au contraire contusion en masse plus ou moins grave de l'encéphale, mais non justiciable de l'intervention.

A. *Lésions directes justiciables de l'intervention.* — Un premier fait clinique doit être tout d'abord rappelé. La tolérance de la substance corticale pour les plaies, les corps étrangers, les compressions est souvent très grande. Les symptômes peuvent être vagues et atténués ; la guérison peut même survenir malgré la présence d'une esquille ou d'un corps étranger. Mais le plus souvent surviennent bientôt des accidents de méningo-encéphalite infectieuse extrêmement graves.

Un deuxième fait clinique important est que la lésion localisée est souvent accompagnée d'une commotion cérébrale générale. Les symptômes spéciaux de cette lésion sont donc souvent masqués au début par le coma, ils disparaissent au milieu de la perte complète de l'intelligence, de la motilité, de la sensibilité. Ce n'est que quand les symptômes de commotion se sont dissipés qu'on peut apprécier l'aphasie, les paralysies limitées.

Bien souvent donc il suffira que l'on soupçonne une lésion, une compression cérébrale directe par les circonstances du traumatisme, l'enfoncement, la dépression, les esquilles au niveau de la fracture pour que la trépanation soit indiquée, quelque vagues que soient les accidents cérébraux. Devenue absolument inoffensive avec l'antisepsie, la trépanation sera la règle dans toutes les fractures de la voûte accompagnées d'accidents graves.

La localisation de certains symptômes, aphasie, monoplégies, hémiplégie, indiquant une lésion ou une compression bien limitées, est une indication plus formelle encore. Alors même qu'aucun signe extérieur ne révèle la fracture de la voûte, ces accidents localisés peuvent être une indication suffisante. La table interne a cédé parfois sous le choc alors que la table externe momentanément déprimée s'est ensuite relevée en reprenant sa configuration normale.

B. *Lésions directes non justiciables de l'intervention.* — Dans d'autres cas, malgré l'évidence de lésions directes du cerveau, aucune intervention n'est possible. Dans les hernies du cerveau, les plaies du cerveau, l'écoulement de matière cérébrale par une plaie, par le nez, par l'oreille, dans les plaies par armes à feu, l'abstention est la règle au moins immédiatement. Si le malade survit, des symptômes localisés dus à une esquille, à un corps étranger, à un abcès même, peuvent devenir l'indication d'une trépanation secondaire. Ces symptômes sont encore l'aphasie, les monoplégies, l'hémiplégie, parfois une douleur très fixe et très nettement limitée.

C. *Commotion cérébrale.* — La commotion cérébrale peut offrir tous les degrés de la commotion passagère et légère à la commotion foudroyante. Les accidents comateux : perte complète de la motilité, de l'intelligence, le ralentissement du pouls, la pâleur livide, les vomissements sont au début communs à tous les degrés de commotion. Dans les commotions légères ils se dissipent assez rapidement. Dans les commotions graves, ils persistent. Au bout d'un à deux jours surviennent de l'élévation de la température, des contractures, de l'exagération des réflexes, des vomissements répétés, indices de la méningo-encéphalite.

Les commotions cérébrales peuvent, une fois guéries, laisser persister des accidents nerveux : céphalée, vertiges, crises épileptiformes, affaiblissement de la mémoire et de l'intelligence. Dans d'autres cas ce sont des paralysies, des contractures, des névralgies. On a même vu la polyurie et la glycosurie.

On doit, en présence de ces accidents tardifs, rechercher : 1° s'ils ne peuvent résulter d'une lésion localisée (abcès enkysté, hématome intra-crânien, saillie du cal interne) justiciable de la trépanation ; 2° s'ils ne sont pas au contraire en grande partie le résultat d'une névrose préexistante à l'accident et n'appartiennent pas à l'hystérie traumatique.

Diagnostic. — Il suffit de rappeler les principales questions auxquelles donne lieu un traumatisme du crâne :

1° Y a-t-il fracture et fracture complète du crâne ;

2° Y a-t-il lésion directe du cerveau ou simple commotion cérébrale ;

3° Malgré la commotion cérébrale existe-t-il des lésions directes justiciables de l'intervention.

Pronostic. — Le pronostic est très grave, moins désespéré pourtant que la gravité des accidents comateux immédiats ne le fait d'ordinaire supposer à première vue. Il devient fatal avec les premiers symptômes de méningo-encéphalite.

Indications thérapeutiques. — La trépanation immédiate est indiquée dans les fractures de la voûte avec esquilles, enfoncement, corps étrangers. En dehors de ces indications directes incontestées, la persistance d'accidents une fois la commotion cérébrale dissipée et surtout la localisation de ces accidents constituent une indication ultérieure de la trépanation.

Dans les fractures de la base, dans toutes les lésions non justiciables de la trépanation, le traitement classique est constitué par les purgatifs, les sangsues aux apophyses mastoïdes.

III. — Inflammations du crâne.

Résumé clinique. — Les inflammations du péricrâne et du crâne peuvent se développer : 1° sous la peau ; 2° sous l'aponévrose épicrânienne ; 3° sous le périoste ; 4° dans l'épaisseur même des os du crâne. La peau et l'aponévrose épicrânienne sont intimement unies. Le périoste au contraire est lâche et se décolle de l'os sous-jacent avec une grande facilité.

Quelques affections inflammatoires n'empruntent à la région que peu de caractères spéciaux. Le furoncle, l'anthrax se voient sur les limites du crâne, en particulier à la nuque, plutôt que sur le cuir chevelu proprement dit. Le phlegmon diffus rare est presque fatalement mortel. L'érysipèle du cuir chevelu est le plus souvent la suite d'un érysipèle de la face. La texture serrée du cuir chevelu modifie un peu les caractères ; la coloration reste blanchâtre, il y a empâtement dur plutôt qu'œdème. Ces diverses affections peuvent déterminer, par propagation de l'inflammation, des accidents méningitiques.

Les abcès peuvent résulter de quatre causes : 1° lymphangites ; 2° tuberculose ; 3° transformation d'hématomes ; 4° ostéites. Les abcès lymphangitiques ont d'ordinaire une marche aiguë. Les abcès tuberculeux superficiels présentent le type des gommes scrofuleuses de la peau. Les hématomes, fréquents au crâne, ont pour origine un traumatisme, ils se terminent le plus souvent par résolution. La suppuration est assez rare. Elle paraît un peu plus commune dans les hématomes sous-aponévrotiques (Gérard Marchant). Mais les suppurations qui offrent le plus d'importance clinique sont celles qui accompagnent les ostéites. Les ostéites syphilitique et tuberculeuse sont particulièrement fréquentes. L'ostéomyélite est beaucoup plus rare.

Examen du malade. — I. — L'examen d'un furoncle, d'un anthrax, d'un phlegmon diffus, d'un érysipèle, d'un abcès lymphangitique, d'une gomme scrofuleuse du cuir chevelu, d'un hématome, ne nécessite pas de règles particulières. Nous avons signalé dans les inflammations aiguës la possibilité de complications cérébrales. Dans l'hématome la dureté du bourrelet périphérique comparée à la mollesse du centre peut comme on l'a vu à l'étude des fractures simuler un enfoncement de la boîte crânienne.

II. — L'ostéomyélite est rare. Le début brusque, l'intensité des accidents généraux (état typhique), l'étendue des lésions, l'acuité de l'inflammation mettront d'ordinaire sur la voie du diagnostic. Faute de faire un examen local suffisant, de bien rechercher les moindres traces d'empâtement, de soulèvement périostique, les points douloureux à la pression, on peut facilement confondre l'ostéomyélite avec une méningite.

III. — Les inflammations liées à l'ostéite tuberculeuse ou syphilitique doivent être étudiées au point de vue des lésions locales à deux périodes: 1° avant les abcès ossifluents ; 2° après les abcès ossifluents.

Avant la production des abcès, la tuberculose détermine peu d'irrégularité de la surface crânienne. Les bosselures, les ostéophytes sont très rares. Les premiers signes sont souvent purement fonctionnels : douleurs locales, insomnie, vomissement. La douleur limitée à la pression offre alors une grande valeur. On peut parfois constater avant les abcès ossifluents des perforations assez étendues, ordinairement lisses, régulières, de la boîte crânienne. Les abcès ossifluents qui suivent de près ces perforations sont quelquefois pulsatiles et partiellement réductibles. Les abcès ossifluents peuvent également précéder la perforation. La facilité de décollement du périoste fait que la poche est assez fréquemment mal tendue.

Avant la période d'abcès la syphilis détermine sur le crâne

des irrégularités, des bosselures, des exostoses. Les perforations sont moins larges, plus irrégulières, plus tardives que dans la tuberculose. Les abcès sont plus tardifs. Comme dans la tuberculose avec nécrose osseuse ils peuvent offrir les mêmes caractères de tension incomplète.

A une période encore plus avancée, abcès de l'ostéite tuberculeuse et de l'ostéite syphilitique s'ouvrent et laissent à leur suite des fistules parfois très nombreuses. L'odeur du pus est souvent particulièrement infecte.

Accidents cérébraux. — Souvent aussi la mort survient au cours de cette évolution par suite d'accidents cérébraux. Les vomissements, l'inégalité pupillaire, le ralentissement du pouls, les troubles intellectuels, les crises épileptiformes, premiers indices du retentissement des lésions sur le cerveau, ont une très grande importance pronostique.

Diagnostic. — L'existence de l'ostéite est assez facile à établir. Sa nature syphilitique ou tuberculeuse sera établie par les caractères locaux indiqués plus haut et surtout par l'examen général.

Pronostic. — Le pronostic est toujours très grave même dans la syphilis.

Indications thérapeutiques. — Le traitement spécifique ne peut réussir qu'à la période d'ostéite non suppurée. Plus tard, il faut dans la syphilis comme dans la tuberculose inciser les abcès et enlever les séquestres au besoin par la trépanation.

IV. — Tumeurs du crâne.

Au point de vue clinique on peut diviser les tumeurs du péricrâne et du crâne en deux grandes classes : tumeurs acquises, tumeurs congénitales. Cette division simplifie notablement le diagnostic. Cette première distinction faite on devra d'abord pour chacune de ces classes chercher à localiser anatomiquement la tumeur soit dans les parties molles, soit dans les os. La consistance, la mobilité, parfois la réductibilité permettant de sentir l'orifice osseux de la tumeur réduite seront les éléments généraux de cette localisation. Chaque tumeur offre de plus ses caractères spéciaux qui seront décrits chemin faisant.

I. — Tumeurs acquises.

A. — *Des parties molles du crâne.*

Résumé clinique. — Les parties molles du crâne offrent un type de tumeur très fréquent, les loupes. Les anévrysmes cirsoïdes, résultats de la transformation d'angiomes, sont rares, mais constituent une affection assez spéciale de la région. Bien que les angiomes soient congénitaux ce n'est souvent qu'après de longues années qu'ils attirent l'attention au moment où la transformation se produit. On doit donc ranger les anévrysmes cirsoïdes parmi les tumeurs acquises. Une variété rare de tumeur n'existant qu'au crâne est le pneumatocèle. Les fibromes, les lipomes, les cornes cutanées, les sarcomes, les épithéliomas. les anévrysmes sont rares. Nous ne ferons que les signaler brièvement à propos du diagnostic des trois affections : kystes sébacés, anévrysme cirsoïde, pneumatocèle qui viennent d'être indiqués.

1° **Kyste sébacé. — Examen et diagnostic.** — Le kyste sébacé forme une tumeur hémisphérique souvent un peu aplatie, incluse dans la peau qui n'est pas mobile sur lui. Sa consistance est molle, fluctuante. Les kystes sébacés sont souvent multiples.

Diagnostic. — Les fibromes sont sous-cutanés, leur consistance serait plus dure.

Les lipomes sont également sous-cutanés, leur consistance serait lobulée.

Les cornes cutanées se reconnaissent au premier coup d'œil.

Les sarcomes sont rares. Ils ont une marche plus rapide, une consistance plus ferme. Quand ils sont ramollis leur volume est considérable.

L'épithélioma s'accompagne d'ulcérations. Presque toujours d'ailleurs l'épithélioma du cuir chevelu résulte de la dégénérescence d'une loupe. Mais s'il y a une période de transition un peu douteuse, l'accroissement rapide, l'ulcération saignante et bourgeonnante ne permettent pas d'hésiter longtemps.

Traitement. — L'extirpation sera faite par énucléation dans les loupes ordinaires. L'ablation sera large si l'on craint une dégénérescence. — Des précautions antiseptiques assez grandes sont nécessaires pour éviter l'érysipèle.

2º **Anévrysme cirsoïde. — Examen et diagnostic.** — Les flexuosités artérielles, le souffle, les battements perceptibles assez loin du foyer principal par suite de la dilatation des artères, la préexistence d'un angiome font le diagnostic. **Les** anévrysmes circonscrits, les anévrysmes artério-veineux **sont** beaucoup plus rares, beaucoup plus limités.

Traitement. — L'extirpation en masse est la méthode de choix, plus effrayante mais moins dangereuse que les injections coagulantes qui exposent aux embolies.

3º **Pneumatocèle. — Examen et diagnostic.** — La tumeur survient spontanément parfois après quelques douleurs. Elle occupe presque toujours la région de l'apophyse mastoïde rarement la région du sinus frontal. Elle est régulière, lisse, arrondie, très sonore à la percussion. Elle se tend dans les efforts, se réduit en partie par la pression.

L'évolution est chronique sans grands incidents, la tumeur peut finir par acquérir un volume considérable.

Le *diagnostic* avec les infiltrations d'air qui suivent les fractures, les ostéites ouvrant le sinus frontal ou les cellules mastoïdiennes, sera fait par la forme moins limitée de l'infiltration, les accidents qui l'ont précédée et l'accompagnent.

Traitement. — Ponction antiseptique par compression. En cas d'échec nouvelle ponction et injection iodée.

B. — Tumeurs acquises des os du crâne.

Elles comprennent : 1º les exostoses et les hyperostoses ; -

2° les tumeurs malignes développées dans les os du crâne ou les ayant envahis par propagation d'un cancer du péri-crâne ou des méninges.

1° Exostoses et hyperostoses. — Examen et diagnostic. — L'exostose forme une saillie dure, régulière, parfois aplatie ou mamelonnée. — L'hyperostose forme une tuméfaction dure, plus diffuse. Les exostoses et les hyperostoses sont presque toujours syphilitiques. Exceptionnellement elles résultent d'irritations répétées du périoste (exostoses médianes des scieurs de long.)

Si les exostoses et les hyperostoses externes sont faciles à reconnaître, les exostoses et hyperostoses internes ne peuvent guère être soupçonnées que par les troubles fonctionnels : vomissements, céphalées, inégalité pupillaire, troubles psychiques, ralentissement du pouls déjà indiqué à l'étude des ostéites syphilitiques.

Traitement. — Le traitement ioduré s'impose chez tout syphilitique qui souffre de la tête, quels que soient d'ailleurs les symptômes locaux.

2° Tumeurs malignes. — Examen et diagnostic. — L'envahissement des os du crâne par un épithélioma du péricrâne se reconnaît à la fixité de la tumeur, à la profondeur de l'ulcération dont le fonds est souvent formé par l'os dénudé.

Les sarcomes des os du crâne forment tout d'abord une tumeur bosselée assez dure. La crépitation parcheminée serait pathognomonique. L'extension est rapide. Le ramollissement ne tarde pas à se faire par places. Ces inégalités de consistance dure sur quelques points, fluctuante sur d'autres, sont assez caractéristiques.

Les prolongements intra-crâniens de la tumeur existent dans les deux cas suivants : un cancer développé d'abord dans les os peut envahir consécutivement les méninges ; développé primitivement dans les méninges, il peut perforer les os, venir faire saillie au dehors. Dans les deux cas la tumeur intra-crânienne ne peut qu'être soupçonnée par les troubles fonctionnels produits par toute tumeur cérébrale : céphalée, vomissements, inégalité pupillaire, troubles du pouls, etc. Ces troubles sont parfois à peine marqués et la perforation des os du crâne, les prolongements intra-crâniens ne sont découverts qu'au moment de l'intervention.

Le diagnostic souvent délicat au début sera fait :

Avec une *gomme syphilitique*. Le volume moins considérable, l'accroissement moins rapide, la périodicité nocturne des douleurs, les antécédents et dans les cas douteux, le traitement d'épreuve en constitueront les principaux éléments.

Avec un *abcès froid*. Les erreurs assez fréquentes seraient, au cas où l'étude des lésions locales et du terrain laisserait quelque doute, évitées par une ponction exploratrice.

Avec une *tumeur vasculaire intra-crânienne* ayant perforé les os du crâne. Ces tumeurs siègent au niveau du sinus longitudinal supérieur, elles sont assez peu volumineuses, leur forme est régulière, leur marche est indolente et chronique. Ne vous attendez à trouver ni battements, ni souffle, ces tumeurs étant presque toujours d'origine veineuse. Par contre, la réductibilité est d'ordinaire complète. On peut parfois sentir après la réduction les bords de l'orifice osseux. La tumeur se gonfle et se tend dans les efforts. Un fongus de la dure-mère ayant perforé les os peut bien présenter une apparence de réductibilité, mais la réduction est moins complète, elle s'accompagne de troubles de compression cérébrale.

Traitement. — Une extirpation suffisamment complète sera bien rarement possible dans le cancer des os du crâne.

II. — TUMEURS CONGÉNITALES.

A. — *Tumeurs congénitales des parties molles du crâne.*

1° **Angiomes.** — L'angiome n'offre pas de difficultés diagnostiques. Sa transformation ultérieure en anévrysme cirsoïde a été étudiée plus haut.

2° **Kystes dermoïdes.** — Les kystes dermoïdes occupent surtout la région du sourcil, de la tempe, de l'oreille. Ces kystes s'accroissent lentement et sont rarement très volumineux ; ils adhèrent aux parties profondes et non à la peau. La peau, à moins de complications inflammatoires, reste parfaitement mobile et saine. Ces kystes ne sont ni pulsatiles, ni réductibles ce qui les distingue des angiomes. Ils n'offrent pas la mollesse, la fusion avec la peau, le point noir indice de l'oblitération du canal excréteur des kystes sébacés. Les lipomes sont superficiels, beaucoup plus mobiles, beaucoup plus lobulés.

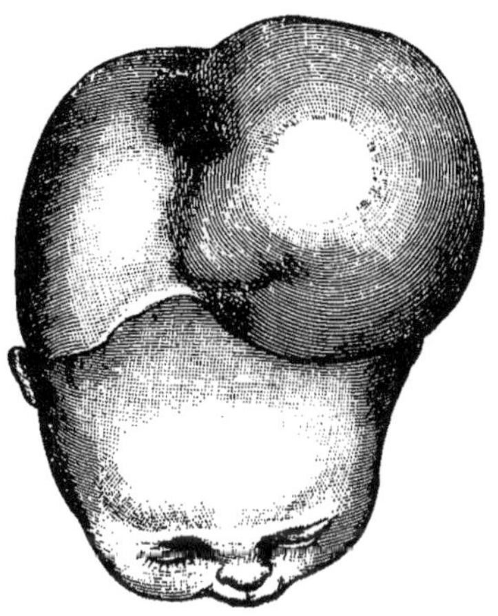

Fig. 6. — Céphalématome (d'après ALBERT, *Path. chir.*).

La cause d'erreur qui fait le plus souvent hésiter le diagnostic est la suivante : ces kystes ne commencent d'ordinaire à s'accroître que vers l'âge de 7 ou 8 ans. Leur origine congénitale est donc très facilement méconnue.

L'extirpation est le seul traitement, elle est assez délicate à cause des adhérences profondes.

3° **Céphalématome.** — La collection sanguine est sous-périostique, elle siège au niveau de l'angle postéro-supérieur du pariétal droit plus rarement du pariétal gauche. Elle est parfois bilatérale. Le [céphalématome paraît dû à une rupture de la table externe de l'os encore friable et incomplètement développé par les pressions mécaniques de l'accouchement.

La collection très fluctuante au début devient bientôt d'une dureté osseuse à la périphérie. Elle reste molle au centre.

Elle n'offre ni réductibilité, ni pulsations, ni battements (sauf le cas exceptionnel de céphalématome extra et intra-crânien).

Elle ne siège jamais au niveau des sutures, ni des fontanelles.

Le céphalématome s'accroît pendant plusieurs jours puis se résorbe lentement en devenant d'une dureté osseuse. Il n'y a qu'à attendre cette résorption spontanée. Une ponction aseptique pourrait être utile en cas de distension extrême.

4º **Bosses sanguines de l'accouchement.** — Dues à la contusion des parties molles ces bosses ont les mêmes sièges de prédilection que les céphalématomes. Mais la collection est plus superficielle. La peau offre souvent une ecchymose marquée. Le volume ne s'accroît pas pendant les premiers jours qui suivent l'accouchement. La résorption est rapide.

B. — *Tumeurs congénitales du crâne.*

Méningocèle et encéphalocèle (spina bifida crânien). — *Inspection.* — Ces tumeurs sont d'ordinaire remarquées dès la naissance. Elles siègent surtout au niveau des angles du pariétal, au milieu du frontal, de l'occipital. La peau crânienne qui les recouvre est souvent glabre, mince. Elles sont étalées, offrent à leur base un resserrement et parfois même dans le méningocèle une sorte de pédicule.

Palpation. — Ces tumeurs offrent parfois des battements; ces battements diminuent et s'arrêtent momentanément par la compression des deux carotides mais reprennent bientôt par suite de la circulation collatérale créée par les vertébrales sans que la compression carotidienne soit suspendue.

Elles se tendent et augmentent de volume, par les cris, les efforts.

Leur réductibilité est d'ordinaire très incomplète.

La consistance très fluctuante dans les méningocèles peut

être pâteuse, irrégulière dans l'encéphalocèle ; ce n'est souvent qu'après la dépression d'une couche liquide qu'on arrive à sentir cette consistance pâteuse, demi solide, de la matière cérébrale. La pression peut déterminer les accidents ordinaires de vertiges, de syncope.

Complications. — Les tumeurs et surtout les méningocèles volumineuses de la région occipitale se compliquent fréquemment d'accidents fatalement mortels de méningo-encéphalite.

Diagnostic. — Avec un *angiome.* L'angiome est plus su-

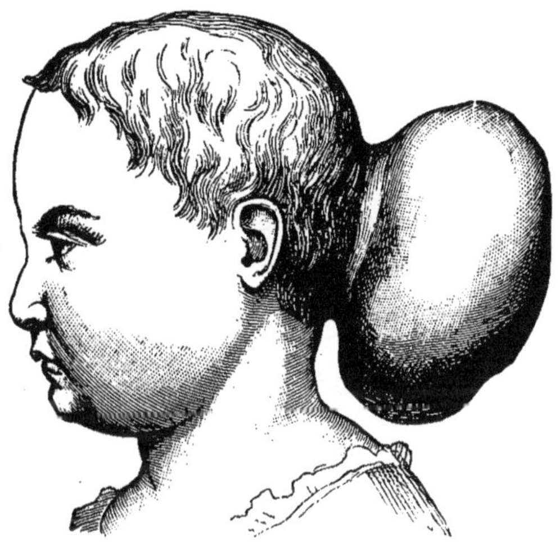

Fig. 7. — Méningocèle (d'après ALBERT, *Path. chir.*).

perficiel, sans connexions profondes ; il offre sa coloration, sa réductibilité, ses battements. Il n'est pas très rare surtout à la région frontale d'observer la coexistence d'un angiome se développant dans les parties molles au-dessus d'une encéphalocèle.

Avec un *anévrysme cirsoïde.* La forme spéciale des dilatations, le souffle, la réductibilité sont pathognomoniques.

Avec un *kyste dermoïde.* Le développement est plus tardif,

la consistance plus dure, les sièges différents, il n'y a pas de réductibilité.

Avec un *céphalématome*. Le céphalématome ne siège pas au niveau des sutures crâniennes. Il devient assez rapidement mollasse au centre, dur à la périphérie.

Avec une *tumeur veineuse*. Ces tumeurs siègent le long de la suture sagittale et sont parfaitement réductibles.

Traitement. — Simple appareil de protection avec compression légère dans les petites tumeurs. L'excision a été parfois tentée avec succès.

A consulter. — Musée de St-Louis : col. gén., vit. 7, pièce 1278, corne du cuir chevelu ; col. Péan, vit. 156, pièce 427, épithélioma térébrant, tête et encéphale ; col. Péan, vit. 147, pièce 464, encéphalocèle ; col. Péan, vit. 154, pièce 271, loupe, cuir chevelu ; col. gén., vit. 99, pièce 1255, angiome, base du crâne ; col. gén. vit. 96, pièce 144, anévrysme cirsoïde du crâne.

II. — Maladies de l'oreille.

Le diagnostic des maladies de l'oreille pour être complet comporte : 1° l'examen de l'oreille externe ; 2° l'examen de l'oreille moyenne ; 3° l'examen fonctionnel de l'audition ; 4° l'examen de la gorge et des fosses nasales dont les affections retentissent si fréquemment sur l'oreille. Chacun de ces examens nécessite des procédés d'exploration spéciaux qui sortent de la clinique chirurgicale ordinaire. Ces procédés ont été très clairement exposés par le professeur Duplay. dans sa technique des principaux moyens de diagnostic et de traitement des maladies des oreilles et des fosses nasales. Leur emploi même ne peut s'apprendre que dans les cliniques spéciales. Nous n'aborderons donc pas ici l'étude complète des maladies de l'oreille. Nous n'étudierons que celle de ces affections qui a le plus d'importance au point de vue chirurgical, la carie du rocher. L'étude des inflammations mastoïdiennes si fréquemment liées à la carie du rocher sera utilement faite aussitôt après. Un chapitre très court sera également consacré aux affections du pavillon de l'oreille et du conduit auditif externe.

I. — Carie du rocher.

Résumé clinique. — La carie du rocher est presque toujours une lésion tuberculeuse du rocher. Elle peut être exceptionnellement due à d'autres infections, syphilis, ostéomyélite, pneumonie, grippe, rougeole, fièvre typhoïde. Son évolution est très variable. Tous les accidents peuvent pendant des années se réduire à l'écoulement purulent de l'oreille. Puis surviennent brusquement des accidents graves : méningite, thrombose et phlébite des sinus, hémorrhagies. Parfois même ces accidents éclatent dès le début de l'affection, dans les formes aiguës, en particulier dans l'ostéomyélite.

Examen du malade. — *Troubles du début*. — La douleur, la surdité sont extrêmement variables dans la carie du rocher. L'otorrhée, surtout si le pus est fétide, sanieux, renferme des particules osseuses, est au contraire extrêmement importante. Mais votre examen doit de suite déterminer s'il s'agit bien d'une otorrhée d'origine interne avec perforation du tympan et non d'une otorrhée du conduit auditif externe.

Examen de l'oreille. — Sans expérience bien spéciale il est facile d'examiner le conduit auditif externe et la face externe du tympan. Les lésions du conduit auditif externe (végétations, polypes), coexistent fréquemment avec l'otite moyenne. On doit donc s'attacher surtout à apercevoir le tympan et à voir s'il y a ou non perforation. Même sans examen direct on peut d'ailleurs souvent reconnaître la perforation. Priez le malade de souffler fortement, la bouche étant bien fermée, l'orifice des narines également bien fermé, l'air s'échappe par l'oreille avec un très léger sifflement en soulevant de petites bulles liquides. Le malade se rend très bien compte du passage de l'air.

L'examen au stylet est fort peu utile et assez dangereux.

Étude des complications. — *Mastoïdite.* — La propagation de l'inflammation à l'apophyse mastoïde se reconnaît par le gonflement, la douleur à la pression. Dans la mastoïdite, le sillon qui existe entre la conque et l'apophyse persiste malgré le gonflement. Il est effacé au contraire, comme nous le verrons plus loin, dans la périostite.

Paralysie faciale. — La paralysie faciale est une complication si fréquente qu'elle devient presque un symptôme de la carie du rocher. Il est bien peu de malades atteints de cette affection qui n'offrent pas au moins de la parésie, une certaine asymétrie faciale (Duplay).

Complications cérébrales. — Ces complications ne sont que trop évidentes quand il existe des paralysies ou des accidents de méningite aiguë. Mais on doit les redouter en présence de simples troubles psychiques, de vomissements, parfois de névralgie avec poussées de zona, de ralentissement du pouls.

Hémorrhagies. — Les hémorrhagies graves, foudroyantes, quelquefois tenant à des lésions de la carotide ou de la jugulaire sont souvent précédées par de petites otorrhagies répétées peu abondantes survenant à quelques jours d'intervalle.

Étude de l'état général. — Au point de vue de la carie, vous avez à rechercher surtout la tuberculose et la syphilis. Au point de vue des complications, vous devez savoir que la carie du rocher se complique assez fréquemment d'infection générale et de pyohémie.

Diagnostic. — Le diagnostic doit porter :

1º Sur l'existence de la carie du rocher. Toutes les ressources spéciales de l'examen otologique peuvent être nécessaires dans un cas douteux.

2º Sur sa cause, la tuberculose et la syphilis sont les deux grandes causes des caries à marche chronique. On songera à l'ostéomyélite dans les caries à marche aiguë.

3º Sur les complications.

Pronostic. — Le pronostic d'une otorrhée persistante est toujours grave. Les complications les plus sérieuses peuvent éclater brusquement.

Traitement. — Traitement général avant tout. Antisepsie de l'oreille par les injections, les insufflations antiseptiques. Curettage des fongosités, parfois ablation des séquestres [1].

II. — Inflammations de l'apophyse mastoïde.

Résumé clinique. — On doit distinguer deux grandes formes cliniques : 1° la forme osseuse presque toujours consécutive aux affections de l'oreille moyenne (otite aiguë, suppurée, carie du rocher) ; 2° la forme périostique qui peut être primitive, liée au refroidissement, au traumatisme. Chacune de ces formes peut être aiguë ou chronique.

Examen du malade. — La fièvre, la douleur sont très variables. L'intensité des troubles généraux peut être extrême. La stupeur est parfois telle que le malade ne se plaint pas particulièrement de douleur mastoïdienne. On a pu dans quelques cas croire à une fièvre typhoïde, à une fièvre palustre pernicieuse.

Inspection. — L'inspection montre un gonflement souvent très léger. Elle portera non seulement sur la région mastoïdienne mais sur l'oreille. L'otorrhée est un symptôme très important. Dans le cas de suppuration mastoïdienne l'otorrhée peut présenter un caractère spécial. Après avoir complètement nettoyé la région on voit la suppuration se reproduire presque sous les yeux avec une abondance extrême (Duplay). Parfois aussi on peut apercevoir dans la partie profonde du conduit externe sur la paroi postéro-supérieure une saillie, une tuméfaction rouge douloureuse (Duplay).

Palpation. — *Mastoïdite.* — Le gonflement est souvent assez peu marqué dans la mastoïdite. Le sillon qui sépare l'apophyse mastoïde du pavillon est conservé, parfois même plus accusé.

La douleur a plus d'importance que le gonflement. La pression du doigt détermine souvent une souffrance atroce. « La

---

1. La dégénérescence épithéliomateuse des végétations du fond de l'oreille externe et moyenne n'est pas très rare dans les anciennes caries du rocher. Elle s'annoncera par les ulcérations destructives et creusantes, les hémorrhagies.

douleur a son maximum à la base de l'apophyse, le long du sillon rétro-auriculaire, plus rarement près du bord postérieur et de la pointe (Grandhomme).

Périostite. — L'empâtement est très marqué, très superficiel, douloureux. Le sillon est effacé.

Recherche des fusées purulentes. — L'abcès mastoïdien peut fuser et s'ouvrir.

1° *Vers la paroi externe de l'apophyse.* — L'abcès devient sous-périostique, puis tardivement sous-cutané. La fluctuation reste longtemps profonde.

2° *Vers le conduit auditif.* — On aperçoit à la partie postéro-supérieure du conduit auditif externe, la tumeur rouge, tendue, douloureuse, que nous avons signalée.

3° *Vers la caisse.* — Le pus peut ensuite ressortir par le conduit auditif ou s'écouler dans le pharynx par la trompe d'Eustache.

4° *Vers le cou.* — On peut avoir une suppuration limitée à la partie supérieure du sterno-mastoïdien ou une suppuration diffuse envahissant tout le côté du cou.

Après l'ouverture des abcès, la nécrose de l'apophyse entretient souvent des fistules et une suppuration interminable.

Recherche des complications. — Les complications sont à peu de chose près les mêmes que dans la carie du rocher : méningites, phlébites des sinus, pyohémie.

Diagnostic. — 1° *Existence.* — Le diagnostic avec les abcès sous-cutanés, les abcès ganglionnaires de la nuque n'offre pas de difficulté bien réelle.

La périostite et l'abcès sous-périostique de l'apophyse mastoïde sont assez faciles à reconnaître. Mais il est bien difficile de dire s'il n'y a pas simultanément mastoïdite. L'absence d'otite donne une raison de croire à la périostite simple. Les résultats d'une incision profonde faite jusqu'à l'os trancheront souvent seuls le diagnostic (os d'apparence saine ; soulagement rapide dans la périostite simple).

2° *Cause.* — Tuberculose, syphilis, ostéomyélite.

3° *Complications.* — Cherchez surtout les complications cérébrales.

Pronostic. — Toujours fort sérieux.

Indication thérapeutique. — Incision précoce allant jusqu'à l'os. Trépanation de l'apophyse mastoïde si le soulagement
se fait attendre, trépanation d'emblée si le diagnostic mastoïdite est établi (otite).

III. — Maladies du pavillon de l'oreille et du conduit auditif externe.

A. Affections du pavillon. — Parmi les diverses affections
du pavillon de l'oreille, il faut brièvement citer les déchirures
du lobule, les hématomes, les kystes sébacés, les angiomes, les
concrétions uratiques, les cancroïdes.

1° *Déchirures du lobule.* — Ces déchirures sont dues à la
traction exercée par les boucles d'oreille chez les jeunes filles
strumeuses. Elles constituent souvent deux, trois dentelures
fort disgracieuses, accompagnées parfois de chéloïde. Ces déchirures, ces chéloïdes sont des stigmates intéressants de la
scrofule.

2° *Hématomes.* — La tumeur, fluctuante au début, devient
bientôt dure à la périphérie. Elle peut remplir tout l'intérieur
de la conque. Les hématomes sont d'origine traumatique. Les
traumatismes les plus légers suffiraient à les produire chez les
aliénés, les paralytiques généraux (?).

3° *Kystes sébacés.* — Assez fréquents, ils n'offrent pas de caractères spéciaux. Les fibromes (assez rares), les chéloïdes s'en
distingueraient par leur consistance élastique.

4° *Angiomes.* — Artériels ou veineux.

5° *Concrétions uratiques.* — Les concrétions uratiques spéciales aux goutteux occupent surtout le bord supérieur de
l'hélice.

6° *Cancroïde.* — Le cancroïde succède assez souvent à un eczéma chronique. L'ulcération rapide, les végétations saignant
avec facilité font vite le diagnostic. L'amputation complète du
pavillon est indispensable.

B. **Affections du conduit auditif externe**. — Parmi les affections du conduit auditif externe, nous devons citer l'eczéma,
la furonculose, les otites aiguës, les bouchons cérumineux, les
corps étrangers. Ces dernières affections sont d'un diagnostic
assez facile. L'examen avec le simple spéculum suffit souvent.
Leur traitement d'autre part est fréquemment très urgent. On
peut donc les faire rentrer dans les affections chirurgicales générales. Au contraire, les exostoses, les polypes, les otites
chroniques, les cancroïdes exigent un examen trop minutieux
de tout l'organe de l'ouïe pour que leur diagnostic et leur traitement puissent être abordés sans études spéciales.

1º *Eczéma*. — Fréquent, tenace, très pénible par le prurit
qu'il entraîne, l'eczéma se complique fréquemment de concrétions cérumineuses très adhérentes. En dehors du traitement
général, les lavages boriqués, les pommades à l'oxyde de zinc
suffiront ordinairement.

2º *Furoncles*. — Très douloureux, ils surviennent souvent par
poussées successives. La ténacité des récidives est parfois désespérante. Le traitement général, les lavages boriqués préviendront ces récidives. L'incision est souvent indispensable
pour calmer l'intensité des douleurs.

3º *Otites aiguës*. — Les otites aiguës sont atrocement douloureuses. Le gonflement qui efface le conduit auditif les fait
facilement reconnaître. Une incision précoce faite sur la partie
la plus saillante et allant jusqu'à l'os amène un soulagement
extrême.

Si ce soulagement n'est pas obtenu ou si des douleurs atroces, une fièvre vive existent sans qu'on aperçoive rien dans le
conduit auditif externe, on doit songer à une otite moyenne.
L'otite moyenne aiguë est fréquente dans les convalescences
de la rougeole, de la fièvre typhoïde, de la pneumonie, de la
grippe. L'intensité des accidents fait souvent croire à une
méningite. L'examen de l'oreille est en pareil cas indispensable. Si le tympan apparaît hyperémié, grisâtre, opaque, infiltré, il ne faudrait pas hésiter à en pratiquer la ponction. Le
soulagement est souvent merveilleux.

4º *Bouchons cérumineux*. — C'est une cause fréquente de sur dité. Un fait singulier assez trompeur est que la surdité par bouchons cérumineux débute souvent brusquement. L'examen au spéculum fait facilement apercevoir le bouchon opaque noirâtre. Même dans le cas des bouchons très adhérents de l'eczéma, des irrigations répétées avec l'eau savonneuse tiède finissent par entraîner le bouchon. Le jet de la seringue devra avoir une certaine force. Le pavillon de l'oreille sera fortement attiré en haut et en arrière pour rendre le conduit auditif externe plus rectiligne.

Corps étrangers de l'oreille. — Chez les enfants les corps étrangers sont facilement méconnus par suite de l'absence de renseignements si on ne fait pas l'examen direct. L'irrigation est le traitement de choix pour tous les corps réguliers et mobiles. L'extraction par les pinces ne devra être faite qu'avec une prudence extrême surtout dans le cas de corps irréguliers. Le chloroforme chez l'enfant sera souvent nécessaire, un mouvement brusque amenant souvent des accidents sérieux, déchirure du tympan, pénétration du corps étranger dans l'oreille moyenne.

A consulter : *a*) Musée St-Louis, col. Péan, vit. 147, pièce 145, hématome du pavillon de l'oreille ; col. Péan, vit. 147, pièces 77, 310, 346, épithéliomas de l'oreille.

b) Tillaux. Otite moyenne, nécrose et suppuration, apophyse mastoïde. *Gaz. des hôpitaux*, 1890, n° 104.

III. — Affections de l'œil et de l'orbite.

I. — Règles générales pour l'examen d'une affection de l'œil et de l'orbite.

Parmi les moyens d'exploration de l'œil, un certain nombre : ophtalmoscopie, procédés relatifs à la détermination de l'acuité visuelle, du champ visuel, des troubles de la réfraction (hypermétropie, myopie, presbytie), de la diplopie ne sont applicables qu'après des études spéciales et avec des instruments spéciaux. Sans entrer dans leur étude, nous nous contenterons d'indiquer les éléments fournis par l'inspection, la palpation, l'étude de l'état général dans les affections les plus usuelles de l'œil. Il importe en effet, alors même qu'il hésitera à aborder le traitement de ces affections, que le chirurgien puisse en faire le diagnostic au moins dans les cas relativement simples. Un grand nombre d'affections oculaires ont d'ailleurs à côté de leur importance clinique propre une valeur séméiologique (blépharite ciliaire, taies cornéennes, kératites interstielles, etc., etc.).

Inspection. — L'inspection doit être faite : 1° à la lumière naturelle ; 2° à l'éclairage oblique.

1° L'inspection à la lumière naturelle se fait simplement en plaçant le malade en face d'une fenêtre bien éclairée. Elle doit être complète et méthodique, passer en revue toutes les parties extérieures de l'œil. On examinera donc successivement.

a) *Les paupières.* — Le ptosis ou chute de la paupière supérieure, le blépharospasme ou contracture fermant les paupières pour éviter l'impression lumineuse, l'ectropion, l'entropion, la rougeur, le gonflement des paupières, les inflammations de leur bord libre (blépharite ciliaire) apparaissent au premier coup d'œil. L'exophtalmie quand elle est peu prononcée doit être recherchée avec plus de soin. Les chalazions, avec une saillie très faible vers la peau des paupières, font souvent vers la conjonctive une saillie beaucoup plus forte.

On s'assurera que le malade peut ouvrir et fermer complètement les yeux.

b) *L'angle interne de l'œil.* — Cette région offre une grande importance pour les affections si fréquentes des voies lacrymales, déviation, atrésie des points lacrymaux, inflammations, fistules du sac lacrymal.

c) *L'angle supéro-externe de l'œil.* — La glande lacrymale qui siège en ce point est parfois atteinte de tumeur.

d) *Le rebord orbitaire.* — Sa saillie dans l'œil excavé, son effacement dans l'exophtalmie offrent quelques indices sur l'augmentation de tension ou l'amaigrissement de la cavité orbitaire.

e) *Le fonctionnement des muscles de l'œil.* — La déviation dans le strabisme est évidente. On s'assurera en priant le malade de regarder alternativement en haut et en bas, en dehors et en dedans, que les fonctions du droit supérieur et du droit inférieur, du droit externe et du droit interne sont conservées.

f) *La conjonctive.* — La rougeur, l'œdème de la conjonctive sont souvent visibles à la simple inspection. — Les mouvements qu'on a fait exécuter au globe de l'œil ont montré la plus grande partie de la conjonctive oculaire. Toutefois pour que l'examen soit complet, il faut retourner les paupières ; il faut même, la paupière supérieure une fois retournée, déplisser progressivement le cul-de-sac conjonctival avec l'extrémité mousse d'un stylet. Cet examen minutieux est indispensable pour ne pas méconnaître des granulations, un corps étranger.

En retournant ou même écartant les paupières dans la conjonctivite purulente, il faut éviter d'exercer aucune pression sur le globe même de l'œil, la cornée très malade pouvant parfois ne pas résister à la pression. Il faut également se défier du jet de pus qui jaillit à une certaine distance au moment où on commence l'écartement dés paupières.

h) *La cornée.* — Les ulcérations, les opacités, les taies, le dépolissement de la cornée, ses modifications de forme (staphylomes), les corps étrangers implantés sur la cornée sont souvent mieux appréciés par l'examen à l'éclairage latéral que par l'examen direct. Le pourtour de la cornée mérite une attention spéciale. Chez les athéromateux il est entouré d'un cercle opaque, jaunâtre, plus marqué à la partie supérieure (arc sénile). Un cercle grisâtre existe également autour de la cornée dans l'iritis. Comme signe fonctionnel devant toujours faire craindre une kératite, la photophobie est extrêmement importante.

l) *Chambre antérieure.* — L'accumulation de pus de sang dans la chambre antérieure sera surtout appréciée par l'éclairage oblique.

m) *L'iris.* — La dilatation ou rétrécissement de la pupille (mydriase ou myosis) l'inégalité pupillaire ont une grande valeur séméiologique soit dans les affections du système nerveux soit dans celles de l'œil. La dilatation de la pupille est un signe important du glaucome.

Les irrégularités du cercle pupillaire sont un signe important d'adhérences.

L'inflammation, les saillies (gommes de l'iris), ne sont bien appréciées que par l'éclairage oblique.

n) *Le cristallin.* — Une partie de sa face antérieure est seule visible. Si l'opacité est parfois évidente à la simple inspection, l'éclairage oblique et même l'ophtalmoscope sont indispensables pour apprécier nettement les opacités cristalliniennes au début. Les moyens spéciaux (ophtalmoscope, étude des phosphènes) sont plus nécessaires encore pour apprécier la part respective que les opacités cristalliniennes ou les lésions toujours à craindre du fond de l'œil jouent dans la diminution de l'acuité visuelle.

2º L'inspection à l'éclairage oblique se fait en recueillant au moyen d'une loupe le faisceau de lumières provenant d'une lampe placée latéralement et en promenant la pointe du cône lumineux ainsi formé sur les divers points de la surface de l'œil. Cet examen sera évité dans les inflammations aiguës. Il permet seul, nous l'avons vu, de se rendre un compte exact des lésions de la cornée, de l'iris et de la face antérieure du cristallin.

Palpation. — En dehors de son rôle dans le diagnostic des dacriocystites, des chalazions, du cancer de l'œil, des tumeurs de l'orbite, la palpation est un moyen important d'apprécier la tension du globe de l'œil.

Pour bien apprécier cette tension, il faut enfoncer la pulpe de l'index sous le rebord orbitaire supérieur et presser l'œil de haut en bas en le repoussant vers le plancher inférieur de l'orbite. L'œil normal est élastique, rénitent.

La dureté de l'œil dans le glaucome est parfois telle qu'on l'a comparée à celle d'une bille de billard. Pour apprécier les augmentations légères de tension on comparera bien entendu le côté malade et le côté sain.

Auscultation. — L'auscultation a une certaine importance pour les tumeurs de l'orbite.

Examen des régions voisines. — L'examen de l'œil du côté sain sera toujours indispensable à titre comparatif. Les lésions dentaires sont une cause assez fréquente d'affections oculaires d'origine réflexe. L'ozène est important comme cause possible d'infection par l'intermédiaire des voies lacrymales.

Étude de l'état général. — Cette étude est capitale, le diabète, l'albuminurie, la goutte, l'impaludisme, la scrofule et surtout la syphilis étant les causes les plus fréquentes des diverses affections de l'œil.

II. — Affections usuelles de l'œil.

Dans ce chapitre nous nous contenterons d'indiquer très brièvement les points essentiels du diagnostic et du traitement dans les affections oculaires les plus usuelles et les moins complexes : 1° dacriocystites ; 2° orgeolet ; 3° blépharites ; 4° trichiasis ; 5° chalazion ; 6° conjonctivites ; 7° épisclérite ; 8° kératites ; 9° cancer de l'œil ; 10° glaucome ; 11° panophtalmie ; 12° ophtalmie sympathique.

1° DACRIOCYSTITE. — La dacriocystite est l'inflammation du conduit et du sac lacrymal. Cette inflammation d'ordinaire chronique présente de temps en temps des poussées aiguës. L'origine de la dacriocystite est presque toujours infectieuse (propagation de conjonctivite). Une fois produite, l'affection constitue un foyer septique permanent, dont la désinfection est de la plus haute importance avant toute opération sur l'œil.

Cliniquement l'affection passe par cinq périodes : 1° période de rougeur dans le grand angle de l'œil et de larmoiement ; 2° période de rougeur, de tuméfaction au niveau du sac lacrymal avec écoulement de muco-pus ; cet écoulement est très net quand on presse sur la tuméfaction ; 3° période d'inflammations aiguës et d'abcès ; 4° période de fistule ; 5° période de carie osseuse.

La scrofule, la syphilis jouent souvent un rôle dans la dacriocystite. Les dacriocystites syphilitiques ou scrofuleuses parviennent à peu près seules à la période de carie.

Les lésions dentaires par les ostéopériostites qu'elles entraînent sont une cause assez importante de dacriocystite.

Au point de vue du diagnostic local, on devra surtout s'attacher à établir que la tuméfaction siège bien dans le sac lacrymal. Une traction légère exercée sur l'orbiculaire montrera que le tendon de ce muscle répond immédiatement à la partie supérieure de la tumeur ; parfois même il passe sur sa face antérieure, la divisant en deux parties, une inférieure plus importante, une supérieure plus petite.

La pression sur la tuméfaction peut amener un écoulement de muco-pus par les points lacrymaux ou par le nez.

Si aucun écoulement ne se produit, le cathétérisme des points lacrymaux montrerait l'oblitération des conduits lacrymaux.

Au moment des poussées inflammatoires aiguës, l'extension du gonflement fait souvent croire à un érysipèle. L'érysipèle est d'ailleurs une complication assez fréquente des dacriocystites aiguës.

Indications thérapeutiques. — Cathétérisme, injections antiseptiques pour rétablir la perméabilité des voies lacrymales et essayer leur désinfection dans les formes simples. Injections astringentes et même cautérisation dans le cas de fistules.

2° Orgeolet. — L'orgeolet est le furoncle du bord ciliaire des paupières. L'œdème qui accompagne le furoncle est parfois assez marqué pour faire croire à quelque inflammation grave. Les récidives sont souvent d'une ténacité très grande.

Indications thérapeutiques. — Compresses boriquées tièdes. Pommade à l'oxyde de zinc à 1/20 contre les récidives.

3° Blépharite. — La blépharite ou inflammation chronique du bord libre des paupières dépend de causes locales (conjonctivite chronique, affection lacrymale) ou générales (arthritisme et surtout scrofule). Son intensité varie de la simple rougeur à l'ulcération et même à la formation de petits abcès dans le follicule pileux.

Indications thérapeutiques. — Lotions boriquées tièdes. Pommade au précipité rouge. Epilation répétée.

4° TRICHIASIS. — Le trichiasis ou déviation des cils est une cause fréquente de conjonctivites et de kératites chroniques très pénibles.

Indications thérapeutiques. — A défaut des diverses opérations proposées pour redresser les cils déviés l'épilation répétée apporte toujours un grand soulagement.

5° CHALAZION. — Le chalazion a été regardé tantôt comme une tumeur (fibrome ou sarcome), tantôt comme une inflammation chronique de la paupière. Cette dernière opinion a aujourd'hui prévalu. Le chalazion forme dans l'épaisseur de la paupière une tuméfaction du volume d'un pois, bien limitée, à évolution lente. Cette tuméfaction fait d'ordinaire saillie vers la conjonctive et non vers la peau. Elle se ramollit et évacue une matière jaunâtre puriforme.

Indications thérapeutiques. — Incision sur la tumeur et énucléation au bistouri.

6° CONJONCTIVITES. — a) *Conjonctivite catarrhale aiguë.* — La conjonctivite catarrhale aiguë détermine des picotements, de la rougeur diffuse avec arborisation vasculaire de la conjonctive, un peu de chemosis, un suintement séreux agglutinant les cils. Il est indispensable de rechercher s'il n'y a en même temps ni kératite ni iritis. Il faut aussi retourner les paupières pour s'assurer qu'il n'y a pas de corps étranger (cil, grain de poussière, etc.).

Indications thérapeutiques. — Compresses boriquées astringentes.

b) *Conjonctivite purulente.* — La purulence doit toujours être redoutée au moindre signe d'inflammation chez les enfants nouveau-nés, les malades atteints de blennorrhagie et en général chez tous les sujets ayant pu être exposés à une contagion de conjonctivite purulente. Dès le début la rougeur est intense, l'œdème très marqué, le suintement conjonctival est jaune citrin. Plus tard apparaît la purulence. Le chemosis devient opaque, consistant. Souvent un cercle livide se forme autour de la cornée qui s'ulcère et même se perfore.

Le second œil se perd très fréquemment si on ne le met pas par des précautions spéciales à l'abri de la contagion.

Indications thérapeutiques. — Cautérisations avec la solution de nitrate d'argent à 1/30 et même 1/15. Lavages boriqués fréquents ; lavages au sublimé à deux pour mille.

c) *Conjonctivite phlycténulaire.* — Assez fréquente chez les sujets strumeux, cette conjonctivite est caractérisée par une inflammation subaiguë et la présence de phlyctènes. Ces phlyctènes envahissent souvent la cornée en déterminant des ulcérations, des perforations laissant parfois une kératite chronique.

Indications thérapeutiques. — Pommade au précipité jaune. Traitement général.

d) *Conjonctivite granuleuse.* — Très tenace, très pénible, elle se distinguera de la conjonctivite purulente : 1° par la lenteur de son évolution ; 2° par la présence sur la face interne des paupières et surtout dans le cul-de-sac conjonctival supérieur de granulations. Pour bien les voir il faut retourner la paupière. Ces granulations sont au début grisâtres, opaques, elles ressemblent à des grains de tapioca cuits. Plus tard elles deviennent vésiculeuses. Plus tard enfin elles se fusionnent en une nappe irrégulière, veloutée, rougeâtre.

Les frottements répétés produits par ces granulations entraînent fréquemment des kératites vasculaires, superficielles, ulcéreuses.

La conjonctivite granuleuse ne se développe guère que sur un terrain scrofuleux. Elle est très contagieuse.

Indications thérapeutiques. Cautérisation chaque jour sur les paupières retournées avec le glycérolé au sulfate de cuivre à 1/8.

8° EPISCLÉRITE. — L'épisclérite forme d'abord une tache rouge lie de vin à la surface de la sclérotique. Cette tache ne tarde pas à devenir saillante, simulant à première vue une pustule conjonctivale. Les douleurs sont très vives. L'évolution est subaiguë avec rechutes fréquentes.

L'épisclérite se développe d'ordinaire sur un terrain rhumatisant ou goutteux.

Indications thérapeutiques. — Atropine, compresses chaudes, traitement général.

Kératites. — *Kératites aiguës.* — Les kératites sont une complication fréquente des conjonctivites. La conjonctivite purulente peut entraîner une véritable fonte de la cornée. La conjonctivite phlycténulaire s'accompagne souvent d'éruption similaire sur la cornée avec accidents très aigus. Les granulations conjonctivales sont une cause fréquente de kératites subaiguë ou chronique. Le zona ophtalmique est une cause bien connue de lésions cornéennes.

Les traumatismes même légers, s'ils sont suivis d'infection peuvent déterminer des kératites suraiguës (ulcères cornéens produits par les piqûres des barbes de blé chez les moissonneurs).

En dehors des lésions même de la cornée (taches opaques, aspect opaque dépoli, phlyctènes, exulcérations, pinceau vasculaire) on doit craindre la kératite dans toute inflammation oculaire accompagnée de photophobie et de blépharospermie.

L'hypopion ou accumulation de pus dans la chambre antérieure de l'œil, complication grave et fréquente des kératites infectieuses, se reconnaît à la tache louche, opaque, qui existe derrière le segment inférieur de la cornée.

Kératites chroniques. — Deux formes doivent être surtout connues : 1° la kératite interstitielle de la syphilis héréditaire ; 2° la kératite neuroparalytique.

La *kératite interstitielle* a une évolution très lente. Elle est indolente. Elle forme un nuage blanc, opaque à la surface de la cornée. Graduellement ce nuage se dissipe sur certains points tandis qu'il envahit d'autres positions jusque-là saines. La cécité peut être presque absolue momentanément. Mais la guérison est la règle surtout si l'on prescrit le traitement spécifique. La syphilis héréditaire est en effet presque toujours, sinon toujours la cause de cette kératite.

La *kératite neuroparalytique* liée à des lésions cérébrales entraîne sans inflammation, presque sans douleur, des opacités, des ulcérations étendues.

9° Cancer de l'œil. — Le cancer de l'œil peut se présenter sous deux formes cliniques : 1° épithélioma de la conjonctive ; 2° sarcome de la choroïde ou de la rétine.

a) *Épithélioma de la conjonctive.* — L'épithélioma de la conjonctive est d'un diagnostic assez facile. Les granulations dures, saignantes, sanieuses, l'extension rapide, les ulcérations précoces distinguent facilement cette affection des conjonctivites granuleuses simples. Le lupus conjonctival se différencierait par la couleur jaune sucre d'orge des granulations, le suintement purulent, abondant, le terrain scrofuleux, souvent même la coexistence d'un lupus de la face dont la manifestation conjonctivale n'est que la propagation.

On ne négligera pas de rechercher l'engorgement du ganglion périauriculaire.

b) *Sarcomes profonds de l'œil.* — Les tumeurs de l'hémisphère postérieure de l'œil ne déterminent au début que des troubles de l'acuité visuelle. — Parfois l'œil est brillant, chatoyant. Bientôt apparaissent des douleurs, des phénomènes glaucomateux. L'examen à l'ophtalmoscope peut seul les faire soupçonner à cette période. C'est avec le décollement de la rétine que sera à faire le principal diagnostic différentiel dans cet examen.

Le malade peut succomber à une généralisation précoce avant que les symptômes locaux soient devenus plus manifestes. Cette terminaison n'est pas rare dans les tumeurs mélaniques. Une dégénérescence mélanique ayant amené une hypertrophie énorme du foie coexiste parfois avec une tumeur très minime du fond de l'œil.

Plus tard apparaissent des bosselures, des fongosités, des champignons même faisant hernie à travers la coque oculaire et qui rendent le diagnostic évident.

Indications thérapeutiques. — L'ablation pour être complète exige l'énucléation de l'œil même dans les épithéliomas limités de la conjonctive et souvent l'exentération complète de l'orbite.

10° GLAUCOME. — Le glaucome est dû à une distension du globe oculaire par l'accumulation dans son intérieur de sérosité, de sang (ruptures d'anévrysmes miliaires).

Le glaucome est aigu ou chronique. On doit le redouter dans tous les cas de douleurs vives, oculaires et périorbitaires. La pupille est dilatée et immobile, l'œil verdâtre, « glauque », la conjonctive injectée, la tension de l'œil est notablement accrue. La perte de la vision peut être parfois foudroyante.

Peu d'affections oculaires réclament un diagnostic et des soins aussi minutieux que le glaucome. On n'oubliera pas que les instillations d'atropine en exagérant encore la tension oculaire, exaspèrent tous les accidents. On se défiera donc de ce moyen dans tout cas suspect.

Indications thérapeutiques. — Esérine. Iridectomie. Sclérotomie.

11° PANOPHTALMIE. — Le début est caractérisé par de vives douleurs, de la fièvre, du chemosis, du gonflement palpébral. La cornée devient trouble. La chambre antérieure se remplit de pus. On doit toujours redouter la méningite.

Indication thérapeutique. — L'énucléation de l'œil malade a sur l'incision l'avantage de supprimer pour l'avenir toute cause d'ophtalmie sympathique.

12° OPHTALMIE SYMPATHIQUE. — Quand un des yeux se trouve soit complètement perdu, soit atteint de lésions diverses (adhérences iriennes, staphylome) par suite d'un traumatisme ou d'une inflammation, on doit surveiller avec le plus grand soin l'œil sain. La moindre fatigue, la moindre douleur, les moindres troubles fonctionnels doivent être suspects et faire craindre une ophtalmie sympathique. C'est au début surtout alors qu'il n'y a pas encore de lésions anatomiques que ce diagnostic est important. Il serait plus que jamais coupable d'essayer de décider sans expérience spéciale s'il s'agit d'une simple fatigue de l'œil ou d'une ophtalmie sympathique au début. Nous ne pouvons ici qu'indiquer l'importance de ce diagnostic.

L'énucléation de l'œil malade est toujours un excellent moyen d'enrayer les accidents réflexes de l'œil sain.

Toutes les autres affections de l'œil (iritis, cataractes, choroïdites, rétinites, anomalies de la réfraction, névrites optiques), exigent plus encore que les précédentes, des études absolument spéciales et des moyens d'examen trop minutieux pour être indiqués. Le seul rôle du médecin non spécialiste doit être de bien rechercher la part que les maladies générales : syphilis, diabète, albuminurie, impaludisme, goutte, alcoolisme, peuvent avoir dans la lésion oculaire.

A consulter. — Musée St-Louis, coll. Péan, vit. 147, pièce 55, pustules lacrymales des deux côtés consécutives à des dacriocystites aiguës chez un sujet syphilitique.

Coll. Fournier, vit. 128, pièce 47, iritis syphilitique, condylomes iriens.

Coll. générale, vit. 47, pièce 1054, sarcome, paupière supérieure.

Coll. Péan, vit. 147, pièce 119, kystes sébacés, paupière supérieure.

Coll. Péan, vit. 155, pièce 106. Kyste séreux, queue du sourcil.

III. — Affections de l'orbite.

I. — Ostéopériostite de l'orbite.

Résumé clinique. — L'ostéopériostite de l'orbite est produite par les mêmes causes que les autres ostéites, froid, traumatisme et surtout infections diverses (ostéomyélite, syphilis, tuberculose). Elle n'est pas très rare dans l'enfance et l'adolescence.

On doit distinguer deux formes : la forme aiguë et la forme chronique. La localisation de l'inflammation au rebord orbitaire ou au fond de l'orbite exerce aussi sur les symptômes une très grande influence.

Examen du malade. — *Forme aiguë.* — *Début et inspection.* — Dès le début la douleur est vive, la fièvre intense. La rougeur, l'œdème de la paupière, l'inspection de la conjonctive

font souvent de prime abord croire à un érysipèle de la face,
à une conjonctivite. Les éléments importants du diagnostic
sont fournis par la palpation.

Palpation. — A. Dans l'ostéopériostite du rebord orbitaire la
tuméfaction osseuse, dure, douloureuse à la pression est facile
à sentir. Cette saillie peut plus tard se ramollir et donner lieu
à un abcès ossifluent. Après l'ouverture de cet abcès persiste
une fistule qui conduit sur l'os dénudé.

B. Dans l'ostéopériostite du fond de l'orbite, l'œil est repoussé
en avant, parfois dévié latéralement. La pression sur l'œil et
surtout sur le pourtour de l'œil est très douloureuse. Cette
forme d'ostéopériostite est, tant qu'elle n'a pas envahi le rebord
orbitaire très difficile à distinguer du phlegmon de l'orbite.

Forme chronique. Inspection. — On pense souvent à première
vue à une conjonctivite chronique, à une dacriocystite.

Palpation. — La tuméfaction indurée d'abord, puis fluctuante est facile à apprécier dans les ostéopériostites du rebord orbitaire. Dans celles du fond de l'orbite le diagnostic
avec une tumeur est souvent assez difficile.

Etat général. — Les ostéopériostites chroniques de l'orbite
sont presque toujours syphilitiques ou tuberculeuses.

Recherche des complications. — L'œil résiste assez bien dans
les ostéopériostites de l'orbite. On a signalé comme complications la panophtalmie, la névrite optique, le décollement de
la rétine.

Les paupières, à la suite des abcès et des fistules sont assez
fréquemment atteintes d'ectropion.

Les complications les plus graves et les plus fréquentes sont
les complications cérébrales : méningite par propagation de
l'inflammation ou ouverture brusque d'un abcès dans la cavité
crânienne.

Indications thérapeutiques. — Traitement général dans
les cas de syphilis, de tuberculose. Incision avec un bistouri
enfoncé au besoin à 3 à 4 centimètres en contournant l'œil,
dès que la suppuration est certaine. L'acuité des accidents inflammatoires pourra même conduire à pratiquer une ponction
exploratrice.

II. — Phlegmon de l'orbite.

Le phlegmon de l'orbite résulte le plus souvent de la propagation d'une inflammation et infection de voisinage. C'est ainsi qu'il vient compliquer la conjonctivite purulente, l'hypopion, l'irodo-choroïdite suppurative, la panophtalmie, l'érysipèle de la face, les abcès des sinus. Il suffit de mentionner les phlegmons métastatiques liés à l'infection purulente.

Les accidents inflammatoires sont suraigus. La fièvre, le délire, la douleur ont une acuité extrême.

Examen du malade. — *Inspection.* — Les paupières sont œdématiées, rouges. Le sillon orbitopalpébral a disparu. La conjonctive est injectée. L'œil est repoussé en avant, parfois dévié de côté. Ses mouvements sont toujours très limités.

La cornée souvent entourée d'un cercle chémosique, est terne, dépolie. La pupille peut être fixe, dilatée. Le phlegmon de l'orbite se complique en effet souvent de phlegmon oculaire.

Palpation. — La tuméfaction est difficile à sentir au début. C'est en général en bas et en dehors que la tuméfaction et la fluctuation sont tout d'abord rencontrées. La moindre pression soit sur l'œil, soit sur les paupières est très douloureuse.

La tension de l'œil peut être accrue.

Complications. — La fonte purulente de l'œil par panophtalmie est fréquente à la suite du phlegmon de l'orbite.

La phlébite des sinus, les méningites suppurées sont également très fréquentes. Le pronostic est extrêmement grave.

Indications thérapeutiques. — Incision précoce sans compter sur la résolution rare. C'est en suivant la paroi externe que le bistouri peut, sans danger pour l'œil, atteindre le foyer. Énucléation de l'œil dans le cas de panophtalmie.

III. — Tumeurs de l'orbite.

Résumé clinique. — Ces tumeurs sont extrêmement variées. Les unes sont développées sur les parois orbitaires : périostoses, exostoses. Leur cause la plus intéressante est la syphilis. Les autres sont développées dans la cavité même de l'orbite.

Ces tumeurs de la cavité de l'orbite comprennent elles-mêmes : 1º des tumeurs vasculaires (angiomes, anévrysmes) ; 2º des tumeurs non vasculaires, soit solides (sarcomes), soit kystiques (hématomes, kystes hydatiques, kystes congénitaux).

Enfin l'orbite est fréquemment envahie par des tumeurs secondaires provenant du crâne, du sinus maxillaire, etc. On doit toujours songer à la possibilité de ces propagations.

Le diagnostic est donc très complexe. Au début tant que la tumeur ne détermine que de la gêne, de la tension de l'orbite, des troubles visuels, des douleurs de tête, tout diagnostic est impossible. — Plus tard quand apparaissent la gêne des mouvements de l'œil, l'exophtalmie, on peut songer à une tumeur orbitaire. — Mais ce n'est guère que quand la tumeur vient faire saillie sur quelque point du rebord de l'orbite — ordinairement en haut et en dedans — qu'on peut discuter sa nature.

Examen du malade. — *Interrogatoire*. — La marche de la maladie a-t-elle été rapide ou lente ? L'exophtalmie a-t-elle été précoce ou précédée par une longue période prodromique ? Y a-t-il eu des accidents inflammatoires aigus ? Telles sont les principales questions. Parfois les troubles mêmes dont se plaint le malade (bruit de scie dans les tumeurs pulsatiles), l'origine congénitale (encéphalocèle), l'origine traumatique de l'affection (hématomes) ont une grande importance de diagnostic.

Inspection. — Gêne des mouvements, exophtalmie, bosselures péri-oculaires, telles sont les trois grandes étapes que parcourent les principaux symptômes fournis par l'inspection.

Palpation. — A la période d'exophtalmie la palpation recherchera surtout si cette exophtalmie est ou non réductible. Si le globe de l'œil présente des pulsations, ce symptôme est des plus importants (il n'existe que dans les tumeurs vasculaires).

A la période de bosselures périoculaires la palpation apprécie la forme, l'étendue et surtout la consistance fluctuante, ferme ou osseuse de ces bosselures. Les pulsations, parfois les vibrations intermittentes (thrill) ont encore une importance extrême.

Examen de l'œil. — Notez les lésions de la conjonctive (injection, chémosis), de la cornée (dépolissement), de l'iris (dilatation pupillaire). La cécité ou la diminution de l'acuité visuelle sont très importantes comme indiquant une lésion du nerf optique. L'examen ophtalmoscopique est souvent utile.

Examen des cavités voisines. — L'examen des fosses nasales, du sinus frontal, du sinus maxillaire, ne sera jamais négligé.

Auscultation. — En appliquant un stéthoscope à la base de l'orbite ou sur l'œil fermé en n'exerçant qu'une pression modérée, on entend dans les tumeurs pulsatiles un bruit de souffle, soit intermittent, soit continu, avec rénforcements.

État général. — Cherchez avant tout la syphilis. Parfois vous avez à vous préoccuper d'une généralisation possible de la tumeur.

Diagnostic. — 1er problème. — L'exophtalmie est-elle bien due à une tumeur.

L'exophtalmie du goître exophtalmique est bilatérale. Elle s'accompagne de goître, de palpitations.

La *paralysie complète des muscles* de l'œil pourrait amener l'exophtalmie, mais cette exophtalmie est facilement réductible.

Les *phlegmons chroniques* sont une cause d'exophtalmie. La marche avec accidents inflammatoires, parfois la ponction exploratrice sont quelquefois les seuls signes diagnostiques différentiels.

2e problème. — Quelle est la nature de la tumeur ?

Songez tout d'abord aux exostoses et périostoses syphilitiques en raison de l'importance du traitement (antécédents, douleurs nocturnes, consistance dure, osseuse).

Songez ensuite au sarcome qui est l'affection fréquente de l'orbite. Les signes des sarcomes sont singulièrement trompeurs. La consistance mollasse de leurs bosselures ramollies fait souvent penser à un abcès, à un kyste. Les pulsations peuvent même se rencontrer dans certains sarcomes très vasculaires. Vous ne devez abandonner ce diagnostic de sarcome qu'en présence de signes évidents d'une autre affection.

Pour adopter le diagnostic d'encéphalocèle, il faudra par exemple que le malade soit jeune, que la tumeur soit congénitale, nettement fluctuante et réductible. La tension dans l'inspiration, les troubles de compression cérébrale déterminés par la compression seraient pathognomoniques.

Pour adopter le diagnostic d'angiome, il faut que l'évolution ait été lente, indolente, que la tumeur augmente de volume pendant les efforts. Si l'angiome se prolonge sur la paupière, l'aspect des arborisations vasculaires peut rendre le diagnostic évident.

Pour adopter le diagnostic de tumeur pulsatile et rejeter celui de sarcome, il faut plus de réserve encore. L'origine traumatique ou mécanique dans quelques cas (fractures, corps étrangers, efforts violents de l'accouchement) est souvent plus utile que les pulsations et le souffle. Toutefois le thrill et le souffle continu à renforcement des anévrysmes artério-veineux sont pathognomoniques.

La ponction exploratrice seule permettrait de reconnaître un hématome spontané, un kyste hydatique.

Indications thérapeutiques. — Le traitement spécifique d'épreuve sera souvent prescrit.

L'extirpation complète est bien rarement possible dans les tumeurs malignes. Le moindre signe de compression cérébrale la contre-indiquerait absolument.

Si la marche fait supposer une tumeur bénigne, l'ablation de la tumeur peut être indiquée par les douleurs ou les accidents de compression ou de luxation oculaire. C'est ainsi qu'on trouve quelques observations d'ablation d'exostoses de l'orbite. L'abstention sera la règle dans le méningocèle.

La ligature de la carotide primitive a été le moyen ordinairement employé dans les tumeurs pulsatiles.

IV. — Affections des fosses nasales.

I. — Règles générales pour l'examen d'une affection des fosses nasales.

Inspection. — L'inspection directe dans l'examen des fosses nasales ne donne que des résultats très incomplets. Tout au plus permet-elle d'apercevoir les lésions situées très antérieurement. Il suffit de signaler les cas où le nez est déformé par une tumeur volumineuse.

L'inspection au spéculum nasi ne donne guère de résultats plus complets si elle n'est pas faite avec une très bonne lumière. La lumière du jour est rarement suffisante. Il faut presque toujours avoir recours à une source de lumière artificielle. La coloration blanche de cette lumière (lumière électrique, lumière du pétrole) est un avantage réel. Un réflecteur est indispensable pour diriger le jet de lumière vers le spéculum.

L'inspection postérieure par le pharynx (pharyngoscopie postérieure) exige un outillage et un apprentissage spéciaux. Nous ne ferons que la mentionner.

Palpation. — La palpation ne joue qu'un rôle peu important dans le diagnostic. Dans le cas de lésions traumatiques de la face, le palper des os du nez assez souvent atteints de fractures ne sera jamais négligé.

Toucher buccal. — Dans le toucher buccal le doigt recourbé en crochet, derrière le voile du palais peut donner des renseignements sur certaines tumeurs débordant l'orifice postérieur des fosses nasales. En introduisant une sonde de femme par l'orifice antérieur de la narine, on peut parfois avoir une sensation très nette de la forme et des dimensions de la tumeur comprise entre la sonde et le doigt.

Troubles fonctionnels. — Par suite des difficultés de l'examen direct, les troubles fonctionnels jouent un grand rôle dans le diagnostic des affections des fosses nasales.

Les épistaxis répétés, abondants, survenant sans cause générale, d'un seul côté de la narine s'observent dans les ulcérations tuberculeuses, syphilitiques et surtout cancéreuses. Les polypes muqueux donnent rarement des épistaxis très abondants. Chez les sujets un peu âgés, de simples varicosités peuvent produire de fortes hémorrhagies.

La gêne apportée au passage de l'air varie du simple enchifrènement à l'occlusion complète. Dans le cas de polypes, cette gêne augmente souvent beaucoup au moment des temps humides.

Le mucus nasal peut devenir sanguinolent, purulent. Sa fétidité est si spéciale dans quelques cas qu'elle suffit à caractériser une des affections les plus fréquentes des fosses nasales, l'ozène.

Les affections des fosses nasales même légères entraînent parfois un certain nombre de troubles réflexes : asthme, hay fever, larmoiement, conjonctivites, surdité, troubles de la voix. — L'examen de l'œil, de l'oreille, de la gorge est donc indispensable.

État général. — Il faut s'attacher surtout à rechercher la syphilis et la tuberculose.

II. — Principales affections des fosses nasales.

Il est assez difficile de distinguer celles de ces affections qu'on peut faire rentrer dans le domaine de la chirurgie générale et celles qui sont du domaine de la spécialité. Nous étudierons brièvement les polypes muqueux, l'ozène, la syphilis, la tuberculose et les tumeurs malignes des fosses nasales. Il suffira de signaler en quelques mots les hématomes, les corps étrangers, les calculs, les abcès, la rhinite hypertrophique.

1. — Polypes muqueux.

Résumé clinique. — Les polypes muqueux sont très fréquents surtout dans l'adolescence. — Les troubles fonctionnels (enchifrènement, épistaxis), les troubles réflexes qu'ils déterminent peuvent être assez sérieux. — Ils n'ont pas de tendance à la généralisation mais ont une tendance extrème à la récidive.

Examen du malade. — *Inspection.* — Les polypes sont d'ordinaire assez faciles à apercevoir. Quand le malade souffle, ils se rapprochent grâce à leur pédicule de l'orifice antérieur des fosses nasales. Le malade lui-même apprécie souvent très bien ce déplacement.

L'aspect grisâtre ou à peine rosé, muqueux, gélatiniforme des polypes est caractéristique. Leur forme pédiculée est parfois plus difficile à constater par l'inspection. — Le pédicule s'insère sur les cornets, la paroi supérieure ou antérieure, et jamais sur la cloison.

Certains polypes anciens, voisins de l'orifice antérieur présentent parfois une surface brunâtre, indurée, épaissie. Mais il est rare qu'on ne puisse constater sur les points moins directement irrités, la conservation de l'aspect muqueux normal.

Dans quelques cas exceptionnels chez des sujets âgés on doit en présence de polypes offrant un aspect un peu suspect : surface indurée, suintante, exulcérée, volume anormal, songer à la possibilité d'une transformation en épithélioma.

Indication thérapeutique. — Ablation à la pince à polypes ou au serre-nœud. Examen très complet après l'ablation, les polypes étant souvent multiples et des polypes profonds étant masqués par les polypes superficiels.

2. — OZÈNE.

Résumé clinique. — L'horrible fétidité de l'ozène, sa ténacité rendent cette affection extrèmement pénible. L'ozène peut être symptomatique des diverses ulcérations et ostéites (syphilitiques, tuberculeuses, cancéreuses) des fosses nasales. Mais bien souvent la fétidité la plus prononcée survient sans cause très nettement appréciable. On ne trouve dans le nez que des exulcérations, un suintement puriforme et surtout des croûtes molles, brunâtres ou jaunâtres parfois très adhérentes.

Examen du malade. — La fétidité est évidente. De plus, et c'est là un caractère important de diagnostic avec la fétidité symptomatique des ulcérations, des corps étrangers, les fosses nasales offrent une disposition spéciale. Elles sont à la fois élargies et atrophiées. — L'élargissement rend l'orifice des narines très béant, permet d'apercevoir au loin les cornets, le nez semble aplati. — L'atrophie porte sur la muqueuse qui est sèche, ratatinée, et sur les cornets. Parfois le cornet inférieur a presque disparu.

Diagnostic. — Les ozènes symptomatiques ne pourraient être confondus avec l'ozène essentiel que si l'examen est bien superficiel. Il suffit également de signaler la fétidité que peut produire l'écoulement du pus par les fosses nasales dans les suppurations du sinus maxillaire.

Indications thérapeutiques. — Lavages antiseptiques, naphtol camphré, teinture d'iode. Traitement général.

3. — Syphilis des fosses nasales.

Résumé clinique. — L'accident primitif, le chancre, est exceptionnel. Par son siège ordinaire c'est plutôt une affection des narines que des fosses nasales. Les plaques muqueuses à la période secondaire sont assez fréquentes. A la période tertiaire, les gommes, les ostéites sont plus fréquentes encore.

Chez l'enfant et l'adolescent, on n'oubliera pas que le squelette du nez est souvent atteint par la syphilis héréditaire précoce ou tardive (nez camus, nez en lorgnette).

Examen du malade. — Le diagnostic dépend moins de l'étude des lésions locales que du terrain général. Les exulcérations grisàtres des plaques muqueuses, les ulcérations bourbillonneuses, jaunâtres, indolentes des gommes sont assez caractéristiques. Enfin d'après Michelson, les ulcérations syphilitiques de la cloison seraient linéaires et non arrondies ; leur surface serait recouverte de granulations ; elles arriveraient rapidement à provoquer la dénudation des os et du cartilage ; elles s'accompagneraient d'hypertrophie des cornets et d'une dureté extrême de tous les tissus. Le traitement spécifique

amène le dégonflement de la muqueuse ; mais souvent, quand
ce dégonflement survient, les cornets s'atrophient, la charpente
nasale s'affaisse. Il y a dans ces remarques de Michelson une
série de caractères utiles à connaître, mais qu'il n'est point
toujours cliniquement facile de bien apprécier.

Indications thérapeutiques. — Traitement d'épreuve dans
tous les cas douteux.

4. — Tuberculose nasale.

Résumé clinique. — La tuberculose nasale peut se présenter sous deux grandes formes : tuberculose proprement dite
et lupus. Chacune de ces formes peut prendre elle-même les
aspects cliniques les plus différents : inflammation en nappe,
ulcérations avec destructions plus ou moins profondes, abcès
à contenu soit caséeux, soit nettement purulent, tubercules
circonscrits ou en infiltration diffuse, gommes dures ou ramollies, tumeurs de consistance et d'implantation variables,
soit sessiles, soit pédiculées.

Examen du malade. — *Lésions locales.* — L'aspect des lésions locales est parfois pathognomonique. Dans la tuberculose vraie, les petites granulations jaunâtres prêtes à s'exulcé-
rer, dans le lupus, la coloration livide des lésions, l'anesthésie,
les traces de cicatrisation partielle offrent la plus grande valeur. Malheureusement ces divers symptômes sont loin d'être
constants ; quand ils existent, leur constatation est souvent
rendue difficile par les croûtes qui les masquent, par la douleur et les hémorrhagies que provoque l'examen rhinoscopi-
que. S'ils manquent ou sont méconnus, le diagnostic, d'après
l'état local seul, devient impossible.

État général. — L'examen de l'état général vient dans bien
des cas, compléter l'étude des lésions locales. La tuberculose nasale est très rarement primitive ; elle survient le plus souvent
chez des phthisiques et même, à l'ordinaire, chez des phthisiques avancés. Le lupus, lui aussi, succède souvent à un lupus
de la peau du nez ou de la gorge ; quand il débute par les fosses nasales, sa propagation à la peau ou aux muqueuses voi-

sines est assez rapide. Ces lésions coexistantes deviennent alors un bon signe de diagnostic.

Indications thérapeutiques. — Dans le cas de tuberculose primitive, supprimer aussi complètement et aussi rapidement que possible le foyer d'infection par le grattage, les cautérisations. La destruction du foyer d'infection nasale reste utile dans les tuberculoses secondaires (Cartaz). Lorsqu'elle est impossible, pansements à l'iodol, au menthol et surtout à l'iodoforme.

5. — TUMEURS MALIGNES DES FOSSES NASALES.

Résumé clinique. — Les tumeurs malignes des fosses nasales peuvent être au point de vue de leur aspect et des difficultés de leur diagnostic, divisées en deux groupes. Le premier groupe est constitué par les tumeurs pédiculées ; ces tumeurs pédiculées, assez fréquentes, sont ordinairement le résultat de la dégénérescence épithéliomateuse de néoplasmes primitivement bénins, adénomes ou polypes muqueux ; les sarcomes peuvent cependant apparaître d'emblée sous cette forme. — Le second groupe comprend toutes les tumeurs à base d'implantation diffuse (épithéliomas, carcinome).

Examen du malade et diagnostic. — A. Le diagnostic des tumeurs pédiculées malignes peut offrir deux difficultés principales : 1° distinguer ces tumeurs des tumeurs pédiculées bénignes ; 2° reconnaître l'existence et le mode d'insertion du pédicule.

1° Dans la plupart des cas, l'accroissement rapide, les douleurs relativement vives, l'abondance des hémorrhagies, l'aspect bourgeonnant, la consistance friable constituent des signes trop certains de malignité. Mais il en est d'autres où l'affection se présente avec des caractères moins nets et où l'on peut croire à une tumeur bénigne. C'est surtout quand quelques tumeurs enlevées antérieurement ont présenté en tout l'aspect des polypes muqueux que l'on peut se trouver hésitant. Mais il faut se souvenir d'une part qu'après plusieurs récidives la maladie primitive a pu dégénérer et les nouveaux polypes être constitués cette fois par de l'épithélioma. Il faut se souvenir aussi qu'en même temps que les tumeurs malignes il n'est point rare de rencontrer dans les fosses nasales des polypes ordinaires. Les observations de cette coexistence ne sont pas très rares.

2° Quand la tumeur est très volumineuse, il est parfois assez difficile d'apprécier l'existence et le mode d'insertion du pédicule. La constatation de mouvement de va-et-vient, quand le malade souffle, peut tout à fait manquer ; sa constatation antérieure par le malade offre alors une certaine importance. Des tractions exercées avec beaucoup de ménagements pour ne point entraîner d'hémorrhagie, des tentatives pour contourner la tumeur soit au moyen d'un stylet, soit au moyen d'une anse de fil de fer ordinaire fourniront aussi des renseignements. Le mode d'insertion du pédicule est utile à établir au point de vue de la conduite de l'opération ; il l'est également au point de vue de la nature de la tumeur ; un polype inséré sur la cloison doit en effet toujours être regardé comme de nature maligne.

B. Le diagnostic des tumeurs malignes non pédiculées, mais encore limitées dans leur implantation, doit être tout d'abord fait avec les diverses tumeurs bénignes des fosses nasales. Les *ostéomes*, en particulier, peuvent, quand ils ont pris un grand développement déterminer des douleurs, des hémorrhagies répétées, des suppurations simulant les troubles fonctionnels des tumeurs malignes. A la simple vue, leur aspect, quand la muqueuse, au lieu d'être simplement refoulée, est grisâtre, peut encore entraîner la confusion. — Les *fibromes* ne se voient guère que dans la cavité naso-pharyngienne ; le diagnostic des prolongements qu'ils peuvent envoyer dans les fosses nasales se fera surtout par la connexion de ces prolongements avec la tumeur principale.

D'autres affections, les *déviations de la cloison*, les *abcès des fosses nasales*, les *calculs*, les *corps étrangers* même ont pu, si invraisemblable que puisse paraître l'erreur, simuler des tumeurs malignes. Les *épaississements de la cloison* décrits par M. Verneuil et dus probablement à une périchondrite offriront aussi une grande ressemblance avec l'épithélioma. Ces épaississements surviennent parfois sous l'influence de la grossesse pour disparaître avec elle. Souvent aussi ils sont syphilitiques. C'est d'ailleurs à la syphilis qu'il faut toujours songer dans les cas douteux ; les *gommes* sont assez fréquentes dans les fosses nasales, et dans quelques cas c'est le traitement d'épreuve seul qui pourra faire distinguer une de ces gommes ulcérées d'un épithélioma. — Le *chancre syphilitique* lui-même peut comme aspect ressembler à une tumeur maligne. Moure a rapporté un remarquable exemple où le diagnostic n'était possible que par la coexistence des accidents secondaires. — Les *lésions tuberculeuses* coïncident ordinairement avec la tuberculose pulmonaire. — Le *lupus*, quand il existe simultanément dans les fosses nasales et sur le visage, est très facile à reconnaître ; le lupus primitif des fosses lui-même, présente un aspect bourgeonnant avec nodules indurés et livides assez caractéristiques (1).

Indications thérapeutiques. — L'ablation doit toujours être complète. Même dans les tumeurs pédiculées, il faut opérer non par arrachement mais par une incision extérieure qui montre bien le pédicule. Dans les tumeurs diffuses, divers procédés de reclinaison du nez permettent d'arriver sur la tumeur. La résection du maxillaire supérieur est souvent nécessaire, tant pour ouvrir une voie plus large que pour enlever les portions d'os envahies Parfois même on a dû pratiquer la résection des deux maxillaires.

6. — AFFECTIONS DIVERSES DES FOSSES NASALES.

a) Hématomes de la cloison. — Ces hématomes succèdent à un choc sur le nez. Ils sont unilatéraux ou bilatéraux. Dans les hématomes bilatéraux la double tuméfaction symétrique, régulière, violacée, constitue une lésion d'aspect assez curieux. Ces hématomes s'infectent et s'enflamment assez fréquemment.

(1) PLICQUE, Diagnostic et traitement des tumeurs malignes des fosses nasales. *Annales des maladies du larynx*, Mars 1890.

b) Corps étrangers. — Les corps étrangers sont à défaut de commémoratifs souvent méconnus et masqués par les lésions de coryza chronique. Les corps étrangers ont parfois fait croire à un polype, à une exostose, à une tumeur maligne, à une ostéite avec séquestre. L'unilatéralité du coryza chronique, la consistance spéciale perçue par le stylet, la mobilité partielle, la marche lente, seront les principaux éléments différentiels.

c) Calculs. — Les calculs spontanés ont encore plus fréquemment donné lieu à des erreurs de diagnostic que les corps étrangers. Leur son sous le stylet est souvent mat, sec, leur consistance crayeuse et friable.

d) Abcès. — 1° Les abcès aigus sont d'ordinaire consécutifs à un hématome, à un furoncle. Ils siègent presque toujours sur la cloison. La tuméfaction mollasse, douloureuse, rouge, à marche rapide, est assez caractéristique.

2° Les abcès froids sont ordinairement symptomatiques d'une lésion osseuse. On les a parfois confondus avec un polype muqueux, un cancer. Rappelons que les polypes muqueux ne s'implantent jamais sur la cloison.

e) Rhinite hypertrophique. — L'hypertrophie est totale ou partielle. C'est sur le cornet inférieur que la saillie de la muqueuse flottant comme un vêtement trop large est surtout marquée. Il y a en même temps que l'hypertrophie, rougeur et exagération de la sécrétion nasale.

Les troubles fonctionnels, enchifrènement, gêne de la respiration, surdité, sont souvent très marqués.

Les causes sont générales (scrofule), ou locales (poussières irritantes, humidité et surtout déviation de la cloison).

f) Rhinite atrophique. — Son étude se confond avec celle de l'ozène.

A consulter : Musée St-Louis : coll. Péan, vit. 156, pièce 529, ablation des fosses nasales pour un épithélioma ; coll. Fournier, vit. 131, pièces 265, 305, 355, chancres du nez ; coll. Péan, vit. 102, pièce 33, gomme du nez ; coll. gén., vit. 31, pièces 480, 570, lupus du nez ; coll.

Péan, vit. 147, pièce 64, polype muqueux ; pièce 451, polype glandulaire.

V. — Affections des sinus de la face.

A. — Affections du sinus frontal.

Les plaies, les fractures, les polypes, les kystes, les sarcomes, les sinus frontaux sont des affections rares. Leur diagnostic repose surtout sur le siège de la lésion ou de la tuméfaction au niveau des bosses frontales. On se souviendra que le sinus envoie un prolongement en haut vers la fosse temporale et en dehors vers l'apophyse orbitaire externe. On se souviendra également que la cavité du sinus ne commence à apparaître qu'à partir de dix ans. Les fractures du sinus frontal se compliquent assez fréquemment d'emphysème du front et du sourcil. L'air peut être infiltré ou former une tumeur sonore.

Les *abcès,* les ostéites du sinus frontal sont moins exceptionnels. Les *abcès* sont souvent consécutifs à une inflammation des fosses nasales. Les *ostéites* sont traumatiques, tuberculeuses ou syphilitiques.

Si le canal qui fait normalement communiquer le sinus frontal avec le méat moyen reste perméable, les symptômes locaux se réduisent souvent à la douleur au niveau du front, à une tuméfaction légère. Le symptôme important est l'écoulement de pus par un des côtés du nez.

Si, au contraire, ce canal s'oblitère par l'inflammation, le sinus est distendu par le pus. Les douleurs sont plus vives, la tuméfaction plus marquée. La paroi antérieure refoulée et amincie peut même donner sous le doigt la crépitation parcheminée.

Souvent aussi c'est vers l'orbite que le sinus se laisse distendre. Il peut en résulter une saillie à l'angle supéro-interne de l'orbite de la gêne des mouvements de l'œil et même de l'exophtalmie. L'abcès peut même s'ouvrir vers l'orbite. A première vue on pourrait donc songer à une affection de l'orbite ou du sac lacrymal.

Diagnostic. — Les épanchements séreux ou sanguins du sinus frontal ne pourraient se distinguer que par l'absence d'inflammation, l'intensité moindre des douleurs. L'écoulement purulent par une narine lève bien entendu tous les doutes.

Les sarcomes ont une marche plus rapide, leur consistance est fibro-élastique et non fluctuante.

Les ostéomes ont une dureté éburnée.

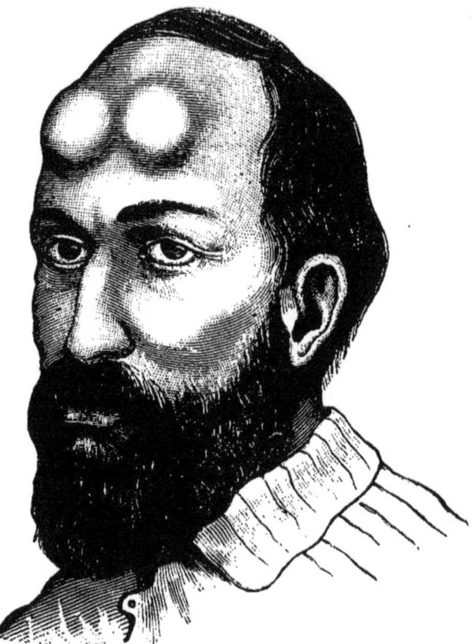

Fig. 8. — Tumeur gazeuse consécutive à un abcès des sinus frontaux.

Indications thérapeutiques. — Au début on peut se contenter d'évacuer le pus en pénétrant dans le sinus par le canal qui l'unit au méat moyen. Mais dans les abcès anciens avec distension, la trépanation de la paroi antérieure sera préférée.

B. — Affections du sinus maxillaire.

I. — Règles générales pour l'examen.

Dans l'examen du sinus maxillaire on devra tout d'abord étudier par l'inspection et la palpation : 1° l'état de la face antérieure du sinus (tuméfaction de la joue) ; 2° l'état de son bord inférieur (ébranlement ou chute des dents, tuméfaction alvéolaire) ; 3° l'état de sa face supérieure (exophtalmies, saillies orbitaires, complications vers les voies lacrymales, névralgies orbitaires).

M. Luc a de plus montré l'importance qu'avait l'examen des fosses nasales. Le déjètement de la paroi externe, les modifications de la muqueuse au niveau de l'ouverture du sinus dans le méat moyen, les écoulements divers par l'orifice de communication fournissent souvent des symptômes précoces, plus précoces que l'examen de la joue, de l'orbite, de la bouche. On a même pu au moyen d'une lampe électrique introduite dans la bouche, soupçonner les lésions du sinus par la translucidité moindre ou même une tache nettement opaque du côté atteint. Enfin la ponction exploratrice du sinus a été fréquemment pratiquée soit par le bord alvéolaire, soit par les fosses nasales.

Les affections du sinus maxillaire exigent donc souvent des moyens de diagnostic un peu exceptionnels. Les causes générales de ces affections les plus importantes à rechercher sont la tuberculose et la syphilis. Les causes locales sont les lésions de la pituitaire et surtout les lésions dentaires.

II. — Abcès du sinus maxillaire.

Résumé clinique. — Ces abcès sont fréquents. Ils dépendent presque toujours d'une infection d'origine dentaire (ostéopériostite par carie profonde), ou nasale (coryzas aigus et chroniques, polypes sphacélés). Les infections d'origine syphilitique sont beaucoup plus rares.

L'intensité de l'inflammation est très variable. A côté de la forme aiguë avec douleurs vives, gonflement de la joue, il existe des formes plus frustes, plus insidieuses, à marche chronique, où tout se réduit à du catarrhe nasal, à une simple névralgie.

Examen du malade. — *Inspection.* — La tuméfaction de la joue peut manquer. — L'examen des fosses nasales donne des signes bien plus caractéristiques : a) tuméfaction sur la paroi externe des fosses nasales, b) coryza caséeux qui n'existe guère que dans les abcès du sinus, c) écoulement purulent par la narine correspondant au sinus. Cet écoulement purulent par l'orifice de communication qui unit le sinus au méat moyen peut être assez abondant pour suinter au dehors. On peut au contraire ne le reconnaître qu'à un léger suintement, à une petite trainée du pus dans le méat moyen. La présence de granulations polypeuses dans le méat moyen et surtout l'odeur fétide extrêmement marquée contribueront à faire soupçonner cet écoulement. Il suffit parfois de faire pencher en avant la tête du malade pour amener l'issue de quelques gouttes de pus.

Palpation. — La palpation ne sert guère que dans le cas de distension de la paroi antérieure du sinus et pour examiner les lésions dentaires. La première et la deuxième molaires sont souvent cariées, déchaussées, ébranlées, douloureuses à la pression. Il est très rare de constater une saillie alvéolaire. Il sera utile de rechercher si l'inflammation ne s'est pas propagée au sinus frontal.

État général. — La syphilis et la scrofule doivent être comme toujours recherchées.

Diagnostic. — *Avec l'ozène.* Dans l'ozène, les fosses nasales sont agrandies, le cornet inférieur atrophié. Le malade est inconscient de l'odeur qu'il exhale. Dans l'abcès du sinus maxillaire, c'est le malade plus que son entourage qui souffre de la fétidité.

Avec les *kystes du sinus.* Les kystes ne donnent pas d'écoulement nasal, ont une marche très lente.

Indications thérapeutiques. — Après extraction de la première ou de la deuxième molaire, l'alvéole sera perforée.

Un drain métallique assurera l'écoulement du pus et permettra les lavages de la cavité.

III. — Fistules du sinus maxillaire.

Résumé clinique. — Ces fistules succèdent aux abcès du sinus, rarement aux lésions traumatiques. Elles siègent dans la région de la pommette, dans la bouche, au niveau des alvéoles, des gencives, du palais. Il n'est pas rare de trouver à la fois des fistules cutanées ou muqueuses.

Examen du malade. — En dehors des commémoratifs, du siège, des autres lésions du sinus, deux signes sont pathognomoniques (Gérard Marchand) :

1° Reflux de l'air par la fistule quand le malade se mouche fortement ;

2° Reflux par les fosses nasales des liquides injectés par la fistule.

Indications thérapeutiques. — Il suffit souvent de drainer le sinus par la voie buccale pour amener la guérison définitive de la fistule. Si cette guérison tarde, l'écoulement du pus une fois bien assurée, on assurera l'occlusion de la fistule par une opération autoplastique (Quenu).

IV. — Kystes muqueux (hydropisie du sinus maxillaire).

Résumé clinique. — Ces kystes au début sont pris pour de simples névralgies. Ce n'est qu'à la période de distension du sinus qu'on peut les soupçonner. La distension peut se faire vers la joue, le nez, l'orbite, la bouche.

Examen du malade. — *Inspection.* — L'inspection permettra de constater suivant les cas la saillie de la joue, de la paroi externe des fosses nasales, de la bouche. La distension du sinus vers l'orbite amène l'exophtalmie. Il n'y a ni signe d'inflammation, ni écoulement de pus fétide par le nez. On n'observe pas non plus de larmoiement ni de tumeur lacrymale, complications fréquentes dans les tumeurs solides du sinus (Duplay).

Palpation. — Si la distension est assez marquée, la paroi osseuse amincie peut donner une crépitation parcheminée. Quand cette paroi est tout à fait usée et détruite, on peut sentir la fluctuation.

Traitement. — Trépanation du sinus par la face antérieure et raclage.

V. — Tumeurs du sinus maxillaire.

Résumé clinique. — Les tumeurs sont bénignes ou malignes. Les tumeurs bénignes sont surtout constituées par des polypes muqueux et des ostéomes. Les tumeurs malignes plus fréquentes sont souvent secondaires au sarcome, à l'épithélioma du maxillaire supérieur. Au début ces tumeurs malignes ne s'annoncent que par de la douleur, de la tension, par l'ébranlement et la chute des dents. Plus tard apparaissent les déformations de la joue, des fosses nasales, des alvéoles, l'exophtalmie. Le larmoiement et la production de tumeurs lacrymales sont des complications fréquentes. Plus tard enfin les bosselures énormes ramollies, les ulcérations saignant facilement, la coloration violacée de la peau de la joue ou de la muqueuse buccale sont des signes évidents de malignité.

Examen du malade. — Examinez successivement par l'inspection et la palpation la joue, l'arcade dentaire, les fosses nasales, l'orbite. Tenez compte de l'âge du malade, de la marche rapide sans accidents inflammatoires.

Diagnostic. — Deux questions sont à résoudre : 1° siège de la tumeur dans le sinus ; 2° nature de la tumeur.

1° Le sinus peut être envahi secondairement par une tumeur des fosses nasales, du pharynx, du maxillaire. Une exploration attentive, la détermination exacte des premiers accidents survenus permettront d'établir la nature secondaire de la tumeur.

2° Il n'est pas toujours facile de distinguer une collection liquide (abcès, kyste) d'une tumeur maligne ramollie. Les abcès et les kystes peuvent présenter la crépitation parcheminée.

Les bosselures de la tumeur maligne peuvent être parfaitement fluctuantes. A défaut de l'écoulement de pus par le nez, une ponction exploratrice est parfois nécessaire.

Parmi les tumeurs solides, l'ostéome se distinguera surtout par sa marche lente, sa consistance dure, éburnée. Les tumeurs malignes ont pour caractère essentiel leur accroissement rapide.

Indications thérapeutiques. — Les ostéomes peuvent s'énucléer assez facilement après la trépanation du sinus. Les tumeurs malignes exigent la résection totale du maxillaire supérieur.

A consulter. — Coll. Péan, vit. 156, pièce 292, kyste du sinus frontal. *Id.*, pièce 441, ostéo-sarcome du sinus maxillaire.

VI. — Affections des maxillaires.

I. — Règles générales pour l'examen.

La pathologie des os maxillaires est dominée par la présence des dents incluses dans ces os. L'évolution, les altérations du système dentaire jouent un rôle étiologique prépondérant. Souvent aussi les altérations des dents ont une certaine importance séméiologique.

Situés superficiellement, les os maxillaires sont assez facilement accessibles à l'inspection et à la palpation. Il est à peine utile d'ajouter que cette double exploration doit toujours être faite non seulement par l'extérieur à travers les parties molles de la joue, mais par l'intérieur de la bouche. L'exploration du bord alvéolaire facilement accessible doit toujours être faite avec une attention spéciale. Les dents seront examinées non seulement par l'inspection simple, par la palpation (carie, ébranlement), mais par la percussion. La percussion avec un stylet permet seule de reconnaître par la douleur provoquée certaines caries profondes. L'état des ganglions sus-hyoïdiens et rétro-maxillaires sera recherché avec soin.

Comme dans toutes les affections de la face, la solidarité

entre les diverses régions est trop grande pour qu'on néglige l'examen des organes voisins, bouche, pharynx, palais, fosses nasales et surtout dans les affections du maxillaire supérieur, l'examen du sinus maxillaire.

Au point de vue de l'état général on retrouve toutes les causes ordinaires d'ostéite. La cachexie rapide que provoquent souvent les lésions des maxillaires par la déglutition des liquides sanieux déversés dans la bouche doit être mentionnée. Il faut aussi rappeler le rôle des intoxications par le mercure et le phosphore.

II. — Fractures du maxillaire supérieur.

Les fractures du maxillaire supérieur sont rares. Leur diagnostic est rendu d'ordinaire évident par la déformation, l'enfoncement, la crépitation. Dans les cas difficiles, si le sinus maxillaire se trouve ouvert, l'issue de l'air à travers la fissure formée produit un emphysème pathognomonique. Kirmisson signale encore comme symptôme indirect utile l'anesthésie due à une déchirure possible du sous-orbitaire. Enfin Guérin a fait remarquer que les fractures portant sur la totalité du corps du maxillaire, sans déplacement, sans crépitation sont accompagnées d'une fracture de la base de l'apophyse ptérygoïde. Le toucher buccal permet de constater la mobilité douloureuse de l'apophyse.

La commotion cérébrale est souvent très marquée.

III. — Fractures du maxillaire inférieur.

Ces fractures sont fréquentes. Le déplacement (différence de niveau des dents), la mobilité, la crépitation sont d'ordinaire très marqués dans les fractures du corps du maxillaire. Les fractures des branches montantes se reconnaîtront surtout par la douleur à la pression ; la mobilité anormale et la crépitation manquent car la sangle des muscles masséter et ptérygoïdien interne maintient les fragments.

L'apophyse coronoïde fracturée est très mobile et attirée en haut par le temporal. Les fractures du col du condyle sont rares. La douleur à la pression, la crépitation pendant la mastication permettront de les distinguer d'une luxation.

On doit rechercher les complications qui ont pu survenir : *a)* du côté du nerf maxillaire inférieur (déchirures) ; *b)* du côté du conduit auditif (fractures) ; *c)* du côté du cerveau (commotion cérébrale).

Traitement. — Des appareils fort simples (frondes, moules en gutta) suffisent souvent. Dans les déplacements complexes la suture osseuse est préférable à la ligature des dents.

L'infection du foyer dans les fractures ouvertes sera évitée par les gargarismes au chloral à 1 0/0. Cette infection était autrefois une cause fréquente d'accidents septicémiques graves.

IV. — Luxations du maxillaire inférieur.

Résumé clinique. — Ces luxations sont unilatérales ou bilatérales. Elles surviennent soit à la suite d'un traumatisme (chute, coup sur le menton), soit à la suite d'un violent effort musculaire (rire, vomissement et surtout bâillement). Le condyle dans la seule luxation vraiment fréquente glisse en avant de la racine transverse de l'apophyse zygomatique.

Après une première luxation, il est fréquent d'observer un relâchement de la capsule articulaire, cause de récidives fréquentes.

Examen du malade. — *Inspection.* — Dans la luxation bilatérale la bouche est entr'ouverte ; les arcades dentaires restent écartées malgré les efforts du malade.

Dans la luxation unilatérale, la bouche n'est que très légèrement entr'ouverte, elle est tordue de côté ; le menton est dévié du côté opposé à la luxation.

Palpation. — Le condyle est senti en avant de son siège normal ; à la place qu'il occupait est un vide ; on peut enfoncer la pulpe du doigt entre la saillie du condyle et le conduit auditif. Saillie anormale et vide existent bien entendu, soit d'un seul, soit des deux côtés.

L apophyse coronoïde est portée en avant. C'est surtout dans la luxation unilatérale que le toucher buccal apprécie bien par comparaison la différence de situation des deux apophyses. Le muscle temporal entraîné par l'apophyse paraît dur, tendu, résistant.

Troubles fonctionnels. — Ils consistent presque uniquement dans l'écoulement de la salive, une certaine gêne de la déglutition, une gêne plus prononcée de la mastication.

Diagnostic. — Comme diagnostic différentiel avec la luxation bilatérale, il suffit de citer pour mémoire le trismus. Mais si la mâchoire est fixe, les dents sont serrées et non écartées.

Le diagnostic différentiel de la paralysie faciale avec la luxation unilatérale est également évident bien qu'à première vue la physionomie des malades soit à peu près la même.

Pronostic. — Le pronostic n'est fâcheux qu'au point de vue des récidives.

Traitement. — La réduction au moyen des deux pouces introduits dans la boucle et appuyant fortement de haut en bas sur les grosses molaires inférieures est facile. Les pouces doivent être entourés de linge, ils seront reportés vivement de côté au moment de la réduction pour éviter qu'ils ne soient mordus.

V. — Arthrites temporo-maxillaires.

Résumé clinique. — La blennorrhagie détermine parfois des arthrites temporo-maxillaires, subaiguës ou aiguës. L'arthrite sèche est assez fréquente.

Les arthrites aiguës ou suppurées, les arthrites tuberculeuses sont exceptionnelles.

Le diagnostic est facile. Le principal intérêt de ces arthrites réside dans la possibilité d'une ankylose.

VI. — Constriction des mâchoires.

Résumé clinique. — La constriction des mâchoires est fréquente non seulement dans les diverses affections des os maxillaires, mais dans celles de la bouche et du pharynx. Elle accompagne bien entendu les arthrites temporo-maxillaires.

Cette constriction peut être pour l'examen et surtout pour l'inspection de la bouche un obstacle fort gênant. Il est parfois nécessaire d'écarter les arcades dentaires au moyen de la vis de Toirac pour pratiquer soit l'inspection, soit le simple toucher buccal.

La constriction des mâchoires peut, quand elle se prolonge, devenir par elle-même une affection fort gênante. L'entrave qu'elle apporte à l'alimentation peut obliger à l'emploi d'une sonde œsophagienne introduite par les fosses nasales.

Examen du malade. — Le diagnostic est évident. Mais il faut déterminer la cause de la constriction. Voici les causes principales. Elles sont aiguës ou chroniques.

Les constrictions aiguës passagères sont liées : 1° à la contracture des masséters ; 2° à une arthrite aiguë de l'articulation temporo-maxillaire.

La contracture des masséters survient sous l'influence d'une amygdalite, d'une ostéopériostite du maxillaire liée souvent à l'évolution difficile de la dent de sagesse. Les arthrites aiguës temporo-maxillaires se voient surtout dans la blennorrhagie.

Les constrictions chroniques peuvent être dues à une rétraction des muscles, à une cicatrice cutanée ou muqueuse, à une ankylose articulaire.

Les rétractions des muscles peuvent s'observer à la suite de lésions syphilitiques (gommes, myosites), d'ostéopériostites prolongées. L'ostéopériostite de la fosse temporale pourrait immobiliser par la rétraction du muscle temporal, la mâchoire inférieure. Les cicatrices cutanées ou muqueuses résultent de plaies, de brûlures, rarement de stomatites. L'ankylose articulaire est rare. Elle s'observe parfois après l'arthrite sèche.

Traitement. — Il suffit souvent de traiter la maladie cause (ostéopériostite avec séquestre, gomme syphilitique) pour triompher même des constrictions chroniques. La section des brides cicatricielles avec autoplastie consécutive, la section du col du condyle dans les cas d'ankylose pour déterminer une pseudarthrose ont été parfois nécessaires.

VII. — Inflammations périmaxillaires.

Résumé clinique. — Les inflammations périmaxillaires se
présentent sous deux formes : 1° la forme aiguë à évolution
rapide aboutissant après quelques jours soit à la résolution,
soit à la suppuration ; 2° la forme subaiguë presque chronique
présentant des alternatives d'amélioration et de recrudescence.
Le maximum des lésions inflammatoires peut dans l'une ou
l'autre de ces formes frapper soit la muqueuse (stomatites), soit
les gencives (gingivites), soit les ganglions, (adénophlegmons
et adénites), soit les os maxillaires eux-mêmes, (périostites et
ostéites). Ces diverses lésions sont souvent associées à des degrés divers.

Le pus peut par suite se former soit sous la muqueuse buccale, soit sous les gencives, soit dans les ganglions, soit sous
le périoste et même dans l'intérieur de l'os. Cette dernière
forme se complique souvent d'accidents de nécrose. Au maxillaire supérieur l'inflammation peut de plus se propager au
sinus maxillaire.

Examen du malade. — Cet examen doit être étudié : 1° dans
un cas d'inflammation aiguë ; 2° dans un cas d'inflammation
chronique périmaxillaire ; 3° dans un cas d'inflammation aiguë
ou chronique compliqué de nécrose du maxillaire. L'étude
des inflammations de la muqueuse elle-même, des stomatites
sera faite brièvement à l'occasion du diagnostic de la cause
de l'inflammation.

INFLAMMATIONS PÉRIMAXILLAIRES AIGUES.

Mode de début. — Brusque, infectieux, le début s'annonce
par des frissons, du malaise, des douleurs souvent atroces, une
sensation de battement, d'allongement au niveau de certaines
dents.

Inspection. — C'est le gonflement œdémateux, la rougeur
désignée vulgairement sous le nom de fluxion. Si l'inflammation est surtout périostique, le gonflement prédomine à la
face, l'œdème peut même gagner la paupière inférieure. Si

l'inflammation occupe les ganglions, le gonflement est surtout sous-maxillaire. Le malade peut à peine ouvrir la bouche dans le premier cas, il l'ouvre sans trop de difficulté dans le second.

Palpation. — Au début, tuméfaction œdémateuse élastique, le doigt reste souvent profondément marqué. La suppuration s'annonce par du ramollissement, une rénitence profonde. Quand le pus occupe les ganglions, la fluctuation peut d'assez bonne heure être soupçonnée par la palpation externe. Quand l'abcès est sous-périostique, c'est surtout le toucher buccal combiné avec la palpation qui le fera reconnaître. Souvent même l'abcès finit par proéminer vers la bouche. Il se forme une saillie rénitente, puis fluctuante vers la gencive, saillie très appréciable au toucher buccal alors qu'elle échappe à la palpation externe.

Inspection de la bouche. — Très difficile dans les ostéopériostites qui laissent à peine la bouche s'entr'ouvrir, l'inspection buccale doit rechercher, en examinant surtout celle des mâchoires et le côté de la mâchoire qui répond au maximum du gonflement :

1° *L'état des gencives.* — La pyorrhée gingivale, liée au déchaussement par le tartre, aux gingivites mercurielles, saturnines, est souvent le point de départ de l'inflammation.

2° *Les stomatites.* — La stomatite érythémateuse est un simple incident. La stomatite aphteuse se reconnaîtra à ses petites vésicules transparentes suivies d'ulcérations à bords taillés à pic. Mais vous avez surtout à rechercher : *a*) la stomatite mercurielle soupçonnée par la fétidité spéciale de l'haleine, l'abondance de la salivation, l'intensité de la gingivite, et établie certainement par les commémoratifs (profession, médicaments, frictions mercurielles) ; *b*) la stomatite ulcéro-membraneuse, souvent épidémique, assez caractéristique avec ses ulcérations recouvertes d'une eschare grisâtre et occupant la face interne des joues. Ces deux diagnostics sont importants. La suppression de la cause d'intoxication est une indication capitale dans la stomatite mercurielle. L'action du chlorate de potasse est vraiment spécifique dans la stomatite ulcéro-membraneuse.

3° *L'état des dents.* — Les dents peuvent être cariées ; la couronne est parfois détruite et il ne reste qu'une racine, un chicot.

4° *L'état de la dent de sagesse.* — Si cette dent est sortie, on doit trouver si aucune dent n'a été antérieurement arrachée : cinq molaires, deux petites et trois grosses. Si il n'en existe que quatre, on tiendra compte : *a*) de l'âge du sujet ; c'est dès quinze ans et jusqu'à trente-cinq que s'observent les accidents liés à l'évolution de la dent ; *b*) de la rougeur de la tuméfaction au niveau de l'alvéole ; *c*) de la douleur à la pression au niveau de cette alvéole. La sortie de la dent de sagesse est après la carie dentaire la cause la plus fréquente des phlegmons périmaxillaires.

4° *Les amygdales.* — Les amygdalites peuvent, elles aussi, amener des adénophlegmons.

Toucher buccal. — Le toucher buccal doit souvent suppléer l'inspection dans les cas d'occlusion de la bouche. Il la complète dans tous les cas et est surtout précieux pour l'appréciation des caries dentaires, des chicots dentaires, de l'inclusion de la dent de sagesse, des amygdalites.

On devra rechercher si la dent soupçonnée est douloureuse à la pression et parfois à la percussion avec un stylet.

Le rôle du toucher buccal, soit seul, soit combiné avec la palpation externe pour rechercher les abcès saillants dans la bouche, a été indiqué plus haut.

Troubles fonctionnels. — A côté de la douleur locale, de la gêne de la déglutition, on observe parfois des troubles réflexes : blépharospasme, douleur d'oreilles et surdité, parfois même des crises épileptiformes.

État général. — La fièvre est intense ; l'infection est très marquée surtout s'il existe de la stomatite, de la gingivite, le malade avalant les détritus purulents.

INFLAMMATIONS PÉRIMAXILLAIRES CHRONIQUES.

Vous avez encore à rechercher : 1° le siège de l'inflammation et son maximum vers la muqueuse, les ganglions, les os ; 2° la cause de l'inflammation, et vous avez surtout à vous préoccuper de la possibilité d'une nécrose comme **cause** entretenant l'inflammation.

Nécrose des maxillaires. — *Formes cliniques.* — Cette nécrose présente deux formes distinctes, suivant qu'elle occupe : *a)* le bord alvéolaire ; *b)* le corps ou les branches des maxillaires (Trélat).

a) Dans la nécrose du bord alvéolaire, tout se passe dans l'intérieur de la bouche ; c'est là que se trouvent les abcès, les fistules ; c'est par là que le stylet arrive sur les os dénudés.

b) Dans la nécrose du corps ou des branches maxillaires, le gonflement se fait vers la peau. C'est vers elle que tendent les abcès, c'est là que se trouvent les fistules. Les inflammations du sinus maxillaire compliquent très fréquemment ces nécroses au maxillaire supérieur.

L'exploration des fistules sera faite avec beaucoup de soin. Les ganglions suppurés peuvent, en s'ouvrant, laisser longtemps un trajet fistuleux. Le gonflement osseux, la douleur à la pression de l'os sont toujours en pareil cas moindres. Le stylet n'arrive pas sur un os dénudé.

Causes. — La nécrose des maxillaires peut être due à la suppuration et à l'ostéite déterminées par toutes les variétés d'inflammation qui ont été indiquées. Comme causes plus spéciales il faut citer :

L'intoxication phosphorée ; l'évolution est très longue et se compte par mois, parfois par année.

La tuberculose ; très rare au maxillaire inférieur, elle se voit surtout au maxillaire supérieur, au niveau de la voûte palatine ; cette forme sera étudiée avec les lésions du palais.

L'ostéomyélite relativement assez fréquente, plus fréquente que pour les autres os plats ; l'âge du malade, l'intensité des accidents pourront les faire soupçonner.

La syphilis ; la localisation la plus fréquente de l'ostéite syphilitique, l'ostéite palatine sera étudiée plus loin.

L'actinomycose, affection rare en France. La présence de grains jaunâtres, brillants ; du volume d'un grain de semoule dans le pus, montrant au microscope, le champignon caractéristique, est pathognomonique.

En résumé le diagnostic de la carie sauf pour l'action mycose, dépend surtout de l'étude du terrain général, de la profession, des antécédents.

Complications. — L'infection est souvent très intense, surtout quand les fistules s'ouvrent dans la bouche. Il n'est pas rare

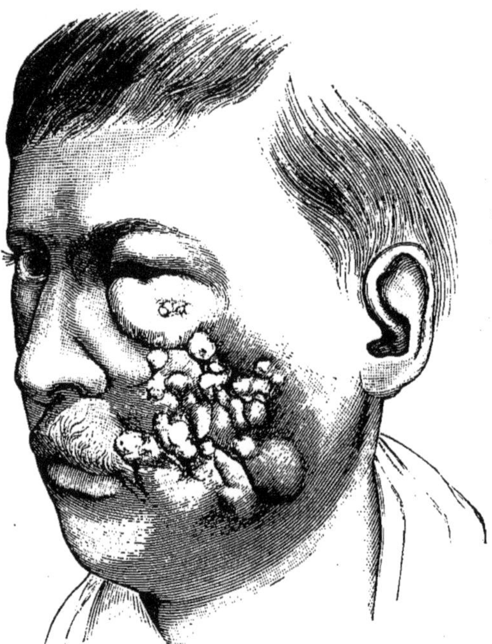

Fig. 9. — Actinomycose de la face.

d'observer une véritable septicémie chronique avec accès de fièvre, anorexie, albuminurie, purpura.

Les poussées inflammatoires aiguës sont fréquentes dans toutes les inflammations chroniques et surtout dans celles qui sont compliquées de nécrose.

La constriction chronique des mâchoires peut aussi, par la

gêne de l'alimentation qu'elle entraîne, constituer une **véritable** complication.

Diagnostic. — Les principaux problèmes cliniques que
soulève une inflammation aiguë ou chronique périmaxillaire
peuvent être ainsi formulés.

Quel est le siège anatomique de l'inflammation : muqueuse,
ganglions, périoste, bords alvéolaires ou corps même de l'os ?

Quel est le degré ? Y a-t-il suppuration ? Y a-t-il nécrose ?

Quel est le point de départ de l'inflammation : lésions dentaires, lésions muqueuses, évolution de la dent de sagesse, ostéites syphilitiques, tuberculeuses, phosphorées, etc., etc. ?

Quelles sont les complications locales : fistules, constriction
des mâchoires, et générales : septicémie, inanition ?

Pronostic. — Le pronostic est sérieux, surtout dans le cas
de suppuration. La nécrose est toujours une affection longue,
pénible, féconde en complication. La cause de l'inflammation
domine souvent le pronostic.

Traitement. — Traitement de la cause avant tout. Dans le
cas particulier d'évolution difficile de la dent de sagesse, on
peut avoir à faire la simple incision de la muqueuse, l'avul-
sion de la dernière grosse molaire, la trépanation de l'alvéole
par la bouche, parfois même vers l'extérieur quand la dent
déviée tend à s'y porter.

Antisepsie buccale par les gargarismes au chloral à 1 0/0
dans tous les cas.

Incision des abcès soit extérieurement, soit si possible par
la bouche, pour éviter les cicatrices.

Dans le cas de séquestre, la nécessité de faire cesser la suppuration, cause d'infection, hâtera l'intervention dans les fistules intra-buccales. L'intervention sera plus tardive dans les
fistules extra-buccales. Le séquestre sera d'autant mieux limité et mobilisé qu'on attendra davantage.

A consulter. — Musée St-Louis, coll. Péan, vit. 155,
pièces 21, 23, nécroses du maxillaire inférieur.

VIII. — Tumeurs du maxillaire supérieur.

Résumé clinique. — Les tumeurs du maxillaire supérieur peuvent être développées primitivement dans l'os lui-même, souvent aussi elles ne sont que la conséquence d'un envahissement de l'os par une tumeur du sinus maxillaire. C'est dire l'étroite relation clinique qui unit les affections du sinus et celles du maxillaire supérieur. Toutefois les tumeurs osseuses primitives seront surtout étudiées ici, l'étude des tumeurs secondaires ayant été déjà faite en partie au chapitre des affections du sinus maxillaire.

Les tumeurs du maxillaire supérieur comprennent : 1º des tumeurs malignes : épithéliomas, spécialement épithéliomas à forme térébrante, sarcome ; 2º des tumeurs bénignes. Les tumeurs bénignes peuvent être soit liées à l'évolution de la dentition (odontomes, kystes dentaires), soit indépendantes de cette évolution) ostéomes, fibromes, enchondromes). Deux affections inflammatoires chroniques doivent être mentionnées à propos des tumeurs, car le diagnostic différentiel est assez souvent complexe. C'est en premier lieu la périostose chronique du maxillaire consécutive aux ostéites, souvent liée à la présence d'un séquestre, affection très fréquente. C'est en second lieu une affection beaucoup plus rare, l'actinomycose.

Examen du malade. — *Interrogatoire.* — Au début les diverses tumeurs du maxillaire supérieur ne s'annoncent que par des douleurs, par l'ébranlement, la chute des dents. Quand elles commencent à tuméfier l'os, il importe de bien établir par l'interrogatoire la rapidité plus ou moins grande de leur évolution. La lenteur extrême de l'accroissement des ostéomes, des fibromes, des enchondromes, la durée de leur évolution qui se compte par mois et même par années est un des éléments importants du diagnostic.

Inspection. — Au début la tumeur peut être entièrement incluse dans l'épaisseur de l'os. Le diagnostic à cette période est très difficile. Plus tard la saillie qu'elle forme sera constatée soit du côté des gencives ou du palais, soit vers la pommette et la face ; les saillies intra-nasales ne peuvent guère être aperçues que par l'examen au spéculum nasi, les saillies vers l'orbite sont soupçonnées indirectement par l'exophtalmie.

La coloration de la muqueuse buccale à la surface de la tumeur peut être normale. La coloration violacée brunâtre qu'elle offre dans certains sarcomes à myéloplaxes fait souvent à priori croire à un abcès.

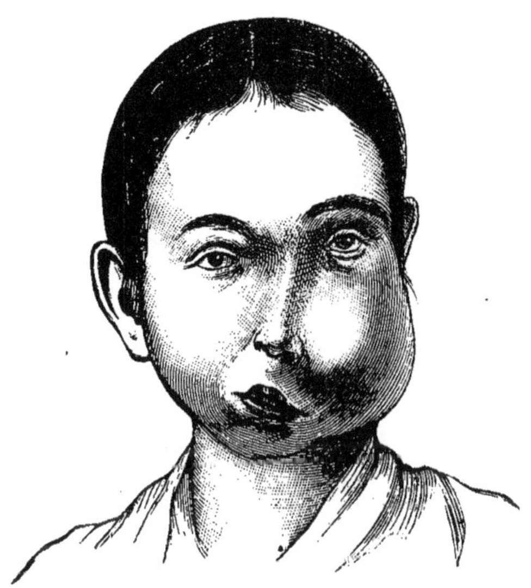

Fig. 10. — Tumeur de la mâchoire supérieure.

Palpation. — *Tumeur*. — Du côté de la tumeur la palpation doit rechercher trois symptômes importants : 1° les limites ; 2° les adhérences osseuses ; 3° la consistance.

1° *Limites*. — Les limites peuvent être nettes, bien circonscrites (ostéomes, fibromes), ou au contraire absolument diffuses (sarcomes, épithéliomas).

2° *Adhérences osseuses*. — La tumeur peut faire partie intégrante, être entièrement fusionnée avec l'os lui-même (sarco-

mes, épithéliomas), ou au contraire lui être simplement juxta-
posée. On trouve parfois comme une sorte de pédicule (ostéomes,
épulis).

3° *Consistance.* — La consistance est éburnée, dure dans les
ostéomes, fibreuse, élastique dans les fibromes et les enchondromes. Elle est souvent mollasse dans les épithéliomas. Les
sarcomes sont parfois ramollis, très fluctuants ; ils peuvent
même offrir des battements, des pulsations. — La crépitation
parcheminée est peut-être moins fréquente dans les sarcomes
(épulis exceptés) que dans les kystes dentaires.

Ganglions. — L'examen des ganglions préauriculaires, rétro-
maxillaires est très important comme signe d'épithélioma.

Examen des ulcérations et des fistules. — Vous avez à distinguer les ulcérations, les fistules liées à une destruction en
quelque sorte mécanique et celles qui sont liées à un véritable
envahissement. Les fistules de l'épithélioma térébrant se reconnaissent à leur aspect bourgeonnant, à leurs hémorrhagies au
moindre contact du stylet. Il est important de déterminer si le
stylet arrive sur un séquestre, un os dur et dénudé, ou s'enfonce au contraire dans un os malade et non résistant.

Recherche des prolongements. — Les prolongements vers la
bouche, la joue, sont reconnus par l'inspection et la palpation.

Les prolongements vers le nez sont soupçonnés par l'obstacle
apporté au passage de l'air, par les épistaxis ; ils sont reconnus par l'examen au spéculum nasi.

Les prolongements vers l'orbite sont soupçonnés par l'intensité des névralgies sous-orbitaires, reconnus par l'exophtalmie, la gêne des mouvements de l'œil.

Les prolongements vers la voûte du crâne ne peuvent
qu'être soupçonnés par la céphalée, les vomissements.

Examen de l'état général. — *Syphilis.* — Cherchez toujours
si le malade n'est pas syphilitique et essayez le traitement
d'épreuve, même dans les cas douteux.

Cachexie. — La cachexie peut tenir, dans les tumeurs malignes, à une généralisation viscérale. Elle est alors une contre-
indication opératoire absolue. Mais dans le cas d'ulcérations
de fistules intra-buccales, la déglutition de la sanie qui s'é-

coule dans la bouche produit souvent une cachexie par simple
infection, très prononcée. Cette cachexie — sans aucune lésion
manifeste du foie, des reins, des os — est plutôt une indication opératoire qu'une contre-indication.

Diagnostic. — 1° Le premier problème est comme toujours
le siège anatomique exact. La tumeur s'est-elle bien développée primitivement dans le maxillaire? Ne l'a-t-elle pas envahi secondairement. Les tumeurs malignes du sinus maxillaire, celles du nasopharynx présentent assez fréquemment ces
propagations secondaires. La nature des premiers troubles
fonctionnels (épistaxis, coryzas, ébranlement des dents), le
siège du premier gonflement mettront sur la voie du point primitif de développement de la tumeur.

2° La tumeur est-elle bénigne ou maligne? C'est là, en
clinique, le point important. La lenteur de l'évolution et de
l'accroissement, les destructions osseuses et muqueuses par
ulcération mécanique sans envahissement, l'absence d'hémorrhagies, sont en faveur de la bénignité.

3° Quelle est la nature de la tumeur? Au début, à la période
d'inclusion, ce diagnostic est à peu près impossible. Plus tard,
voici les caractères les plus spéciaux des tumeurs les plus importantes, épithélioma, sarcome, sarcome à myéloplaxes, épulis parmi les tumeurs malignes, odontomes, kystes dentaires,
enchondromes, fibromes, ostéomes parmi les tumeurs bénignes.

TUMEURS MALIGNES.

a) *Epithélioma.* — Les ulcérations couvertes de bourgeons
fongueux, indurés, saignant facilement, sont spéciales à l'épithélioma. Dans l'épithélioma térébrant, le début a lieu par des
douleurs névralgiques suivies de la chute des dents. Cette
chute effectuée, l'alvéole ne se cicatrise pas, il reste fongueux,
purulent, saignant. Le stylet s'enfonce à trois, quatre centimètres de profondeur en déterminant une forte hémorrhagie
et sans rencontrer d'os résistant. Cette affection est au début
très insidieuse et l'on songe plutôt à une périostite avec séquestre qu'à un épithélioma.

b) *Sarcomes.* — Les sarcomes sont très fréquents. Ils débutent soit dans l'intérieur de l'os, soit à la périphérie. Leur développement rapide, leur consistance qui devient vite mollasse sur certains points tandis qu'elle reste dure sur d autres constituent leurs signes principaux.

c) *Sarcomes à myéloplaxes.* — Dans les sarcomes à myéloplaxes on observe de bonne heure un état pseudo-inflammatoire : couleur violacée de la muqueuse qui recouvre la tumeur, consistance mollasse. Les battements dans ces sarcomes ne sont pas très rares.

d) *Epulis.* — Limités aux alvéoles les sarcomes ont reçu le nom d'épulis. La tumeur peu volumineuse est comme surajoutée à l'os ; elle en est séparée par un sillon, parfois même elle est comme pédiculée. Sa consistance est dure, ferme, élastique ou mollasse dans les épulis à myéloplaxes. La crépitation parcheminée est fréquente surtout sur les parties latérales. Leur pronostic est assez bénin ; la généralisation est rare, mais les récidives locales sont fréquentes si l'ablation n'est pas très complète.

TUMEURS BÉNIGNES.

a) *Odontomes.* — Exceptionnellement rares à la mâchoire supérieure, les odontomes ne peuvent être signalés que pour mémoire (Voir tumeurs de la mâchoire inférieure).

b) *Kystes dentaires.* — Ces kystes siègent au niveau des canines et des incisives ; ils restent séparés et distants du bord alvéolaire ; leur accroissement est lent, assez indolent. A une certaine période ils donnent une crépitation parcheminée très nette, plus tard ils deviennent absolument fluctuants. Ils peuvent s'enflammer et suppurer.

c) *Enchondromes.* — Très rares à la mâchoire supérieure, ils sont bien difficiles — sauf la lenteur plus grande de l'évolution — à séparer des sarcomes dont ils offrent le volume considérable sans lésions de la muqueuse et de la peau, les inégalités de consistance.

d) *Fibromes.* — Très rares à la mâchoire supérieure, ils ne peuvent guère être différenciés des sarcomes, que par la lenteur de l'évolution, la consistance partout égale. Cette consistance est très dure dans le fibrome ossifiant.

e) *Ostéomes.* — Durs, régulièrement arrondis, les ostéomes succèdent parfois à un traumatisme. Les exostoses syphilitiques du maxillaire supérieur siègent surtout au niveau de l'apophyse montante. — Les périostoses recouvrant un sequestre ou une ostéite ne sont pas de véritables tumeurs et seront étudiées au diagnostic différentiel.

Diagnostic différentiel. — La multiplicité des tumeurs du maxillaire montre combien leur diagnostic différentiel est complexe. Ce diagnostic différentiel doit être étudié dans les tumeurs de la totalité. du maxillaire et dans les tumeurs du bord alvéolaire, type épulis.

A. *Tumeurs de la totalité du maxillaire.* — C'est surtout avec les *ostéites* inflammatoires, tuberculeuses, syphilitiques que doit être fait, nous l'avons vu, le diagnostic des tumeurs malignes. Le début aigu dans les ostéites, les signes de nécrose, de sequestre, l'envahissement stationnaire après une période d'accroissement rapide ont été signalés à l'étude des inflammations des maxillaires.

L'*actinomycose* se reconnaîtrait à ses grains jaunes, caractéristiques.

B. *Tumeurs du bord alvéolaire.* — On doit mentionner l'hypertrophie congénitale des gencives, les angiomes, les fongosités des gingivites chroniques.

Hypertrophie congénitale. — Les papilles linguales sont énormément développées. Mais on voit bien vite qu'il ne s'agit pas d'une tumeur osseuse.

Angiomes. — Moins réductibles, les angiomes ne rappellent que par la coloration, les sarcomes à myéloplaxes.

Fongosités des gingivites chroniques. — Mollasses, déchiquetées, ces fongosités ont d'ordinaire une cause locale évidente, tartre ou chicot dentaire.

Indications thérapeutiques. — Les kystes dentaires seuls peuvent être traités par l'incision et le grattage. Dans les tumeurs nettement bénignes, on peut tenter une résection par-

tielle, parfois une sorte d'énucléation (ostéomes, **fibromes**).
Dans les épulis le sacrifice doit être très large.

La résection totale sera la règle dans toutes les tumeurs suspectes de malignité[1]. L'antisepsie rigoureuse, la trachéotomie préalable pour éviter la chute du sang dans les voies aériennes diminueront beaucoup sa gravité.

IX. — Tumeurs du maxillaire inférieur.

Résumé clinique. — Le maxillaire inférieur présente les mêmes variétés de tumeurs que le maxillaire supérieur : **A.** Tumeurs bénignes comprenant surtout des exostoses, des fibromes, des enchondromes ; **B.** Tumeurs malignes ; sarcomes ou épithéliomas. Toutefois l'épithélioma térébrant est propre **au** maxillaire supérieur.

Parmi les tumeurs d'origine dentaire les kystes dentaires se voient presque exclusivement au maxillaire supérieur, les odontomes au contraire se voient presque exclusivement au maxillaire inférieur.

La situation plus superficielle de l'os et surtout l'absence du vaste sinus creusé dans le maxillaire supérieur rendent la symptomatologie des tumeurs du maxillaire inférieur beaucoup moins complexe.

Examen du malade. — *Interrogatoire.* — Trois points sont à établir par l'interrogatoire, la douleur, l'ébranlement des dents, la marche plus ou moins rapide du gonflement.

Inspection. — La saillie de la tumeur soit vers la bouche, soit vers la face, est ordinairement rapidement visible. Ses limites diffuses ou régulières, la coloration normale ou violacée (sarcomes à myéloplaxes) de la muqueuse seront facilement établies.

Palpation. — Examinez les limites (pédicule des épulis), le siège (intra-osseux ou adosseux), la consistance (osseuse à crépitation parcheminée, fluctuante). Cherchez les battements, les

(1) RECLUS. Epithélioma térébrant du maxillaire supérieur. *Clinique et critique chirurgicales*, 1874, p. 320.

pulsations. Cherchez les fractures spontanées. Vérifiez l'état des ganglions sous-maxillaires.

Lésions du nerf maxillaire. — Ces lésions peuvent déterminer des névralgies, de l'anesthésie du menton, une paralysie de la lèvre inférieure.

Fistules et prolongements. — Les fistules, les prolongements sont beaucoup moins complexes que dans les tumeurs du maxillaire supérieur.

État général. — Cherchez surtout la syphilis comme indication thérapeutique. Déterminez comme contre-indication opératoire possible le degré de cachexie.

Diagnostic. — Le siège anatomique est d'ordinaire évident. La nature bénigne ou maligne de la tumeur est établie par l'évolution. La nature même de la tumeur sera établie par les signes indiqués plus haut. Revenons toutefois sur certaines tumeurs un peu moins rares au maxillaire inférieur qu'au maxillaire supérieur, les odontomes, les enchondromes, les fibromes.

Odontomes. — Les odontomes s'observent avant le développement complet du système dentaire. Ils siègent dans la région des grosses molaires. Leur apparition coïncide presque toujours avec l'absence de développement d'une ou plusieurs dents. Leur évolution est très lente. L'inflammation de voisinage provoqué par l'odontome agissant à la façon d'un corps étranger tient dans les symptômes autant et plus de place que la tumeur elle-même (abcès, fistules, nécroses).

Enchondromes. — Les enchondromes évoluent lentement, mais finissent par acquérir un volume considérable. Ce volume énorme sans ulcération, sans engorgement ganglionnaire constitue avec la forme bosselée et parfois la consistance cartilagineuse le principal élément du diagnostic avec les tumeurs malignes.

Fibromes. — Les fibromes sont centraux ou périostiques. Les symptômes restent très longtemps obscurs, surtout dans la première variété. La lenteur de l'évolution est avec la consistance fibreuse, élastique, le principal élément du diagnostic différentiel.

En résumé le diagnostic devra souvent se contenter de déterminer la nature bénigne ou maligne de la tumeur sans préciser sa nature histologique. — On n'oubliera pas que surtout chez les sujets âgés les tumeurs malignes sont de beaucoup les plus fréquentes.

Traitement. — Dans les tumeurs bénignes les résections partielles peuvent être essayées, mais elles doivent être très étendues, les récidives locales étant fréquentes dans les odontomes, les enchondromes enlevés parcimonieusement.

Dans les tumeurs malignes, la résection doit être très large. — Si l'on doit sacrifier les insertions du gémo-hyoïdien on n'oubliera pas que la langue cesse d'être maintenue, se trouve entraînée par son poids vers le pharynx et peut entraîner des accidents d'asphyxie.

VII. — Maladies de la bouche.

I. — Règles générales pour l'examen.

L'examen dans une affection de la bouche comprendra non seulement l'examen de l'organe atteint, mais l'examen de tous les autres organes intra-buccaux et même des organes voisins (os maxillaires, sinus maxillaires, fosses nasales, pharynx, région sus-hyoïdienne et surtout ganglions).

Inspection. — L'inspection de la bouche doit être faite tout d'abord sans l'introduction d'aucun instrument pour servir d'abaisse-langue. En priant simplement le malade d'ouvrir largement la bouche, de reporter sa langue qui gêne le plus l'examen de tel ou tel côté ou de la tirer, on peut sans déterminer ni souffrance ni hémorrhagie voir déjà la plupart des lésions.

Ce premier examen sera complété par l'examen au moyen d'un abaisse-langue ; on ne se contentera pas bien entendu d'abaisser la langue, ce qui sert surtout pour voir le pharynx et le voile du palais. On relèvera au besoin la pointe de la langue pour bien apercevoir le plancher de la bouche. On écartera les joues pour bien voir les gencives et les dents dans toute la région des molaires. Dans tous les cas d'ulcération, l'introduction de l'abaisse-langue sera faite avec ménagements pour faire souffrir et saigner le moins possible.

L'examen des gencives, des incisives et des canines ne sera pas négligé. Les lésions des gencives antérieures si facilement visibles sont très souvent méconnues dans l'examen.

Palpation. — La palpation explorera tout d'abord les régions de la joue, de la pommette, les lèvres, le menton, la région sus-hyoïdienne. Le plancher de la bouche sera exploré par la palpation et le toucher buccal combiné. Le toucher buccal, fait ordinairement avec un seul index, sera fait avec les deux index quand il s'agit de rechercher la mobilité d'une lésion, d'apprécier plus exactement sa fluctuation. Il est toujours utile d'introduire un coin de bois, le manche de l'abaisse-langue par exemple, entre les arcades dentaires du malade pour éviter d'être mordu dans quelque mouvement involontaire.

L'examen des dents, lésions, recherche des dents encore en évolution et surtout des dents de sagesse en migration possible offre une importance qu'on retrouvera presque à chaque affection en particulier.

Etat général. — Au point de vue de l'état général, il faut signaler surtout le rôle étiologique de la syphilis et de la tuberculose. Il faut signaler aussi l'affaiblissement qui peut résulter de la gêne apportée à l'alimentation et la cachexie qui peut accompagner une affection intra-buccale.

II. — Affections des lèvres.

A. — CANCROIDE DES LÈVRES ET TUMEUR DES LÈVRES.

Résumé clinique. — Le cancroïde des lèvres occupe presque exclusivement la lèvre inférieure. Il se voit presque exclusivement chez l'homme. Il survient surtout chez les sujets d'âge avancé. Il se développe souvent sur une lésion ancienne déjà : verrue, papillome, petite plaque blanche des fumeurs. Une fois la transformation épithéliomateuse opérée, le cancroïde offre deux formes cliniques : 1° la forme végétante papillomateuse ;

2° la forme ulcéreuse rongeante. Cette dernière forme est la plus grave ; l'engorgement ganglionnaire, l'envahissement du maxillaire inférieur sont plus précoces que dans la forme végétante.

Examen du malade. — *Inspection.* — Au début on n'aperçoit qu'une verrue, une plaque fissurée. Plus tard existe soit une saillie bourgeonnante, soit une ulcération. — Comme siège le cancroïde occupe la lèvre inférieure, soit à sa partie médiane, soit au voisinage de la commissure.

On ne négligera pas de remarquer les plaques opalines, arrondies qui peuvent exister sur d'autres points de la muqueuse buccale (leucoplasie des fumeurs).

L'odeur fade du cancroïde est souvent assez caractéristique.

Palpation. — La palpation fait sentir même dans le cas d'ulcération une induration très manifeste. On cherchera jusqu'où cette induration se prolonge dans l'épaisseur de la lèvre.

En serrant la tumeur entre les doigts on constate : 1° qu'elle saigne facilement ; 2° que la pression prolongée fait sortir de petits cylindres épidermiques des « vermioles » jaunâtres. Cette exploration un peu douloureuse ne sera faite que dans les cas douteux.

La palpation portera non seulement sur la tumeur, mais sur le maxillaire inférieur, sur la muqueuse, particulièrement au niveau du sillon de réflexion gingivo-labial, sur les ganglions sous-maxillaires.

Pour bien explorer les ganglions sous-maxillaires, on doit saisir en quelque sorte le plancher de la bouche entre les doigts de la main gauche palpant la région sus-hyoïdienne et l'index droit, explorant successivement tout le contour interne du maxillaire inférieur.

Comme complément de l'examen local on ne négligera pas de rechercher les causes d'irritation qui ont pu favoriser le développement du cancroïde. — On recherchera les antécédents syphilitiques, l'état de la santé générale.

Diagnostic. — Le cancroïde est l'affection fréquente de la lèvre inférieure. Son diagnostic est d'ordinaire évident. Voici les caractères des autres affections des lèvres : tuberculose, angiome, lymphangiome, lipome, kystes, adénomes, syphilis. Nous les donnons moins en raison de la difficulté du diagnostic que pour étudier en quelques mots ces affections, qui son rares, la syphilis exceptée.

Tuberculose. — La tuberculose se présente sous deux formes : tuberculose proprement dite ou lupus. La *tuberculose vraie* survient chez des sujets tuberculeux. L'ulcération qu'elle produit n'est pas indurée. Son pourtour est souvent entouré d'un semis de points jaunâtre. Le *lupus* coexiste avec d'autres lésions lupiques du pourtour de la bouche. Il s'observe surtout à la lèvre supérieure. Sa marche serpigineuse avec parties cicatrisées à côté des parties ulcérées, ses nodules violacés, mollasses le différencient facilement.

Angiome. — Les angiomes s'observent chez des sujets encore jeunes. La coloration rosée ou violacée de la muqueuse, les battements, la consistance fluctuante, la réductibilité, l'intensité de l'hémorrhagie en cas d'ulcération sont des caractères faciles à constater.

Lymphangiome. — Le lymphangiome détermine une hypertrophie diffuse des lèvres. Celles-ci se renversent en dehors (ectropion labial), simulant un « groin de porc ». Les ulcérations sont tardives et exceptionnelles.

Lipomes. — Les lipomes ont une consistance mollasse. Leur couleur jaunâtre, leur forme lobulée transparaissent même à travers la muqueuse.

Kystes. — Les kystes sont arrondis, fluctuants, sous-muqueux.

Adénomes. — Les adénomes sont lobulés, nettement limités, plus durs que les lipomes. Les adénomes ulcérés pourraient à la rigueur ressembler à un cancroïde. La régularité de leurs limites serait le principal caractère différentiel.

Syphilis. — Le *chancre induré* est assez fréquent, mais l'ulcération et l'induration apparaissent en quelques jours. L'adénopathie est volumineuse. L'induration du chancre est élastique. A côté de chancres volumineux, parfois phagédéniques, on trouve des chancres nains consistant en une érosion, une fissure d'aspect absolument banal. L'induration parcheminée sous-jacente et surtout l'adénite peuvent seuls faire soupçonner le diagnostic que vient confirmer la roséole. Le chancre des lèvres comme tous les chancres céphaliques est toujours syphilitique. La syphilis qui le suit est d'ordinaire grave.

Les *plaques muqueuses*, par leur forme, leur coloration grisâtre, ressemblent un peu aux plaques leucoplasiques. Mais elles sont suintantes, un peu douloureuses, exulcérées.

Les *lésions tertiaires* se rencontrent sous deux formes : la gomme circonscrite, le syphilome diffus.

La gomme circonscrite est à peine indurée. Son ulcération est excavée, à bords à pic, à fond bourbillonneux.

Le syphilome diffus forme une large induration à peine ulcérée occupant d'ordinaire la partie médiane de la lèvre. Cette induration est aplatie en nappe, sa surface est lisse.

Pronostic. — Le cancroïde des lèvres peut être enlevé avec des chances assez grandes de guérison durable. Ces chances seront d'autant plus fortes que l'ablation sera plus précoce et plus complète.

Traitement. — L'ablation de la tumeur labiale sera très large. La perte de substance sera comblée par une autoplastie soit immédiate, soit secondaire. Les ganglions seront enlevés au moindre signe d'engorgement suspect.

B. — BEC-DE-LIÈVRE.

Résumé clinique. — Le bec-de-lièvre siège à la lèvre supérieure. Il est unilatéral ou bilatéral, simple ou compliqué de fissure palatine.

L'examen établira facilement : 1º l'existence même du bec-de-lièvre ; 2º la nature plus ou moins complexe de l'arrêt de développement : atrophie de la lèvre, saillie du lobule médian incisif, coexistence de fente palatine ; 3º l'état de santé général de l'enfant. La gène extrème de la succion peut être une indication d'opérer dans quelques cas dès les premiers jours de la naissance. Mais en général, sauf dans les becs-de-lièvre très simples, on devra attendre plusieurs semaines et même plusieurs mois.

C. — Affections diverses des lèvres.

a) Les *inflammations des lèvres* sont constituées par des abcès et surtout des furoncles d'un diagnostic facile. A la lèvre supérieure le pronostic des furoncles les plus limités est toujours sérieux. Il faut en effet craindre la phlébite de la veine faciale et par propagation la phlébite des sinus. Les attouchements à la teinture d'iode, les pulvérisations phéniquées constituent le meilleur traitement.

b) La *pustule maligne des lèvres* offre un pronostic d'une extrème gravité.

Voir : Musée de St-Louis.

Leucoplasie labiale, col. gén., vit. 5, pièce 564.

Cancroïde des lèvres, coll. Péan, vit. 155, pièces 24 et 109 ; vit. 149, pièces 81, 84, 148.

Lupus des lèvres, col. Péan, vit. 149, pièce 152.

Chancres, col. Fournier, vit. 131, pièces 220, 37, 167, 285, 3, 189, 200, 221.

Gommes, col. Péan, vit. 102, pièce 61.

III. — Affections de la langue.

A. — Cancer de la langue.

Résumé clinique. — Le cancer de la langue est une maladie de l'âge adulte et de la vieillesse. Il se rencontre presque exclusivement chez l'homme. Son évolution passe par deux périodes : 1° période de début où le cancer n'est constitué que par une simple induration fissuraire ou par une nodosité limitée ; 2° période d'ulcérations étendues. L'examen clinique et le diagnostic doivent être étudiés séparément à chacune de ces périodes.

1° *Période de début.*

Examen du malade. — *Inspection.* — L'inspection montre soit une plaque indurée, soit une tuméfaction véritable.

La plaque siège souvent sur une ancienne plaque de leucoplasie buccale. A côté peuvent se trouver d'autres lésions de leucoplasie. Sa surface est exulcérée, recouverte de petites croûtes, de lamelles verruqueuses séparées par des fissures.

La tuméfaction siège de préférence vers le sillon glosso-amygdalien (Verneuil). C'est une nodosité assez régulière, pouvant atteindre le volume d'une noisette. Sa surface muqueuse seule est légèrement fendillée et exulcérée.

Palpation. — L'induration est superficielle, en nappe dans la plaque cancéreuse. La nodosité cancéreuse forme une tuméfaction limitée, mais mal limitée, déjà un peu diffuse. Une

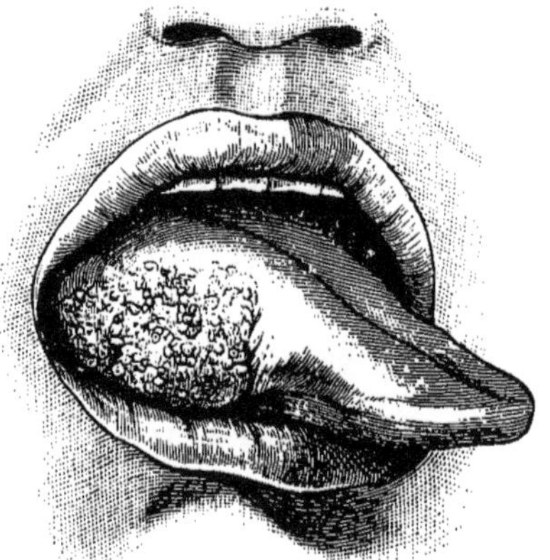

Fig. 11. — Papillome de la langue.

pression un peu forte amène parfois un léger suintement sanguin au niveau des exulcérations.

Les ganglions sous-maxillaires ne sont pas d'ordinaire engorgés à cette période. Il n'est pourtant pas très rare de trouver un engorgement précoce et relativement considérable.

Diagnostic. — Le diagnostic à cette période peut être hésitant. On peut songer dans la forme en plaque à un simple papillome, à une leucoplasie, à un condylome syphilitique, dans la forme en nodosité, à un kyste, un fibrome, un abcès, une gomme, un angiome, une irritation dentaire, parfois même à la tuberculose. Voici les caractères de ces diverses affections :

1° *Papillome.* — Le papillome n'est souvent que le premier degré de l'épithélioma. Si l'on peut regarder une saillie verruqueuse, sèche, indolente, non exulcérée, restée sans modification sur le dos de la langue depuis des années comme un simple papillome, le moindre suintement, la moindre exulcération, la moindre tendance à l'envahissement doivent faire admettre la transformation épithéliomateuse et imposent une ablation complète.

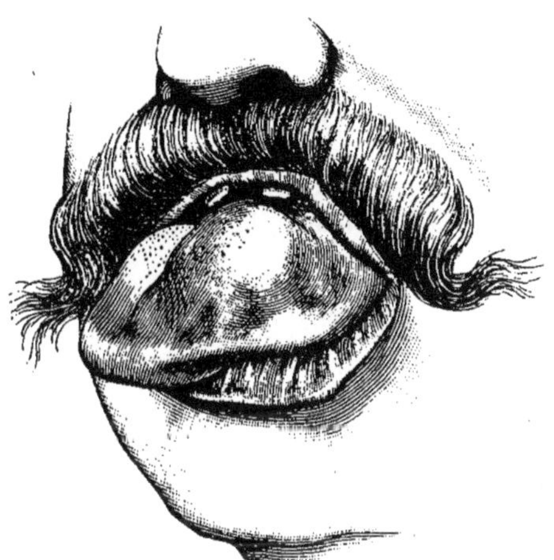

Fig. 12. — Abcès de la langue.

2° *Leucoplasie.* — La plaque leucoplasique est blanche, opaline, lisse, non indurée ; comme elle aussi est souvent un point de départ du cancer, les moindres modifications, fendillement, exulcérations, épaississement, seront suspectes. Il faut avoir recours à l'ablation large et non aux cautérisations. Celles-ci, trop souvent employées par les malades, ne font qu'activer la dégénérescence.

3° *Condylome syphilitique.* — On tiendra compte de l'étendue, de la multiplicité des lésions (Voir *syphilis de la langue*).

4° *Kystes*. — Les kystes sont nettement limités, leur évolution est lente. Il ne faut pas trop compter sur la sensation de fluctuation, la consistance étant souvent fort dure. Une ponction exploratrice serait parfois indispensable. Les kystes sont d'ailleurs fort rares.

5° *Fibromes*. — Les fibromes sont eux aussi très rares. La netteté de leurs limites, la lenteur de l'évolution, l'absence de tout fendillement sont les principaux signes différentiels.

6° *Abcès*. — Les abcès ont souvent une marche chronique assez trompeuse. La fluctuation est rarement perceptible. Si les phénomènes inflammatoires sont trop subaigus pour trancher le diagnostic, la ponction exploratrice devient nécessaire.

7° *Gommes*. — La multiplicité des tumeurs, les larges sillons qui labourent le dos de la langue sont caractéristiques (Voir *syphilis de la langue*).

8° *Angiome*. — Le début dans la jeunesse, la coloration rosée ou violacée, les battements, la réductibilité ne permettent guère l'hésitation.

9° *Irritations dentaires*. — Une irritation dentaire est produite par un chicot, une aspérité. Elle guérit très vite, la cause qui l'a produite supprimée. L'ulcération est plus marquée que l'induration. Cette induration n'a jamais la dureté ligneuse de l'épithélioma. Une irritation dentaire peut être, on ne l'oubliera pas, le point de départ du cancer.

10° *Tuberculose*. — Les ulcérations tuberculeuses de la langue surviennent chez des phtisiques avancés. Leurs bords un peu décollés, irréguliers, l'absence d'induration et surtout le semis de granulations jaunâtres à leur pourtour les différencient assez facilement (Voir *tuberculose de la langue*).

2° Période des ulcérations.

Examen du malade. — Le diagnostic est presque toujours évident. Le but principal de l'examen est de déterminer l'étendue des lésions et la possibilité d'une intervention opératoire.

Inspection. — Les ulcérations sont plus ou moins étendues. Elles occupent le dos, la pointe, les côtés de la langue. On recherchera avec soin si elles se prolongent vers l'isthme du gosier, sur le plancher de la bouche. Relativement à leur aspect elles sont végétantes ou rongeantes. La forme végétante donne de gros bourgeons marqués par l'empreinte des dents. Elle peut même amener une sorte d'hypertrophie en masse de la langue (Peyrot). La forme rongeante donne des cavités à fond grisâtre, sanieux, à bords épais, durs, renversés.

Exceptionnellement on observe des ulcérations restées assez superficielles et accompagnées d'une sorte d'atrophie, de ratatinement de la langue.

L'odeur de l'haleine est d'une fétidité très grande et assez spéciale.

Palpation. — La palpation portera sur les parties de la langue manifestement envahies et surtout sur les parties qui semblent encore respectées. L'induration dépasse toujours notablement les limites apparentes que l'inspection lui fixait.

La palpation portera également sur le voile du palais, l'arcade du maxillaire inférieur et surtout sur le plancher de la bouche.

L'exploration du plancher de la bouche a un double but : rechercher l'envahissement diffus de ce plancher, rechercher l'état des ganglions. Il n'est pas rare de voir, avec une ulcération encore minime, de très grosses adénopathies.

Etat général. — La généralisation cancéreuse est rare. Mais la cachexie et la faiblesse déterminées par la gêne de l'alimentation, les souffrances, la déglutition incessante de la sanie cancéreuse, les hémorrhagies répétées sont souvent très grandes.

Diagnostic. — Le diagnostic est évident. On peut dans les formes inopérables songer encore à la syphilis comme dernière ressource thérapeutique. Parfois il s'agira d'une forme hybride cancéro-syphilitique (Verneuil) et le traitement spécifique amènera une certaine amélioration. Mais cette amélioration produite, le cancer reprendra bientôt sa marche. Dans les formes encore opérables on n'abusera pas du traitement spécifique d'épreuve. Ce traitement, à la langue surtout, est nuisible quand il ne s'adresse pas à une lésion spécifique. Il active beaucoup la marche du cancer.

Pronostic. — Très grave. Tout cancer ulcéré de la langue meurt dans l'année, disait Chassaignac. Les récidives sont fréquentes après l'ablation. Trélat, Reclus, Peyrot ont cependant rapporté des exemples de guérison durable incontestable.

Traitement. — L'opération doit être complète. Il est rare que cette condition puisse être remplie dans les opérations par la voie buccale. L'ablation par la voie sus-hyoïdienne enlevant avec la langue tout le plancher de la bouche (Verneuil) est une des plus efficaces. La trachéotomie préalable diminue les dangers opératoires (Monod).

Le traitement palliatif ne peut consister qu'à calmer les douleurs et tâcher de désinfecter autant que possible le foyer buccal. La poudre d'antipyrine mérite une mention spéciale contre les hémorrhagies.

B. — TUBERCULOSE LINGUALE.

Résumé clinique. — La tuberculose linguale est une affection rare. Elle survient presque exclusivement chez des sujets déjà tuberculeux et surtout chez des sujets atteints de tuberculose pulmonaire. Bien que secondaire, cette affection par les douleurs très vives qu'elle peut entraîner, par la gêne qu'elle apporte à l'alimentation, par sa marche chronique et son extrême ténacité offre dans le pronostic une grande importance.

Examen du malade. — *Inspection.* — L'ulcération est une ulcération superficielle en surface, un « ravinement à fleur de muqueuse » (Reclus). Son fond est bourgeonnant, gris rosé ou jaunâtre. Ses bords sont irréguliers, serpigineux, rongés, très légèrement décollés.

Autour de l'ulcération on aperçoit assez fréquemment des taches, des plaques granuleuses à peine saillantes, arrondies, ayant 1 à 4 millimètres de diamètre. La coloration de ces granulations produites par l'envahissement des glandules muqueuses est jaune clair, analogue à du pus phlegmoneux. Elles sont pathognomoniques (Trélat).

Palpation. — Au-dessous de l'ulcération on trouve une infiltration légère, très rarement une grosse induration.

Les ganglions restent souvent indemnes, malgré une ulcération ancienne et étendue.

État général. — En dehors des autres lésions tuberculeuses on tiendra compte comme causes de dépérissement des douleurs plus ou moins vives, de la gêne de la déglutition plus ou moins grande produites par la lésion locale.

Diagnostic. — C'est surtout avec la syphilis que le diagnostic peut hésiter. L'indolence ordinaire des lésions syphilitiques sera parfois un caractère différentiel utile. La tuberculose linguale étant une affection presque toujours consécutive à d'autres tuberculoses, l'étude du terrain simplifiera souvent le diagnostic.

Les *abcès froids* de la langue forment avant leur ouverture une collection dure, mal limitée, offrant des phénomènes d'inflammation subaiguë. Une fois ouverts, leur ulcération en caverne ressemblerait plutôt à une gomme qu'à l'ulcération superficielle de la tuberculose.

Pronostic. — La tuberculose de la langue est grave, tant par les troubles fonctionnels qu'elle entraîne, que comme indice d'un terrain profondément touché.

Traitement. — L'éther iodoformé est l'un des meilleurs topiques. L'intensité des troubles fonctionnels justifie souvent la cautérisation et même l'ablation de la partie envahie au galvano-cautère.

C. — SYPHILIS DE LA LANGUE.

Résumé clinique. — Les lésions syphilitiques de la langue sont fréquentes. Elles devront être étudiées à la période primitive (chancre infectant), secondaire (plaques muqueuses à formes cliniques assez variées), tertiaire (gommes, glossites scléreuses).

La syphilis s'associe parfois au cancer pour déterminer des lésions hybrides. L'élément clinique important dans ces lésions est l'élément cancer. — Rappelons au point de vue des tentatives du traitement spécifique d'épreuve : 1° que ce traitement est très rapidement efficace dans les lésions syphilitiques tertiaires ; 2° qu'il amène un début d'amélioration suivi bientôt d'une repullulation dans les lésions hybrides cancéro-syphilitiques ; 3° qu'il aggrave rapidement les lésions cancéreuses pures.

1° *Chancre de la langue.* — Le chancre de la langue est toujours infectant. Il occupe la pointe ou les bords. L'ulcération, l'induration se développent rapidement et prennent souvent des proportions assez grandes. La surface de l'ulcération est fissurée, souvent blanchâtre. L'adénopathie sous-mentale, élastique, volumineuse, précoce, aphlegmasique, est un des éléments les plus importants du diagnostic. L'apparition de la roséole vient bientôt lever tous les doutes.

2° *Plaques muqueuses.* — Les plaques muqueuses occupent les bords et le dos de la langue en avant du V lingual. La forme la plus fréquente est la plaque érosive, arrondie, opaline. Cette plaque surtout sur les bords devient souvent, par suite de la pression des dents fissurées, un peu tuméfiée. Au-dessous existe un certain degré de sclérose.

La forme papuleuse constituée par des saillies arrondies, grisâtres ou rougeâtres est plus rare. La confluence de ces papules donne parfois au dos de la langue un aspect spécial comparé au dos de crapaud. — En se fissurant, s'hypertrophiant, ces papules peuvent même prendre un aspect verruqueux (condylomes syphilitiques).

Les plaques lisses (Fournier), les disques de desquamation (Mauriac), sont arrondis, non érosifs, réguliers. On dirait qu'à leur surface on a rasé les papilles de la langue. Ces plaques, d'après Langlebert, se trouvent d'ailleurs également dans sur le psoriasis lingual dartreux.

Le diagnostic des lésions syphilitiques secondaires de la langue est ordinairement facile. On doit se rappeler l'influence que les irritants d'ordre banal (tabac, alcool) exercent souvent leur production.

3° *Lésions tertiaires.* — Ces lésions sont circonscrites ou diffuses.

a) *Gommes circonscrites.* — Les gommes circonscrites sont

soit superficielles, soit profondes. Elles passent par les trois
périodes classiques d'induration, de ramollissement, d'ulcération.

Les gommes sont presque toujours multiples. Leurs sièges
de prédilection sont le dos et les côtés de la langue. Elles se
distribuent souvent en arc de cercle. Leur volume varie du
volume d'une tête d'épingle à celui d'une noisette. Les gommes
profondes peuvent même atteindre le volume d'une noix.
Elles sont d'ailleurs plus souvent uniques que les gommes superficielles. Leur nombre dépasse rarement deux ou trois.

A la palpation le nombre des gommes est souvent plus nette-

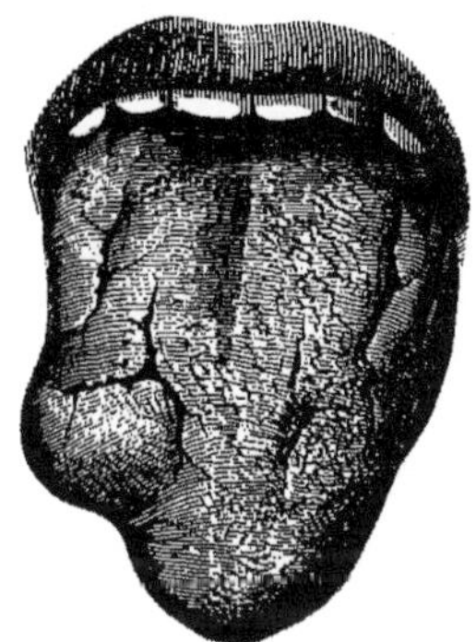

Fig. 13. — Syphilis tertiaire de la langue.

ment apprécié qu'à l'inspection. La langue semble bourrée de
noisettes (Ricord).

Sur le dos de la langue on trouve souvent, en même temps
que les gommes des sillons, des ravinements profonds et irréguliers, caractéristiques.

Les ulcérations des gommes ramollies offrent les caractères
suivants : 1° bords taillés à pic à l'emporte-pièce ; 2° fond
assez régulier dans les gommes superficielles, irrégulier dans
les gommes profondes, jaunâtre, bourbillonneux. Ces ulcérations même profondément excavées sont indolentes. Elles ne
saignent pas.

La cicatrice des ulcérations gommeuses est étoilée, déprimée en « capiton » dans les gommes profondes. Ces cicatrices sont souvent intéressantes pour le diagnostic rétrospectif.

b) *Lésions diffuses*. — La sclérose diffuse, tertiaire est superficielle ou profonde.

La sclérose superficielle a pour caractère principal ces sillons, ces ravinements déjà signalés. On a comparé leur distribution aux nervures d'une feuille (Langlebert). Les parties atteintes sont souvent lisses et comme rasées.

La sclérose profonde, plus rare, est caractérisée par des dépressions des bourrelets (aspect de circonvolution cérébrale). Les bourrelets sont souvent fissurés, recouverts de plaques psoriasiformes.

Traitement. — La *guérison* par l'iodure de potassium est très rapide dans les formes tertiaires, exception faite naturellement des accidents de sclérose et des cicatrices post-syphilitiques. Dans les lésions secondaires le mercure, utile comme spécifique général, peut être nuisible comme irritant local de la bouche. Le traitement local par les cautérisations, les gargarismes antiseptiques ne sera pas négligé.

A consulter. — RECLUS, Cancers de la langue et du plancher buccal, *Clinique et critique chirurgicales*, 1874, p. 354.

RECLUS, Tuberculose buccale, *Clinique chirurgicale de l'Hôtel-Dieu*, 1888, p. 202.

Musée de St-Louis.

Cancer, coll. Péan, vit. 149, pièces 232, 327, 328.

Tuberculose (buccale et linguale), *id.* vit. 149, pièces 28, 157, 437, 438, 492, 493 et vit. 155, pièce 533.

Syphilis, chancre, coll. Fournier, vit. 131, pièces 293, 343; glossites tertiaires, coll. Fournier, vit. 123, pièces 431, 2, 77, 168, 172, 177, 289, 300, 303.

IV. — Affections du palais.

Résumé clinique. — Les affections susceptibles de déterminer soit des tuméfactions, soit des tumeurs véritables, soit
des ulcérations de la voûte palatine et du voile du palais sont
nombreuses. Voici les principales :

Périostites. — Les périostites surviennent soit par propagation d'une périostite dentaire, soit par une irritation directe
pression d'une (pièce de prothèse), soit sous l'influence de la
syphilis.

Ostéites. — Les ostéites peuvent succéder aux périostites inflammatoires. Les ostéites syphilitiques sont fréquentes. Les
ostéites tuberculeuses ne sont pas absolument rares.

Tumeurs. — Les tumeurs sont surtout constituées, en suivant
l'ordre de fréquence clinique, par des exostoses et des gommes
syphilitiques, par des adénomes, par des sarcomes.

Ulcérations. — Les ulcérations peuvent être la suite du ramollissement d'une gomme osseuse ou muqueuse, de l'ouverture d'un abcès froid consécutif à une ostéite tuberculeuse. Les
ulcérations primitives dépendent surtout de la tuberculose et
de l'épithélioma.

Collections liquides. — En présence d'une collection fluctuante on peut songer à un hématome, à un abcès froid, à une
gomme ramollie, à un kyste, parfois à un angiome.

On voit donc que les affections sont multiples. Voici les
principaux éléments de l'examen clinique et du diagnostic.

Examen du malade. — *Inspection.* — L'inspection donne
une première idée 1° du siège, au niveau de la voûte palatine ou
du voile, 2° des limites circonscrites ou diffuses. Quelques autres points sont intéressants dans le cas de tumeurs, d'ulcérations.

Dans le cas de tumeur, la saillie de la tumeur vers la bouche est importante. Les adénomes sont remarquables par leur
saillie. La coloration de la muqueuse n'est pas moins importante. Cette coloration est un des caractères importants des angiomes. La muqueuse peut offrir aussi une teinte ecchymoti-

que dans les hématomes, une teinte rosée inflammatoire dans les abcès.

Dans le cas d'ulcérations examinez successivement le fond, les bords, le pourtour. Le fond est bourgeonnant, résistant, *saignant dans les épithéliomas*, jaunâtre, fongueux dans la tuberculose, bourbillonneux dans les gommes syphilitiques. Les bords épais, irréguliers dans le cas d'épithélioma, *décollés et fongueux* dans les ulcérations tuberculeuses sont taillés à pic dans les gommes. Le semis de points jaunâtres au pourtour d'une ulcération *est pathognomonique de la tuberculose.*

L'inspection à côté de l'examen du palais ne négligera pas l'examen de la cavité buccale, du pharynx et surtout des fosses nasales.

Palpation. — Cherchez si la lésion est diffuse ou limitée. Examinez avec soin sa consistance. Cette *consistance peut être* osseuse, fibreuse, fluctuante. La réductibilité est spéciale aux angiomes. Cherchez si la muqueuse n'est pas œdématiée au niveau de la lésion, *signe important d'inflammation.* Cherchez aussi si la muqueuse reste mobile ou est fusionnée avec la lésion. Explorez enfin les ganglions sous-maxillaires.

Examen d'une fistule palatine. — Dans cet examen le stylet peut conduire sur un os dénudé, sur un séquestre mobile. Souvent aussi la fistule communique avec les fosses nasales.

Examen d'une perforation palatine. — La perforation est plus ou moins large, plus ou moins irrégulière. Les lésions qui lui ont donné naissance sont *encore en voie d'ulcération* ou sont cicatrisées. Les deux grandes causes de perforation sont la syphilis et le lupus.

Étude des troubles fonctionnels. — La douleur est un signe important de la tuberculose. Les hémorrhagies sont un signe important de l'épithélioma. Une perforation du *palais se traduit naturellement par la voix nasonnée*, le reflux des aliments par le nez.

Étude de l'état général. — La syphilis *est une cause si fré*quente de lésions du palais : périostites, exostoses, gommes, ulcérations gommeuses, perforation, le traitement spécifique *offre une telle efficacité qu'on ne saurait la rechercher avec* trop de soin. Le traitement d'épreuve s'impose dans tous les cas douteux.

La tuberculose vraie est rare. Les ulcérations tuberculeuses surviennent presque toujours comme celles de la langue chez des sujets déjà phtisiques. Le lupus est assez fréquent. Il co-existe d'ordinaire avec d'autres lésions de lupus de la face.

Diagnostic. — Avant d'arriver à discuter le diagnostic, on a dû résoudre au préalable les questions relatives :

1° Au siège anatomique de la lésion. Les lésions osseuses se caractérisent par leur consistance, leur fixité. Les adénomes situés au-dessous de l'aponévrose palatine font saillie vers la bouche. Situés au-dessus, ils font saillie vers les fosses nasa-les. Les lésions de la muqueuse sont évidemment superficielles.

2° A la nature inflammatoire ou non inflammatoire, trauma-tique ou non traumatique de cette lésion, à son évolution, lente ou rapide, bénigne ou maligne.

Reprenons maintenant les symptômes les plus saillants de chacune des principales affections du palais : périostite chroni-que, syphilis, tuberculose, adénomes, sarcomes, épithéliomas, hématomes et angiomes.

Périostite chronique. — Elle survient fréquemment sous l'in-fluence des caries dentaires, de la pression exercée par les pièces de prothèse. Elle peut entraîner des nécroses limitées, de petits abcès. Ce n'est que par élimination qu'on peut faire le diagnostic avec les périostites et périostoses syphilitiques.

Syphilis. — Les plaques muqueuses n'offrent rien de spécial. La lésion importante est l'ostéite gommeuse. Cette ostéite aboutit souvent sans grande douleur, sans réaction inflamma-toire à la perforation. Le palais sera exploré chez tous les sy-philitiques. On sait l'importance que Chassaignac attachait à l'exostose médiopalatine. La moindre tuméfaction sera sus-pecte. Son indolence relative, son aphlegmasie sont des carac-tères utiles.

Les gommes superficielles du palais donnent des ulcérations à caractères classiques, fond bourbillonneux, bords abrupts.

Tuberculose. — Les ulcérations tuberculeuses ont pour caractères principaux leur fond gris-jaunâtre, leurs bords décollés, leur sensibilité extrême. Elles surviennent chez des sujets déjà tuberculeux.

Le lupus se présente surtout sous les formes végétantes ou ulcéreuses. Sa marche est lente. Il se cicatrise sur quelques points tandis qu'il envahit sur d'autres. Les ulcérations, les bourgeons sont violacés. Malgré sa marche assez lente le lupus finit souvent par provoquer des destructions très étendues de la voûte palatine et des os du nez (lupus vorax, lupus térébrant). La coexistence ordinaire d'autres lésions de lupus sur la face, dans le nez, facilite beaucoup le diagnostic.

Adénomes. — Les adénomes surviennent chez des sujets jeunes. Ils se développent lentement et au niveau du voile du palais. Ils sont bien limités, comme enkystés. La muqueuse palatine reste mobile et non modifiée sur la tumeur. Cette tumeur fait une saillie très marquée vers la bouche quand l'adénome siège au-dessous de l'aponévrose palatine. La saillie se fait au contraire vers les fosses nasales quand l'adénome siège au-dessus de cette aponévrose. Il faut la chercher par le toucher buccal en recourbant l'index en crochet derrière le voile du palais.

Les adénomes s'énucléent facilement après l'incision de la muqueuse. Leur ablation est facile.

Sarcomes. — Les sarcomes ont pour point de départ l'aponévrose palatine, les apophyses ptérygoïdes. Leur forme est moins régulière, leur extension plus rapide que celles des adénomes.

Épithélioma. — L'épithélioma donne vite des ulcérations fongueuses, indurées, saignantes.

Hématomes. — Consécutifs à un traumatisme, très rarement à la pression d'une pièce de prothèse, les hématomes se reconnaîtront surtout par la mollesse du centre, par l'induration périphérique, par l'aspect ecchymotique de la muqueuse.

Angiomes. — Bien que leur coloration, leurs battements, leur réductibilité rendent le diagnostic facile, les angiomes sont assez souvent pris pour des abcès. L'hémorrhagie produite par l'incision est parfois assez sérieuse.

Indications thérapeutiques. — Dans les inflammations et les périostites rappelons encore le rôle des caries dentaires, et surtout celui de la syphilis. — Le lupus serait traité par les cautérisations au galvano-cautère. — Les angiomes seront traités soit par l'électrolyse, soit par les cautérisations. Si l'énucléation suffit dans les adénomes, une ablation large doit être la règle dans toutes les tumeurs malignes ou simplement suspectes.

DIVISIONS CONGÉNITALES DU PALAIS ET DU VOILE DU PALAIS.

Le diagnostic est évident. L'examen au point de vue des indications opératoires doit pourtant déterminer avec soin :

1° *Les conditions anatomiques de la division.* — Le siège de la division sur le voile du palais ou le palais osseux, sa largeur ou son étroitesse, l'atrophie des parties existantes du voile du palais ou leur largeur assez satisfaisante rendent l'intervention plus ou moins facile. Dans les perforations de la voûte palatine, Lannelongue a pu tirer parti de l'insertion et de la saillie de la cloison nasale sur un des côtés de la division. Le lambeau peut être alors taillé aux dépens de la muqueuse de la cloison. Si la voûte offre la disposition dite en *ogive*, l'opération devient plus facile malgré la largeur de la perforation. Les lambeaux pris sur les côtés se rapprochent et s'accolent d'eux-mêmes en s'abaissant (Tillaux).

2° *Les troubles fonctionnels.* — La gène de la phonation, de la déglutition sont extrèmement variables.

Indications thérapeutiques. — Les opérations d'uranorraphie ou de staphylorraphie ne seront jamais faites avant l'âge de sept ans. Après l'opération beaucoup de soins et d'exercices restent nécessaires pour que la phonation devienne satisfaisante (Trélat).

Voir. — Musée St-Louis, coll. Péan, vit. 149, pièce 60. Perforation de la voûte palatine, suite d'ostéite suppurée.

Coll. gén., vit. 31, pièces 232, 345, 677. Lupus du palais.

Coll. Fournier, vit. 120, pièce 142, vit. 121, pièces 198, 417. Gommes du palais.

V. — Affections du plancher de la bouche.

Les principales affections du plancher de la bouche sont les phlegmons, les tumeurs bénignes (grenouillettes, kystes dermoïdes, lipomes, tumeurs érectiles), les tumeurs malignes, les calculs salivaires.

A. — Phlegmons du plancher de la bouche.

Ces phlegmons assez rares sont ordinairement consécutifs à un adéno-phlegmon des ganglions sus-hyoïdiens. Ils sont parfois dus à l'inflammation d'une grenouillette. Le pus est longtemps infiltré. La fluctuation est très obscure. Les troubles de la déglutition et de la suppuration forceront souvent à une incision précoce avant que la fluctuation ne soit évidente.

B. — Grenouillette.

C'est l'affection la plus spéciale au plancher de la bouche. Elle s'observe surtout dans l'enfance.

Inspection. — La collection liquide siège sur le plancher à droite ou à gauche du frein de la langue. Parfois même elle passe sous le frein qui la divise en deux lobes. Son volume atteint au plus le volume d'un œuf de pigeon. La couleur est transparente, d'un blanc rosé ; c'est cet aspect comparé au ventre d'une grenouille qui aurait fait donner le nom assez obscur de grenouillette.

Palpation. — La tuméfaction est indolente, peu mobile. Elle est fluctuante. Parfois la tension est telle qu'on sent simplement une rénitence élastique. Il faut pour bien apprécier la rénitence et la fluctuation faire soutenir pendant l'exploration la région sus-hyoïdienne.

Exploration de la région sus-hyoïdienne. — Cette exploration s'impose, la coexistence de la grenouillette sublinguale et sus-hyoïdienne étant assez fréquente. La grenouillette sus-hyoïdienne isolée survient surtout chez l'adulte. Elle a été assez fréquemment précédée d'une grenouillette sublinguale. La tuméfaction qu'elle forme est mal limitée, mollasse plutôt que fluctuante, elle donne parfois la sensation d'une collection liquide mal remplie. Il est assez difficile, sans la ponction exploratrice ou la coexistence d'une grenouillette sublinguale, de distinguer la grenouillette sus-hyoïdienne des lipomes et surtout des abcès froids de la région.

Troubles fonctionnels. — Les troubles de la succion, de la déglutition, de la phonation sont d'ordinaire assez peu marquée, la grenouillette peut parfois se rompre ou s'enflammer.

Diagnostic. — Le diagnostic de la grenouillette sublinguale doit être fait surtout :

Avec les lipomes. Les lipomes du plancher de la bouche sont rares. Ils sont irréguliers, lobulés. Leur coloration jaunâtre transparaît sous la muqueuse.

Avec les tumeurs érectiles. Les tumeurs érectiles sont rosées ou violacées, mollasses, réductibles, parfois pulsatiles. Elles se gonflent par les efforts. Elles succèdent à une tache souvent remarquée à la naissance.

Avec les kystes hydatiques. Les kystes kydatiques sont très rares. Leur paroi serait plus épaisse, le liquide plus absolument limpide que dans la grenouillette.

Avec les kystes dermoïdes [1]. L'origine congénitale des kystes dermoïdes peut être parfois établie. Ils siègent sur la ligne médiane. La tumeur qu'ils forment est mollasse, pâteuse, gardant même parfois l'impression du doigt comme le fait du mastic. Ces kystes font plus fréquemment saillie vers la région sus-hyoïdienne que vers la région buccale.

Les kystes dermoïdes adhèrent soit aux apophyses geni, soit à l'os hyoïde. S'il est possible d'établir nettement leur existence, ces connexions osseuses sont pathognomoniques.

Indications thérapeutiques. — Les grenouillettes ordinaires peuvent être facilement guéries soit par l'électrolyse, soit par l'excision d'une partie de la paroi et la cautérisation de la cavité au nitrate d'argent.

Les lipomes, les kystes dermoïdes peuvent être enlevés assez facilement par énucléation. L'incision cutanée par la région

---

(1) Reclus. Kyste dermoïde du plancher buccal, *Clinique chirurgicale de l'Hôtel-Dieu*, 1888, p. 189.

sus-hyoïdienne, donne plus de jour que l'incision buccale. Elle n'expose pas comme cette dernière à la section des canaux de Wharton.

C. — Tumeurs malignes du plancher de la bouche.

Ces tumeurs sont ordinairement secondaires. Le plancher est souvent envahi par la propagation d'un épithélioma de la langue. — Les adénites cancéreuses secondaires finissent par déterminer aussi une infiltration diffuse de tout le plancher.

Il est toujours assez difficile, même par le toucher buccal et la palpation sus-hyoïdienne combinés, d'apprécier les limites exactes de l'envahissement 1° du côté du plancher, 2° du côté des ganglions, 3° du côté de l'os maxillaire.

L'ablation si elle est tentée sera faite très largement en rasant la concavité du maxillaire inférieur pour tout enlever, parties molles et ganglions et même en réséquant l'os s'il paraît envahi.

D. — Calculs salivaires.

Ces calculs forment une concrétion dure, crétacée au niveau du canal de Wharton. Leur existence n'est souvent reconnue qu'à l'occasion d'une poussée inflammatoire. La présence d'un corps dur bien limité au milieu de la tuméfaction diffuse est d'ordinaire assez facile à apprécier. La pression peut faire sourdre du pus au niveau de l'orifice du canal de Wharton.

E. — Tumeurs de la glande sous-maxillaire.

Ces tumeurs assez rares sont constituées par des adénomes, des sarcomes, des épithéliomas. On se contentera le plus ordinairement du diagnostic de tumeur bénigne ou maligne. La localisation dans la glande est elle-même souvent difficile. Les tumeurs de la glande sous-maxillaire proéminent presque toujours plus vers la région sous-maxillaire que vers la bouche. C'est par cette région et non par la voie buccale qu'elles doivent toujours être extirpées pour éviter tout danger d'infection.

LIVRE DEUXIÈME

Affections de la colonne vertébrale.

. I. — Règles générales pour l'examen.

L'examen clinique chez tous les malades atteints ou simplement soupçonnés d'être atteints d'une affection de la colonne vertébrale doit être fait avec beaucoup de réserve et de prudence. La moindre pression un peu forte, le moindre mouvement un peu brusque, peuvent déterminer les plus graves accidents. — Ce n'est qu'après un interrogatoire minutieux fournissant tous les renseignements sur l'intensité actuelle de la douleur et des phénomènes inflammatoires qu'on procédera à l'examen direct. — Dans tous les cas de traumatisme, de douleurs vives, on ne fera jamais asseoir d'emblée le malade sur son lit, mais on le fera tourner doucement sur le côté en ayant soin que le dos soit dirigé du côté de la lumière. Jamais on ne fera marcher le malade qu'après lui avoir demandé s'il se lève habituellement, s'il supporte sans inconvénient la station debout. — Encore cette étude de la marche doit-elle être réservée pour la fin de l'examen quand l'exploration directe a bien montré que les lésions n'offrent rien de particulièrement menaçant. — La recherche de la réduction et de la communication avec la cavité rachidienne d'un abcès par congestion, d'un spina bifida ne doit, elle aussi, être faite qu'avec d'extrèmes ménagements.

Interrogatoire du malade. — L'interrogatoire doit, à cause de la prudence nécessaire, être fait presque entièrement avant tout examen direct. Cet interrogatoire déterminera :

1º L'*origine traumatique ou spontanée* de l'affection. Faites bien spécifier la nature et l'intensité du traumatisme. Beaucoup de malades attribuent à un effort insignifiant, à une contusion légère dont ils croient se souvenir, l'affection organique, tuberculose ou cancer, dont ils sont atteints. — Dans un certain nombre d'autres cas le malade a bien subi un traumatisme ; il s'est trouvé par exemple contusionné dans un déraillement ; mais les accidents de paraplégie survenus par la suite sont en réalité dus, non à une lésion directe de la colonne vertébrale, mais au choc nerveux, à l'hystérie traumatique (railway spine). Ce dernier diagnostic est toujours délicat. On conçoit l'importance qu'offrent les conditions de l'accident, simple commotion générale ou contusion bien localisée d'un point du rachis. — L'origine congénitale de certaines affections : spina bifida, tératomes, est d'ordinaire assez facile à établir.

2° *Les douleurs*. — Presque toutes les affections organiques du rachis étaient autrefois englobées sous le nom de paraplégies douloureuses. — La douleur bien que le diagnostic soit aujourd'hui plus systématique constitue toujours un élément de grande importance. Il importe de bien se renseigner sur son siège, ses exacerbations par les mouvements, par les efforts, parfois par le repos nocturne, ses irradiations. Tout malade qui souffre ne doit être examiné qu'avec beaucoup de réserve et de prudence.

3° *Les troubles paralytiques*. — Si les paralysies des membres doivent surtout être étudiées par l'examen direct, les renseignements fournis par l'interrogatoire, sont importants dans les paralysies de la vessie (rétention, et surtout incontinence), de l'anus, (incontinence) des organes génitaux.

4° *L'évolution de la maladie*. — Comme toujours les questions de durée, d'amélioration ou d'aggravation, de terrain, parfois même d'âge jouent un rôle considérable dans le diagnostic et le pronostic.

Inspection. — L'inspection sera faite le malade assis sur son lit ou tourné de côté si la position assise peut être dangereuse (mal de Pott à la période aiguë, traumatismes récents). — L'examen debout n'est permis qu'en l'absence de tous phénomènes aigus. Cet examen debout devient nécessaire dans la scoliose pour bien apprécier le degré des lésions.

L'inspection déterminera les saillies, les empâtements anormaux. La saillie anguleuse du mal de Pott est pathognomonique. — Les incurvations latérales de la scoliose constituent l'élément essentiel de la maladie.

Palpation. — Un empâtement léger, une saillie minime à peine visibles à l'inspection sont souvent très nets à la palpation. — La douleur déterminée par la pression locale offre une grande importance.

La palpation doit dans bien des cas être faite non seulement au point malade mais à distance (recherche des abcès par congestion, des engorgements ganglionnaires, etc.).

Étude des lésions paralytiques. — La paralysie remonte plus ou moins haut suivant le point de la colonne vertébrale atteint : ce n'est qu'à partir de la cinquième dorsale que les muscles de la paroi abdominale sont atteints. — Les membres supérieurs ne commencent à être touchés qu'à partir de la sixième cervicale. Le diaphragme n'est paralysé que dans les lésions occupant la partie supérieure de la colonne cervicale.

— L'anus et la vessie, les organes génitaux sont déjà frappés par les lésions de la partie inférieure de la région lombaire.

Dans la paralysie des membres inférieurs, on doit étudier :

1° *La motilité.* — Le malade peut-il déplacer les jambes dans son lit, les soulever du lit? Avec quelle force exécute-t-il ces mouvements ?

2° *La sensibilité.* — Les sensibilités au toucher, à la piqûre, au froid et à la chaleur peuvent être exagérées, diminuées, abolies.

3° *Le sens musculaire.* — Si le malade peut remuer les jambes, priez-le, après lui avoir fermé les yeux, de porter vivement le talon droit sur le genou gauche ou inversement. Croisez-lui aussi les jambes l'une sur l'autre et demandez-lui de vous expliquer leur position.

4° *L'état des réflexes.* — Ils sont rarement abolis, plus fréquemment exagérés. Cette exagération se reconnaît par l'examen du réflexe rotulien, par la trépidation spinale. Le moindre examen provoque parfois cette trépidation.

5° *Les troubles trophiques.* — Sécheresse de l'épiderme, coloration bleuâtre du membre, œdèmes, eschares.

Les mêmes troubles doivent être, à peu de chose près, recherchés dans les paralysies des parois abdominales des membres supérieurs. Pour les paralysies viscérales, préoccupez-vous de rechercher surtout par la palpation et la percussion, la rétention d'urine. Voyez si le ventre n'est pas météorisé. Examinez le rhythme de la respiration ; les respirations sont fréquentes, le ventre est en quelque sorte avalé dans le thorax à chaque inspiration quand le diaphragme est paralysé.

Mouvements de la colonne vertébrale. — La perte totale ou partielle des mouvements d'extension et de flexion de la colonne vertébrale constitue souvent un signe précoce — en particulier dans la tuberculose — alors que l'empâtement et la saillie angulaire sont encore peu marqués. L'immobilisation instinctive du rachis est dans bien des cas si absolue, qu'elle se traduit dans l'attitude ; le malade marche tout d'une pièce ; il ne se baisse qu'avec d'extrêmes précautions, sa colonne vertébrale forme comme une tige absolument rigide. En dehors de cette immobilisation absolue, facile à reconnaître, on trouve souvent une immobilisation partielle. Dans les grands mouvements de flexion ou d'extension le rachis, chez les enfants surtout, s'incurve en arc de cercle parfaitement régulier. Une immobilisation partielle brise localement cet arc de cercle, substituant une saillie angulaire à la courbe régulière. Dans le mal de Pott sous-occipital l'immobilisation partielle se traduit par l'aspect soudé de la tête ; les mouvements de latéralité ou d'inclinaison (signes mimiques du non et du oui) ont entièrement disparu.

II. — Lésions traumatiques du rachis et de la moelle.

1° ENTORSE DU RACHIS.

Résumé clinique. — L'entorse du rachis constitue une affection assez mal définie. Au cou, aux lombes où elle s'observe surtout, elle se complique ordinairement de ruptures et d'élon-

gation musculaire et se confond en partie avec le torticolis, le
« tour de reins ».

Le grand intérêt de cette affection consiste dans les accidents paraplégiques qui peuvent survenir, soit aussitôt, soit
quelques jours après l'accident. Cette complication peut être
due soit à une hémorrhagie intra-rachidienne, soit à la commotion médullaire, commotion qui, surtout chez les sujets
nerveux, peut devenir le point de départ de paralysies du mouvement et surtout de la sensibilité.

Examen du malade et diagnostic. — L'examen se borne
à constater la douleur locale, l'immobilisation partielle du rachis, la contraction des muscles. On doit s'assurer qu'il n'y a
aucun symptôme soit de fracture, soit de luxation, le diagnostic
de l'entorse ne pouvant se faire que par élimination de ces
deux affections. On recherchera les accidents paraplégiques.
Au point de vue de l'état général on examinera surtout le
« nervosisme » du blessé.

Traitement. — Repos, immobilisation, révulsion par les
ventouses ou sangsues.

2º RAILWAY SPINE.

Résumé clinique. — Le railway spine est comme l'entorse
une affection assez mal définie. Il consiste en accidents paraplégiques survenant après une commotion de la moelle et du
rachis, sans lésions locales manifestes. C'est après les accidents
de chemins de fer que le « railway spine » a été jusqu'ici observé, d'où son nom. Une partie des faits décrits doivent évidemment rentrer dans l'hystérie traumatique. Une autre partie
et non peut-être la moins considérable doit s'expliquer par la
simulation.

Examen du malade. — L'examen offre de grandes difficultés. Il portera : 1º sur la paraplégie ; 2º sur l'absence de toute
lésion locale appréciable sur le rachis ; 3º sur le nervosisme du
sujet.

Traitement. — Révulsion, antispasmodiques, électricité.

3° FRACTURES DU RACHIS.

Résumé clinique. — Ces fractures résultent d'ordinaire d'une violence considérable. Elles sont assez rares. On doit au point de vue clinique distinguer :

1° La fracture des apophyses épineuses résultant ordinairement d'un choc direct, fracture peu grave ;

2° Les fractures des lames vertébrales résultant aussi d'un choc direct et très sérieuses en raison des lésions médullaires: compression par le fragment déplacé, par l'hémorrhagie intra-rachidienne qui peuvent les accompagner ;

3° Les fractures des corps vertébraux. Ces fractures sont produites par des causes indirectes, extension et flexion forcées du rachis, tassement et écrasement des corps vertébraux dans une chute d'un lieu élevé. Elles sont d'ordinaire extrèmement sérieuses et se compliquent de paraplégies amenant une mort plus ou moins rapide

Examen du malade. — *Lésions locales.* — Dans les *fractures des apophyses épineuses,* les seuls signes sont la mobilité de l'apophyse dans le sens latéral, la douleur et parfois la crépitation survenant au cours de ces mouvements. On prendra donc tour à tour entre le pouce et l'index, chacune des apophyses épineuses de la région dont le malade se plaint particulièrement et on essaiera de leur imprimer des mouvements latéraux.

Dans les *fractures des lames* on sentira parfois l'enfoncement produit par la dépression de la lame fracturée. Mais ce symptôme est inconstant. La douleur locale à la pression et surtout la paraplégie, permettent de soupçonner plutôt que d'affirmer la fracture. L'hésitation du chirurgien : se demandant si la paraplégie est due à l'enfoncement d'une lame vertébrale fracturée ou à une hémorrhagie intra-rachidienne et si la trépanation du rachis est ou non indiquée, reste souvent très grande. Les résultats de la trépanation rachidienne dans les lésions traumatiques du rachis n'ont pas été jusqu'ici, sauf le cas de fractures compliquées de plaies (fractures par armes à feu), bien encourageants.

Dans les *fractures des corps vertébraux*, la déformation locale peut être constituée : 1º par une saillie anguleuse analogue à celle du mal de Pott ; 2º par un tassement de toute la région. Les mouvements, la pression locale sont extrêmement douloureux. La paraplégie est d'ordinaire absolue.

Paraplégie. — C'est l'élément important du diagnostic et du pronostic. La paraplégie est-elle complète ou partielle ? Les symptômes observés répondent-ils bien au point qui paraît être le siège de la fracture ? Restent-ils bien limités aux parties innervées par des nerfs naissant au-dessous du point fracturé ? La vessie est-elle paralysée ? La rétention d'urine assombrit toujours beaucoup le pronostic. Le rectum est-il paralysé (constipation opiniâtre ou rétention des matières fécales) ? L'intestin est-il paralysé (météorisme très gênant)? Y a-t-il des troubles respiratoires (dyspnée, respiration fréquente) ?

Diagnostic. — Dans toute douleur bien localisée à la pression ou aux mouvements, accompagnée d'une paraplégie complète et durable, on doit, en l'absence même de toute déformation appréciable, redouter la fracture.

Pronostic. — Le pronostic est toujours très sérieux. Il s'aggrave avec l'intensité, la durée des accidents paraplégiques. La rétention d'urine, le météorisme intestinal, les troubles respiratoires, les eschares du décubitus ont une signification des plus graves. La guérison complète est, alors même que le blessé survit, extrêmement rare.

Traitement. — Immobilisation dans une gouttière de Bonnet. On surveillera : 1º les eschares (propreté, matelas d'eau) ; 2º la rétention d'urine (cathétérisme minutieusement aseptique) ; 3º la constipation. — Les tentatives de réduction par les tractions ou la trépanation devront être absolument exceptionnelles.

4º LUXATIONS DES VERTÈBRES.

Résumé clinique. — Les luxations sans fractures sont rares. C'est surtout entre l'atlas et l'axis, entre la cinquième et la sixième cervicale qu'elles ont été parfois observées. Les luxations des vertèbres dorso-lombaires ne sont pas exceptionnelles comme complications des fractures de cette région.

Examen du malade. — *Lésions locales.* — La saillie de l'arc et de l'apophyse épineuse de l'axis et surtout la dépression, l'enfoncement régulier au-dessus de cette apophyse peuvent être, dans les luxations atloïdo-axoïdiennes, assez caractéristiques. Ces luxations se font presque toujours en avant. Il est bien difficile de dire si la luxation est ou non accompagnée de fracture de l'apophyse odontoïde.

C'est encore la dépression régulière en totalité contrastant avec la saillie de l'apophyse épineuse sous-jacente qui constituera le principal symptôme local dans la luxation des autres vertèbres cervicales. On n'oubliera pas la proéminence normale de la 7e cervicale.

L'attitude de la tête est variable (rotation, chute de la tête en avant). Mais l'immobilisation est d'ordinaire absolue.

Paraplégie. — Très variable. Les luxations atloïdo-axoïdiennes peuvent tuer brusquement par lésion du bulbe ou lentement par phénomènes asphyxiques.

Diagnostic. — Le diagnostic avec une fracture et même avec une entorse offre souvent de grandes difficultés.

Traitement. — Les tentatives de réduction peuvent être autorisées en présence d'accidents de paraplégie menaçants.

5° LÉSIONS TRAUMATIQUES DE LA MOELLE.

Ces lésions comprennent : 1° la commotion de la moelle ; 2° les hémorrhagies traumatiques intra-rachidiennes ; 3° les plaies de la moelle. L'examen clinique portera surtout : a) sur la présence ou l'absence de lésions concomitantes du rachis; b) sur les accidents de paraplégies déterminés.

III. — Mal de Pott.

Résumé clinique. — Le mal de Pott est la tuberculose vertébrale. Cette localisation de la tuberculose est particuliè-

rement grave par les déformations rachidiennes et les complications médullaires qui l'accompagnent souvent. Après avoir
pris pour type un mal de Pott de la partie moyenne du rachis
nous étudierons : 1° le mal de Pott sous-occipital ; 2° le mal
de Pott sacré.

A. — MAL DE POTT DES RÉGIONS CERVICALE, DORSALE ET LOMBAIRE.

Examen du malade. — Trois symptômes, les difficultés de
la marche, l'attitude singulière, craintive, figée, les douleurs

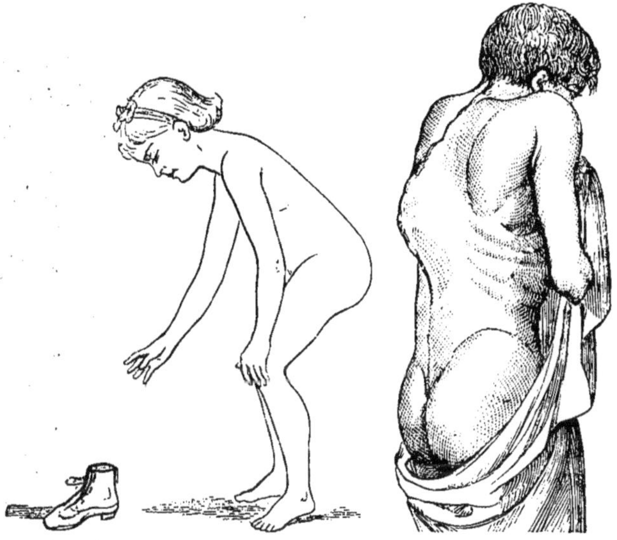

Fig. 14. — Mal de Pott. Attitude.   Fig. 15. — Mal de Pott. Deformation.

de la colonne vertébrale, douleurs s'exagérant par la fatigue,
parfois plus marquées la nuit, marquent le début du mal de Pott.

Inspection. — Dans les lésions avancées, l'inspection montre d'emblée la bosse anguleuse, irrégulière, caractéristique.
Mais au début, on n'apercevra qu'une légère saillie, un peu
d'empâtement. L'empâtement a peut-être plus de valeur encore
que la saillie, celle-ci pouvant être parfois le résultat d'une

simple malformation. La proéminence normale de la septième cervicale ne sera pas prise pour une saillie pathologique.

Les mouvements sont très gênés. L'attitude est caractéristique. Le malade hésite à se remuer, à se baisser surtout. S'il doit ramasser un objet à terre, il se baisse prudemment, appuyant, pour se soutenir, les mains sur les genoux. La colonne vertébrale dans les grands mouvements d'extension et de flexion n'offre plus un arc régulier. Cet arc est interrompu par une ligne anguleuse. Ce signe est souvent fort net à une époque où la saillie est encore peu visible.

Palpation. — La palpation permet parfois de déceler une saillie, un empâtement, qui échappe encore à l'inspection. L'existence d'un point douloureux, localisé à la palpation et à la percussion, offre une grande valeur.

Mais la palpation permet de plus de rechercher les *abcès par congestion*. Ceux-ci peuvent être assez voisins du foyer primitif, occuper les gouttières vertébrales. Mais ils peuvent être aussi fort éloignés. Dans le mal de Pott de la région cervicale, les abcès peuvent fuser dans le creux sus-claviculaire, l'aisselle. Dans le mal de Pott des régions dorsales et lombaires, ils peuvent fuser dans la fosse iliaque, le triangle de Scarpa, la région fessière. Toutes ces régions seront soigneusement explorées. La présence d'une tuméfaction d'ordinaire assez mal limitée, profondément fluctuante, souvent partiellement réductible, mate à la percussion, une fois établie impose le diagnostic.

Étude de la paraplégie. — A l'étude générale des troubles, du mouvement, de la sensibilité, du sens musculaire, des réflexes, des paralysies vésicales, rectales qui a été faite plus haut, ajoutons, comme plus spécialement propres au mal de Pott, les oscillations des phénomènes paralytiques. Les améliorations rapides, les aggravations brusques sont assez fréquentes. L'interrogatoire du malade est à cet égard intéressant.

Étude de l'état général. — Comme dans toutes les tuberculoses locales, cette étude offre pour le diagnostic et le pronostic un intérêt prépondérant.

Diagnostic. — Le diagnostic n'est d'ordinaire que trop certain. Au début dans tous les cas suspects conduisez-vous comme en présence d'un mal de Pott confirmé. — Recherchez avec soin la syphilis héréditaire ou acquise dont les localisations sur le rachis peuvent parfois donner des accidents analogues à ceux de la tuberculose. Un traitement spécifique d'épreuve peut quelquefois avoir une utilité.

Votre diagnostic pour être complet doit toujours préciser :

1º Le siège de la lésion ;
2º La nature tuberculeuse de la lésion locale ;
3º La présence ou l'absence d'abcès par congestion ;
4º La présence ou l'absence de complications médullaires ;
5º L'état général.

Éléments du pronostic. — Le pronostic dépend des cinq éléments qui viennent d'être indiqués. Il est un peu plus grave aux régions cervicales et lombaires qu'à la région dorsale où les côtes offrent un certain point d'appui. — Il est avant tout subordonné à l'état général.

Indications thérapeutiques. — En dehors du traitement général le repos au lit absolu, l'immobilisation dans une gouttière de Bonnet, la révulsion dans le cas de paraplégie constituent les moyens les plus ordinaires au début. — Plus tard il peut y avoir avantage à permettre la marche après immobilisation par un corset. — Les abcès par congestion seront traités ordinairement par les injections d'éther iodoformé, exceptionnellement par l'incision et le grattage. — La trépanation du rachis et l'ablation des portions d'os atteintes ont été tentées sans grands succès dans certains cas tenaces et graves de paraplégies.

B. — Mal de Pott sous-occipital.

Résumé clinique. — La localisation de la tuberculose vertébrale dans les articulations atloïdo-occipitale et atloïdo-axoïdienne présente une gravité spéciale. Les déplacements, les subluxations, les affaissements sont plus faciles au niveau de ces articulations très lâches, supportant directement tout

le poids de la tête. — Les accidents de méningomyélite peuvent
à ce niveau déterminer des phénomènes de paralysies cardiaques et pulmonaires. Les abcès par congestion peuvent fuser
vers le pharynx, vers le crâne même. Souvent d'ailleurs la
mort survient avant la période d'abcès.

Examen du malade. — *Modes de début.* — L'affection frappe
presque exclusivement les enfants et les adolescents. Au début
elle ne peut être soupçonnée que par deux ordres de symptômes : 1° les douleurs ; 2° l'attitude vicieuse.

Douleurs. — Le siège de la douleur est très variable. L'enfant
se plaint de la nuque, du cou. Parfois il se plaint seulement
de souffrir en avalant. Dans d'autres cas il souffre surtout de
douleurs irradiées dans la tête, dans les bras.

Attitude vicieuse. — L'attitude vicieuse est surtout remarquable par l'aspect soudé, figé, immobile de la tête, aspect qui
souvent contraste singulièrement avec la vivacité et l'intelligence du regard. Les légers mouvements d'inclinaison et de
rotation employés comme signes mimiques du oui et du non
sont les premiers abolis. Dans le torticolis, dans les angines,
dans les adénites, on peut bien observer des douleurs, des attitudes vicieuses, mais l'immobilité est rarement aussi absolue.
En étudiant ces diverses affections nous aurons d'ailleurs l'occasion de rappeler souvent que, quels que soient les symptômes
apparents, il faut chez un enfant atteint de douleurs et de raideur du cou se défier toujours du mal de Pott sous-occipital,
et ne faire l'examen qu'avec les plus grandes précautions.

Période d'état. — *Inspection.* — En même temps que l'immobilité, la soudure de la tête, on peut souvent constater des déviations, soit une inclinaison latérale avec rotation, soit une
inclinaison en avant ou en arrière. A cette période l'enfant ne
s'assied souvent sur son lit qu'après avoir porté les mains à la
tête pour la soutenir. Cette attitude est pathognomonique.
Indice du peu de solidité des articulations, elle impose pour
l'examen des ménagements extrêmes.

Les déformations des parties molles de la nuque par l'œdème,
l'engorgement ganglionnaire, les fongosités, les abcès ossifluents,

les déformations du pharynx par les abcès ossifluents, les saillies osseuses faisant relief soit vers la nuque, soit vers le pharynx sont rarement bien appréciables à la simple inspection, ils seront surtout reconnus par la palpation.

Palpation. — La palpation doit être faite sur la nuque et les côtés du cou.

La palpation ne révèle au début qu'un peu d'empâtement profond. La pression sur les apophyses épineuses et sur les côtés de ces apophyses est pénible, douloureuse. — Les ganglions sont souvent engorgés dès le début. — Plus tard on peut sentir de véritables fongosités, des saillies et dépressions osseuses anomales. Ces saillies et dépressions sont surtout marquées dans les mouvements de glissement et d'inclinaison en avant. L'apophyse épineuse de l'axis forme souvent en ce cas un relief très accentué. Parfois aussi dans l'affaissement, le tassement des vertèbres, cette apophyse semble toucher l'occipital et être en contact avec lui. La palpation de l'occipital peut aussi montrer un certain degré d'empâtement.

Plus tard encore apparaissent les abcès par congestion. Ces abcès peuvent rester limités à la nuque ou fuser assez loin vers les parties latérales du cou. Ils remontent parfois très haut vers le crâne. Il est rare, en raison de l'évolution rapidement mortelle, qu'ils soient très volumineux.

Toucher buccal. — Le toucher buccal sera pratiqué l'enfant couché, bien appuyé et non assis sur son lit. Quand l'enfant est assis il fait souvent, sous l'influence du réflexe nauséeux produit par le chatouillement du palais, un brusque mouvement pour se rejeter en arrière ; ce mouvement est des plus dangereux. Parfois même il est plus prudent de ne pratiquer cette exploration qu'une fois l'enfant bien immobilisé par un appareil. Le toucher buccal fait apprécier les déformations osseuses et surtout la saillie de l'arc antérieur de l'atlas dans l'inclinaison en avant. Il fait surtout apprécier les abcès par congestion. Ces abcès sont situés latéralement, ils semblent parfois comme pédiculés ; ils sont souvent mal remplis et tremblottent sous le doigt. Il est rare que la fluctuation ne soit pas évidente et qu'il faille chercher le choc en retour. Ce choc en retour se perçoit en déprimant la paroi de l'abcès avec la pulpe de l'index et retirant vivement le doigt d'un demi-centimètre environ. — C'est surtout quand la gêne de la déglutition est très marquée qu'une recherche minutieuse des abcès se trouve utile et indiquée malgré les dangers qu'elle offre toujours.

Étude des troubles de paralysie. — Les paralysies sont souvent assez irrégulières. Les membres supérieurs peuvent être atteints tandis que les membres inférieurs sont respectés. Un des côtés du corps peut être beaucoup plus touché que l'autre et même exclusivement atteint. — En dehors des troubles sensitifs et moteurs à rechercher sur le tronc, les membres supérieurs et les membres inférieurs : vous avez à rechercher :

1° Les troubles respiratoires: la dyspnée, l'irrégularité de la respiration et surtout cette dépression en bateau de la paroi abdominale à chaque inspiration qui est le signe principal de la paralysie du diaphragme ;

2° Les troubles cardiaques : fréquence, irrégularités, ralentissement du pouls ;

3° Les troubles cérébraux : les vomissements, les céphalées, sont des signes pronostiques très graves, car ils indiquent la propagation de l'inflammation aux méninges cérébrales.

Étude de l'état général — Cherchez les tares scrofuleuses et les lésions tuberculeuses ordinaires.

Évolution. — L'ankylose peut survenir même dans le cas de destructions osseuses étendues. Les phénomènes paralytiques disparaissent souvent moins complètement que dans les autres variétés de mal de Pott par suite du rétrécissement persistant du canal rachidien.

La mort peut survenir lentement par cachexie ou subitement par luxation brusque des vertèbres et lésion du bulbe. Ces morts subites surviennent parfois alors que l'ankylose paraît obtenue et que la guérison semble définitive (Lannelongue).

Pronostic. — Extrêmement grave. Presque fatal s'il y a des troubles respiratoires, cardiaques, des abcès par congestion.

Diagnostic. — Le diagnostic est difficile au début. On songe souvent à un torticolis, à une adénite et une angine. Mais si ces affections ont d'ordinaire, à côté des symptômes qui leur sont communs avec le début du mal de Pott, douleurs et attitudes vicieuses, d'autres symptômes positifs ; si ces symptômes positifs ne sont pas bien évidents, si le terrain est suspect, si les petits mouvements mimiques du oui ou du non sont de bonne heure abolis, les craintes devront être très grandes. Le moindre empâtement, la douleur à la pression sur les apophyses épineuses viendront encore les augmenter.

Indications thérapeutiques. — Dès le début immobilisation dans le décubitus horizontal et extension continue. — L'immobilisation devra être très prolongée. Plus tard les appareils de soutien (minerves, casques) seront portés très longtemps.

Ouverture précoce des abcès rétropharyngiens.

C. — Mal de Pott sacré.

Le mal de Pott sacré (mal vertébral postérieur de Lannelongue) offre surtout à signaler la prédominance des lésions osseuses et des abcès par congestion sur les accidents paraplégiques. Le grattage des portions osseuses, atteintes après ouverture des abcès, donne souvent de très bons résultats.

IV. — Tumeurs du rachis et de la moelle.

Résumé clinique. — Les *tumeurs bénignes du rachis* sont très rares. On a signalé un certain nombre de cas d'exostoses et périostoses syphilitiques, cas qui rentrent dans l'étude des paraplégies syphilitiques — de très rares faits d'exostoses ostéogéniques, — des faits plus rares encore de kystes hydatiques. Dans ces faits l'association de la paraplégie douloureuse et de la collection fluctuante a fait presque inévitablement conclure à un abcès par congestion.

Il suffit de mentionner les périostoses qui peuvent accompagner les arthrites sèches du rachis chez les vieillards.

Les *tumeurs malignes du rachis* sont très rarement primitives (ostéosarcomes). Les généralisations secondaires sont au con-

traire fréquentes, surtout dans les cancers du sein, de l'utérus,
du testicule. Elles frappent particulièrement la région lombaire.

Les tumeurs de la moelle et de ses enveloppes très rares
sont constituées par des fibromes, des gliomes, des sarcomes.
— Nous mentionnerons spécialement, en raison de leur impor-
tauce pour le traitement, les gommes syphilitiques.

Examen du malade. — Les tumeurs du rachis et de la
moelle se traduisent comme le mal de Pott par des paraplégies
douloureuses.

C'est le terrain, l'âge du malade, l'absence des déformations
ordinaires du mal de Pott, la dissociation bizarre qu'offrent parfois les phénomènes paraplégiques qui pourront permettre de
soupçonner ces tumeurs. Les tumeurs du rachis finiront d'ordinaire par être perceptibles à la palpation. Les tumeurs de la
moelle ne détermineront que des accidents paraplégiques.

La syphilis doit être cherchée avec grand soin et le traitement d'épreuve essayé au moindre soupçon.

Pronostic. — Le pronostic est fort grave en raison des paraplégies que déterminent les tumeurs même bénignes.

Traitement. — Les ablations de tumeurs bénignes du rachis et même des enveloppes de la moelle ont donné quelques
rares succès.

V. — Scoliose.

Résumé clinique.—La scoliose est constituée au début par
une incurvation latérale de la colonne vertébrale. Plus tard
cette incurvation latérale se complique d'une sorte de mouvement de rotation et de torsion des vertèbres. Ce n'est malheureusement presque toujours qu'à cette époque tardive, où la
correction de la déviation devient fort difficile, que l'attention
des malades et surtout de leurs parents se trouve éveillée.

Examen du malade. — Une jeune fille, un jeune adolescent
vous sont présentés « pour une déviation de la colonne vertébrale » ou parce qu'ils ont « une épaule plus forte que l'au-

tre ». Ils n'éprouvent pas de douleur ; la marche, la station debout sont faciles. Vous pouvez les examiner debout. Il est nécessaire de les faire suffisamment déshabiller pour bien apercevoir tout l'ensemble du rachis.

Inspection. — L'inspection au début peut ne vous montrer qu'une incurvation latérale, presque toujours à concavité droite, ayant son maximum au milieu de la région dorsale. Deux courbures de compensation en sens inverse existent à la région cervicale, à la région lombaire.

Plus tard, quand la torsion a eu lieu, vous constatez (dans le cas d'une incurvation latérale à concavité droite, c'est-à-dire neuf fois sur dix) :

1° En arrière, une saillie de l'omoplate de l'épaule du côté droit, une certaine saillie de la hanche de ce côté. L'épaule gauche, la hanche gauche, sont au contraire en retrait ;

2° En avant, une saillie du sein gauche, une certaine incurvation du sternum, une certaine dépression vers le sein droit.

L'enfant peut par des efforts corriger plus ou moins complètement son attitude vicieuse. A la période de torsion la correction reste très limitée.

Palpation. — La palpation est surtout importante par ses résultats négatifs : absence d'empâtement, de saillie angulaire, de douleur à la pression. Elle ne permet pas aussi bien que l'inspection d'apprécier la déviation. Les apophyses épineuses participent bien à l'incurvation latérale, mais elles participent beaucoup moins qu'on ne pourrait le supposer au mouvement de torsion.

Mensuration. — La mensuration de la flèche qui unit la ligne courbe décrite par les apophyses épineuses et la ligne droite occipito-sacrée qui répondrait à une situation normale est utile comme point de repère pour apprécier les progrès réalisés dans le traitement. Les moulages seuls renseigneront complètement sur la déformation par rotation.

Troubles fonctionnels. — Les fonctions du cœur, des poumons, de l'estomac peuvent se trouver plus ou moins gênées par compression. Les névralgies sont fréquentes.

État général. — Le rachitisme chez les jeunes sujets, la chloro-anémie dans l'adolescence, parfois la tuberculose jouent souvent le rôle de causes occasionnelles.

Diagnostic. — Les déviations de l'épaule dues à des contractures ou à des paralysies des muscles de l'omoplate, les rétractions thoraciques consécutives aux pleurésies, les attitudes vicieuses produites par un lumbago, un calcul rénal, ne peuvent avec un peu d'attention être confondues avec la scoliose. La déviation ne rappelle en rien celle du mal de Pott. Faut-il faire le diagnostic avec les scolioses hystériques, les scolioses simulées? Si vous trouvez les deux éléments de la scoliose, incurvation latérale et rotation, admettez toujours la scoliose vraie. S'il n'y a que l'incurvation latérale, le traitement qui sera avant tout général n'est-il pas le même dans les deux cas ?

Pronostic. — Les déviations sont assez faciles à arrêter dans leur progression, très difficiles à corriger notablement. — Il n'y a pas à craindre après la scoliose de rétrécissement consécutif du bassin.

Indications thérapeutiques. — Ces indications sont : 1° générales: toniques, hygiène; 2° locales: correction des mauvaises attitudes occasionnelles, — gymnastique simple ou avec manœuvres orthopédiques plus ou moins complexes, — corsets de soutien.

VI. — Spina bifida.

Résumé clinique. — Le spina bifida est une malformation congénitale consistant en une occlusion incomplète du rachis. Mais tantôt la fissure a simplement donné passage aux méninges distendues par le liquide céphalorachidien, tantôt, au contraire, la moelle se trouve intéressée dans la malformation, elle fait hernie par la fissure, elle peut même se trouver dissociée, adhérente aux parois du kyste. — En outre des complications dues aux lésions médullaires, le spina bifida peut aussi se compliquer d'accidents inflammatoires graves par la possibi-

lité d'une propagation aux méninges d'une part, par le sphacèle
assez fréquent des enveloppes de la poche d'autre part. — Il
peut coïncider avec d'autres malformations, en particulier avec
l'hydrocéphalie. Cette coïncidence offre pour le traitement une
certaine importance.

Examen du malade. — *Inspection.* — L'inspection permet
à elle seule de porter le diagnostic de spina bifida. En arrière
du rachis on aperçoit une tuméfaction occupant le plus souvent les régions cervicales ou lombaires ; sa forme est assez
régulière, arrondie ou elliptique. Cette tuméfaction augmente

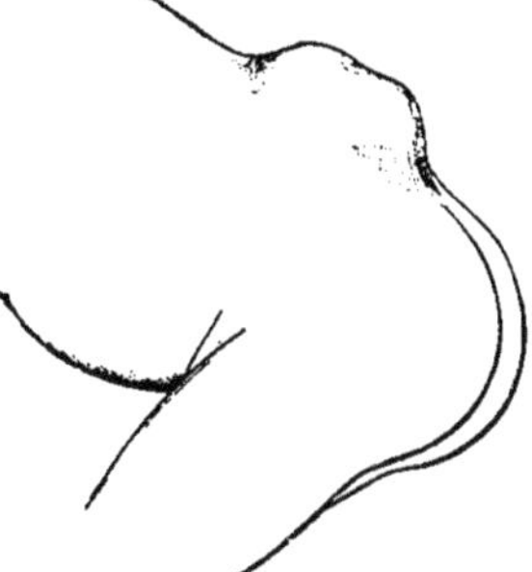

Fig. 16. — Spina bifida lombaire.

souvent de volume et se tend pendant les efforts. — Il n'est pas
rare de pouvoir constater sa transparence parfaite.

La peau peut offrir l'aspect normal ou être au contraire le
siège d'accidents d'inflammation, de gangrène.

Dans quelques cas l'inspection permet de soupçonner la présence de la moelle dans le spina bifida, soit qu'on entrevoie
quelques cordons nerveux en recherchant la transparence, soit
que la moelle en adhérant à quelque point de la paroi détermine à ce niveau une dépression.

Palpation. — La fluctuation du spina bifida est très nette. La
palpation comme l'inspection permet de soupçonner les cordons
nerveux par la présence d'adhérences plutôt que d'affirmer
la présence de la moelle. — Son rôle principal doit être de

préciser le mode de communication du spina bifida et du canal
rachidien. Tantôt la tumeur se réduit facilement et l'on peut
même après cette réduction sentir la fente formée par l'écartement des lames vertébrales. Tantôt cette réduction est difficile,
incomplète. Tantôt enfin elle est entièrement impossible. Cette
recherche sera faite avec beaucoup de prudence. Elle avait
d'ailleurs plus d'importance au temps où le traitement consis-
tait dans la ponction et l'injection iodée qu'aujourd'hui.

Troubles fonctionnels. — État général. — Le spina bifida peut
s'accompagner de troubles de parésie ordinairement légers.
Mais au point de vue des indications opératoires l'important
est de bien étudier l'état général de l'enfant. Un spina bifida
enflammé dont les parois menacent de se sphacéler doit être
opéré d'urgence chez un enfant résistant, vivace, bien portant
et bien conformé. Chez un athreptique, un syphilitique héréditaire, il est à peu près inutile de tenter l'intervention. Chez
un hydrocéphalique cette intervention serait suivie à bref délai
d'augmentation de l'hydrocéphalie.

Indications thérapeutiques. — L'intervention dans le
spina bifida peut être faite en raison d'accidents d'urgence
(inflammation, accroissement rapide). Mais en dehors de ces
accidents, le mieux est d'attendre le plus longtemps possible.
En temporisant l'enfant devient plus robuste, ses sutures crâniennes se soudent et l'hydrocéphalie si fréquente après l'intervention est moins à craindre. Parfois même il peut survenir
une guérison spontanée partielle (le kyste cessant de communiquer avec le canal rachidien) — et même complète (atrophie
et résorption).

L'excision de la poche kystique avec ligature du pédicule a
aujourd'hui à peu près complètement remplacé la ponction
suivie d'injection iodée.

Voir. — Musée St-Louis, col. Péan, vit. 157, n° 238,
spina bifida chez un enfant de dix mois.

LIVRE TROISIÈME

Affections du cou.

CHAPITRE PREMIER

I. — Règles générales pour l'examen.

Le premier but de l'examen dans une affection du cou doit être de rechercher si cette affection peut être localisée anatomiquement. Les organes et les tissus du cou sont nombreux. Dans les traités de pathologie il est facile de décrire isolément les affections des ganglions, des muscles, des vaisseaux du cou, celles du pharynx, de l'œsophage, du larynx, de la parotide, du corps thyroïde, celles de la colonne vertébrale. En clinique la difficulté principale consiste souvent à déterminer l'organe atteint. A côté des lésions localisées anatomiquement dans un organe le cou peut présenter toute une série d'affections mal localisées dans un tissu : phlegmons du tissu cellulaire, fistules congénitales, kystes séreux, kystes dermoïdes, angiomes, lipomes qui viennent rendre plus grande encore cette difficulté.

Le siège de la lésion constitue un premier indice. Le cou peut être subdivisé en un certain nombre de régions secondaires : région parotidienne, région sus-hyoïdienne et sous-hyoïdienne, région du sterno-mastoïdien, ayant chacune leur organe important auquel on songe tout d'abord dans l'examen. Mais d'autres organes ont un siège moins précis. Les tumeurs du corps thyroïde peuvent être par exemple pédiculées et se trouver assez distantes du siège ordinaire de la glande normale. Sans parler des kystes, des lipomes qui peuvent se trouver sur tous les points du cou, les adénopathies ont une situation anatomique des plus variables.

Les troubles fonctionnels peuvent dans quelques cas être un indice suffisant. La toux et les modifications de la voix dans les affections du larynx, la gêne de la déglutition dans celles du pharynx et de l'œsophage, l'attitude spéciale de la tête dans les contractures et les rétractions du sterno-mastoïdien, les troubles paraplégiques, l'immobilité anxieuse dans les affections de la colonne vertébrale attirent de suite l'attention. On doit toutefois se rappeler que ces troubles peuvent être secondaires, dus à une propagation, à une simple compression; l'organe primitivement atteint n'est pas toujours celui qui donne les symptômes les plus retentissants. Des adénopathies minimes, des goîtres peu développés (goîtres plongeants) peuvent déterminer des troubles de compression très marqués.

Un certain nombre d'affections offrent à la palpation des caractères précieux spéciaux pour la localisation. La forme bosselée en chapelet, en paquet, fait souvent penser d'emblée à une affection ganglionnaire. Les tumeurs du corps thyroïde, même pédiculées et éloignées du siège anatomique normal, suivent les mouvements d'ascension du larynx dans la déglutition. Les anévrysmes ont leurs battements, leurs mouvements d'expansion. En reprenant l'étude des affections des divers organes du cou, nous aurons l'occasion de signaler bien d'autres signes différentiels analogues.

Au point de vue de l'état général on doit signaler la syphilis (myosites, adénopathies, laryngites) et surtout la tuberculose (adénopathies, mal de Pott cervical, phtisie laryngée).

II. — Affections traumatiques du cou.

Ces affections comprennent : 1° les contusions et fractures du cou ; 2° les brûlures du cou ; 3° les plaies du cou ; 4° les corps étrangers des voies aériennes et de l'œsophage.

1° CONTUSIONS ET FRACTURES DU COU.

Résumé clinique. — Les contusions du cou sont graves : 1° immédiatement par les fractures du larynx, de la trachée, l'attrition des gros vaisseaux qui peuvent les compliquer;

2º consécutivement par les accidents de dyspnée, de dysphagie dus à la tuméfaction produite par l'inflammation et l'épanchement sanguin.

Les fractures, les luxations de la région cervicale, de la colonne vertébrale sont extrêmement graves par les lésions paraplégiques et en particulier la paralysie respiratoire qu'elles peuvent entrainer ; ces lésions ont été étudiées avec les maladies de la colonne vertébrale.

Examen du malade. — Le mode de traumatisme (pendaison, strangulation, choc direct), le point précis sur lequel il a porté (larynx, région carotidienne, région sus-claviculaire), les troubles fonctionnels (dyspnée, dysphagie) seront tout d'abord déterminés.

Inspection. — Le gonflement du cou peut être énorme. Il faut en pareil cas redouter soit une extravasation sanguine considérable par rupture de gros vaisseaux, soit l'emphysème par issue de l'air dans les fractures du larynx et de la trachée. Les limites de l'épanchement sanguin sont plus nettes, s'étendent moins au delà de la région atteinte que celles de l'emphysème. L'emphysème peut gagner non seulement tout le cou, mais la face et le thorax.

Palpation. — Cherchez soigneusement la crépitation fine, neigeuse de l'emphysème (lésion fréquente).

Cherchez les battements, l'expansion de l'anévrysme diffus (lésion rare).

Explorez successivement et avec prudence l'os hyoïde, le cartilage thyroïde, le cartilage cricoïde. Cherchez les saillies et dépressions anomales, la mobilité partielle produisant parfois de la crépitation.

Chez beaucoup de sujets les frottements des grandes cornes de l'os hyoïde sur la colonne vertébrale déterminent à l'état normal un frottement cartilagineux dans les mouvements de latéralité. Mais ce frottement produit par des mouvements de déplacement en totalité sera facilement distingué de la crépitation produite par les mouvements partiels, la pression locale au niveau de la pièce fracturée.

Auscultation. — Importante si l'on craint une lésion artérielle et un anévrysme diffus.

Troubles fonctionnels. — La dyspnée, l'angoisse sont souvent
très grandes. La dyspnée peut être telle qu'on soit forcé de pratiquer d'urgence la trachéotomie.

La dysphagie moins immédiatement menaçante devient souvent, à mesure que le gonflement inflammatoire progresse, de
plus en plus accentuée.

Diagnostic. — Songez toujours dans une contusion du cou
à la possibilité :.

1º D'une fracture du larynx ou de la trachée ;

2º D'une fracture ou d'une luxation des vertèbres cervicales ;

3º D'une attrition artérielle.

Pronostic. — Le pronostic est toujours sérieux, alors même
que les accidents immédiats restent bénins. Il faut redouter en
effet les inflammations consécutives.

Traitement. — Dans les fractures du larynx la trachéotomie s'impose au moindre signe de dyspnée. L'emphysème,
l'épanchement sanguin, la rendent souvent difficile. La canule
doit souvent être gardée très longtemps en raison de la sténose
cicatricielle du larynx.

Dans les anévrysmes diffus l'ouverture de la cavité et la ligature des deux bouts est bien périlleuse, la ligature entre l'a-
névrysme et le cœur souvent bien difficile.

2º BRULURES DU COU.

Ces brûlures sont extérieures ou intérieures. Dans les brûlures extérieures les rétractions cicatricielles deviennent souvent une complication sérieuse. Cette complication sera combattue tout d'abord par les greffes et ultérieurement s'il est
nécessaire par une autoplastie.

Dans toutes les brûlures de la face et du cou, en particulier
par les explosions de gaz, de chaudières à vapeur, on doit songer à la possibilité de brûlures du larynx, du pharynx et de
l'œsophage. Ces brûlures se voient aussi à la suite d'ingestion
de liquides trop chauds ou caustiques.

La brûlure de la bouche qui accompagne ces **diverses brû-**
lures devra toujours éveiller les soupçons.

Traitement. — La dysphagie extrême produite par les brûlures du pharynx et de l'œsophage est difficile à combattre,
l'emploi immédiat de la sonde à demeure étant dangereux. Les
lavements alimentaires constituent une ressource bien infidèle.

La dyspnée produite par les brûlures du larynx exige fréquemment la trachéotomie.

3o Plaies du cou.

Les plaies du cou sont assez fréquentes, en particulier à la
suite des tentatives de suicide. Les organes dont la lésion est
particulièrement grave sont: 1° le larynx et la trachée ; 2° le
pharynx et l'œsophage ; 3° les gros vaisseaux ; 4° les nerfs.

1° *Lésions du larynx et de la trachée.*—Ces lésions seront soupçonnées par la perte de la voix, la dyspnée et reconnues par
l'emphysème ou l'issue de l'air par la plaie. Elles seront le plus
souvent visibles à l'examen direct.

L'hémorrhagie est presque toujours abondante, même sans
lésions de gros vaisseaux. La trachéotomie est d'ordinaire indispensable. Les complications inflammatoires consécutives
sont fréquentes et graves.

2° *Lésions du pharynx et de l'œsophage.* — Ces lésions seront
soupçonnées par la dysphagie, reconnues par l'issue de la salive
ou des aliments ingérés hors de la plaie. Il y a souvent plaie la-
ryngienne ou trachéale simultanées et les aliments au lieu de
s'écouler par la plaie peuvent tomber dans les voies aériennes,
augmentant la dyspnée et provoquant de violentes quintes de
toux.

Il est indispensable de mettre une sonde à demeure. La suture de l'œsophage portera sur la muqueuse, les fils placés sur
les tuniques musculaires les sectionnent souvent.

3° *Plaies des vaisseaux.* — Deux cas cliniques peuvent se présenter: 1° l'hémorrhagie persiste encore ; 2° l'hémorrhagie est
arrêtée au moment de l'examen.

Si *l'hémorrhagie persiste encore*, la couleur rouge ou noire du sang, la forme en jet ou en nappe permettent de reconnaître s'il s'agit d'une hémorrhagie artérielle ou veineuse. Mais il est la plupart du temps impossible de préciser le vaisseau lésé. La diminution du pouls de la temporale superficielle est en faveur d'une lésion de la carotide primitive ou externe.

Si l'on ne peut lier les deux bouts dans la plaie on est bien forcé d'avoir recours à la ligature entre le cœur et le point lésé. La ligature de la carotide primitive est beaucoup plus facile mais beaucoup plus grave comme suites opératoires (mort par complications cérébrales) que celle de la carotide externe.

Si *l'hémorrhagie est arrêtée*, cherchez s'il existe des signes d'anévrysme diffus : tuméfaction mal limitée avec battements, souffle, teinte bleuâtre.

On doit beaucoup redouter les hémorrhagies secondaires, surtout si l'on ne peut assurer l'asepsie de la plaie.

4° *Lésions des nerfs.* — Dans les plaies de la base du cou on doit songer à la possibilité d'une lésion des nerfs du plexus brachial. Les troubles de la sensibilité et de la motilité du membre supérieur sont d'ordinaire assez nets. A la suite de ces plaies les accidents de névrite sont fréquents et très graves.

4° Corps étrangers.

Au moment même de l'accident il n'est pas toujours facile de déterminer si un corps étranger a pénétré dans les voies aériennes ou digestives. Les corps étrangers du pharynx, de l'œsophage s'accompagnent fréquemment de dyspnée.

Faites immédiatement le toucher buccal. Il est assez fréquent de pouvoir sentir et ramener des corps étrangers arrêtés soit dans le pharynx, soit au niveau de l'épiglotte.

L'intensité de la dyspnée force parfois à faire d'urgence la trachéotomie.

Lorsque le calme est un peu revenu les corps étrangers des voies aériennes se reconnaîtront surtout par la dyspnée, la toux, l'absence de dysphagie. — Les corps étrangers de l'œsophage déterminent plus de dysphagie et moins de dyspnée.

L'examen laryngoscopique, le cathétérisme œsophagien seront souvent indispensables.

L'auscultation du larynx ne donne que des renseignements bien vagues (bruit de drapeau). La différence entre le murmure vésiculaire de l'un et de l'autre poumon est parfois assez nette quand le corps étranger est arrété dans une des bronches.

Traitement. — *Corps étrangers des voies aériennes.* — Dans les corps étrangers du larynx l'extraction par les voies naturelles est souvent possible au moins chez l'adulte. — Si les accidents de dyspnée ne sont pas trop menaçants, on peut parfois attendre l'expulsion spontanée pour le corps de petit volume. La trachéotomie sera souvent rendue indispensable par les accès de dyspnée.

Corps étrangers de l'œsophage. — L'extraction par les voies naturelles sera faite au moyen du panier de De Grœfe, de pinces courbes, de l'appareil à gaine de crins dilatable. — La propulsion peut être préférable à l'extraction pour les corps étrangers volumineux, sans trop d'aspérités. — L'œsophagotomie externe n'est praticable qu'à la région cervicale.

III. — Phlegmons du cou.

Résumé clinique. — Les phlegmons du cou sont très fréquents, surtout dans l'enfance et l'adolescence. Leur origine est presque toujours une infection lymphangitique, ayant pour point de départ une excoriation, une lésion du cuir chevelu, de la muqueuse buccale ou pharyngée. L'inflammation est donc primitivement ganglionnaire.

Les adéno-phlegmons du cou peuvent aussi s'observer au cours de maladies infectieuses : scarlatine, variole, diphtérie. L'inflammation est souvent alors polyganglionnaire, la suppuration diffuse, les accidents généraux très graves.

Examen du malade. — *Lésions locales.* — Les lésions locales sont très variables suivant le groupe-ganglionnaire atteint par l'affection. Les seuls caractères généraux qu'on puisse indiquer sont les suivants. L'adéno-phlegmon du cou est situé toujours profondément sous l'aponévrose superficielle. Le pus se forme le plus ordinairement au centre du ganglion. Par suite la fluctuation est tardive. L'œdème de la peau, l'immobilité complète du ganglion atteint, une certaine rénitence, une douleur très vive à la pression seront souvent les seuls signes qui indiquent la présence du pus.

Variétés régionales. — L'*adéno-phlegmon de la nuque* est très commun à la suite de lésions du cuir chevelu. La tuméfaction bridée par l'aponévrose est étalée et peu saillante. La fluctuation y est assez rapidement évidente. Le diagnostic avec l'anthrax, le furoncle, les inflammations acnéiques n'offre pas de difficultés.

L'*adéno-phlegmon sous-mental* est consécutif aux lésions de la lèvre inférieure et du menton. Sa terminaison par résolution n'est pas très rare.

L'*adéno-phlegmon sous-maxillaire*, très important et très fréquent, est consécutif aux lésions buccales. La fluctuation est tardive. Exceptionnellement, le pus, au lieu de se faire jour vers l'extérieur, tend vers la bouche. L'examen de la cavité buccale sera fait avec le plus grand soin. Le diagnostic avec l'ostéopériostite n'est pas toujours facile, les deux affections coexistant souvent à des degrés divers. Dans l'adéno-phlegmon, le gonflement porte plus sur le sillon cervico-maxillaire et moins sur la face, la bouche est moins difficile à ouvrir, l'os est moins tuméfié que dans l'ostéo-périostite (*Voir inflammations péri-maxillaires*).

Alors même que la rénitence est plus nette du côté de la bouche, il semble préférable de faire l'incision du côté de la peau.

L'*adéno-phlegmon des ganglions situés sous le sterno-mastoïdien* succède ordinairement aux angines et surtout aux angines scarlatineuses et diphtériques. C'est sur le bord antérieur du muscle que le gonflement est le plus appréciable. Il y a rénitence plutôt que fluctuation manifeste. Parfois la collection proémine plutôt vers le bord postérieur.

Bien que la tête prenne la même attitude que dans le torticolis, l'acuité des accidents inflammatoires évitera toute confusion dans le diagnostic.

Ce phlegmon ayant une grande tendance à diffuser au loin, l'incision sera précoce. Elle sera faite, soit sur le bord antérieur, soit sur le bord postérieur du muscle. Parfois même elle sera faite à la fois sur le bord antérieur et sur le bord postérieur.

L'*adéno-phlegmon pré-laryngien* est rare ; il se développe à la suite de lésions de laryngite ou de trachéite dans les petits ganglions qui siègent au niveau de l'intervalle crico-thyroïdien.

Le *phlegmon rétro-pharyngien* doit faire, en raison des difficultés spéciales de son diagnostic, l'objet d'un chapitre spécial.

Le *phlegmon diffus*, *phlegmon large du cou* est presque toujours la suite d'un adéno-phlegmon incisé trop tardivement. Il résulte parfois d'une infection particulièrement grave (diphtérie, scarlatine). Les fusées purulentes peuvent gagner le creux sus-claviculaire, l'aisselle, le médiastin même.

Troubles fonctionnels. — Cherchez toujours quel est l'état : 1º de la déglutition ; 2º de la respiration. La dysphagie et surtout la dyspnée produite soit par une compression directe soit par la propagation de l'inflammation et l'œdème de la glotte sont un motif de plus de faire l'incision précoce. La dyspnée par œdème de la glotte peut nécessiter la trachéotomie.

État général. — Quand l'adéno-phlegmon est primitif, survenant chez un sujet bien portant, tout se borne en général aux accidents inflammatoires ordinaires (fièvre, embarras gastrique). Il est rare de voir la terminaison par phlegmon diffus.

2º Quand l'adéno-phlegmon est secondaire, survenu au cours de la scarlatine, de la diphtérie, de la rougeole, l'infection est beaucoup plus profonde. C'est alors surtout que s'observent les fusées purulentes. Parfois même on observe l'ulcération des gros vaisseaux du cou au contact du foyer purulent et des hémorrhagies d'une exceptionnelle gravité.

Diagnostic. — L'existence de l'inflammation, son siège ganglionnaire ne sont pas douteux. L'acuité des accidents empêche la confusion avec les adénites tuberculeuses suppurées. Le diagnostic avec les amygdalites, les parotidites, les thyroïdites sera mieux compris à l'étude de ces affections. Les grenouillettes, les kystes sébacés, les kystes enflammés se reconnaîtront surtout d'après les commémoratifs.

Y a-t-il du pus ou peut-on encore espérer la guérison par résolution ? Telle est la question difficile à résoudre. L'atténuation
des douleurs sans diminution du gonflement, de la fièvre, avec
immobilité persistante du ganglion est plutôt un signe de suppuration que de résolution.

Pronostic. — Le pronostic dépend : 1º de la région atteinte
(les adéno-phlegmons sous-maxillaires, sous-sterno-mastoï-
diens, juxta-laryngiens sont particulièrement sérieux) ; 2º de
l'étendue des lésions ; 3ª de leur cause. Les bubons de la scarlatine, de la diphtérie sont d'une gravité extrème ; 4º de l'infection générale.

Traitement. — Incision précoce et précoce surtout dans
les phlegmons secondaires mal limités. Dans le phlegmon diffus, le phlegmon large du cou, des incisions multiples et très
étendues constituent la seule chance de sauver la vie du malade.

IV. — Adénopathies du cou.

Résumé clinique. — Les adénopathies du cou sont d'une
fréquence extrème. Elles sont dues le plus souvent à la tuberculose. Exceptionnellement on rencontre des adénites chroniques simplement inflammatoires, des adénites syphilitiques. Les
adénites cancéreuses secondaires sont fréquentes. Le cancer
primitif des ganglions est par contre rare.

Examen du malade. — L'examen local doit préciser les
diverses conditions : forme, volume, constitution par un ou
plusieurs ganglions, consistance, mobilité de la tumeur ganglionnaire, envahissement ou intégrité de la peau, troubles
fonctionnels. L'examen de l'état général est particulièrement
important pour déterminer la nature.

Diagnostic. — Le diagnostic doit résoudre trois questions :
1º La tumeur siège-t-elle vraiment dans les ganglions ? 2º Est-
ce bien une tumeur ganglionnaire primitive et isolée ? 3º Quelle
est sa nature ?

La question de la nature n'offrant rien de spécial à la région du cou, nous renverrons au chapitre des affections ganglionnaires où les divers éléments qui permettent de la résoudre ont été déjà indiqués. Mais nous insisterons longuement sur les deux autres qui complètent utilement ce chapitre du diagnostic général des affections du cou.

1° La première question, le siège exact de la tumeur, offre rarement de grandes difficultés pratiques. Dans bien des cas, la tumeur ganglionnaire est constituée non par un, mais par plusieurs ganglions, et cette forme spéciale, que le palper distingue facilement des bosselures que pourraient offrir d'autres néoplasmes du cou (lipomes, goître, cancer thyroïdien), suffit à établir le diagnostic. Les tumeurs ganglionnaires, formées d'une masse unique, peuvent être un peu plus embarrassantes. Parfois, c'est seulement par exclusion, et en passant successivement en revue tous les organes de la région, que l'on peut arriver à conclure. C'est plutôt alors par les caractères cliniques qui manquent à la tumeur ganglionnaire que par ceux qu'elle présente qu'on parvient à la différencier. Les tumeurs du corps thyroïde, par exemple, en dehors de leur siège spécial, sont unies, dès le début, au larynx et le suivent dans les mouvements de déglutition. Les abces par congestion s'accompagnent de lésions du rachis, ordinairement faciles à reconnaître par la douleur que réveillent soit les mouvements, soit le palper du cou et le toucher buccal. Les anévrysmes présenteront leur mouvement d'expansion et leur souffle. On ne doit point oublier que ce sont eux qui ont donné lieu aux méprises, sinon les plus fréquentes, au moins les plus tragiques. Les kystes du cou se reconnaîtraient, en cas d'hésitation, par une ponction exploratrice. Il faut encore citer, malgré leur rareté, les fibromes et sarcomes des aponévroses du cou. Il n'est pas jusqu'aux contractures musculaires partielles, qui s'observent surtout dans l'hystérie et le rhumatisme, qui ne puissent simuler une tumeur ganglionnaire. M. Verneuil [1] a montré la difficulté qu'on avait parfois à distinguer ces contractures de certaines adénopathies et, en particulier, de celles des ganglions trapéziens. On doit aussi songer aux autres

1. VERNEUIL, *Gazette hebdomadaire*, 1882, n°ˢ 51 et 52.

tumeurs musculaires et, en particulier, aux gommes assez fréquentes sur le sterno-mastoïdien. Enfin, si le lipome sous-cutané est d'ordinaire de diagnostic facile, les masses graisseuses, décrites par MM. Potain et Verneuil sous le nom de pseudo-lipomes sus-claviculaires et qui s'observent surtout chez les arthritiques et les diabétiques, ont été souvent prises pour des ganglions hypertrophiés. Le principal caractère différentiel est leur consistance beaucoup plus molle.

2º Le second point du diagnostic est, à la seule condition d'y songer, presque résolu d'avance. En pratique pourtant, il donne assez souvent lieu à des erreurs, et à des erreurs toujours graves. La tumeur ganglionnaire, regardée comme primitive, peut, en effet, être la propagation secondaire d'une tumeur maligne d'un organe voisin. Elle peut aussi n'être qu'une lésion accessoire coïncidant soit avec une hypertrophie d'autres ganglions éloignés (adénie de Trousseau), soit avec un état particulier du sang, la leucocythémie. Dans ces divers cas, les indications thérapeutiques et, en particulier, les indications opératoires se trouvent singulièrement modifiées.

Prendre une adénopathie du cou, consécutive à un cancer des organes voisins, pour une adénopathie primitive, peut paraître une erreur bien invraisemblable. En réalité, cette erreur s'explique. Les cancers du larynx, de l'œsophage, de la langue, du pharynx, peuvent, en effet, déterminer, dans quelques cas, des adénopathies secondaires considérables, avant de s'être accusés par des troubles fonctionnels bien manifestes. C'est surtout pour les épithéliomes de l'amygdale et des parties latérales du pharynx que ces adénopathies, détournant à leur profit toute l'attention et masquant la tumeur principale, pourront être observées. La lésion primitive, cachée derrière le pilier du voile du palais, est souvent difficile à apercevoir ; la gêne de la déglutition, les douleurs restent assez longtemps minimes et sont volontiers rapportées par le malade à sa tumeur du cou. Il est donc assez fréquent de croire que celle-ci est la tumeur primitive et principale. Si l'on ajoute que ces adénopathies secondaires à l'épithélioma offrent souvent une fluctuation qui simule celle d'un abcès, on conçoit l'erreur de traitement : l'in-

cision qui suit à peu près fatalement l'erreur de diagnostic.
Quant aux conséquences de cette incision, il suffit de signaler,
parmi les suites immédiates, l'hémorrhagie, souvent fort abondante et difficile à arrêter. et, parmi les suites éloignées, l'envahissement cancéreux de la plaie, pour montrer sa gravité. Il
est plus rare que l'erreur soit poussée jusqu'à tenter l'ablation
complète de la tumeur ganglionnaire. Le moindre inconvénient
de cette tentative serait son inutilité complète.

Croire que l'adénopathie du cou est isolée alors qu'elle s'accompagne d'une hypertrophie de la plupart des autres ganglions
et des organes lymphoïdes, est une erreur moins commune et plus facile à éviter. Mais, pour ne point la commettre,
une condition, bien simple d'ailleurs, est indispensable. C'est
de n'ajouter aucune confiance aux assertions du malade et de
vérifier ses dires par l'examen direct. On sera alors bien souvent surpris de trouver, chez un malade qui affirme n'avoir
rien autre chose que sa tumeur du cou, une hypertrophie
presque généralisée de tout le système ganglionnaire. On ne
devra donc jamais négliger la palpation des divers ganglions.
On ne devra point non plus négliger l'exploration de la rate
par la palpation et la percussion, et celle des ganglions du médiastin par une auscultation et une percussion minutieuses.

V. — Anévrysmes du cou.

Résumé clinique. — Les anévrysmes du cou constituent
une affection rare mais importante par les difficultés de leur
diagnostic. Ces anévrysmes sont presque toujours des anévrysmes artériels. Les anévrysmes artério-veineux sont beaucoup
plus exceptionnels, ils sont toujours traumatiques. Comme
siège les anévrysmes spontanés se rencontrent surtout sur la
carotide primitive. Les anévrysmes de la carotide externe, des
branches de la carotide externe, de la carotide interne sont
rares ; ils sont ordinairement traumatiques.

Examen du malade. — La première idée qui vient à l'esprit est souvent celle d'un abcès. Mais si l'on trouve une tuméfaction molle et fluctuante comme dans l'abcès, les battements,

l'expansion, la réductibilité, le souffle systolique, la diminution du pouls dans les artères périphériques (faciale et temporale) permettent le diagnostic. La palpation, l'application du stéthoscope seront faites avec grands ménagements, car ils ont pu dans quelques cas déterminer le détachement de caillots et la production d'embolies.

Diagnostic. — 1° *Existence.* — L'existence de l'anévrysme est surtout établie par l'expansion, le souffle qui le distinguent de toutes les autres tumeurs de la région. Les goîtres vasculaires qui peuvent offrir des battements et du souffle suivent les mouvements d'ascension du larynx au moment de la déglutition.

2° *Nature.* — L'anévrysme artério-veineux se reconnaîtrait à son origine traumatique, au thrill, au souffle continu avec renforcement. L'anévrysme cirsoïde ne se voit guère au cou que comme propagation d'un anévrysme de la région temporale ; les flexuosités, les bosselures artérielles permettent de le reconnaître facilement. L'anévrysme artériel est le seul qui ne soit pas exceptionnel.

3° *Localisation.* — Il est souvent difficile de préciser quelle est l'artère atteinte d'anévrysme. C'est surtout quand l'anévrysme siège au niveau du creux sus-claviculaire qu'on peut avoir peine à distinguer un anévrysme de la carotide primitive d'un anévrysme de la sous-claviere, du tronc brachio-céphalique, de la vertébrale. Dans les anévrysmes de la sous-clavière et du tronc brachio-céphalique la diminution du pouls radial, la propagation du souffle vers l'aisselle sont les principaux signes différentiels. L'anévrysme de la vertébrale ne modifie pas le pouls de la temporale superficielle.

Pronostic. — Le pronostic dépend : 1° du volume de la tumeur ; 2° de son siège plus ou moins élevé permettant ou non la ligature entre le cœur et l'anévrysme ; 3° des troubles de compression sur le larynx, les nerfs ; 4° des troubles de circulation cérébrale.

Traitement. — Dans les anévrysmes de la carotide primi-

tive, la ligature entre le cœur et l'anévrysme a été le procédé
le plus ordinairement employé. L'opération a toute la gravité
de la ligature de la carotide primitive.

VI. — Affections du sterno-mastoïdien.

A. Torticolis [1].

Résumé clinique. — Le véritable torticolis est le torticolis musculaire produit par la contracture ou la rétraction,
beaucoup plus rarement par la paralysie des muscles du cou.
Le sterno-cléidomastoïdien est frappé en première ligne, le
trapèze, les muscles de la nuque sont moins frequemment atteints.

Les attitudes vicieuses du cou, dues aux rétractions cicatricielles de la peau, aux adénites, aux angines, au mal de Pott
cervical, aux lésions cérébrales, peuvent rappeler l'attitude
du torticolis. Avant de pratiquer l'examen on doit toujours se
défier du mal de Pott cervical et ne procéder au début qu'avec
la plus grande prudence.

Examen du malade. — *Inspection.* — Dans le torticolis
classique la tête est inclinée sur l'épaule, la face regarde en
haut et du côté opposé à l'inclinaison. C'est l'attitude de quel-
qu'un qui essaye de saisir un bruit lointain (Piéchaud). On peut
voir la corde tendue du muscle rétracté. Dans les torticolis
anciens on constate souvent d'emblée une certaine asymétrie
faciale, la face étant atrophiée du côté correspondant au torticolis. Le strabisme est également assez commun.

Dans le torticolis du trapèze des muscles de la nuque, l'attitude prédominante est le renversement forcé de la tête en arrière.

Palpation. — La palpation reconnaît le muscle rigide tendu
présentant parfois une véritable induration. Cette rigidité porte
d'ordinaire sur le sterno-mastoïdien. Elle peut être plus prononcée sur un des faisceaux soit sternal, soit claviculaire de

1. Voir Phocas, *Gazette des Hôpitaux*, 1890, n° 122.

ce muscle. La contracture du trapèze, des muscles de la nuque
est plus rare.

La pression du muscle est douloureuse dans les torticolis
aigus rhumatismaux. Dans les torticolis chroniques la pression
au niveau du point d'entrée du nerf spinal à l'union du tiers
supérieur avec le tiers moyen du muscle est souvent aussi douloureuse. Elle peut dans le torticolis spasmodique provoquer
un accès de contracture.

Les apophyses épineuses des vertèbres cervicales forment
une courbe à concavité correspondant au côté atteint. L'examen de ces vertèbres est surtout utile pour éliminer toute idée
du mal de Pott.

Les battements de l'artère temporale du côté malade sont
souvent plus faibles que du côté sain.

Réduction de la déviation. — La réduction de la déviation
est impossible dans le torticolis par rétraction musculaire soit
à l'état de veille, soit pendant l'anesthésie chloroformique.
Impossible à l'état de veille, la réduction est possible partiellement ou complètement sous le chloroforme dans le torticolis
par contractures. Elle est possible et même facile à l'état de
veille dans le torticolis dû à une simple paralysie. Dans ce torticolis, fort rare d'ailleurs, les muscles antagonistes des muscles paralysés ne l'emportent que par leur simple tonicité.
Ils ne sont ni rétractés, ni contracturés.

Diagnostic. — *Existence.* — Eliminez rapidement les attitudes vicieuses dues à des lésions des os, des articulations, de la
peau, des ganglions, à des lésions cérébrales (déviation conju-
guée de la tête et des yeux de l'hémorrhagie cérébrale). Cette
élimination peut presque toujours être faite sans difficulté.

Variétés du torticolis. — A. *Torticolis chronique.* — La variété fréquente est le torticolis par rétraction. Sa marche est
chronique, l'attitude permanente, le muscle dur, rigide, peu
douloureux.

Le torticolis par contractures s'observe surtout dans l'hystérie, l'impaludisme. L'examen sous le chloroforme est parfois
indispensable au diagnostic.

La contracture au lieu d'être permanente peut survenir par accès intermittents dans le torticolis spasmodique. La pression sur le point d'entrée du spinal provoque souvent la crise de contracture. Les accès de contracture peuvent être chez les hystériques extrêmement fréquents.

Le torticolis par paralysie fort rare se reconnaît à la facilité de sa correction. La tête reprend son attitude sitôt la pression qui l'a redressée suspendue.

B. *Torticolis aigu.* — Le torticolis aigu rhumatismal s'accompagne de douleurs vives soit spontanées, soit à la pression. L'endolorissement et la contracture portent d'ordinaire sur les muscles de tout un côté du cou et non sur un muscle en particulier.

Indication thérapeutique. — Le torticolis aigu et le torticolis paralytique seront traités par l'électricité et le massage. Le torticolis par contracture sera d'abord traité par le massage, les appareils à traction. Si ces moyens échouent on fera le redressement sous le chloroforme suivi de l'application d'un appareil de maintien. Le torticolis par rétraction exigera la ténotomie. La résection du nerf spinal donne de bons résultats dans le torticolis spasmodique (Schwartz).

B. Hématomes et tumeurs du sterno-mastoïdien.

Hématomes. — Chez le nouveau-né à la suite des accouchements laborieux et surtout des accouchements par le siège, il n'est pas rare d'observer des ruptures partielles et des hématomes du sterno-mastoïdien. La tuméfaction est pendant quelques jours assez volumineuse et assez douloureuse. La résolution est d'ordinaire rapide et complète. Il persiste parfois une légère induration et un peu de rétraction.

Tumeurs. — Les gommes syphilitiques du sterno-mastoïdien sont assez fréquentes. Les autres tumeurs de ce muscle sont tellement rares que le diagnostic de gomme s'impose du fait même de la constatation de la tumeur. Pour bien localiser la tumeur dans le sterno-mastoïdien on demandera au malade de prendre l'attitude du torticolis, tête inclinée sur l'épaule du côté atteint, face dirigée du côté opposé. Afin de porter la contraction du muscle à son maximum, le chirurgien, appuyant la paume de la main sur le front, s'opposera au mouvement essayé. Les modifications de mobilité de la tumeur seront recherchées dans le sens vertical mais surtout dans le sens transversal. Ce n'est qu'en cas d'échec du traitement spécifique qu'on pourrait songer à un fibrome, à un sarcome ou dans le cas de tumeur liquide à un abcès froid ou à un kyste hydatique (*Voir tumeurs des muscles*).

VII. — Kystes du cou.

Résumé clinique. — La division des kystes du cou en kystes congénitaux (dermoïdes, branchiaux) et kystes non con-

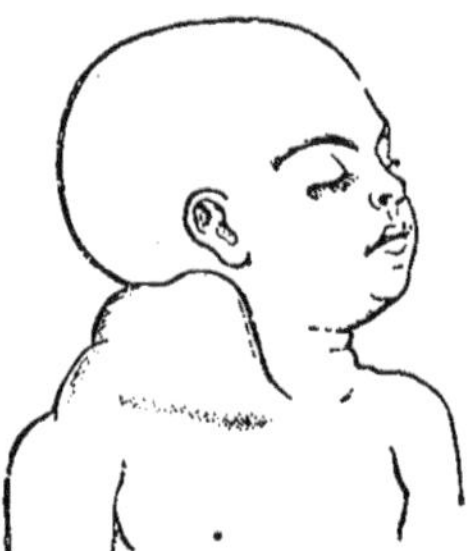

FIG. 17. — Kyste du cou.

génitaux, si importante pour la pathogénie, l'est moins pour la clinique. Souvent, en effet, l'évolution des kystes congénitaux n'a lieu que tardivement dans l'adolescence et même l'âge adulte. Si parfois la consistance spéciale, les connexions osseuses permettent néanmoins le diagnostic de kyste congénital, bien souvent ce diagnostic n'est possible qu'après l'intervention par l'examen anatomique de la tumeur.

Les kystes du cou se présentent cliniquement sous trois grandes formes : 1° kystes diffus multiloculaires volumineux occupant une grande étendue du cou ; 2° kystes canaliculés moins

volumineux que les précédents, mais comme eux mal limités,
dont la forme en chapelet rappelle quelque peu le chapelet des
adénopathies ; 3° kystes bien limités, parfois volumineux, mais
formant une tumeur unique. Quelques-unes des variétés régionales de ces kystes, kystes sus-hyoïdiens, thyro-hyoïdiens,
thyroïdiens, sus-claviculaires, mériteront une étude spéciale.

Examen du malade. — La forme, les limites du kyste sont,
on vient de le voir, très variables. La consistance bien que
variable aussi constitue néanmoins un des symptômes importants du diagnostic. Beaucoup de kystes sont nettement et parfaitement fluctuants. La fluctuation se sent partout sans qu'on
trouve la zone indurée qui entoure les abcès froids. Dans d'autres cas, les kystes dermoïdes ont une consistance mollasse,
quelquefois pâteuse, analogue à du mastic et en ce cas pathognomonique. Les kystes dermoïdes peuvent aussi, à côté des
parties mollasses ou nettement fluctuantes, présenter quelques
points durs d'une dureté osseuse.

Les connexions du kyste seront déterminées avec soin. En
règle générale les kystes sont moins fusionnés avec les parties
voisines que ne l'est, par exemple, un abcès froid. Les kystes
dermoïdes offrent souvent des prolongements profonds, des
adhérences osseuses. Les kystes thyroïdiens suivent les mouvements d'ascension du corps thyroïde dans la déglutition.

La transparence des kystes séreux est parfois parfaite, très
facile à constater. Ce signe quand il existe est des plus importants.

Dans bien des cas douteux le diagnostic n'a pu être établi
que par la ponction exploratrice qui ramène de la sérosité, du
sang, des matières grasses avec épithéliums spéciaux (kystes
dermoïdes).

Diagnostic. — On n'est en droit d'admettre le kyste du
cou, affection rare, qu'après avoir éliminé l'abcès froid et le
lipome, affections fréquentes.

L'abcès froid offre un pourtour induré, il s'accompagne souvent d'adénopathie, d'inflammation légère de la peau. L'étude
du terrain a une certaine importance.

Le *lipome* est superficiel, parfaitement mobile. Il s'est accru lentement. Il n'est pas transparent. Bien que très nette en apparence, sa fluctuation spéciale diffère de la fluctuation des collections liquides.

Les *fibromes*, les *sarcomes* des aponévroses du cou sont plus durs, ont une marche plus rapide.

Les *anévrysmes* présentent des battements, de l'expansion du souffle.

Les *varices* de la jugulaire ont une forme ampullaire, parfois une coloration bleuâtre caractéristique. La collection qu'elles forment est entièrement réductible par la pression.

Les *méningocèles* ont été parfois confondues avec les kystes du cou et en particulier de la nuque. L'étude de leurs connexions profondes, leur réductibilité partielle seront les principaux éléments différentiels.

Variétés régionales des kystes du cou. — 1º *Kystes sus-hyoïdiens.* — On observe à la région sus-hyoïdienne :

A. Des kystes dermoïdes offrant ordinairement des connexions soit avec le maxillaire inférieur, soit avec l'os hyoïde;

B. Des kystes séreux dits grenouillettes sus-hyoïdiennes. Ces kystes ne sont d'ordinaire que l'extension d'une grenouillette sublinguale. L'examen de la bouche et du plancher buccal s'impose donc dans les kystes de cette région.

2º *Kystes thyro-hyoïdiens.* — On trouve dans la région thyro-hyoïdienne :

A. Des kystes séreux comparés souvent aux hygromas et rattachés à la bourse séreuse de la région ;

B Des kystes dermoïdes. Ces kystes s'enfoncent parfois fort loin. Les fistules qui succèdent souvent à leur ouverture peuvent être extrêmement profondes.

3º *Kystes thyroïdiens.* — Les kystes du corps thyroïde ont pour caractère principal de suivre l'ascension du corps thyroïde dans les mouvements de déglutition. Ce caractère est d'autant plus important à rechercher que ces kystes sont parfois rattachés au corps thyroïde par un pédicule assez long et que leur siège ne fait pas d'emblée songer à leur origine thyroïdienne.

Ces kystes peuvent être séreux. Mais ils sont beaucoup plus souvent hématiques. L'incision d'un kyste hématique méconnu expose à une hémorrhagie très grave, très difficile à arrêter. On fera donc toujours la ponction exploratrice dans les cas douteux. Le diagnostic de ces kystes sera d'ailleurs étudié à propos des tumeurs du corps thyroïde.

4° *Kystes sus-claviculaires.* — Ces kystes mous, souvent dépressibles au point de faire croire à leur réduction, sont difficiles à distinguer des pseudo-lipomes sus-claviculaires et des varices de la jugulaire. La transparence est souvent l'élément important du diagnostic.

Pronostic. — Il dépend de l'étendue, de la tendance à l'accroissement, des complications (inflammation, gangrène assez fréquente), du siège du kyste. L'âge du malade est un élément important.

Indications thérapeutiques. — *Kystes diffus.* — L'électrolyse a donné quelques succès. L'incision et le curettage sont moins dangereux que la ponction suivie d'injection iodée.

Kystes limités. — Enucléation totale ou partielle. Enucléation totale dans les kystes hématiques thyroïdiens.

Voir. — Musée St-Louis, coll. Péan, vit. 154, pièces 370 et 488, hygromas sous-hyoïdiens ; pièce 291, kyste sébacé dégénéré du cou.

CHAPITRE II

Maladies du pharynx et de l'œsophage.

I. — Règles pour l'examen général.

A. *Pharynx.* — L'exploration locale du pharynx comprend:
1º l'inspection directe ; 2º le toucher buccal ; 3º la palpation
des parties latérales du cou. L'*inspection directe* sera faite
avec un bon éclairage et en abaissant fortement la base de la
langue. Nous ne pouvons que mentionner les divers procédés
de pharyngoscopie et de rhinoscopie postérieurs qui exigent un
outillage et un apprentissage spéciaux.

Le *toucher buccal* est assez pénible pour le malade. On aura
soin d'interposer entre les arcades dentaires un coin de bois
pour les tenir écartées. La tête devra être maintenue par un
aide. Le doigt devra explorer successivement : 1º les parties
latérales du pharynx : amygdales et région rétro-amygda-
lienne ; 2º la paroi postérieure ; 3º la partie supérieure et la
cavité naso-pharyngée, le doigt recourbé en crochet étant passé
derrière le voile du palais.

La *palpation des parties latérales du cou* permet parfois
d'apprécier la saillie produite par une lésion des portions latérales du pharynx. Mais elle est surtout utile pour vérifier l'état
des ganglions.

B. *Œsophage.* — Le cathétérisme de l'œsophage étant dangereux dans les cas de cancer, on ne doit jamais le pratiquer
que comme dernière ressource diagnostique après avoir épuisé
tous les autres moyens.

La *dysphagie* est le symptôme fonctionnel le plus pénible et
le plus important. Ses caractères dans l'œsophagisme, le rétrécissement cicatriciel, le cancer seront indiqués plus loin.
Les troubles respiratoires, la toux, la dyspnée sont souvent

assez marqués. Ils pourraient à un interrogatoire superficiel faire penser plutôt à une affection des voies respiratoires que de l'œsophage.

Les *vomissements dits œsophagiens* se rattachent à la dysphagie. Ils suivent parfois immédiatement l'ingestion des aliments. Parfois ils ne surviennent qu'assez longtemps après. Les aliments s'accumulent alors dans une sorte de poche formée par la dilatation de l'œsophage au-dessus du rétrécissement. Ils peuvent être rejetés non par vomissement mais par régurgitation. La présence de sang, de filets sanguinolents dans les matières vomies est un signe important en faveur du cancer.

La *palpation des ganglions* sus-claviculaires dont l'engorgement est pathognomonique du cancer ne sera pas négligée. La palpation du cou peut parfois être utile dans les affections de la portion cervicale de l'œsophage.

L'*auscultation* de l'œsophage ne donne que des résultats fort aléatoires. Il en a été jusqu'ici de même des tentatives d'œsophagoscopie.

Le *cathétérisme* sera fait avec beaucoup de prudence. Le mieux si l'on redoute un cancer est de commencer par l'emploi de la sonde de Debove pour le lavage de l'estomac. Les parois de cette sonde sont suffisamment épaisses pour lui permettre de passer à travers un rétrécissement peu serré ou de pénétrer dans l'œsophagisme simple. Elles sont assez souples pour réduire le traumatisme à son minimum.

Au point de vue de l'*état général* l'existence d'une syphilis antérieure, d'un nervosisme avéré (œsophagisme), ont une certaine importance. Le degré d'inanition est très important au point de vue des indications thérapeutiques. Le teint jaune paille, les œdèmes rapides, distingueront parfois la cachexie spéciale du cancer de la cachexie par inanition liée à la dysphagie.

II. — Amygdalites.

Résumé clinique. — Les amygdalites liées à une infection locale sont les seules qui doivent être étudiées au point de vue chirurgical. Mais les nombreuses variétés d'amygdalites symptomatiques d'une affection générale : rhumatisme, herpès, scarlatine, diphtérie, érysipèle, ne doivent pas être oubliées au point de vue du diagnostic.

L'amygdalite liée à une inflammation purement locale peut avoir trois modes de terminaison : résolution, passage à la chronicité avec poussées subaiguës de temps à autre, suppuration.

Examen du malade. — Dans les amygdalites très aiguës le malade reste le cou raide, immobile ; il ose à peine avaler sa salive tant la déglutition est douloureuse ; la prostration, la fièvre sont souvent très marquées.

Inspection de la bouche. — L'amygdale forme une saillie plus ou moins volumineuse remplissant parfois plus de la moitié de l'isthme du gosier. La muqueuse est rouge-violacée. Cette coloration est parfois masquée par des mucosités. Le pilier antérieur est soulevé par la tuméfaction.

Palpation. — Au niveau de l'angle inférieur de la mâchoire on sent une tuméfaction profonde et souvent quelques ganglions durs un peu douloureux.

Toucher buccal. — C'est la partie importante de l'examen. Il permettra d'apprécier : 1° le volume de la saillie ; 2° sa consistance, soit dure, soit déjà rénitente et même fluctuante ; 3° la présence ou l'absence de battements artériels à la surface de la tuméfaction. Comme dans toutes les inflammations très aiguës on sent toujours quelques battements de petites artères. Mais ce ne sont pas de gros battements analogues à ceux qui se présentent dans les adéno-phlegmons ayant refoulé la carotide en dedans. On examinera particulièrement, au point de vue des battements même légers, le point le plus saillant, le plus rénitent sur lequel doit porter l'incision.

État général. — Infection souvent assez marquée. L'examen complet de l'état général permettra d'éliminer les amygdalites du rhumatisme, de l'herpès, de la scarlatine, de la diphtérie.

Diagnostic. — 1er *problème.* — L'inflammation siège-t-elle bien dans l'amygdale ou siège-t-elle dans les ganglions situés en dehors de l'amygdale? Cette question est d'une grande importance. Là carotide est refoulée vers la peau dans les amygdalites et ne saurait être blessée par l'incision intra-buccale. Elle est refoulée vers la gorge dans les adéno-phlegmons.

Les adéno-phlegmons forment une tuméfaction plus marquée vers la peau que vers le pharynx. La peau est souvent rouge, œdématiée. Le toucher buccal ne rencontre la tuméfaction qu'en contournant le pilier antérieur. Le doigt sent à sa surface de gros battements artériels.

2e *problème.* — Y a-t-il ou non suppuration? Si l'inflammation a été intense, si le malade se plaint d'une sensation locale de battement, s'il a des frissons répétés, on doit, quand la tuméfaction n'a pas diminué au bout de quatre à cinq jours, craindre la suppuration. La moindre rénitence devient une indication suffisante pour inciser.

Traitement. — Incision ou plutôt ponction sur un point rénitent et sans battements avec un bistouri étroit garni de diachylon jusqu'à 2 centimètres de sa pointe.

III. — Hypertrophie et tumeurs des amygdales.

Résumé clinique. — L'âge joue un rôle important dans le diagnostic des hypertrophies et tumeurs de l'amygdale. Dans l'enfance et l'adolescence on observe très souvent l'hypertrophie simple, parfois l'abcès chronique de l'amygdale. Plus tard on peut observer encore ces deux affections, mais on doit dans le cas de tumeurs non ulcérées songer aux calculs, au sarcome, dans le cas de tumeur ulcérée, songer à l'épithélioma, à la syphilis, à la tuberculose.

Examen du malade. — *Lésions locales.* — L'examen doit porter : A. sur l'amygdale et la bouche, B. sur la région rétro-maxillaire.

Examen de l'amygdale. Inspection. — Faites d'abord l'inspection sans abaisse-langue en priant simplement le malade d'ouvrir la bouche et de répéter lentement « ah ! ah ! ah ! ». Cette inspection ainsi faite peut être prolongée sans fatigue. Vous constaterez :

1º L'unilatéralité ou la bilatéralité de l'affection ;

2º Le volume ;

3º L'aspect de la surface visible normal, à peine rougeâtre, ou polypeux, végétant, ulcéré.

L'examen à l'abaisse-langue vous permet de voir ensuite une surface un peu plus étendue et de vérifier plus complètement le volume, la coloration, l'état de la surface visible, la présence ou l'absence d'ulcérations.

Toucher buccal. — Ne faites le toucher qu'après avoir placé entre les dents du malade soit le manche de l'abaisse-langue, soit un bouchon pour éviter d'être mordu. Appréciez tout d'abord la consistance. Celle-ci est dure dans les amygdalites chroniques, l'hypertrophie ; elle est mollasse dans les gommes, les lymphadénomes, fluctuante dans les kystes, les abcès chroniques, pierreuse parfois dans les calculs.

Cherchez aussi si la tumeur n'offre pas de battements. Une adénite peut à la rigueur avoir refoulé en dedans et l'amygdale et la carotide. Cette recherche est toutefois moins importante que dans les phlegmons.

Contournez la tumeur et tâchez d'établir ses limites postérieures, supérieures et inférieures. La limite antérieure vous a déjà été fournie par l'inspection. Cherchez pourtant, au cas où vous craignez une tumeur maligne, s'il n'y a pas d'adhérences entre cette tumeur et le pilier palatin.

Chez l'enfant ne négligez jamais de passer le doigt en arrière du voile du palais. L'hypertrophie de l'amygdale est souvent accompagnée de végétations adénoïdes du pharynx. Ces végétations adénoïdes jouent souvent le rôle principal dans les troubles fonctionnels. Le toucher suffit le plus souvent à faire apprécier l'existence, le volume de ces végétations. Dans les cas douteux, il deviendrait nécessaire d'avoir recours à un mode d'examen spécial, la rhinoscopie postérieure.

Examen de la région rétro-maxillaire. — Bien que l'amygdale hypertrophiée puisse être sentie dans cette région, le but de l'examen doit être moins de rechercher l'amygdale elle-même que les ganglions engorgés.

Étude des troubles fonctionnels. — Dans l'hypertrophie simple des amygdales vous aurez surtout à rechercher : *a*) les troubles respiratoires : arrêt de développement du thorax, dyspnée ; *b*) les troubles de la voix ; *c*) les troubles de l'audition.

Les douleurs sont souvent très vives dans la tuberculose et le cancer. Le cancer saigne facilement pendant l'examen.

Étude de l'état général. — Cherchez surtout la scrofule et la syphilis.

Diagnostic. — Ordinairement assez facile. Voici résumés brièvement les principaux caractères des diverses tuméfactions de l'amygdale.

A. — *Tuméfactions sans ulcérations.*

Hypertrophie simple. — Bilatérale, maladie de l'enfance et de l'adolescence, évolution lente avec quelques poussées d'inflammations aiguës.

Abcès chronique. — Unilatéral, fluctuation, inflammation subaiguë, succède souvent à une poussée d'amygdalite aiguë.

Calculs. — Consistance pierreuse.

Lymphadénome. — Bilatéral, évolution rapide, consistance mollasse, autres tumeurs lymphadénoïdes.

B. — *Tuméfactions avec ulcérations.*

Épithélioma. — Marche rapide, douleurs, hémorrhagies faciles, ulcération sanieuse fétide, engorgement ganglionnaire.

Chancre. — Induration, engorgement ganglionnaire très précoce.

Plaques muqueuses. — Exulcérations grisâtres.

Gommes. — Fond bourbillonneux. Indolence. Commémoratifs.

Tuberculose. — Lésion presque toujours secondaire. Ulcération à fond jaunâtre, douloureux.

Indications thérapeutiques. — Ignipuncture ou ablation dans l'hypertrophie simple.

Large ablation dans le cancer quand on peut dépasser les limites envahies.

IV. — Phlegmons et abcès rétro-pharyngiens [1].

Résumé clinique. — Observés dans près des deux tiers des cas chez des enfants de moins d'un an, les abcès rétro-pharyngiens deviennent fort rares après trois ans. Ce sont souvent des abcès ganglionnaires succédant à des causes variées, assez banales de lymphangite : lésions de la peau (eczéma, impétigo), lésion de la muqueuse buccale, nasale ou pharyngée (stomatites, coryzas, angines diverses). La syphilis héréditaire, la rougeole, la scarlatine, affections qui précèdent souvent l'abcès, agissent elles aussi par les lésions de la peau ou des muqueuses qu'elles déterminent.

Examen du malade. — *Symptômes de début.* — Les symptômes fonctionnels de début sont très importants à bien connaître pour ne pas négliger l'examen de la gorge. En dehors de la fièvre, du malaise, de l'agitation, ce sont :

1° La gêne de la déglutition, l'enfant tète mal ou lentement, rejette souvent le lait qu'il avait commencé à prendre ;

2° Les modifications du cri. Labric compare très justement ce cri au « coin coin du canard ».

3° Les troubles de la respiration, qui devient difficile, bruyante, anxieuse, et les phénomènes d'asphyxie n'apparaissent heureusement qu'à une époque encore plus éloignée. Si le diagnostic n'était fait que d'après eux, l'intervention opératoire serait ordinairement trop tardive. Souvent, en effet, à cette période, l'abcès pharyngien est compliqué de broncho-pneumonie.

Quand l'abcès est méconnu, c'est ordinairement, d'ailleurs, moins faute d'un examen précoce de la gorge que faute d'une bonne exécution de cet examen. L'*examen par la vue* ne donne dans les abcès rétro-pharyngiens que des résultats très imparfaits. L'arrière-gorge est pleine de mucus, et la rougeur et la tuméfaction se trouvent complètement masquées. Il est vrai que

1. PLICQUE, Causes, signes, diagnostic et traitement des abcès rétro-pharyngiens, *Concours médical*, 1889, n° 50.

la présence même de ce mucus devient un signe diagnostique.

Mais le seul signe vraiment pathognomonique est donné par le *toucher*. L'index sent dans le pharynx, sur la paroi postérieure, en arrière du voile du palais, une tuméfaction plus souvent latérale que médiane. Dans les cas les plus faciles, on sent même en appuyant le doigt une certaine rénitence et, au moment où on le retire, un choc en retour, véritable fluctuation. Il ne faut d'ailleurs pas trop prolonger cette recherche, car l'examen amène toujours une grande gène de la respiration du petit malade.

Le diagnostic différentiel est des plus simples. Quand chez un enfant en bas-âge on constate une affection aiguë offrant l'ensemble de symptômes suivants (fièvre, malaise, troubles de la déglutition et de la voix, tuméfaction pharyngienne), on ne peut avoir affaire qu'à un abcès rétro-pharyngien. Les *abcès par congestion* liés au mal de Pott, les *kystes dermoïdes* ont une évolution chronique bien différente. Une adénite aiguë rétro-pharyngienne non suppurée n'est presque toujours que le premier stade de l'abcès, stade ordinairement fort court ; son existence comme maladie à part est peut-être plus théorique que réelle ; pratiquement on ne devra jamais l'admettre d'après les résultats du toucher seul, mais il faudra faire au moins une ponction exploratrice négative.

L'erreur de diagnostic la plus fâcheuse est la suivante.

La tuméfaction profonde produite par l'abcès rétro-pharyngien est ordinairement à peine perceptible par la palpation extérieure. Dans quelques cas cependant elle peut être un peu plus manifeste et faire croire à un *abcès profond du cou*. Si l'on attaque cet abcès par l'incision extérieure, on aura une véritable opération laborieuse, difficile, dangereuse, il faudrait pénétrer à une profondeur telle que presque toujours on s'arrêtera avant d'atteindre le pus. Mais cette erreur sera évitée en recherchant bien la saillie de l'abcès rétro-pharyngien dans l'arrière-cavité buccale, saillie qui s'avance bien plus vers la ligne médiane que ne pourrait le faire un abcès profond du cou.

Traitement. — L'incision se fait avec un bistouri garni de diachylon jusqu'à un centimètre et demi de la pointe. Elle doit, pour éviter l'hémorrhagie, porter aussi bas que possible (De Saint-Germain).

V. — Fibromes naso-pharyngiens.

Résumé clinique. — Les fibromes naso-pharyngiens s'observent presque exclusivement de 15 à 25 ans et chez des sujets masculins. Leur point de départ est l'apophyse basilaire. Leur évolution est très variable. Tantôt ils s'accroissent à la façon des sarcomes, envoyant des prolongements vers les fosses nasales, le sinus maxillaire, l'orbite, le crâne, finissant par s'ulcérer et par donner lieu à d'abondantes hémorrhagies. Tantôt leur accroissement est très lent. Quand le malade a passé 25 ans on voit même assez fréquemment la résorption graduelle et la guérison spontanée du fibrome.

Examen du malade. — *Interrogatoire.* — Il est fort important de bien préciser : 1° le début des accidents. Ceux-ci ont commencé souvent par un peu d'enchifrènement, de nasonnement de la voix, quelques épistaxis ; 2° l'accroissement plus ou moins rapide de la tumeur pharyngée. On demandera si le fibrome est très douloureux, très gênant, détermine des hémorrhagies fréquentes.

Étude de la tumeur pharyngée. — *Inspection.* — L'inspection buccale peut montrer un simple refoulement du voile du palais bombé chassé en avant par le fibrome. Le fibrome peut plus rarement faire saillie dans le pharynx et être aperçu au-dessous des piliers palatins. Cette saillie est d'ordinaire régulière, arrondie, un peu mamelonnée. Sa coloration est violacée.

Toucher buccal. — Fait avec les précautions souvent indiquées déjà, le toucher buccal permettra de constater tout d'abord la consistance ferme, élastique de la tumeur. Il est parfois difficile de la contourner et d'établir nettement ses limites. Antérieurement pourtant il est bien rare qu'on ne puisse insinuer le doigt entre la tumeur et le voile du palais et reconnaître qu'il y a simple refoulement et non envahissement du voile. Le pédicule presque toujours largement implanté est d'appréciation assez difficile C'est en arrière surtout, en passant le doigt recourbé en crochet entre la tumeur et la face antérieure du rachis, qu'on peut arriver sur le pédicule.

Si cette exploration fait facilement saigner le fibrome, le pronostic est particulièrement fâcheux.

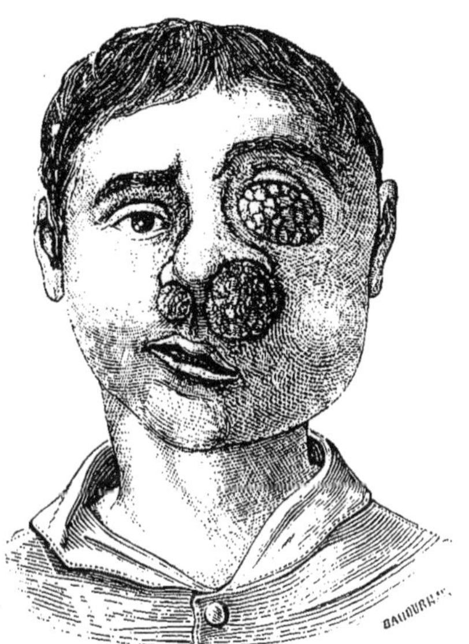

Fig. 18. — Prolongements d'un fibrome naso-pharyngien.

Recherche des prolongements. — Les prolongements se traduisent parfois à la simple inspection par l'exophtalmie, l'élargissement des fosses nasales, la déformation du sinus maxillaire, de la fosse temporale. L'examen du nez par la rhinoscopie antérieure est fort important, car il permet souvent d'apercevoir un prolongement qui n'a pas encore déterminé de déformation. En introduisant une sonde de femme par la narine pendant qu'on pratique le toucher buccal de la façon décrite plus haut on peut arriver mieux encore à apprécier l'étendue de la base de la tumeur. Cette exploration sera faite avec beaucoup de ménagements pour ne pas déterminer d'hémorrhagie.

La *palpation* est surtout importante au niveau de la fosse temporale.

Les *troubles fonctionnels*, névralgies, troubles de la vision, sont souvent les seuls signes de l'envahissement de la tumeur. L'envahissement crânien si important ne peut guère au début être soupçonné que par ces troubles fonctionnels : stupeur, céphalée, vomissements, ralentissement du pouls.

Diagnostic. — *Existence*. — Les polypes muqueux des fosses nasales ont une consistance mollasse, un point d'implantation beaucoup plus antérieur. Leur diagnostic n'offre pas de difficultés. Mais il n'est pas très rare d'observer des fibro-myxomes siégeant à l'union de la partie postérieure des fosses nasales et du pharynx. Ces fibro-myxomes ont une consistance plus molle, envahissent moins le pharynx que les fibromes naso-pharyngiens vrais. Le diagnostic des végétations adénoïdes, multiples, peu volumineuses, arrondies, siégeant directement sur la partie postérieure du voile du palais, n'offre pas de difficulté.

Nature. — La nature maligne du fibrome sera reconnue par la rapidité de l'évolution, la multiplicité des prolongements, la tendance aux hémorrhagies.

Pronostic. — Le pronostic est d'autant moins grave que le sujet est plus âgé.

Indications thérapeutiques. — Cautérisations, ablations partielles chez les sujets se rapprochant de vingt-cinq ans et dans les fibromes d'accroissement lent. Dans les conditions opposées l'ablation peut être faite : *a*) par la voie buccale avec ou sans incision du palais ; *b*) par la voie nasale avec réclinaison temporaire du nez ; *c*) par la voie génienne avec résection du maxillaire supérieur. C'est cette dernière voie qui est la plus favorable à l'intervention radicale.

VI. — Affections de l'œsophage.

Résumé clinique. — Les diverses affections de l'œsophage ont un symptôme commun, la dysphagie. Les commémoratifs : ingestion d'un liquide brûlant ou caustique, d'un corps étranger irrégulier, permettent parfois d'établir immédiatement qu'il s'agit d'un rétrécissement cicatriciel traumatique. Les accidents ont d'ordinaire passé par une première phase d'œsophagite aiguë. Puis après une période d'accalmie assez longue, parfois même sans que la période aiguë ait été jamais bien prononcée, la dysphagie a progressé lentement, insidieusement.

L'œsophagisme par spasme de l'œsophage, le rétrécissement cicatriciel spontané, lié tantôt à la syphilis, tantôt à des exulcérations variqueuses, le cancer sont difficiles à diagnostiquer. Les diverticules de l'œsophage le sont plus encore. Chez les sujets un peu âgés, on n'oubliera pas que le cancer est l'affection fréquente. Voici d'ailleurs les caractères les plus spéciaux de chacune de ces quatre affections.

1° *Œsophagisme*. — L'œsophagisme s'observe chez des sujets jeunes, nerveux, souvent hystériques. Le début est brusque, le spasme atteint son maximum d'emblée. Il est capricieux, irrégulier, intermittent. L'inanition est presque toujours remarquablement tolérée. — Si l'on tente le cathétérisme on est surpris de passer un jour avec la plus grosse olive tandis que le lendemain la plus petite ne peut pénétrer. En règle générale une grosse sonde passe plus facilement qu'une petite.

En dehors de l'état nerveux, il est intéressant de rechercher certaines causes occasionnelles de l'œsophagisme : amygdalite, laryngite ulcéreuse, évolution difficile de la dent de sagesse, grossesse.

2° *Rétrécissement cicatriciel spontané*. — Le rétrécissement cicatriciel non traumatique peut être parfois rattaché à la syphilis, à la tuberculose, à l'alcoolisme. Il survient parfois sans cause appréciable. Son évolution lente, l'absence de tout signe de cancer permettent de le soupçonner. Mais son diagnostic ne peut être fait que par élimination.

3° *Cancer de l'œsophage*. — L'âge, les antécédents héréditaires, la marche rapide de la cachexie, la présence de sang
même en petite quantité dans les matières vomies, l'engorgement des ganglions sus-claviculaires sont des symptômes importants. Les symptômes de voisinage : dyspnée, cornage,
toux, raucité de la voix, aphonie, sont souvent très marqués,
beaucoup plus marqués que dans les rétrécissements non cancéreux. — Le cathétérisme est souvent relativement facile, alors
même que la dysphagie est très marquée. Mais la sonde revient
presque toujours couverte de quelques détritus sanguinolents.
On ne saurait apporter trop de réserve à faire le cathétérisme
quand on soupçonne un cancer en raison des fausses routes
possibles.

4° *Diverticules œsophagiens*. —Affection très rare, les diverticules œsophagiens ne peuvent guère être diagnostiqués que
par le cathétérisme. Tantôt la sonde passe d'emblée dans l'œ-
sophage, tantôt elle est arrêtée dans une sorte de sac, elle
butte contre une paroi résistante plutôt qu'elle n'est serrée.

Examen du malade. — *Commémoratifs*. — Les questions
porteront d'abord sur l'ingestion de liquides caustiques, de
corps étrangers, le premier début des accidents, la marche
constamment progressive ou avec alternative de rémissions et
de rechutes. — Les caractères de la dysphagie et des vomissements seront bien précisés. On demandera de plus au malade
s'il n'a jamais eu de selles semblables à de la suie, à du marc
de café. Certains cancers de l'œsophage sans déterminer d'hématémèses produisent en effet du mélœna.

Palpation. — La palpation n'est utile que dans quelques rares
lésions de la portion cervicale de l'œsophage et surtout pour
rechercher l'état des ganglions du cou.

Cathétérisme. — La prudence avec laquelle doit être fait le
cathétérisme, ses résultats ont été déjà signalés.

Examen des organes voisins du cou et du thorax. — Une question doit toujours se poser en présence d'une dysphagie.
S'agit-il bien d'une affection propre de l'œsophage ? Ne s'agit-il
pas d'une simple compression par une tumeur du cou, du médiastin ou d'un obstacle siégeant dans le pharynx ? L'examen

des organes du cou par la palpation, des organes du médiastin par la percussion et l'auscultation, l'examen du pharynx par l'inspection directe et le toucher buccal ne seront jamais négligés.

Les troubles de voisinage que peuvent également produire les affections de l'œsophage, en particulier du côté des voies respiratoires, ont été signalés plus haut, ils se voient surtout dans le cancer.

État général. — En dehors du degré et de la variété de cachexie cherchez surtout la syphilis et la tuberculose.

La tuberculose est rarement une cause, mais elle est une complication très fréquente de tous les rétrécissements de l'œsophage, même des rétrécissements cancéreux.

Diagnostic. — Le diagnostic comporte donc trois questions :

1° Y a-t-il rétrécissement réel de l'œsophage ou simple compression par une lésion de voisinage?

2° Quelle est la nature du rétrécissement : est-il spasmodique, cicatriciel, cancéreux?

3° Quelles sont les complications : compressions bronchiques et laryngées, tuberculose pulmonaire?

Pronostic. — Fatal dans le rétrécissement cancéreux, très sérieux dans le rétrécissement cicatriciel, le pronostic a beaucoup moins de gravité dans l'œsophagisme.

Traitement. — *Rétrécissement cancéreux.* — Le traitement est purement palliatif. La sonde œsophagienne à demeure, quand l'alimentation devient impossible, est préférable, toutes les fois qu'on peut la passer sans trop de violence et la maintenir sans trop de douleur, à la gastrostomie. Celle-ci sera réservée pour les rétrécissements infranchissables.

Rétrécissement cicatriciel. — L'incision du rétrécissement par l'œsophagotomie interne est un moyen dangereux. La dilatation sur conducteur et l'électrolyse seront les méthodes de choix.

Rétrécissement spasmodique. — En dehors du traitement général on emploiera la dilatation par les grosses sondes.

CHAPITRE III

Affections de la parotide.

I. — Règles pour l'examen général.

La région parotidienne est exactement limitée en haut par
le conduit auditif externe, en bas par une bandelette fibreuse
résistante étendue horizontalement de l'angle de la mâchoire
au sterno-mastoïdien, en arrière par le sterno-mastoïdien, en
avant par la branche montante du maxillaire. C'est en bas et
en arrière que l'aponévrose offre le plus de résistance. Les affections de la parotide ont donc plus de tendance à remonter
en haut en soulevant le pavillon de l'oreille qu'à descendre
au-dessous de l'angle de la mâchoire. Elles se propageront
plutôt vers la joue, propagation facilitée par les lobules accessoires qui accompagnent le canal de Stenon, que vers le sterno-
mastoïdien. Il est important de se rappeler exactement ces
limites. Les adénites, assez difficiles parfois à distinguer des
affections parotidiennes, siègent d'ordinaire plus en arrière et
plus bas.

La parotide est située profondément, recouverte par la peau,
le tissu cellulaire, un feuillet aponévrotique. Certaines tumeurs de la région : kystes sébacés, lipomes, certains abcès
superficiels qui peuvent à première vue faire songer à une
affection parotidienne seront précisément distingués par leur
situation superficielle sus-aponévrotique.

La loge aponévrotique parotidienne est incomplète profondément du côté du pharynx. Les abcès, les tumeurs peuvent s'étendre de ce côté. L'exploration du pharynx ne sera
pas négligée. Elle est incomplète également en haut vers le
conduit auditif fréquemment intéressé dans les parotidites.

Les rapports étroits de la parotide avec la carotide externe et le nerf facial rendent difficile l'ablation des tumeurs. Les tumeurs malignes prolongées vers le pharynx peuvent même se trouver en rapport avec la jugulaire et la carotide interne.

En résumé, en présence d'une affection supposée de la parotide, on devra : 1º s'assurer que cette affection est comprise ou tout au moins a été comprise au début dans les limites précises indiquées plus haut ; 2º rechercher sa propagation vers la joue, le conduit auditif, le pharynx ; 3º s'assurer par l'examen du pouls de la temporale superficielle des compressions possibles de la carotide externe ; 4º tenir grand compte des moindres signes de paralysie faciale.

II. — Parotidites.

Résumé clinique. — Les parotidites surviennent d'ordinaire au cours d'infections graves: pneumonie, fièvre typhoïde, infection puerpérale, variole. Les précautions actuellement prises pour l'antisepsie buccale dans les maladies infectieuses ont beaucoup diminué leur fréquence.

Exceptionnellement on observe l'inflammation de la parotide à la suite d'une stomatite, d'une adénite, d'un anthrax. Ces propagations d'inflammation ne se voient guère que chez des sujets débilités.

Examen du malade. — *Lésions locales.* — Le pus reste longtemps infiltré. A l'inspection on n'aperçoit que de la rougeur, un œdème diffus. A la palpation on trouve de la chaleur, un empâtement profond. Si abattus que soient les malades, il est rare qu'ils ne manifestent pas une certaine douleur quand on appuie sur la région tuméfiée. On doit souvent inciser avant que la fluctuation soit manifeste.

Le pus peut fuser vers le cou, rarement vers le pharynx. On ne négligera pas l'inspection de la bouche et de la gorge, ne fût-ce que pour rechercher la cause de la parotidite (stomatites, angines).

Etat général. — L'infection est d'ordinaire profonde ; elle est causée tant par la maladie cause de la parotidite que par la parotidite elle-même. Le malade au moment où l'inflammation éclate est parfois si abattu qu'il ne se plaint d'aucune souffrance locale. C'est le chirurgien qui découvre la parotidite.

Au milieu de cette adynamie profonde il est souvent difficile de diagnostiquer les complications cérébrales : méningite, phlébite des sinus, qui peuvent survenir.

Diagnostic. — Avec les *oreillons*. — La bilatéralité, l'aphlegmasie relative, l'âge, l'état général différencient facilement les oreillons des parotidites.

Avec les *adéno-phlegmons*. — Les adéno-phlegmons n'occupent pas exactement la région parotidienne, ils sont plus superficiels. L'inflammation est plus intense, l'infection moins grave.

Avec un *abcès ossifluent* du maxillaire inférieur. — La marche a été plus lente. L'os est gonflé. Après l'incision le stylet arrive sur l'os dénudé.

Pronostic. — Presque fatalement mortel dans les parotidites secondaires, le pronostic est moins grave dans les parotidites de cause locale (stomatites) sans infection générale intense.

Traitement. — Incision précoce parallèlement au bord postérieur du maxillaire. L'incision ne doit pas remonter jusqu'à la ligne allant du tragus à la commissure labiale, car elle intéresserait le nerf facial.

III. — Tumeurs de la parotide [1].

Résumé clinique. — Les tumeurs de la parotide comprennent : 1° des tumeurs bénignes (lipomes et surtout enchondromes) ; 2° des tumeurs malignes (sarcomes et carcinomes). La lenteur ou la rapidité de l'évolution constitue un élément important pour différencier ces deux groupes de tumeurs. On n'oubliera pas toutefois que plus peut-être qu'en aucune autre région on voit des tumeurs primitivement bénignes se transformer en tumeurs malignes et avoir une période d'accroisse-

1. Voir Le Dentu, Tumeurs de la parotide, *Gazette des Hôpitaux*, 1891, n° 4.

sement rapide après une longue période d'accroissement lent.

Examen du malade. — *Inspection.* — Comme *siège*, la masse principale des tumeurs de la parotide siège en arrière du bord postérieur de la branche montante du maxillaire entre ce bord et le sterno-mastoïdien. Il est fréquent de voir l'oreille soulevée de très bonne heure, le lobule est plus rarement dédoublé. Au début la tumeur ne descend pas au-dessous de l'angle de la mâchoire.

Plus tard, les prolongements de la tumeur peuvent déborder en tous sens la région parotidienne. On ne négligera pas de bien faire préciser le point qui a été le début primitif du mal.

Dès le début, la tumeur peut déborder sur la face externe de la branche montante en envahissant les lobules de la parotide accessoire. Les enchondromes débutent même assez fréquemment sur ce point aux dépens de la parotide accessoire.

La *forme* est régulière ou bosselée, étalée ou en saillie. La saillie des enchondromes est particulièrement remarquable.

La *peau*, très longtemps intacte dans les tumeurs bénignes, peut être adhérente, violacée, ulcérée même dans les tumeurs malignes. Le développement de la circulation veineuse est un signe moins important de malignité.

Le *volume* peut être très considérable dans les tumeurs bénignes, mais il a fallu une ou plusieurs années à la tumeur pour acquérir par exemple le volume du poing.

Transparence. — La recherche de la transparence ne doit jamais être négligée. L'absence de transparence n'a pas grande signification diagnostique, la recherche de ce symptôme pouvant être rendue très aléatoire par le peu de saillie de la tumeur. La valeur positive de ce symptôme est au contraire très grande pour le diagnostic de l'enchondrome. On recherchera comme à l'ordinaire la transparence en faisant saillir fortement la tumeur, en appliquant le pavillon d'un stéthoscope sur sa face antérieure et en approchant une lumière de sa face postérieure.

Palpation. — *Consistance.* — La *consistance* peut être uniformément ferme. La consistance est plutôt dure dans les tu-

meurs malignes, élastique dans l'enchondrome. — La consistance peut présenter, à côté de points fermes, des points
mollasses (sarcomes), des bosselures fluctuantes (enchondromes kystiques). — Le lipome offre une pseudo-fluctuation dans
tous ces points.

Limites et adhérences. — On recherchera si la tumeur est nettement limitée, encapsulée ou diffuse, s'il existe des adhérences soit avec la peau, soit avec les parties profondes. Sauf dans

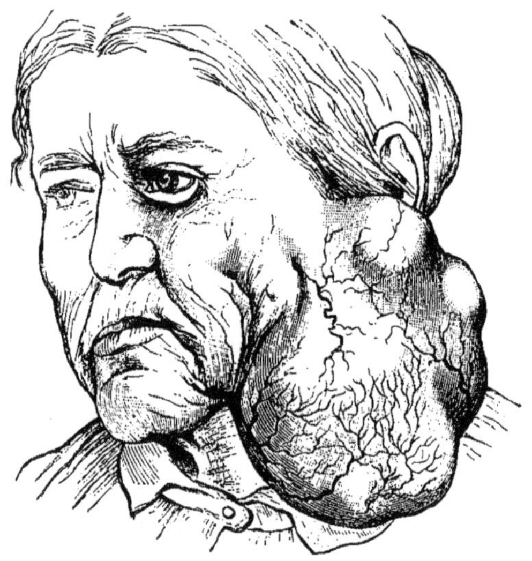

Fig. 19. — Myxo-chondrome de la parotide.

les enchondromes de la parotide accessoire, la mobilité sur
les parties profondes est rarement bien complète, même dans
les tumeurs bénignes.

Comme symptôme négatif important on s'assurera que la
tumeur n'offre ni *battements* ni *expansion*.

Ganglions. — Les ganglions situés en arrière de l'angle de
la mâchoire et le long du sterno-mastoïdien seront très soigneusement examinés.

Troubles fonctionnels. — Le moindre signe de parésie faciale, la diminution du pouls de la temporale superficielle du côté atteint sont des signes fâcheux indiquant l'englobement du nerf facial et de la carotide externe dans la tumeur. Ces symptômes sont un indice de malignité, un présage de difficultés opératoires particulières pour ménager le nerf et l'artère.

L'intensité des douleurs est aussi un indice de malignité.

Pronostic. — Le pronostic est sérieux, même dans les tumeurs bénignes, en raison d'une dégénérescence toujours possible, de la difformité et de la gêne locale. .

Diagnostic. — I. — La tumeur siège-t-elle dans la parotide ?

Les *tumeurs vasculaires* se reconnaîtraient à leurs symptômes spéciaux : expansion et souffle.

Les *tumeurs ganglionnaires* occupent bien rarement d'une façon exacte la région parotidienne. Les prolongements des tumeurs de la parotide se font vers la joue, vers la partie supérieure de la région en refoulant l'oreille. Les tumeurs ganglionnaires que rien ne limite dans leur expansion se prolongent plutôt en bas vers l'angle de la mâchoire. Les tumeurs parotidiennes peuvent être bosselées, mais ces bosselures sont moins indépendantes que dans le cas de paquets ganglionnaires. La variété d'adénopathie la plus fréquente, l'adénopathie tuberculeuse, survient dans des conditions spéciales de terrain et offre d'assez bonne heure une consistance caséeuse ramollie.

II. — A-t-on bien affaire à une tumeur et non à une tuméfaction inflammatoire ? Les *tumeurs malignes ramollies* recouvertes d'une peau amincie violacée ressemblent parfois à première vue à une collection inflammatoire ? La marche des accidents, leur durée, la coexistence de parties dures à côté des parties ramollies, évite facilement la confusion pour peu que l'examen soit complet.

III. — Quelle est la nature de la tumeur ? A. Les *tumeurs bénignes* s'observent surtout chez les jeunes sujets. Leur accroissement est lent, indolent, leurs limites nettes. La peau, le nerf facial, la carotide externe gardent longtemps leur indépendance.

Le *lipome* s'accroît très lentement, il a une mollesse, une consistance lobulée spéciales ; sa mobilité est souvent assez grande, même dans les lipomes profonds. Elle est naturellement complète dans les lipomes superficiels de la région.

Les *enchondromes* débutent dans la jeunesse ou l'adolescence. Leurs bosselures, leur consistance élastique, cartilagineuse, leur transparence sont parfois caractéristiques. Ils débutent de préférence à la partie antérieure de la parotide en avant du conduit auditif, de l'apophyse mastoïde. Ils sont parfois mobiles sur la branche montante du maxillaire avec un frottement particulier ; le diagnostic avec un sarcome pendant quelques cas reste hésitant. Rien de plus fréquent d'ailleurs que les formes de transition entre l'enchondrome et le sarcome.

B. Les *tumeurs malignes* surviennent à un âge déjà avancé. Leur accroissement est rapide. Elles sont douloureuses. Les limites sont plus diffuses. On trouve assez vite des adhérences de la peau, des symptômes de parésie faciale, une diminution du pouls de la temporale superficielle.

Le *sarcome* par ses bosselures, ses limites nettes au moins au début, rappelle l'enchondrome. Mais il n'est pas transparent et a un accroissement plus rapide.

Le *carcinome* a une marche rapide, des limites diffuses. Il envahit de bonne heure la peau et les ganglions. En outre des ganglions engorgés on voit et sent parfois des cordons gris et durs formés par l'envahissement des vaisseaux lymphatiques.

Traitement. — Ablation même dans les tumeurs bénignes. Il est au début facile de faire une simple énucléation sans intéresser le nerf facial et sans hémorrhagie grave.

Dans les tumeurs malignes l'ablation, si on la tente, doit à tout prix être complète, enlever tumeur et ganglions. On sera souvent forcé de sacrifier le nerf facial, ce qui entraînera une paralysie durable, et d'ouvrir la carotide externe. A la suite des ablations même fort larges les récidives sont malheureusement fréquentes. L'abstention paraît le parti le plus sage dans les cancers diffus.

IV. — Affections du canal de Stenon.

I. Tumeurs et calculs salivaires. — Les tumeurs salivaires se reconnaîtraient à leur siège sur une ligne étendue du tragus à la commissure des lèvres, à la suppression de l'écoulement de la salive dans la bouche ou parfois à l'écoulement provoqué par la pression sur la tumeur. (Le canal de Stenon s'ouvre au niveau du collet de la première grosse molaire supérieure.) Elles sont presque toujours liées à la présence d'un calcul dont la consistance dure est reconnue soit par la palpation directe, soit par le cathétérisme du canal.

Diagnostic. — Les tumeurs gazeuses (un seul cas étudié par Tillaux chez un souffleur de verre) augmentent par les efforts. Leur sonorité reste souvent douteuse à la percussion. Au besoin ponction exploratrice.

Le catarrhe purulent de la glande (parotidite canaliculaire de Chassaignac) s'accompagne d'inflammation subaiguë. C'est du pus que la pression fait sourdre par le canal de Stenon.

Les lipomes de la joue sont lobulés, mobiles. On peut hésiter dans le cas de lipome profond (*ponction exploratrice au besoin*).

Les angiomes datent de la naissance, ont une coloration, une consistance spéciales.

Traitement. — Ablation du calcul par le canal de Stenon, exceptionnellement par une incision à la joue. Cathétérisme et dilatation du canal dans les tumeurs salivaires ne résultant pas d'un calcul.

II. Fistules salivaires. — Ces fistules succèdent à des traumatismes, plus rarement à des ulcérations (gangrène, kystes salivaires enflammés). Par l'orifice fistuleux on voit s'écouler sur la joue la salive. Cet écoulement s'exagère beaucoup au moment des repas. Le diagnostic n'est pas douteux.

Traitement. — Formation d'un conduit artificiel vers la muqueuse buccale. Au besoin autoplastie si l'occlusion de la fistule tarde une fois le cours de la salive assuré.

Voir.— Musée St-Louis, coll. Péan, vit. 155, pièce 165, kyste salivaire parotidien ; vit. 156, pièce 345, cancer de la parotide ; vit. 155, pièce 93, sarcome de la parotide.

CHAPITRE IV

Affections du corps thyroïde.

I. — Règles pour l'examen général.

Il est souvent évident à première vue qu'une affection du cou
a pour siège le corps thyroïde. Le siège de la tuméfaction ou
de la tumeur soit sur l'un des côtés soit sur les deux côtés du
cartilage cricoïde et de la partie supérieure de la trachée, sa
forme qui malgré l'hypertrophie rappelle la forme ordinaire
du corps thyroïde suffisent à la localisation. Mais le siège et la
forme peuvent être trompeurs, certaines adénopathies du cou
peuvent présenter les caractères qui viennent d'être indiqués.
Par contre certaines affections thyroïdiennes, goîtres aberrants
et pédiculés, goîtres plongeants, peuvent occuper les parties
latérales du cou, s'enfoncer même derrière le sternum. Dans
les hypertrophies partielles enfin la forme est absolument
variable.

Il existe heureusement un symptôme pathognomonique.
Toutes les affections du corps thyroïde, qu'elles se soient développées sur place dans la région thyroïdienne normale ou à
distance, suivent le mouvement d'ascension du larynx dans la
déglutition. Il suffit de bien saisir la tumeur et de prier le
malade d'avaler sa salive ou de boire une gorgée d'eau pour
constater facilement cette ascension. Dans le cas même de
goître plongeant on sent la tumeur se dégager et remonter au
dessus de la fourchette sternale. Parfois pourtant pour pouvoir
bien apprécier ce dégagement il est indispensable de faire
boire le malade le cou dans l'extension. Si le cou est dans la
flexion le goître peut être si profondément engagé que son
mouvement d'ascension est difficilement senti.

La valeur positive de ce signe est très grande. Sa valeur négative ne l'est pas moins. Il devra donc être recherché dans toutes les affections du cou, alors même qu'*à priori* il semble peu probable que l'affection occupe le corps thyroïde. L'absence de ce symptôme peut seule fournir une certitude.

Les variations de forme (bosselures, hypertrophie partielle, hypertrophie en masse) et de consistance (goîtres fibreux, kystiques, pierreux, tumeurs malignes ramollies et de consistance inégale sur leurs divers points) seront étudiées plus loin. On ne doit jamais négliger de rechercher les battements (goîtres vasculaires, sarcomes télangiectasiques.

L'intégrité ou les adhérences de la peau constituent un bon signe différentiel des tumeurs bénignes ou malignes. L'intégrité ou l'engorgement des ganglions de la région sus-claviculaire et sterno-mastoïdienne est un autre signe important. Il arrive parfois, faute de rechercher leur ascension dans la déglutition, de prendre pour des ganglions engorgés des hypertrophies partielles de la glande un peu distantes de la tumeur principale.

L'auscultation sert pour faire apprécier soit les souffles des tumeurs vasculaires, soit les bruits de cornage dus à la compression du larynx et de la trachée.

La transparence n'est intéressante à rechercher que dans quelques goîtres kystiques très volumineux.

La percussion de la partie supérieure du sternum est utile dans quelques cas de goître plongeant.

Les symptômes de compression doivent être recherchés sur la trachée, l'œsophage, les gros vaisseaux du cou. L'examen du pouls des temporales superficielles est utile pour apprécier les rapports de la tumeur avec la ou les carotides primitives. En plaçant la tête dans une position qui relâche bien le sterno-mastoïdien, la palpation des parties latérales de la tumeur permet aussi d'apprécier directement ces rapports.

Tels sont les principaux signes tirés de l'examen local. Relativement à l'état général nous avons surtout à rappeler : 1° le goître exophtalmique avec ses accidents multiples de goître, d'exophtalmie, de palpitations, de troubles nerveux divers; 2° la cachexie spéciale, le myxœdème, dégénérescence à la fois

physique et intellectuelle qui accompagne parfois le goître.
Au point de vue opératoire cette cachexie est très importante,
car elle se développe souvent après les ablations complètes du
corps thyroïde.

II. — Thyroïdites.

Résumé clinique. — Les thyroïdites se développent presque toujours sur un goître préexistant. Elles surviennent parfois à l'occasion d'une grossesse, d'une poussée menstruelle.
Les injections iodées interstitielles peuvent, faute d'une asepsie
suffisante, entraîner une thyroïdite.

Examen du malade. — *Symptômes locaux.* — Ce sont les
signes ordinaires de l'inflammation, rougeur, chaleur, œdème
de la peau, empâtement douloureux ayant le siège et la forme
du goître antérieur. Le mouvement d'ascension au moment de
la déglutition peut être entravé dans les inflammations très intenses.

Les *accidents généraux*, fièvre, malaise, peuvent être très
sérieux. La compression de la trachée entraîne de la dyspnée
parfois assez marquée pour obliger à la trachéotomie. On peut
aussi observer de la dysphagie due à la compression de l'œsophage, des troubles cérébraux : céphalée, délire, dus à la compression des carotides.

Diagnostic et traitement. — L'existence de la thyroïdite
est d'ordinaire évidente. La résolution dans les inflammations
dues à une congestion accidentelle (grossesse, refroidissement,
règles) est fréquente. La suppuration se voit surtout dans les
thyroïdites liées à une infection locale (piqûre, injection interstitielle septique) ou générale (variole, fièvre typhoïde). Il
importe de faire de bonne heure le diagnostic de la suppuration, de ne pas attendre une fluctuation évidente. Tout retard
dans l'incision expose en effet à la diffusion du pus et à la
périthyroïdite.

III. — **Tumeurs du corps thyroïde.**

La distinction entre les deux grandes variétés de tumeurs du corps thyroïde, les tumeurs bénignes (goitre), et les tumeurs malignes (cancer), est presque toujours facile. La marche est lente dans le goitre, le début remonte souvent à l'enfance. Le cancer au contraire a une marche rapide. Il entraîne de bonne heure des douleurs vives. Sans doute quand un cancer se développe sur un goitre préexistant, comme c'est la règle, il y a au début de la dégénérescence maligne quelque hésitation. Mais les difficultés du diagnostic des tumeurs bénignes et malignes entre elles sont minimes en comparaison des difficultés du diagnostic des diverses variétés de goitre entre elles et avec les autres tumeurs du cou. Au risque de quelques répétitions dans l'examen local mieux vaut donc séparer complètement l'étude des goitres et celle du cancer du corps thyroïde.

1. — GOITRES.

Résumé clinique. — Les variétés cliniques du goitre tiennent : 1° aux conditions locales de l'hypertrophie thyroïdienne : goitres fibreux, pierreux, vasculaires, kystiques, goitres plongeants ; 2° aux troubles généraux qui accompagnent le goitre et souvent le dépassent de beaucoup en importance : goitre avec crétinisme ou myxœdème, goitre exophtalmique.

Examen du malade. — *Lésions locales.* — Deux cas peuvent se présenter dans l'examen clinique : a) l'hypertrophie occupe la région thyroïdienne ; b) l'hypertrophie est aberrante et à première vue on ne songe pas au corps thyroïde. C'est le cas en particulier pour quelques goitres kystiques et certains goitres plongeants.

a) Dans le goitre ordinaire classique remarquez surtout à *l'inspection*, les limites, la forme (hypertrophie totale, unilatérale, partielle), le volume, l'état de la peau restée normale mais sillonnée par de nombreuses veines.

La *palpation* vous fera apprécier tout d'abord la consistance.

Celle-ci est ordinairement ferme, élastique. Parfois elle est dure, pierreuse. Elle varie souvent d'un point à l'autre du goitre. Dans certains cas vous trouvez des bosselures nettement fluctuantes (goîtres kystiques), — cherchez avec soin les battements ou plutôt, car les battements peuvent être dus à une transmission de la pulsation carotidienne, l'expansion du goître. Au point de vue de la mobilité le goître s'il n'est pas très volumineux, garde une certaine mobilité transversale. Il est fixé dans le sens vertical; il suit les mouvements d'ascension du larynx dans la déglutition.

Les ganglions ne sont pas engorgés.

L'*auscultation* peut faire entendre un souffle continu ou intermittent. Cherchez surtout ce souffle dans les parties de la tumeur les plus éloignées des gros vaisseaux du cou pour le distinguer des souffles de compression simple.

Vous pouvez en résumé rencontrer quatre grandes variétés de goitre :

1° *Goître fibreux élastique* le plus commun, à consistance ferme, sans fluctuation, sans battements.

2° *Goître colloïde* souvent volumineux, à consistance pâteuse, parfois tremblotante et même fluctuante sans battements.

3° *Goître kystique.* La fluctuation n'est pas toujours d'appréciation facile quand les parois sont épaisses ou très distendues. On peut sentir une rénitence partielle plutôt qu'une fluctuation vraie.

4° *Goître vasculaire.* Ce goître est le plus important à reconnaître. Les battements, les souffles sont assez caractéristiques. Il y a souvent une réductibilité partielle par la pression, puis le goître revient aussitôt à son volume primitif.

Il est fréquent de voir les trois premières variétés se combiner les unes aux autres. Un même goître présente alors des parties fibreuses, des parties colloïdes et des parties kystiques.

Goître de siège anormal. Il suffit de mentionner le cas de ces goîtres, très volumineux, débordant la région thyroïdienne, finissant même par pendre en avant de la poitrine. Il faut **insister surtout sur les goîtres aberrants et les goîtres plongeants.**

Dans toutes les tumeurs, dans tous les kystes du cou quel que soit leur siège, on doit songer au *goître aberrant*. Le pédicule qui rattache le goître ou le kyste au corps thyroïde est souvent assez long. Il est rare pourtant qu'il n'y ait pas transmission des mouvements d'ascension du larynx dans la déglutition.

Le *goître suffocant ou plongeant* a une importance spéciale. La tumeur est souvent petite, assez petite même pour se dissimuler complètement derrière le sternum. Une palpation minutieuse est nécessaire pour la sentir. Parfois elle n'est perçue que dans l'extension forcée du cou. Le mouvement d'ascension au moment de la déglutition peut être très limité dans le cas d'adhérences. La percussion de la partie supérieure du sternum fait constater une matité nette, surtout quand la percussion est superficielle. Une percussion trop forte peut en effet réveiller la sonorité trachéale. L'auscultation fait percevoir un bruit de cornage trachéal. Elle sert surtout à montrer l'absence de tout souffle anévrysmal. Par les troubles fonctionnels, par la matité sternale supérieure le goître plongeant fait en effet penser parfois à un anévrysme de l'aorte.

Troubles fonctionnels. — Rien de plus variable que les troubles fonctionnels. Des goîtres volumineux peuvent n'exercer aucune compression sur la trachée, l'œsophage, les vaisseaux, les nerfs. Des goîtres très peu volumineux peuvent exercer des compressions fort redoutables. Cette différence d'action s'explique soit par la forme (goîtres constricteur, en anneau, en étau), soit par l'unilatéralité (goîtres unilatéraux amenant une déviation, une coudure trachéale, soit par le siège (goîtres plongeants rétro-sternaux), plus rarement goîtres insinués entre la trachée et l'œsophage.)

Souvent aussi un goître longtemps toléré amène soit du fait d'une congestion, d'une inflammation (thyroïdite), soit du fait d'une hémorrhagie des accidents brusques. L'inflammation limitée, entraînée par les injections interstitielles, amène parfois des accidents assez marqués.

Parfois aussi les accidents se développent plus lentement en même temps que le goître s'accroît. La possibilité d'une dégénérescence cancéreuse doit alors toujours venir à l'esprit.

Voici quels sont les principaux signes de compression :

La compression de la trachée s'annonce par la dyspnée avec cornage, asphyxie progressive ou brusque, par la toux, la raucité de la voix. Bien souvent les malades atteints de goîtres suffocants sont regardés assez longtemps comme asthmatiques, emphysémateux, tuberculeux même.

La compression de l'œsophage est rarement très marquée. La dysphagie est le plus souvent peu importante.

La compression des veines du cou amène de la congestion cérébrale avec céphalée, épistaxis, parfois hémorrhagie cérébrale. L'anémie cérébrale par compression des carotides, les roubles cardiaques par compression des pneumogastriques sont fort rares. On doit en présence de ces accidents songer toujours au goître exophtalmique.

Etat général. — Vous avez surtout à rechercher : 1º la cachexie myxœdémateuse ; 2º le goître exophtalmique.

Le *myxœdème*, la *cachexie goîtreuse* se traduit : *a*) par un œdème généralisé sous-cutanéo-muqueux avec peau épaisse, rude, sèche, visage et paupières bouffies, lèvres épaisses, pieds et mains déformés et élargis ; *b*) par une torpeur intellectuelle allant jusqu'à l'idiotie, au crétinisme. Très rare dans le goître sporadique, le crétinisme est plus fréquent dans le goître endémique. C'est surtout une complication à craindre après l'ablation complète du corps thyroïde.

Le *goître exophtalmique* dans sa forme type se reconnaît facilement à la triade symptomatique : exophtalmie bilatérale, goître, palpitations. Mais il est des formes frustes où manque tel ou tel de ces éléments. On tiendra alors grand compte des troubles du caractère : impatience, bizarrerie, de l'insomnie, de l'anémie profonde, de la suppression de la menstruation chez la femme. De Græfe comme signe précédant l'exophtalmie a signalé la diminution ou la suppression des mouvements associés de la paupière et du globe de l'œil. La paupière ne suit plus les mouvements de l'œil.

Diagnostic. — Le diagnostic comporte quatre questions : 1º La tumeur siège-t-elle bien dans le corps thyroïde ; 2º Est-ce bien un goître et non un cancer; 3° Quelle est la variété du goître ; 4° Quels sont les accidents et les complications ?

1° Les symptômes qui permettent de localiser l'affection dans le corps thyroïde et en particulier l'ascension lors de la déglutition ont été indiqués plus haut. Les goîtres kystiques font parfois penser à un kyste du cou, les goîtres enflammés chroniquement à un abcès froid, à une adénopathie, les goîtres vasculaires à un anévrysme. La localisation dans le corps thyroïde sera un des grands éléments du diagnostic.

2° Le diagnostic avec le cancer sera étudié plus loin. La tuberculose, les kystes hydatiques du corps thyroïde sont si rares qu'on ne doit les signaler que pour mémoire.

3° Parmi les variétés de goîtres, les plus importantes à diagnostiquer sont les goîtres kystiques et vasculaires. Pour les premiers c'est parfois la ponction exploratrice qui tranchera seule la question. Pour les seconds l'expansion, le souffle, la réductibilité partielle seront ordinairement assez nets.

4° Les diverses complications du côté de la trachée, de l'œsophage, des vaisseaux et des nerfs ont été indiquées. Rappelons encore les difficultés spéciales au goître plongeant de petit volume où la lésion thyroïdienne passe parfois inaperçue. Rappelons aussi que le goître n'est parfois qu'un des éléments d'une névrose complexe, le goître exophtalmique.

Pronostic. — Le pronostic est plus sérieux dans les goîtres vasculaires et kystiques. Il dépend surtout des complications locales et générales.

Traitement. — 1° *Goître fibreux.* — Injections iodées interstitielles, iode à l'intérieur. Pas d'extirpation.

2° *Goître kystique.* — Dans les grands kystes à parois minces on peut faire la ponction et l'injection iodée. Dans les kystes multiloculaires, la ponction est suivie d'une hémorrhagie qui remplit les poches à mesure que le liquide est évacué. L'incision expose aussi à de graves dangers d'hémorrhagie. L'énucléation est parfois difficile. L'extirpation pourra s'imposer si le goître s'accroît.

3° *Goître vasculaire.* — Le goître vasculaire ne peut guère être traité que par l'extirpation.

4° *Goître plongeant.* — L'extirpation s'impose bien qu'assez laborieuse.

Pour éviter le myxœdème secondaire on a recommandé de laisser toutes les fois qu'on le pourra quelques fragments de corps thyroïde. Le myxœdème s'observe surtout en effet après les extirpations complètes comprenant la capsule et la glande.

II. — CANCER DU CORPS THYROIDE.

Résumé clinique. — Le cancer du corps thyroïde est une affection rare. Il se développe presque toujours sur un goître préexistant. Au début les lésions locales sont difficiles à différencier de celles du goître. Toutefois les douleurs sont d'emblée assez vives ; les troubles de compression sur la trachée et sur l'œsophage sont également précoces. Le goître ordinaire est à peu près indolent ; il ne comprime la trachée que dans des conditions particulières de volume, de forme, d'enclavement. Il comprime plus rarement encore l'œsophage. On soupçonnera donc toujours une dégénérescence maligne dans un goître qui s'accroît, devient douloureux, s'accompagne de dyspnée et surtout de dysphagie.

Examen du malade. — La malignité une fois soupçonnée par l'accroissement, les douleurs, la dyspnée, la dysphagie, vous avez à rechercher en dehors des symptômes communs à toutes les tumeurs thyroïdiennes (mouvement d'ascension avec le larynx, forme générale du corps thyroïde) trois symptômes principaux comme signes de malignité. Ce sont :

1° La diffusion du cancer au pourtour du corps thyroïde, 2° l'engorgement ganglionnaire, 3° la généralisation.

1° Le cancer est au début inclus comme le goître dans la capsule thyroïdienne. Mais bientôt il tend à détruire cette capsule. De là des bosselures, des saillies en forme de champignons. De là aussi une fusion plus grande avec les parties voisines, une mobilité moindre. Dans le goître il est rare que les carotides

fassent corps avec la tumeur. Elles sont accolées et non confondues. On peut sentir leurs pulsations isolées sur les parties
latérales. Dans le cancer il est souvent difficile de sentir ces
pulsations isolées.

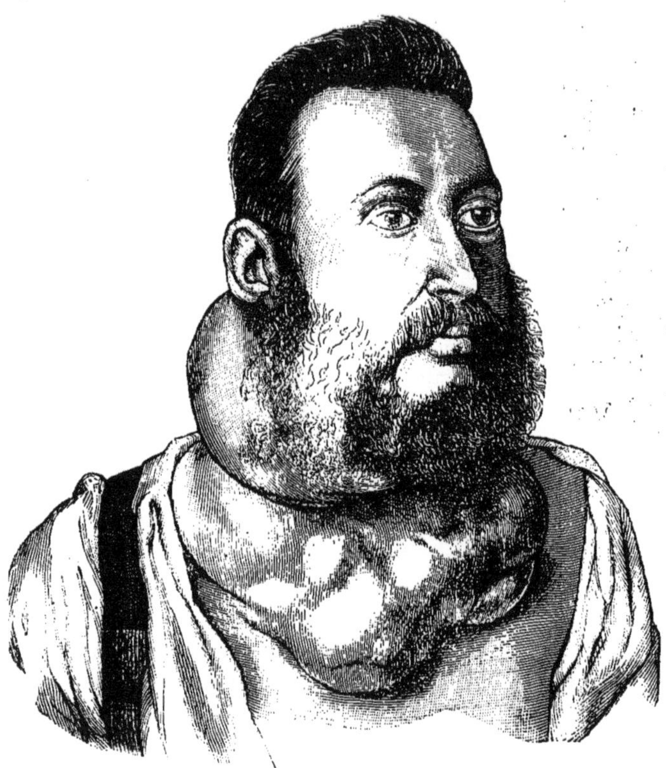

Fig. 20. — Cancer du corps thyroïde.

2° L'engorgement ganglionnaire est rapide dans le carcinome.
Il peut manquer dans les sarcomes même très volumineux du
corps thyroïde. Les adénopathies sont souvent volumineuses
et jouent un rôle important dans les accidents de compression.

3º La généralisation est rapide dans le cancer thyroïdien. Le poumon, le médiastin sont particulièrement frappés.

Diagnostic. — L'hésitation du début est d'ordinaire assez courte. On tiendra à cette période particulièrement compte des douleurs et de la dysphagie. Les poussées de thyroïdite qui peuvent survenir sur un goitre s'accompagnent aussi de douleurs, plus rarement de dysphagie. Mais les symptômes inflammatoires (rougeur, chaleur de la peau), l'évolution rapide permettent le diagnostic.

Pronostic et traitement. — Le pronostic est extrêmement grave. L'ablation de la tumeur entraine une mortalité opératoire excessive et est presque fatalement suivie de récidive. Elle ne pourrait être tentée que tout à fait au début. Dans le traitement palliatif, la trachéotomie est souvent nécessaire par suite de la dyspnée. Elle est particulièrement difficile et grave, la tumeur recouvrant, souvent même adhérant à la trachée.

Voir. — Schwartz, Kystes du corps thyroïde, *Revue de chirurgie*, 1888, n° 12.

Joffroy, Cachexie, d'origine thyroïdienne, *Gazette des hôpitaux*, 1891, n° 56.

Pollosson, Goitre constricteur, *Province médicale*, 23 mars 1889.

Potain, Goitre plongeant, *Gaz. des hôpitaux*, 1891, n° 84.

CHAPITRE V

Affections du larynx.

Le diagnostic des maladies du larynx repose actuellement
en entier sur l'emploi du laryngoscope. Ces affections constituent une des branches nettement spécialisées de la chirurgie.
Dans ce livre élémentaire nous devons nous contenter d'étudier en quelques mots les règles générales du diagnostic, les
laryngites œdémateuses, les périchondrites, les tumeurs bénignes et malignes du larynx. Les fractures, les corps étrangers
du larynx ont été étudiés plus haut.

Règles générales du diagnostic. — La douleur au niveau du
larynx, la toux, les modifications de la voix, la dyspnée sont
les principaux troubles fonctionnels qui appellent l'attention
sur le larynx. Toutefois tous ces troubles peuvent dépendre
non d'une affection du larynx lui-même mais d'une affection
de voisinage. La compression exercée sur le récurrent par un
anévrysme de l'aorte, l'occlusion exercée sur la partie supérieure du larynx par un abcès rétro-pharyngien ou toute autre
tumeur du pharynx peuvent faire croire à tort à une affection
laryngée.

La palpation du larynx n'a quelque utilité que dans les
périchondrites, les cancers à une période avancée ; l'auscultation est moins importante encore. Le laryngoscope est donc
l'instrument principal du diagnostic. Mais s'il est facile d'apercevoir vaguement les parties supérieures du larynx et la glotte,
un long apprentissage est nécessaire pour bien interpréter les
lésions aperçues.

Au point de vue de l'état général on doit surtout se préoccuper : 1° de la tuberculose, la phtisie laryngée étant d'une
grande fréquence ; 2° de la syphilis. Les accidents de syphylis

laryngée ne sont pas rares, leurs formes cliniques sont très variables. Le traitement d'épreuve doit être institué dans tous les cas douteux.

Laryngite œdémateuse. — La laryngite œdémateuse, œdème de la glotte, peut être le résultat d'une stase sanguine. Tel est l'œdème de la glotte lié au mal de Bright. Elle peut être aussi inflammatoire. Les brûlures du larynx, les lésions par corps étrangers, les laryngites aiguës de la fièvre typhoïde, de la variole, les poussées aiguës survenant au cours d'une laryngite chronique, syphilitique, cancéreuse et tuberculeuse peuvent entraîner l'œdème de la glotte. Les inflammations de voisinage : érysipèle du pharynx, abcès rétro-pharyngien peuvent aussi se propager à la glotte.

La dyspnée est très marquée. Elle atteint son maximum au moment des accès de suffocation. Dans l'intervalle des accès la respiration reste difficile, mais la gêne porte plus sur l'inspiration que sur l'expiration. Le laryngoscope est difficilement toléré. Le toucher buccal est parfois utile et fait sentir l'infiltration de la partie supérieure du larynx.

Le diagnostic de l'œdème de la glotte est parfois à faire avec le croup. La toux rauque, sonore du croup, les autres accidents : angine diphtéritique, l'expulsion de fausses membranes par la toux, l'absence de toute cause pouvant entraîner l'œdème de la glotte permettent ce diagnostic. A côté du diagnostic différentiel on se préoccupera toujours du diagnostic de la cause. L'œdème de la glotte est en effet plutôt une complication qu'une maladie propre.

La trachéotomie est souvent nécessaire pour parer aux accidents de dyspnée. Le traitement sera ensuite le traitement de la maladie vraie.

Périchondrites. — Les périchondrites constituent plutôt une complication au cours des laryngites soit aiguës (laryngites de la fièvre typhoïde, de la variole, de la rougeole), soit chroniques (laryngites tuberculeuses et syphilitiques) qu'une maladie primitive. La tuméfaction liée à l'empâtement du cartilage, les abcès liés à sa nécrose se portent parfois vers l'extérieur et sont accessibles à la palpation. Le plus souvent l'évolution se fait vers l'intérieur du larynx et l'examen laryngoscopique seul permet de les apprécier.

Tumeurs bénignes. — Les altérations de la voix, la dyspnée, la toux n'ont rien de caractéristique. Le laryngoscope permet seul d'apprécier la couleur, la forme, le siège, l'insertion de la tumeur. Le diagnostic des papillomes avec les tumeurs malignes au début, les végétations syphilitiques ou tuberculeuses offrent parfois de grandes difficultés. L'ablation sera toujours tentée par les voies naturelles. L'examen microscopique de la tumeur enlevée est un élément indispensable du diagnostic.

Cancers du larynx. — Au début, même avec l'aide du laryngoscope, le diagnostic avec les tumeurs bénignes, la syphilis, la phtisie laryngée offre de grandes difficultés. Plus tard les hémorrhagies, les ulcérations étendues, les douleurs irradiées dans la face et l'oreille et surtout l'engorgement ganglionnaire rendent le diagnostic évident. Mais on est à cette période à peu près réduit au traitement palliatif et à la trachéotomie. L'ablation d'un fragment de tumeur par les voies naturelles et son examen microscopique devront donc être faits dès le début dans les cas douteux.

Voir : Schwartz, *Tumeurs du larynx*. Thèse agréation. Paris, 1886.

LIVRE QUATRIÈME

Affections chirurgicales de la poitrine.

CHAPITRE PREMIER

Affections du thorax.

I. — Affections traumatiques du thorax.

Résumé clinique. — Une contusion du thorax peut déterminer suivant sa violence : 1° une simple contusion des parties molles ; 2° une fracture des côtes ou du sternum ; 3° une contusion directe ou une plaie par esquilles osseuses des *organes intra-thoraciques*, plèvres et poumons, péricarde et cœur. On peut même observer des lésions du foie. Une plaie du thorax peut être non pénétrante et pénétrante. Dans le cas de plaie pénétrante on peut observer des lésions très variables des *organes thoraciques et même abdominaux*.

Examen du malade. — *Interrogatoire.* — En dehors des renseignements généraux sur la nature, l'intensité, le siège du traumatisme, attachez-vous surtout à savoir si le blessé a eu des hémoptysies, des hématémèses, des syncopes au moment de l'accident ou depuis l'accident. Demandez-lui s'il éprouve une douleur localisée, plus vive dans les mouvements respiratoires profonds, très vive à la moindre toux. Cette douleur est un signe important de fracture de côte. L'anxiété du malade au moment de la toux, la toux retenue, étouffée sont presque caractéristiques.

Inspection. — Signalons brièvement parmi les signes fournis par l'inspection : 1° pour les contusions, le gonflement, l'ecchy-

mose, parfois la déformation du thorax dans les grands fracas ;
2º pour les plaies, les signes relatifs au siège, à la direction
de la plaie.

Palpation. — Prenons d'abord le cas clinique le plus fréquent, une forte contusion sans violence excessive, sans accidents graves, où il s'agit simplement de déterminer s'il y a ou
s'il n'y a pas fracture de côtes. Vous devez surtout rechercher
1º la douleur localisée, 2º la crépitation.

1º La douleur produite au point de pression a peu de valeur
dans le cas de contusion à moins d'être très exactement localisée, car elle peut être due à la sensibilité des parties molles.
Mieux vaut donc la chercher de la façon suivante : en pressant
à distance en avant et en arrière sur les deux extrémités de la
côte comme pour augmenter leur courbure, le malade se plaint
d'une douleur brusque très vive en un point intermédiaire aux
points pressés.

2º La crépitation sera recherchée : *a)* en appliquant la main à
plat au point contusionné et priant le blessé de faire de grands
efforts de respiration puis de tousser ; *b)* par le procédé dit de
l'embrassement. Le chirurgien se plaçant du côté sain saisit la
poitrine du blessé entre ses deux bras. Il exerce avec les deux
mains des pressions lentes, graduelles, mais assez fortes en se
rapprochant peu à peu du point le plus douloureux.

On ne confondra la crépitation osseuse ni avec la crépitation des caillots sanguins, ni avec celle de l'emphysème sous-
cutané. Cette dernière complication n'est pas très rare dans
les fractures de côtes, même sans traumatisme exceptionnellement violent. L'emphysème s'étend souvent assez loin du foyer
de la fracture. C'est un froissement neigeux, amidonné, sensible par la simple pression du doigt. Cet emphysème indique
une lésion du poumon, mais son pronostic n'a pas ordinairement une très grande gravité.

Etudions maintenant les traumatismes plus complexes du
thorax et les principales complications qu'ils peuvent présenter.

Lésions de la plèvre et du poumon. — Tenez grand compte de
la dyspnée, des hémoptysies, de la toux. L'emphysème sous-
cutané est dans quelques cas extrêmement étendu ; le pneu-

mothorax se reconnaît par la sonorité tympanique, le bruit d'airain, la respiration amphorique, le tintement métalli-que ; l'hémothorax se reconnaît par la matité, le souffle doux avec œgophonie ou frottements. La présence de liquide et d'air dans la plèvre produit le symptôme dit succussion hippocrati-que. Les lésions du poumon ont des symptômes plus obscurs. L'épanchement sanguin intra-pulmonaire se traduit parfois par de la submatité et un foyer de râles sous-crépitants.

Lésions du péricarde et du cœur. — Le pouls est petit, misé-rable, intermittent, accéléré. Le malade est souvent demi-syn-copal. La percussion peut révéler une augmentation de la ma-tité péricardique. L'auscultation fait entendre tantôt un bruit spécial dit de moulin, de clapotement, de roue hydraulique, tantôt de simples frottements.

Fractures et luxations du sternum. — Dans la fracture, en dehors de la douleur localisée au niveau du trait de fracture, le fragment inférieur forme d'ordinaire une saillie rugueuse, très nette, dirigée parfois en avant. Cette saillie est moins ru-gueuse en cas de luxation.

Blessure de l'artère intercostale. — On ne peut que la soup-çonner par l'abondance et la nature nettement hémorrhagique de l'épanchement pleural.

Complications diverses. — On peut dans les grands fracas du thorax observer des hernies du poumon, des blessures du foie, de la rate et même du rein.

Examen dans une plaie du thorax. — Les signes des princi-pales complications viscérales que peut déterminer une plaie du thorax viennent d'être indiqués. On ne fera jamais d'explo-ration au stylet ou à la sonde cannelée pour s'assurer si une plaie est ou non pénétrante.

Diagnostic. — Dans la contusion attachez-vous à résoudre les deux problèmes suivants : 1° Y a-t-il ou non fracture de côtes ? 2° Y a-t-il et quelles sont les complications viscérales ? Dans les plaies cherchez de même : 1° si la plaie est ou non pénétrante ; 2° si elle a déterminé des complications viscéra-les et quelles complications elle a déterminées.

Pronostic. — Le pronostic est très grave dans les grands fracas du thorax compliqués de lésions viscérales. Malgré des symptômes très alarmants il n'est pas rare de voir néanmoins la guérison survenir, en particulier dans les plaies du poumon.

Indications thérapeutiques. — Un simple bandage de diachylon bien serré reste le meilleur moyen de contention dans les fractures simples de côtes [1]. Dans les traumatismes compliqués les principales indications thérapeutiques sont fournies par la dyspnée, la tendance syncopale, l'épanchement pleural. Dans les plaies on se contentera au début de l'occlusion simple avec un pansement au collodion et de l'expectation.

II. — Phlegmons et abcès du thorax.

Résumé clinique. — Les phlegmons aigus du thorax sont circonscrits ou diffus. Les phlegmons, même circonscrits peuvent former des collections très volumineuses. La variété clinique la plus importante, le phlegmon siégeant sous le petit pectoral sera mieux étudié à propos des abcès de l'aisselle.

Les abcès froids très fréquents ont été rangés par Peyrot en trois groupes : abcès du tissu cellulaire, abcès ossifluents, abcès périostiques. Cette dernière forme, véritable gomme tuberculeuse du périoste des côtes ou du sternum, est la plus spéciale au thorax.

Examen du malade. — 1° PHLEGMONS AIGUS. — L'inspection et la palpation montrent les signes ordinaires de l'inflammation. Signalons seulement : 1° les difficultés que peut offrir la recherche de la fluctuation très profonde ; 2° la dyspnée ordinairement intense ; 3° la possibilité de complications pleurales. Il faut dans quelques cas songer à la possibilité d'une ostéomyélite du sternum ou des côtes.

2° ABCÈS FROIDS [2]. — *Etude des lésions locales. Inspection.* — La

1. Les fractures de côtes surviennent parfois sans contusion directe à la suite d'un effort violent, d'une forte quinte de toux par exemple chez un malade un peu âgé.

2. Voir TUFFIER, Des abcès froids des parois thoraciques. *Semaine médicale,* 1890, n° 46.

saillie formée par l'abcès est souvent étalée, peu saillante. La
tuméfaction peut être par places superficielle et devenir plus
loin profonde en s'insinuant sous le grand pectoral, le grand
dorsal, l'omoplate, la mamelle, etc. La peau reste longtemps
presque normale, distendue, à peine rosée et œdémateuse, par-
courue par de grosses veines. Plus tard elle s'amincit, prend
une coloration rougeâtre.

En regardant la tuméfaction de côté on peut déjà *prévoir*
les communications intra-thoraciques qu'elle peut présenter.
On cherchera si elle subit la transmission des battements cardiaques, si elle devient plus saillante au moment des fortes expirations de la toux.

Palpation. — La palpation doit porter : 1° sur l'abcès lui-
même, 2° sur les divers os du thorax, 3° sur les ganglions.

1° Les limites de l'abcès sont irrégulières, mal définies ; la
périphérie forme souvent un gros bourrelet induré. La fluctuation peut être soit superficielle, soit profonde. Les abcès très tendus sont plus rénitents que vraiment fluctuants. La peau reste
longtemps mobile sur l'abcès. La mobilité sur les parties profondes est très faible, presque nulle, nulle même dans les abcès sous-périostés. Si faible que soit cette mobilité on peut
d'ordinaire dans le cas d'abcès sous-musculaire constater
qu'elle diminue encore au moment où l'on fait contracter le
muscle qui recouvre l'abcès. L'abcès devient aussi plus dur,
plus tendu.

La palpation confirmera les renseignements déjà fournis par
l'inspection sur les signes de communication intra-thoracique :
transmission des battements cardiaques, tension, impulsion
par les grandes expirations et la toux. On ne confondra pas
avec l'impulsion vraie la secousse que le soulèvement du thorax donne toujours à la collection dans la toux. On recherchera de plus si la collection n'est pas réductible en totalité
ou en partie. Cette recherche sera faite pendant l'inspiration.
Les pressions seront exercées sans violence.

2° Les côtes, le sternum présentent souvent une induration,
un épanchement douloureux, parfois assez distant de l'abcès.

Les côtes seront examinées une à une, le sternum sera exploré
sur tous ses points. L'exploration de la clavicule est facile,
celle de l'omoplate l'est beaucoup moins et la douleur à la
pression est souvent dans la carie de cet os le seul signe perçu.

Les côtes atteintes de carie sont parfois le siège de fractures
spontanées qu'on reconnaîtrait à la crépitation.

Dans le cas d'abcès ouverts et de fistules, le stylet conduit
sur un os dénudé ; cette exploration sera faite avec beaucoup
de prudence et de ménagements.

3° Les ganglions axillaires et sus-claviculaires sont assez
souvent engorgés.

Recherche des complications thoraciques. — Les complications
cardiaques sont rares. La tuberculose pulmonaire concomitante est très fréquente. Mais la complication importante à
rechercher est la pleurésie purulente. Ces principaux symptômes sont l'œdème et l'arborisation veineuse du thorax — la
matité — la déviation de la pointe du cœur ou l'abaissement du
foie suivant le côté — le silence respiratoire ou le souffle bronchique — la fièvre irrégulière. — Il n'y a ni égophonie ni pec-
toriloquie aphone bien nette.

Etude du terrain. — On recherchera les divers stigmates de
scrofule et surtout les accidents de tuberculose pleurale ou
pulmonaire.

Diagnostic. — L'erreur à laquelle il faut toujours songer
est la suivante. Les pleurésies purulentes finissent assez fréquemment par s'ouvrir au dehors à travers les espaces inter-
costaux. Le lieu d'élection pour cette ouverture spontanée est
non en arrière comme on pourrait s'y attendre, mais sur les
côtés et même en avant. La collection fluctuante qui se forme
ainsi sous les tissus peut en imposer pour un abcès froid. En
dehors des commémoratifs, cette collection a des communications intra-thoraciques évidentes, en particulier une réductibilité souvent parfaite.

On pourrait opposer ces pleurésies purulentes compliquées
d'abcès extra-thoraciques aux abcès froids compliqués de pleurésie purulente. Le diagnostic repose surtout sur les commé-

moratifs. L'important d'ailleurs est de bien reconnaître la double lésion extra-thoracique et pleurale.

Pronostic. — Toujours sérieux le pronostic dépend avant tout des complications pleurales et pulmonaires.

Traitement. — Incision. Grattage et même résection des portions d'os atteintes.

CHAPITRE II

Affections du sein.

I. — Règles générales pour l'examen
d'une affection du sein.

Inspection. — L'inspection du sein est facile. On devra examiner avec soin l'état du mamelon (fissures, rétraction, déviation), de l'aréole (pigmentation, eczéma), de la peau (adhérences en peau d'orange, lymphangites, circulation veineuse développée).

Palpation. — La palpation expose à quelques erreurs heureusement faciles à éviter. La consistance granulée, lobulée de la glande mammaire peut, surtout quand on saisit ces lobules latéralement au lieu de les palper à plat faire croire à tort à une tumeur. Pour corriger cette illusion il suffira de faire la palpation à plat en dirigeant directement les doigts vers la glande et le grand pectoral (Velpeau). La mobilité de la glande, la mobilité de certaines tumeurs (adénomes de la glande) peut simuler la fluctuation. Il faut donc quand on recherche la fluctuation avoir soin de bien fixer soit la totalité de la glande, soit la portion spéciale qu'on examine. Enfin on n'oubliera pas que dans sa portion supéro-externe la glande mammaire se prolonge loin vers l'aisselle. Elle peut même envoyer presque jusqu'à l'aisselle des lobules erratiques. Certaines tumeurs indépendantes à première vue de la glande peuvent donc lui appartenir en réalité.

L'examen des ganglions axillaires s'impose dans toutes les affections du sein. L'examen du sein opposé au côté malade est également nécessaire. La bilatéralité des lésions est un des symptômes importants de la maladie kystique de Reclus.

La sérosité que la pression de la glande fait dans quelques cas sourdre par le mamelon peut fournir quelques éléments au diagnostic (sérosité lactescente de la grossesse, sérosité des tumeurs bénignes). Velpeau pensait que dans le cas de tumeur cet écoulement était un signe de bénignité. Il ne faudrait pas se fier à cette règle trop exclusive.

Rappelons enfin les poussées fluxionnaires que la glande mammaire subit dans les premiers jours de la naissance, au moment de la puberté, pendant la grossesse, l'allaitement et souvent même à chaque époque menstruelle. Les mammites des nouveau-nés, des adolescents qui surprennent tant les familles ne reconnaissent point d'autres causes. Ces mammites peuvent exceptionnellement donner lieu à des abcès.

II. — Abcès du sein [1].

Résumé clinique. — Les abcès du sein surviennent surtout pendant la puerpéralité et l'allaitement ; si la congestion de la glande mammaire facilite leur production, les infections survenues à la suite d'une gerçure, d'une excoriation du mamelon en restent la cause principale. Ces gerçures peuvent agir même en dehors de la puerpéralité. Les abcès du sein viennent souvent par poussées successives, frappant l'un après l'autre les divers lobes de la glande. Ils laissent souvent à leur suite des noyaux d'induration chronique, parfois même des fistules. Ces fistules peuvent être tardivement le point de départ de nouvelles poussées inflammatoires.

Examen de la malade. — Commencez par déterminer les diverses circonstances étiologiques : puerpéralité, début d'allaitement, suspension d'allaitement, puberté, poussée menstruelle d'une part, gerçures, excoriations du mamelon ou de la peau du sein d'autre part, qui ont pu favoriser la production de l'abcès.

Inspection. — La rougeur, l'œdème de la peau sont plus ou moins intenses, plus ou moins étendus. Des traînées lym-

1. Voir Duplay, Abcès du sein, *Progrès médical*, 14 octobre 1891.

phangitiques se voient souvent du côté de l'aisselle. Le mamelon, la peau du sein peuvent être excoriés, fissurés.

Palpation. — Au début la palpation fait reconnaître une tuméfaction diffuse, douloureuse à la pression, plus ou moins étendue. L'augmentation de la température locale est souvent très marquée.

Plus tard la fluctuation est très variable. La fluctuation est superficielle, sous-cutanée dans quelques abcès de l'aréole. Dans certains abcès du mamelon c'est le bout du sein saisi entre deux doigts qui donne la sensation de collection fluctuante. Parfois le pus est sous la glande mammaire qu'il décolle en quelque sorte et soulève en masse. Pour sentir la fluctuation il faut embrasser d'une main la circonférence même de la glande dans sa portion la plus tendue et de l'autre refouler, appliquer la glande vers le grand pectoral. C'est quand le pus occupe les lobes mêmes de la glande, forme clinique la plus fréquente et la plus importante, que la fluctuation franche est la plus tardive. On devra souvent se contenter de la simple sensation de rénitence.

Dans quelques cas enfin on sent une fluctuation très nette et très superficielle. Il y a évidemment un abcès sous-cutané. Mais un examen plus attentif montre que la glande mammaire est en même temps soulevée ou tendue, qu'il existe une tuméfaction profonde. C'est l'abcès en bouton de chemise de Velpeau formé par deux collections communiquant l'une sous-cutanée, l'autre intra-glandulaire et même sous-glandulaire. Cette forme n'est souvent reconnue qu'au moment même de l'incision.

Dans l'abcès de l'allaitement il est fréquent de sentir à côté d'un lobe nettement rénitent un autre lobe enflammé, dur, douloureux et un engorgement en masse de toute la glande. Le sein opposé peut offrir lui aussi les divers degrés de l'engorgement.

Les ganglions de l'aisselle sont gonflés, douloureux.

Examen de l'état général. — L'état général est très variable. L'infection dans les abcès de la puerpéralité est parfois très marquée. C'est parfois une question clinique délicate de décider si les accidents généraux sont dus à l'abcès du sein seul ou à quelque infection utérine.

Diagnostic. — Le diagnostic est ordinairement facile. L'induration chronique que les abcès laissent à leur suite peut simuler une tumeur. Les commémoratifs, l'évolution constituent les principaux éléments différentiels. On n'oubliera pas que les mammites chroniques anciennes sont d'ailleurs assez fréquemment le point de départ de cancers.

Dans certains abcès à marche subaiguë et surtout nettement chronique on doit soupçonner la tuberculose. Le diagnostic dépendra surtout de l'étude du terrain. Ces abcès froids du sein quand ils sont profonds simulent souvent une tumeur. Reclus, dans les cas douteux, recommande la ponction exploratrice.

Pronostic. — Le pronostic dépend : 1° de l'intensité de l'inflammation locale, 2° de l'infection générale. La puerpéralité est toujours un élément fâcheux.

Indications thérapeutiques. — L'incision sera assez précoce. Elle devra souvent aller très profondément. On se défiera des abcès dits en bouton de chemise (incision et drainage des deux foyers). Il faudra souvent faire cesser l'allaitement. Les fistules qui persistent parfois après les abcès du sein seront traitées par le grattage.

III. — Tumeurs du sein[1].

Résumé clinique. — La tumeur fréquente est le cancer du sein. Le sarcome est plus rare. L'adénome se voit surtout chez les femmes peu âgées. La maladie kystique de Reclus est presque toujours bilatérale. Comme l'adénome, la maladie kystique sont susceptibles de dégénérer en cancer, il faut avant tout diriger votre examen de façon à répondre à la question. La tumeur est-elle maligne ou bénigne ?

Examen de la malade. — *Interrogatoire.* — L'âge de la

1. Voir TILLAUX, Tumeurs du sein, *Gazette des hôpitaux*, 1890, n° 90.

malade, les antécédents héréditaires et surtout la rapidité de l'évolution sont de bons éléments de diagnostic. Assez souvent une tuméfaction restée des années stationnaire (mammite chronique, adénome) subit une sorte de coup de fouet et s'accroît rapidement. On tiendra compte de cet accroissement rapide des dernières périodes sans se laisser arrêter par l'ancienneté apparente du début. Dans le cancer la malade se plaint souvent de douleurs vives et lancinantes.

Inspection. — Au début on ne voit que le léger relief formé par la tumeur. Pour bien l'apprécier, on fera l'inspection de face et de côté. La forme saillante multilobée des sarcomes est assez caractéristique.

Plus tard le mamelon est rétracté, la peau est œdématiée, sillonnée de grosses veines, parfois de vergetures. Les adhérences profondes peuvent être visibles même sans exercer de traction. Ce sont là des signes de cancer. Dans le sarcome la peau même très amincie, très distendue par le volume qu'a pris la tumeur garde son indépendance. Le développement de la circulation veineuse est considérable.

Palpation. — La palpation doit rechercher successivement : 1° les limites et la forme de la tumeur ; 2° sa consistance ; 3° ses adhérences cutanées, glandulaires et profondes ; 4° l'état des ganglions de l'aisselle.

Etudions ces divers symptômes dans les formes principales de tumeurs du sein : A. Cancer ordinaire ; B. Cancer en cuirasse ; C. Sarcome ; D. Adénome ; E. Maladie kystique de Reclus.

A. *Cancer ordinaire.* — 1° *Limites.* — Le cancer est diffus, mal limité, de forme irrégulière. On dirait du suif injecté dans la glande.

2° *Consistance.* — Sa consistance reste longtemps dure. Ce n'est que tardivement, quand le diagnostic est évident, que la tumeur peut subir un ramollissement partiel, offrir même par places des ilots tout à fait fluctuants.

3° *Adhérences.* — Dès le début il y a des adhérences glandulaires ou plutôt l'empâtement fait partie intégrante de la glande. La peau est prise de bonne heure. En la pinçant entre les doigts et essayant de la soulever on voit qu'elle adhère, se plisse en

peau d'orange (Nélaton). Nous verrons dans un moment le
mode de recherche des adhérences profondes. Disons de suite
que dès qu'il y a ces adhérences de la peau on peut, en cherchant bien, être sûr de trouver des ganglions axillaires.

Le cancer contracte aussi des adhérences souvent assez précoces avec le grand pectoral. Pour les rechercher il faut pla-

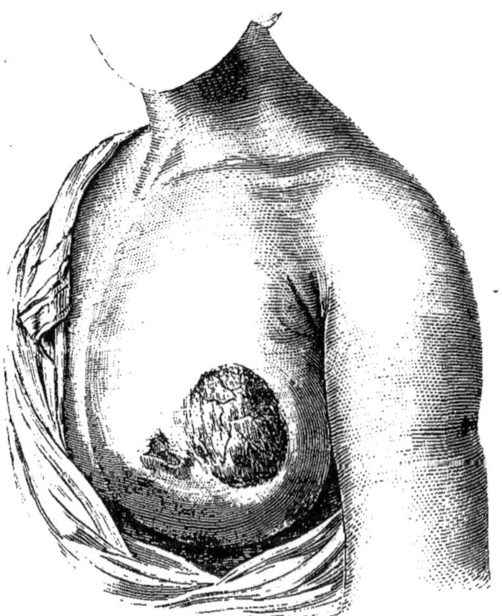

Fig. 21. — Cancer ulcéré du sein.

cer le bras de la malade dans l'abduction. Un aide maintient
le bras dans cette position pendant que la malade fait effort
pour rapprocher le bras du tronc et contracte le grand pectoral. Si l'on essaie pendant cette contraction de mouvoir la
glande en masse de dehors en dedans, de bas en haut, on
constate que ces mouvements sont difficiles, limités.

Dans les dégénérescences cancéreuses étendues, les adhéren-

ces peuvent même être reconnues sans faire contracter le grand
pectoral.

4° *Ganglions.* — Les ganglions de l'aisselle sont pris à la
même époque que la peau. D'abord petits, mobiles, indolents,
ils doivent être recherchés avec soin. Plus tard ils forment de
grosses tumeurs et peuvent entraîner des symptômes de compression. La compression de la veine axillaire est particulièrement importante à reconnaître (œdème du bras, circulation
veineuse de l'épaule). Quand les ganglions sont en rapport intime avec cette veine, le curage de l'aisselle est en effet bien
plus périlleux.

Les creux sous-claviculaire et sus-claviculaire seront également explorés avec soin. La présence de ganglions sus-claviculaires un peu volumineux est une contre-indication opératoire.

B. *Cancer en cuirasse.* — Le cancer en cuirasse est une affection de la peau du sein plutôt que du sein même, sa marche
est très lente, il survient d'ordinaire à un âge avancé. Voici
ses caractères à la palpation :

1° *Limites et formes.* — Les limites sont très diffuses, la forme
très irrégulière. Les prolongements peuvent s'étendre au delà
même de la région mammaire, finir par enserrer le thorax
dans une sorte de cuirasse, de demi-ceinture.

2° *Consistance.* — La consistance est dure, lardacée, ligneuse
même. La peau est rétractée, parcheminée comme atrophiée.
Cette rétraction et cette induration sont souvent telles qu'elles
gênent les mouvements respiratoires.

3° *Adhérences.* — Les adhérences superficielles ou plutôt la fusion même de la tumeur et de la peau sont immédiates. Par
contre des parties très dures, très rétractées restent longtemps
indépendantes des parties profondes et ne se fusionnent avec
elles que tardivement.

4° *Ganglions.* — Leur engorgement est assez tardif. Ils prennent rarement un volume considérable, sauf quand surviennent des ulcérations de la peau.

C. *Sarcome.* — 1° *Limites.* — Les limites sont nettes, définies. Souvent même il y a un véritable enkystement. La forme
est régulière, à grosses bosselures. Le volume est souvent con-

sidérable, l'accroissement rapide. Les progrès de l'accroissement sont parfois sensibles à quelques jours d'intervalles. Une palpation trop prolongée faite sans ménagements peut même déterminer une véritable poussée. Cette poussée s'accompagne souvent d'élévation très notable de la température locale.

2° *Consistance*. — La consistance peut être au début partout égale, elle est rarement très dure, plutôt un peu élastique. Plus tard on trouve des points de ramollissement.

3° *Adhérences*. — Les adhérences sont très tardives. La peau est distendue, amincie, ulcérée même par les progrès du néo plasme sans adhérer.

4° *Ganglions*. — L'envahissement ganglionnaire est lui aussi très tardif. Souvent l'adénite est simplement inflammatoire et consécutive à l'ulcération de la peau.

D. *Adénome*. — 1° *Limites*. — L'adénome est encore plus nettement limité et encapsulé que le sarcome. Son volume dépasse rarement le volume d'un œuf de pigeon.

2° *Consistance*. — La consistance est partout égale, ferme élastique.

3° *Adhérences*. — Une mobilité parfaite est la règle dans l'adénome. Cette mobilité est souvent telle qu'elle simule la fluctuation.

4° *Ganglions*. — Il n'y a pas le moindre engorgement ganglionnaire.

E. *Maladie kystique de Reclus* [1]. — 1° *Limites*. — Les lésions sont ordinairement bilatérales. Elles sont multiples. Les mamelles sont souvent criblées de nodosités hémisphériques nombreuses surtout à la périphérie, de volume assez variable, du volume d'un grain de plomb au volume d'une noix.

2° *Consistance*. — La consistance malgré le contenu kystique des nodosités est très rarement fluctuante. Elle est au contraire le plus souvent très dure. Les nodosités donnent la sensation de grains de plomb perdus dans la mamelle. L'ensemble de la glande est d'ailleurs également induré. Dans les cas douteux une simple ponction à la seringue de Pravaz dans les no-

----

1. Voir *Clin. chirurg. de l'Hôtel-Dieu*, Paris, 1888, p. 390.

dosités les plus volumineuses tranche le diagnostic en ramenant de la sérosité.

3° *Adhérences.* — En cas d'adhérences on doit craindre la dégénérescence cancéreuse de la maladie kystique.

4° *Ganglions.* — On doit craindre également cette dégénérescence en cas d'engorgement ganglionnaire.

Étude de l'état général. — Cette étude est particulièrement importante dans le cas de cancer étendu pour rechercher tout indice de généralisation. La cachexie (amaigrissement, teint terreux, œdème des malléoles) est parfois très marquée sans qu'on puisse l'expliquer par des lésions locales. Ces lésions seront surtout recherchées : 1° du côté du poumon (toux, petites hémoptysies, dyspnée, foyers de congestion à l'auscultation) ; 2° du côté du foie (hypertrophie, ictère) ; 3° du côté de la colonne vertébrale (douleurs rachidiennes, parésies, paraplégies) ; 4° du côté des os (points douloureux, fractures spontanées).

Diagnostic. — L'existence même d'une tumeur est rarement douteuse. On a parfois pris au sein des abcès froids, des kystes hydatiques, des gommes syphilitiques pour des tumeurs. Mais ce sont là des affections rarissimes. Ne négligez pas la ponction exploratrice dans les cas douteux. Ne négligez pas non plus de rechercher la syphilis.

Le diagnostic de la malignité ou de la bénignité est rarement douteux. L'évolution rapide, l'envahissement diffus, les adhérences, l'engorgement ganglionnaire sont des signes certains de malignité. Dans les cas qui semblent rester douteux c'est vers la malignité que doit incliner votre diagnostic.

L'extension de la tumeur doit être déterminée : 1° dans la région mammaire ; 2° au niveau des ganglions axillaires et sus-claviculaires ; 3° au point de vue des foyers de généralisation à distance.

Pronostic. — Très grave dans le cancer, grave dans le sarcome, le pronostic reste sérieux même dans les tumeurs d'apparence bénigne. Le cancer est particulièrement inexorable chez les sujets jeunes.

Indications thérapeutiques [1]. — Ablation large et totale du sein avec curage de l'aisselle quel que soit l'état des ganglions dans le cancer. Ablation large et totale du sein dans le sarcome. Ablation partielle des adénomes. On peut, avant l'ablation des adénomes, faire une tentative de traitement par la compression. Expectation dans la maladie de Reclus, mais ablation large et rapide des deux seins si la maladie progresse.

Tumeurs du sein chez l'homme.

On retrouve chez l'homme, bien que plus rarement, les mêmes tumeurs que chez la femme. L'adénome est d'une extrême rareté. Le sarcome et l'épithélioma sont plus fréquents. Ces tumeurs se présentent d'ordinaire sous une forme peu active. Evoluant sur un terrain moins vaste, moins important anatomiquement et physiologiquement, leur physionomie est plus effacée, leurs traits généraux sont moins accentués. Le symptôme douleur est moins marqué chez l'homme. L'ablation large et complète donne peut-être plus de chances de guérison que chez la femme (Poirier) [2].

Voir : Musée de St-Louis :

1° Maladie de Paget. Coll. gén., vit. 95, pièces 1160, 1339, 1355 (*Voir épithéliomas de la peau*, p. 172).

2° Mammite chronique simple. Coll. gén., vit. 96, pièce 1057.

3° Cancers du sein. Coll. Péan, vit. 153, pièces 6, 74, 78, 79, 85, 154, 336, 342, 353, 390, 393, 396, 420.

4° Cancers du sein chez l'homme. Coll. Péan, vit. 153, pièce 74 ; vit. 154, pièces 208, 217.

5° Cancers des deux seins. Coll. gén., vit. 4, pièce 136.

6° Cancer en cuirasse. Coll. gén., vit. 4, pièce 1072.

---

1. Voir POTHERAT, Contribution au traitement des tumeurs de la mamelle, *Revue gén. de clinique et de thérap.*, 14 février 1889.
2. Thèse de Paris. 1883.

CHAPITRE III

Affections de l'omoplate et de la clavicule.

I. — Affections de l'omoplate.

Règles générales pour l'examen. — Rappelons seulement
pour l'interprétation exacte des tuméfactions de cette région que
ces tuméfactions peuvent être simplement dues à un soulèvement en masse de l'omoplate par un abcès froid ayant gagné
la fosse sous-scapulaire, par la bosse thoracique qui se forme
dans la scoliose. L'omoplate est également soulevée dans la
paralysie du grand dentelé, dans l'amyotrophie générale des
muscles du thorax chez les phtisiques.

Fractures de l'omoplate. — Ces fractures sont toujours produites par un choc direct sauf les fractures de la cavité glénoïde étudiées d'ailleurs plus loin avec les fractures de l'é-
paule. Les moins rares sont celles de l'acromion et de l'angle
inférieur de l'os. Cherchez le déplacement, la douleur localisée, la mobilité anormale, la crépitation.

Affections organiques de l'omoplate. — La tuberculose est
rare, l'ostéomyélite un peu moins exceptionnelle. Les tumeurs
seules méritent une étude clinique spéciale. Ces tumeurs comprennent par ordre de fréquence des ostéosarcomes, des enchondromes, des exostoses syphilitiques, des exostoses ostéogéniques.

Examen du malade. — Il est très important de bien préciser par l'inspection et la palpation, le siège et les limites de la
tumeur. Les exostoses ostéogéniques et syphilitiques sont bien
plus circonscrites, bien plus nettement définies que les enchondromes et surtout les ostéosarcomes. Leur accroissement est
beaucoup plus lent.

Le diagnostic clinique entre l'enchondrome et l'ostéosarcome est fort difficile. Mais la rapidité de l'évolution, l'envahissement rapide de l'articulation scapulo-humérale permettent de différencier les tumeurs malignes des tumeurs bénignes.

On s'assurera que la tumeur adhère bien à l'omoplate, qu'elle suit bien ses mouvements. On cherchera avec soin les prolongements vers l'épaule, le creux sous-claviculaire, le creux sus-claviculaire. On s'assurera enfin que la tumeur est indépendante des os voisins : clavicule et humérus et ne suit pas leurs mouvements. Ces diverses explorations sont surtout nécessaires dans le cas de tumeurs volumineuses pour ne pas confondre les tumeurs de l'omoplate avec celles de l'humérus, des côtes et surtout de la clavicule.

Indications thérapeutiques. — La résection partielle ou totale de l'omoplate pourra être essayée dans les exostoses ostéogéniques, gênantes et douloureuses, les enchondromes, les ostéosarcomes limités. Dans les tumeurs malignes plus étendues, on a parfois sacrifié le bras, la clavicule et l'omoplate par la désarticulation inter-scapulo-thoracique.

II. — Fractures de la clavicule.

Résumé clinique. — Les fractures de la clavicule sont très fréquentes. Elles portent sur la partie moyenne de l'os, bien plus rarement sur ses extrémités interne ou externe.

Examen du malade. — *Fractures de la partie moyenne.* — *Inspection.* — L'inspection souvent suffit seule au diagnostic. Elle montre non seulement le gonflement et l'ecchymose mais la saillie des fragments. La triple déformation de l'épaule abaissée, projetée en avant, rapprochée du sternum par suite du défaut de soutien claviculaire et du chevauchement des fragments est assez caractéristique. Au contraire, l'attitude si souvent décrite du blessé soutenant le coude blessé avec la main du côté sain, penchant la tête vers le côté blessé est beaucoup plus banale.

Palpation. — La palpation fait apprécier complètement la

constitution anatomique de la fracture (siège, direction, nombre, déplacement des fragments). Dans la fracture classique, le trait de fracture est oblique de haut en bas, de dehors en dedans, d'avant en arrière. Le fragment externe se porte en bas et en dedans ; le fragment interne se porte en haut et en avant ; il fait de plus, saillie en dehors. Dans les cas douteux, la palpation permettrait de constater la douleur limitée à la pression, la mobilité anormale, la crépitation.

Les complications du côté de la veine et de l'artère sous-clavières sont exceptionnelles. Préoccupez-vous toujours, surtout dans les fractures par causes directes et à fragments multiples, d'une lésion possible du plexus brachial. Songez aussi dans ces fractures à rechercher s'il n'y a pas simultanément fractures de côte.

Comme complications éloignées, la pseudarthrose est assez fréquente, mais la gêne fonctionnelle qu'elle entraîne est d'ordinaire médiocre. Les compressions nerveuses par le cal ne sont pas non plus très rares. Elles déterminent plutôt des accidents douloureux que des paralysies.

Fractures des extrémités externe et interne de la clavicule.

Le déplacement est d'ordinaire très faible et les seuls symptômes sont : 1º à l'inspection, le gonflement et surtout l'ecchymose ; 2º à la palpation, un point douloureux localisé et une légère dépression au niveau du trait de fracture. Cette dépression est parfois linéaire et plus facile à sentir avec l'ongle qu'avec la pulpe du doigt.

Indications thérapeutiques. — L'écharpe de Gosselin suffit dans la grande majorité des cas. L'appareil plâtré un peu plus complexe de Le Dentu peut servir dans les déplacements étendus. Mais il est, quoi qu'on fasse, difficile d'éviter une certaine malformation après la consolidation. Peu importante au point de vue fonctionnelle cette difformité est parfois très choquante au point de vue esthétique.

La présence d'esquilles blessant ou comprimant le plexus brachial peut être une indication opératoire. L'ablation de l'esquille pourra être suivie de la suture des fragments (Poirier).

III. — Luxations de la clavicule.

1° LUXATION DE L'EXTRÉMITÉ EXTERNE.

Résumé clinique. — La seule variété clinique d'observation fréquente est la luxation en haut.

Examen du malade. — *Inspection.* — L'inspection montre l'abaissement du moignon de l'épaule et souvent la saillie de l'extrémité externe au-dessus de l'acromion. A première vue ces déformations rappellent une luxation de l'épaule.

Palpation. — La palpation fait d'ordinaire facilement reconnaître la luxation : 1° par la saillie aplatie de l'extrémité externe de la clavicule ; 2° par la dépression qui se trouve au-dessous de cette saillie ; 3° par la mobilité spéciale, mobilité en touche de piano, que produit la pression exercée de haut en bas sur cette saillie. La saillie s'abaisse ; elle peut même disparaître entièrement par suite d'une réduction complète. Cette réduction produit un frottement sourd, cartilagineux.

Diagnostic. — Songez aux subluxations professionnelles (boulangers), aux luxations d'origine pathologique (tumeurs du voisinage), aux luxations de l'épaule dans le diagnostic différentiel. Le diagnostic avec la fracture du tiers externe n'est difficile que lorsque cette fracture s'accompagne de chevauchement. Mais la saillie est plus irrégulière, moins dépressible. En prenant la longueur de la clavicule du côté sain et la reportant du côté malade on constate un certain raccourcissement. Enfin la crépitation osseuse fine et serrée est distincte du gros frottement cartilagineux.

Indications thérapeutiques. — La réduction est facile mais la contention difficile même par les bandages compliqués. Faites toujours avec ménagement les pressions portant directement sur l'os. Elles sont douloureuses et le sphacèle est à craindre. Heureusement la gène fonctionnelle est d'ordinaire médiocre même après les réductions très imparfaites. En cas de gène marquée on pourrait tenter la suture osseuse.

2° Luxations de l'extrémité interne.

Résumé clinique. — Assez rare, la luxation de l'extrémité interne de la clavicule peut se faire en avant, en arrière, au-dessus du sternum.

Examen du malade. — *Inspection.* — L'inspection montre la grosse saillie arrondie de l'extrémité interne dans les luxations en avant et en haut. La dépression est très marquée dans les luxations en arrière. — Les déformations du moignon de l'épaule, du creux sus-claviculaire et du creux sous-claviculaire, la tension ou le relâchement du sterno-mastoïdien seront également notés pour chaque luxation.

La palpation complète les premiers renseignements fournis par l'inspection.

Cherchez surtout dans les luxations en arrière les troubles' fonctionnels dus à une compression possible de la trachée (cornage, dyspnée), de l'œsophage (dysphagie), des gros vaisseaux (œdème, pouls).

Diagnostic. — Evident d'ordinaire. Là encore songez aux subluxations professionnelles, aux subluxations pathologiques des arthrites, des tumeurs de la clavicule, des tumeurs du médiastin (anévrysme de l'aorte en particulier). La fracture de l'extrémité interne de la clavicule s'accompagne très rarement de chevauchement, l'irrégularité des fragments suffirait d'ailleurs au diagnostic.

Indications thérapeutiques. — Réduction, contention par un appareil plâtré ou de cuir moulé. — Résection en cas de réduction impossible et de troubles de compression.

IV. — Affections organiques de la clavicule.

La clavicule est un siège de prédilection pour les exostoses syphilitiques. Leur diagnostic est presque toujours très facile.

La tuberculose du corps de la clavicule et de l'articulation acromio-claviculaire est rare. L'articulation sterno-claviculaire est plus fréquemment atteinte. Les abcès ossifluents fusent d'ordinaire en avant, ils gagnent exceptionnellement le médiastin. Les subluxations spontanées sont précoces et fréquentes. La résection atypique constitue le meilleur mode de traitement.

Les ostéosarcomes de la clavicule occupent surtout le corps de l'os. Leur diagnostic est assez facile. La résection partielle ou complète devra être aussi précoce que possible. Dans les cas douteux on essaiera cependant un traitement spécifique d'épreuve de très courte durée.

LIVRE CINQUIÈME

Affections chirurgicales du membre supérieur.

CHAPITRE PREMIER

Affections de l'aisselle.

I. — Régles générales pour l'exploration de l'aisselle.

L'examen de l'aisselle peut être fait : 1° dans les affections primitives de cette région : abcès, tumeurs, rarement traumatismes ; 2° dans les affections secondaires des ganglions de l'aisselle : abcès ganglionnaires consécutifs à une lymphangite, adénites tuberculeuses ou cancéreuses consécutives à des lésions à distance ; 3° comme moyen d'exploration dans les affections de l'humérus et de l'épaule, luxations, fractures, ostéites, arthrites.

L'inspection dans cet examen n'a sauf dans les phlegmons qu'un rôle assez secondaire. La palpation fournit d'ordinaire les éléments les plus impor- tants du diagnostic. Elle doit être faite le bras en demi-abduction. Quand le bras est collé au tronc la main peut difficilement s'insinuer pour palper l'aisselle ; quand le bras est trop écarté la tension de la peau gêne la palpation. Ce n'est pas une précaution superflue de faire laver ou tout au moins d'essuyer avec un linge sec l'aisselle avant l'exploration pour enlever la sueur abondante et d'odeur désagréable accumulée dans cette région.

La palpation doit être faite méthodiquement et explorer successivement la peau qui forme la base de l'aisselle, la cavité même de l'aisselle, enfin ses quatre parois. La pulpe des doigts doit donc être tour à tour dirigée vers le fond même de l'aisselle, vers la face externe ou humérale, vers la face interne ou costale, vers la face antérieure sous le tendon du grand pectoral, vers la face postérieure sur le tendon du grand dorsal. C'est surtout dans la recherche des ganglions modérément engorgés que cette exploration méthodique est nécessaire. Les angles formés par la rencontre des muscles grand pectoral et grand dorsal et de la paroi thoracique seront explorés avec un soin particulier.

Les signes de compression du côté de l'artère axillaire (diminution du pouls radial), de la veine axillaire (œdème, développement de la circulation veineuse sous-cutanée), des nerfs du plexus brachial sont souvent d'une grande importance.

L'étude de l'état général est surtout intéressante dans le diagnostic des adénopathies de l'aisselle.

II. — Phlegmons et abcès de l'aisselle.

Résumé clinique. — Les abcès tubéreux de la peau de l'aisselle, superficiels, peu volumineux bien qu'assez douloureux, surviennent souvent en séries, par poussées successives. Leur siège est nettement dans la peau. Ils gardent longtemps sous le doigt une certaine dureté. La simple pression entre les deux doigts suffit souvent pour les vider sans incision quand ils sont suffisamment ramollis. Des soins de propreté minutieux sont nécessaires pour éviter les récidives.

Les abcès ganglionnaires sont beaucoup plus graves. On recherchera toujours les lésions: piqûres des doigts, hygroma olécrânien, gerçures du mamelon, abcès du sein. etc. qui leur ont servi de point de départ.

Examen du malade. — *Inspection.* — En dehors des symptômes peu caractéristiques de gonflement, d'augmentation de la circulation veineuse, l'inspection fournit un symptôme important pour distinguer le véritable abcès de l'aisselle siégeant sous le grand pectoral, de l'abcès plus rare, beaucoup plus grave, siégeant sous le petit pectoral (Tillaux).

Dans l'abcès de l'aisselle, la tuméfaction occupe le creux même de l'aisselle, sous le bord antérieur du grand pectoral. La saillie est limitée, circonscrite. La paroi antérieure de l'aisselle n'est pas soulevée, le creux sous-claviculaire n'est pas gonflé.

Dans l'abcès siégeant sous le petit pectoral, la tuméfaction est diffuse, mal limitée, le creux de l'aisselle est relativement libre ; mais la paroi antérieure, le muscle grand pectoral sont soulevés en masse ; l'engorgement du creux sous-claviculaire est souvent très marqué. La douleur et la fièvre sont vives, la respiration toujours gênée et parfois extrèmement gênée.

Palpation. — Au début on sent l'induration mamelonnée des ganglions durs, un empâtement mal limité. La pression est douloureuse. La fluctuation souvent difficile à percevoir sera recherchée : 1º par le creux de l'aisselle ; 2º à travers la paroi antérieure de l'aisselle ; 3º en mettant une main dans le creux de l'aisselle, en déprimant de l'autre la paroi antérieure. Quand l'inflammation est grave, que la forme de la tuméfaction d'une part, l'intensité des troubles fonctionnels et en particulier de la dyspnée d'autre part, font supposer que l'inflammation siège sous le petit pectoral, l'incision sera faite d'urgence sans attendre la fluctuation.

La palpation, si peu vraisemblable que puisse paraître l'hypothèse d'un anévrysme, doit toujours rechercher si la tuméfaction n'offre ni battements, ni expansion.

Si l'inflammation au lieu d'avoir une marche franchement aiguë, a eu une marche subaiguë et surtout chronique on explorera avec soin les os voisins de l'aisselle : humérus, omoplate, clavicule, côte, pour rechercher s'il ne s'agirait pas d'un abcès ossifluent. Rappelons que les abcès froids du mal de Pott cervical, peuvent parfois gagner l'aisselle en suivant les racines du plexus brachial.

Dans l'inflammation aiguë qui n'est pas nettement d'origine ganglionnaire, cette exploration est encore utile surtout chez les jeunes sujets. L'ostéomyélite de l'extrémité supérieure de l'humérus peut en particulier faire croire à un phlegmon de l'aisselle.

Diagnostic. — Nous avons indiqué les principaux éléments qui permettent d'établir le siège exact du phlegmon sous le

grand ou sous le petit pectoral. On ne saurait guère confondre
le phlegmon de l'aisselle avec une autre affection : abcès froid,
anévrysme, ostéomyélite. Mais il est toujours difficile de dire
s'il y a ou non suppuration. Dans tout phlegmon un peu intense
datant de quelques jours déjà la rénitence doit suffire pour
affirmer la présence du pus.

Pronostic. — Le phlegmon qui siège sous le petit pectoral
est grave car il expose, si l'intervention est différée, à l'ouverture dans la plèvre. — Les phlegmons ordinaires de l'aisselle
donnent rarement lieu à des complications. Les fistules après
leur ouverture sont elles-mêmes assez rares.

Indications thérapeutiques. — Incision d'urgence dans
le phlegmon sous-pectoral, précoce même dans les autres formes.
Drainage.

III. — Tumeurs de l'aisselle.

Résumé clinique. — Les tumeurs ou plutôt les tuméfactions chroniques de l'aisselle comprennent des affections fort
diverses : kystes sébacés de la peau, lipomes, abcès froids développés sur place dans le tissu cellulaire, abcès froids ossifluents.
anévrysmes, enfin tuméfactions dépendant de l'humérus,
(exostoses, périostoses, ostéosarcomes, et même tête humérale
luxée ou fracturée). Mais les tumeurs ganglionnaires sont de
beaucoup les plus fréquentes. Comme le siège ganglionnaire
est d'ordinaire évident dès le début de l'examen, le diagnostic
se trouve très simplifié. Ces tumeurs ganglionnaires sont:
1° primitives (adénites tuberculeuses, sarcomateuses, exceptionnellement syphilitiques) ; 2° secondaires (adénites du cancer
du sein).

Examen du malade. — Attachez-vous tout d'abord à déterminer par la palpation, la nature ganglionnaire de la tumeur.
Vous arriverez le plus souvent à cette détermination directement
par la forme mamelonnée, en chapelet, en bosselures distinctes, de la tuméfaction. Vous procéderez de plus par élimination
en ne négligeant pas l'examen de la peau, de la face interne de

l'humérus (exostoses), en ne négligeant pas surtout de rechercher l'expansion et les battements. Une tumeur ganglionnaire volumineuse peut être à la rigueur soulevée par les battements de l'artère axillaire mais elle n'offre ni expansion, ni souffle.

La consistance de la tumeur a peu d'importance soit pour le diagnostic des adénopathies et des autres affections de l'aisselle, soit pour le diagnostic des diverses variétés d'adénopathies. Une consistance osseuse éliminerait bien entendu l'idée d'adénopathie. Une consistance absolument fluctuante est en faveur de la tuberculose ganglionnaire.

La nature même de l'adénopathie sera établie plus par le terrain, l'évolution, que par les caractères locaux. On n'oubliera pas que la tuberculose est de beaucoup la plus fréquente des affections ganglionnaires primitives.

On ne négligera pas de rechercher les symptômes de compression de l'artère, de la veine et des nerfs axillaires. — L'exploration du creux sous-claviculaire et du creux sus-claviculaire s'imposent. On recherchera toujours également s'il n'existe pas quelque signe d'engorgement des ganglions du médiastin (souffle bronchique, respiration affaiblie d'un côté, supplémentaire de l'autre, zòne de matité interscapulaire, cornage, dysphonie par compression du récurrent). Les ganglions de l'aisselle, des creux sous-claviculaire et sus-claviculaire du médiastin forment en effet entre eux une chaîne ininterrompue. — Ces symptômes de compression, ces symptômes d'engorgement ganglionnaire à distance ont une très grande importance comme contre-indications opératoires.

Diagnostic. — Comme diagnostic différentiel c'est à l'anévrysme qu'il vous faut toujours songer malgré sa rareté. Les battements, l'expansion, et dans tous les cas douteux, le souffle, seront cherchés avec soin.

Indications thérapeutiques. — Le curage de l'aisselle est la meilleure opération dans les adénites tuberculeuses ou cancéreuses sans adhérences vasculaires, sans envahissement éloigné.

CHAPITRE II

Affections de l'épaule.

I. — Examen général de l'articulation de l'épaule.

Dans les résultats que fournit l'examen de l'épaule, par l'inspection et la palpation on a toujours à faire la part de trois éléments : 1º les lésions de l'articulation elle-même ; 2º l'atrophie du deltoïde qui accompagne si souvent et si rapidement ces lésions ; 3º les lésions de la grande bourse séreuse sous-deltoïdienne.

L'exploration des divers éléments de l'articulation est assez difficile. La synoviale est peu accessible à l'exploration directe ; l'examen du prolongement qu'elle envoie le long de la longue portion du biceps à la partie antéro-interne de l'extrémité supérieure du bras ne sera pas négligé. — Du côté des os, la cavité glénoïde est inaccessible, mais la tête de l'humérus en particulier dans sa portion antérieure débordant la voûte acromiale est très facilement sentie.

L'étendue des mouvements dont l'articulation jouit à l'état normal, prive du symptôme que les mouvements anormaux fournissent à d'autres jointures plus serrées dans la destruction ou l'allongement des ligaments. Mais la tête volumineuse de l'humérus est facile à trouver dans les subluxations ; l'aplatissement du moignon de l'épaule, l'allongement du bras sont caractéristiques dans la laxité capsulaire. On songera toutefois au relâchement de la capsule qui accompagne comme on le verra plus loin l'atrophie du deltoïde.

La diminution de l'étendue des mouvements est un symptôme important des diverses affections de l'épaule. Dans la recherche de ce symptôme, on tiendra compte des mouvements secondaires qui se passent souvent dans l'omoplate. Bien que l'articulation de l'épaule soit immobilisée, soit par la contracture musculaire, soit par des adhérences, le bras peut souvent présenter des mouvements, surtout des mouvements d'abduction très étendus. Mais il est facile de voir que l'omoplate suit ses mouvements ; il faut donc avoir soin de bien faire immobiliser l'omoplate par un aide pour apprécier exactement la roideur de l'articulation scapulo-humérale.

En étudiant non plus les mouvements que le chirurgien imprime à l'articulation, mais les mouvements que le malade peut spontanément exécuter, on songera à l'impotence fonctionnelle due à l'atrophie du deltoïde. Chez beaucoup de malades le mouvement d'abduction est perdu ou diminué, non par suite d'une lésion de l'articulation, mais par suite de l'atrophie musculaire. Les mouvements volontaires ou transmis peuvent s'effectuer avec ou sans craquements.

Les rapports de l'articulation avec le creux de l'aisselle rendent indispensable l'exploration de cette région. Il suffit de citer la saillie de la tête dans les luxations, les abcès ossifluents qui peuvent s'y développer. Les accidents de compression du côté de l'artère se reconnaîtront par l'examen du pouls radial, les accidents de compression veineuse par l'œdème, le développement du réseau veineux sous-cutané, les accidents de compression nerveuse par les troubles de sensibilité, plus rarement de motilité.

On n'oubliera pas non plus que la région sous-scapulaire offre, par suite du prolongement sous-scapulaire de la synoviale, des connexions intimes avec l'articulation. L'omoplate peut par exemple être soulevée en masse par un abcès ossifluent.

C'est en raison de l'importance de ces rapports que l'indication des points douloureux, des points d'empâtement dans les lésions de l'épaule a été différée jusqu'ici. On les recherchera : 1° en avant dans l'interstice pectoro-deltoïdien ; 2° à la partie antéro-interne du bras en remontant un peu dans l'aisselle le long de la coulisse bicipitale ; 3° dans l'aisselle même ; 4° par la pression ou la percussion sur l'omoplate ; 5° en refoulant l'humérus en haut de façon à pousser la tête contre la cavité glénoïde. Pour cette recherche, le bras sera saisi un peu au-dessus du coude par la main droite, la main gauche sera appliquée sur le moignon de l'épaule et le maintiendra.

Atrophie du deltoïde. — L'atrophie du deltoïde survient souvent à la suite de contusions, d'inflammations légères de l'articulation. Elle peut persister et aller en s'accentuant alors que la lésion articulaire d'origine est complètement guérie. Au premier abord l'aplatissement du moignon de l'épaule, l'allongement de l'épaule dû à la laxité de la capsule articulaire qui cesse d'être soutenue et aidée par le deltoïde, la difficulté des mouvements d'abduction, les douleurs souvent assez vives qui résultent du tiraillement de la capsule, font croire à une affection articulaire. Mais en saisissant des deux côtés, à pleines mains, au niveau de sa partie moyenne, le muscle deltoïde, on se rendra compte de l'atrophie d'un des côtés. Certes cette atrophie peut accompagner une affection de l'épaule en pleine acuité, en pleine évolution. Mais on n'oubliera pas qu'elle peut à elle seule constituer le fond de la maladie.

Bourse séreuse sous-deltoïdienne. — L'importance des lésions de la bourse séreuse sous-deltoïdienne a été bien mise en relief par Duplay. Les symptômes : gros craquements, points douloureux, atrophie pure, contractures musculaires n'ont isolément rien de bien caractéristique. On verra plus loin que par leur réunion ils forment un ensemble clinique bien établi par Duplay, les périarthrites scapulo-humérales.

II. — Luxations de l'épaule.

Résumé clinique. — La luxation commune fréquente est la luxation antéro-interne. La tête se place soit en dessous, soit plus rarement en dedans de l'apophyse coracoïde. C'est à cette luxation que s'appliquera tout ce qui va suivre. Les luxations rares sous-glénoïdiennes, sous-acromiales seront étudiées au diagnostic des variétés.

Examen du malade. — *Inspection.* — Mettez-vous bien en face du malade. L'inspection vous montrera trois grands symptômes : 1º Le moignon de l'épaule est aplati, il a perdu sa courbure ordinaire et tombe verticalement s'unissant à angle droit à la ligne horizontale sus-acromiale ; 2° L'acromion est saillant, proéminent ; 3° Le creux sus-claviculaire est un peu effacé. Il l'est d'autant plus que la tête s'avance plus loin en dedans de l'apophyse coracoïde. Le premier et même le deuxième de ces symptômes existent également, il ne faut pas l'oublier dans la simple atrophie du deltoïde.

Palpation. — La palpation vous fournira deux symptômes : 1° vide sous-acromial ; 2° situation anormale de la tête.

Si vous cherchez le vide sous-acromial en arrière de l'acromion, vous croirez le trouver toujours, en effet l'acromion déborde en arrière la tête humérale et il existe une dépression normale. Dans bien des cas d'atrophie du deltoïde cette dépression rétro-acromiale normale a fait croire à une luxation. C'est en dehors et en avant, là où la tête en place déborde l'acromion qu'il faut chercher le vide. Dans le cas d'atrophie du deltoïde avec laxité capsulaire on n'aura pas du côté malade la plénitude, la même sensation de saillie de la tête que du côté sain, mais on n'aura pas non plus d'encoche, de vide proprement dit.

La tête est de plus sentie dans l'aisselle. On la sent rouler sous le doigt dans les mouvements de rotation du bras. Quand la tête s'est luxée en dedans de l'apophyse coracoïde on sent par l'aisselle non plus la tête mais la face interne du col chirurgical. On peut parfois sentir au contraire la tête roulant sous le doigt par la palpation du creux sous-claviculaire.

Les mouvements de la tête peuvent déterminer de gros frottements cartilagineux qu'on distingue de la crépitation osseuse des fractures.

Exploration de la sensibilité cutanée. — Il est utile de rechercher l'état de la sensibilité cutanée de la région deltoïdienne dans les luxations récentes. L'anesthésie, plus rarement l'hyperesthésie indiqueraient une lésion du nerf circonflexe ; ces troubles de sensibilité doivent faire craindre l'atrophie ultérieure du deltoïde.

Vous rechercherez également bien entendu : 1° les compressions vasculaires et nerveuses de l'aisselle ; 2° l'état général

du blessé (rhumatisme, athérome, vieillesse) très important
pour le pronostic ultérieur.

Dans une luxation ancienne non réduite vous devrez étudier
de plus : 1° les altérations musculaires ou osseuses qui ont pu
survenir; 2° la fixité ou la mobilité plus ou moins grande de la
tête ; 3° les troubles fonctionnels. Quelques sujets arrivent à se
servir sans trop de gêne de leur bras luxé. On comprend donc
que chez eux, surtout s'ils sont âgés, athéromateux, les tentatives de réduction doivent rester très modérées.

Diagnostic. — *Y a-t-il luxation ?* Une entorse, une contusion de l'épaule peuvent, chez un sujet gras, musclé, et quand elles
s'accompagnent d'un gros gonflement, être difficiles à distinguer d'une luxation. Il faut chercher par des examens réitérés faits au besoin sous le chloroforme, le vide sous-acromial et la situation anormale de la tête. Chez ces sujets c'est
l'exploration minutieuse de l'aisselle qui servira à trancher la
question.

L'illusion momentanée que peuvent donner les atrophies deltoïdiennes avec laxité capsulaire a été signalée plus haut. Le
diagnostic avec les fractures souvent fort délicat sera étudié à
propos de ces dernières affections.

Pronostic. — On tiendra compte : 1° de l'ancienneté de la
luxation ; 2° des complications nerveuses ; 3° parfois de la récidive de la luxation (ces récidives sont dans quelques cas très
nombreuses) ; 4° de l'état général.

VARIÉTÉS RARES DE LA LUXATION DE L'ÉPAULE.

Luxation glénoïdienne.—C'est la « luxatio erecta, » le bras est
écarté et maintenu dans l'abduction à angle droit. La saillie de
l'acromion, la dépression sous-acromiale sont extrêmement
marquées, la tête semble sous la peau de l'aisselle. Le diagnostic est évident.

Luxation sous-acromiale. — Le bras est dans la rotation en
dedans. La dépression normale rétro-acromiale dont on n'oubliera pas l'existence est comblée par la tête. Celle-ci déborde
souvent assez peu, l'acromion ne fait qu'une saillie légère ; c'est

le relief arrondi, les mouvements de cette saillie correspondant aux mouvements du bras plutôt que son volume qui feront reconnaître la tête humérale. En avant le moignon de l'épaule est aplati, le relief arrondi de la tête débordant l'acromion a disparu.

Indications thérapeutiques. — *Luxations récentes antéro-internes.* — Procédé de Kocher ; en cas d'échec tractions sous le chloroforme.

Luxations anciennes. — Si les tractions échouent, on peut parfois songer à l'arthrotomie, à la résection.

Luxations récidivantes. — Appareils contenteurs, parfois résection.

Voir. — Musée St-Louis, coll. Péan, vit. 147, pièce 124. Luxation ancienne de l'épaule.

III. — Fractures de l'épaule.

Résumé clinique. — Les fractures de l'épaule s'observent surtout chez les sujets âgés ; le plus jeune des blessés observés par Malgaigne avait 53 ans. Chez les adultes elles sont toujours produites par un traumatisme considérable, soit direct, soit indirect. Chez les jeunes gens de moins de vingt ans, on peut observer des décollements épiphysaires. Ces décollements épiphysaires succèdent parfois à des violences médiocres chez les enfants atteints de syphilis héréditaire.

Les fractures de l'épaule sont rares, beaucoup plus rares que les luxations. Elles coexistent très fréquemment avec une luxation de l'épaule.

Les fractures de l'épaule comprennent comme variétés anatomiques les fractures : 1° de la tête de l'humérus ; 2° du col anatomique ; 3° du col chirurgical ; 4° des tubérosités ; 5° de la cavité glénoïde. Il est fort difficile de distinguer cliniquement ces diverses variétés. Les fractures sont d'ailleurs souvent multiples. La fracture la plus fréquente est celle du col chirurgical : elle servira de type pour notre examen clinique.

Examen du malade. — *Inspection.* — L'inspection fournit trois symptômes très importants. Elle montre : 1° un gonflement presque toujours considérable ; 2° une impotence fonctionnelle absolue, le moindre mouvement déterminant une véritable angoisse ; 3° une ecchymose qui, apparue dès les premières heures qui suivent l'accident, à la face interne du bras et de l'aisselle, progresse les jours suivants, devient très étendue, gagne souvent une grande partie du thorax et du bras.

Dans les fractures du col chirurgical, en mettant le bras en abduction, on voit souvent malgré le gonflement, une coudure en coup de hache, au-dessous du moignon de l'épaule.

Palpation. — La palpation doit s'attacher tout d'abord à trouver la tête humérale. Celle-ci occupe-t-elle sa place normale? Est-elle luxée et se sent-elle dans l'aisselle. Dans un cas comme dans l'autre, on cherche ensuite si les mouvements de rotation du bras se transmettent à la tête. Cette transmission dans les fractures du col chirurgical est exceptionnelle.

La tête trouvée, la palpation cherche à sentir les extrémités des fragments, tant par l'exploration de la région deltoïdienne, que par celle de l'aisselle. La saillie anguleuse des fragments est souvent possible à reconnaître malgré le gonflement. La pression au niveau du point de fracture détermine une douleur assez importante à rechercher.

Au cours de ces diverses explorations, il est bien rare qu'on ne sente pas la crépitation. Mais il faut se borner aux manœuvres modérées et prudentes qui viennent d'être indiquées, sans faire exécuter pour trouver la crépitation de grands mouvements toujours dangereux.

L'exploration aura enfin à rechercher du côté de l'aisselle les complications vasculaires et veineuses ; ces complications sont assez rares.

On n'oubliera pas au contraire que la luxation accompagne fréquemment les fractures de l'extrémité supérieure de l'humérus.

Mensuration. — La mensuration du bras a rarement une grande utilité. Comme point de repère supérieur on prendra

---

1. Voir Mollière, Fractures intra-articulaires de la tête humérale. *Lyon Médical,* 25 janvier 1889.

le sommet de l'acromion, comme point inférieur l'épicondyle
(Nicaise).

Diagnostic. — L'existence d'une fracture n'est pas toujours
possible à établir au moment de l'accident. Un peu plus tard,
les progrès de l'ecchymose constituent un des meilleurs symptômes. On ne confondra pas la dépression en coup de hache de
la fracture du col chirurgical avec le vide sous-acromial qui
suit la luxation. L'encoche de la fracture siège à deux et trois
centimètres au-dessous de l'acromion ; la pression au point
de l'encoche est douloureuse. La saillie sentie dans l'aisselle
est irrégulière, dentelée et non arrondie. Enfin la crépitation fine, osseuse, ne sera pas confondue avec les gros frottements cartilagineux de la luxation.

La contusion simple ne donne ni crépitation, ni déformation, ni douleur fixe, ni changement à la mensuration, ni ecchymose étendue (Ricard).

Pronostic. — Assez sérieux surtout par suite de la fréquence des roideurs articulaires consécutives.

Traitement. — Quand le gonflement a un peu diminué,
tentez la réduction et substituez à la simple écharpe du début
un appareil plâtré. Ricard recommande surtout l'appareil de
Hennequin. L'immobilisation doit être d'autant plus vite
abandonnée que le sujet sera plus âgé. Le massage très précoce a même donné de bons résultats.

IV. — Tuberculose de l'épaule.

Résumé clinique. — Presque toujours la tuberculose de
l'épaule débute non par une arthrite, mais par une ostéite
tuberculeuse de l'extrémité supérieure de l'humérus. Cette ostéite peut même persister longtemps sans suppuration tout
en déterminant des douleurs assez vives pour obliger à la
résection (carie sèche, ostéite atrophique). Les lésions peuvent
au contraire gagner la synoviale. On voit alors survenir les
fongosités, puis les abcès.

Examen du malade. — *Étude des lésions locales*. — *Inspection*. — L'atrophie musculaire est toujours considérable. C'est souvent plus que l'atrophie des arthrites, c'est une véritable amyotrophie tuberculeuse, gagnant le grand pectoral, les muscles du bras. Par suite de l'atrophie du deltoïde, la tête de l'humérus est abaissée et le bras un peu allongé.

Le réseau veineux sous-cutané, est souvent très marqué.

A la période d'ostéite, la diminution de volume de la jointure peut prédominer, plus tard apparait au contraire une saillie globuleuse.

Palpation. — A la période d'ostéite, la palpation sent soit un certain empâtement, soit parfois une sorte d'atrophie de la tête humérale ; les douleurs éveillées par la pression sont quelquefois très vives ; le refoulement du bras est horriblement douloureux.

A la période de l'envahissement de la synoviale, les fongosités seront cherchées par l'exploration de l'interstice pectoro-deltoïdien, du creux de l'aisselle, de la coulisse bicipitale (Kirmisson).

Les abcès ossifluents peuvent survenir, soit à la période d'ostéite, soit à celle d'arthrite. On ne négligera pas de rechercher les abcès sous-scapulaires soulevant l'omoplate. Les abcès ossifluents de la scapulo-tuberculose présentent souvent cette particularité d'être peu tendus, comme mal remplis.

Les ganglions de l'aisselle sont assez souvent engorgés.

Mouvements articulaires. — La mobilité de l'articulation est influencée par deux facteurs inverses. La contracture musculaire détermine une roideur très précoce et souvent très intense. Plus tard, par suite de l'atrophie musculaire, de l'allongement de la capsule, on peut au contraire avoir une augmentation de mobilité.

Diagnostic. — *L'ostéomyélite* de l'extrémité supérieure de l'humérus a un début brusque, une évolution rapide.

La *périarthrite scapulo-humérale* a également un début brusque, ordinairement traumatique ; elle ne détermine ni gonflement, ni même inflammation.

Les *arthrites blennorrhagiques syphilitiques* ne pourront être discutées qu'en raison du terrain. Les arthrites blennorrhagiques ont une marche aiguë.

Les *arthrites rhumatismales* des jeunes sujets sont aiguës et multi-articulaires.

Traitement. — Si l'immobilisation, la révulsion, le traitement général, ne suffisent pas à enrayer les progrès de l'arthrite, on fera sans hésiter la résection qui donne pour l'épaule des résultats particulièrement favorables.

V. — Périarthrites de l'épaule.

Résumé clinique. — Les traumatismes de l'épaule (entorses, contusions), le rhumatisme, la blennorrhagie peuvent déterminer, au lieu de l'inflammation même de la synoviale articulaire, l'inflammation de la bourse séreuse sous-deltoïdienne. Ces périarthrites ont avec les arthrites bien des symptômes communs : 1° atrophie musculaire rapide ; 2° points douloureux à la pression ; 3° roideur de l'épaule et difficultés extrêmes des mouvements d'adduction. Les seuls signes différentiels sont : 1° la marche plus lente, plus chronique ; 2° l'absence d'empâtement, d'épaississement ; 3° l'origine plus superficielle de la roideur articulaire qui est due exclusivement à la contracture musculaire : ce dernier signe ne peut guère être perçu que pendant l'anesthésie chloroformique ; 4° pendant cette anesthésie on peut également constater des frottements, des craquements secs, plus superficiels que dans l'arthrite.

Examen du malade. — Attachez-vous moins à faire le diagnostic si délicat de l'arthrite et de la périarthrite qu'à bien établir les divers éléments de l'impotence fonctionnelle : 1° contractures musculaires ; 2° atrophies musculaires frappant souvent non seulement le deltoïde, mais le grand pectoral, le sus et le sous-épineux ; 3° douleurs siégeant soit sur les muscles contractés, soit sur le trajet du nerf circonflexe, à 4 centimètres environ au-dessous de l'acromion. Recherchez l'origine raumatique, rhumatismale, syphilitique de la maladie.

Indications thérapeutiques. — Electricité, douches locales, massage au début. — Si ces moyens échouent, chloroforme et mouvements forcés du bras en immobilisant bien l'omoplate pour rompre les adhérences. Les adhérences une fois rompues, mouvements graduels et massage.

CHAPITRE III.

Maladies du bras.

I. — Fractures de l'humérus.

Résumé clinique. — La fracture du corps de l'humérus
est la fracture type à symptômes nets et classiques : ecchymose, mobilité anomale, crépitation. Le diagnostic est évident dès le début de l'examen. Mais le point important est de
songer aux complications assez fréquentes du côté du nerf radial. Ce nerf est parfois déchiré au moment même de l'accident;
le plus souvent la paralysie est consécutive et due soit à la distension, soit à l'englobement par le cal.

Examen du malade. — Après avoir bien précisé l'existence
et le siège de la fracture par la mobilité anomale, la crépitation sentie accessoirement en cherchant la mobilité, le point
de pression douloureux, on doit de suite rechercher l'état de
la mobilité dans la sphère du nerf radial. Le blessé peut-il
étendre les doigts, redresser le poignet, lui imprimer des mouvements d'adduction et d'abduction quand la main et l'avant-
bras sont placés sur un plan horizontal (cubital postérieur et
premier radial)? Le long supinateur se contracte-t-il, forme-t-il
un relief quand le malade exécute un mouvement de flexion
et de pronation de l'avant-bras, tandis qu'on lutte contre ce
mouvement? Voilà les principaux symptômes à rechercher.
Quant à l'anesthésie de la moitié externe et postérieure de l'a-
vant-bras et de la main, il est tout à fait exceptionnel de l'observer.

On tiendra grand compte en revanche des troubles de four-
millement, d'engourdissement dont le blessé peut se plaindre
à mesure que progresse la consolidation de sa fracture. On

cherchera à intervalles fréquents ce que devient l'extension des doigts et du poignet, parties qu'il est d'ordinaire possible d'observer malgré l'appareil d'immobilisation. Le cal est parfois très douloureux, par suite de la compression du nerf radial, sans qu'il y ait pour cela de paralysie.

Les blessures de l'artère humérale sont exceptionnelles dans les fractures simples de l'humérus. Une complication assez fréquente au contraire est la pseudarthrose. — Dans l'examen d'une pseudarthrose de l'humérus on a, comme toujours, à tenir compte : 1° des conditions locales de la pseudarthrose (chevauchement des fragments, — mobilité absolue ou partielle avec cal incomplet, — interposition des parties molles entre les fragments); 2° de l'état du nerf radial ; 3° des conditions générales qui ont pu influer sur la pseudarthrose et en particulier de la syphilis.

Indications thérapeutiques. — Immobilisation dans les fractures simples. Intervention assez précoce pour dégager et désenclaver le nerf radial dans le cas de paralysie. Intervention plus tardive, plus réservée dans les cals simplement douloureux. La résection des fragments et la suture des bouts avivés est souvent nécessaire dans la pseudarthrose.

Il n'est pas inutile de signaler aussi les autres causes chirurgicales de la paralysie du nerf radial : compression par les béquilles, par les tumeurs de l'aisselle, par les ostéites, les tumeurs de l'humérus, plus rarement par les anévrysmes de l'artère humérale. Panas a insisté sur un symptôme important pour le diagnostic du siège de la compression. Le triceps n'est paralysé que par les causes de compression agissant très haut dans l'aisselle ; il ne l'est pas quand la compression a lieu dans la gouttière de torsion.

CHAPITRE IV

Maladies du coude.

I. — Règles générales pour l'examen de l'articulation du coude.

Recouverte en avant par les muscles, la synoviale de l'articulation du coude est surtout accessible à la palpation, en arrière de chaque côté de l'olécrâne. En dehors le prolongement de l'articulation radio-cubitale est, lui aussi, facile à explorer. C'est en ces trois points qu'il faut surtout chercher la distension de l'hydarthrose, l'empâtement des fongosités, les points douloureux des arthrites. Toutefois en dedans et même en avant la pression au niveau de l'interligne articulaire réveille dans les arthrites une douleur profonde. On n'oubliera pas dans cette recherche que l'interligne articulaire est à un doigt au-dessous de l'épitrochlée.

Du côté des os de l'avant-bras, l'exploration est facile pour le côté interne et le bord postérieur du cubitus, pour la face postérieure, les bords externe et interne de l'olécrâne, pour la presque totalité de l'extrémité supérieure du radius. Les mouvements étendus de rotation qu'on peut imprimer à cette extrémité, sa situation superficielle permettent bien d'apprécier ses lésions.

La partie inférieure de l'humérus est au contraire moins aisément accessible. Si les saillies de l'épicondyle et de l'épitrochlée sont d'une palpation facile, on doit souvent, pour le reste de l'os, se contenter d'apprécier un certain gonflement dans les cas d'ostéite. Dans les fractures, les luxations, la saillie humérale est souvent aussi difficile à bien percevoir.

Les rapports que les trois grandes saillies osseuses du coude; épitrochlée, épicondyle, sommet de l'olécrâne présentent à l'état normal sont les suivants. Le coude étant fléchi à angle droit, le sommet de l'olécrâne est au-dessous de la ligne qui unit l'épicondyle à l'épitrochlée. Les trois saillies forment ainsi un triangle à sommet inférieur.

Tillaux et Nélaton indiquent un autre point de repère. Regardez le coude fléchi à angle droit par sa face interne. A l'état normal le plan vertical passant par l'épitrochlée et l'épicondyle rase la face postérieure de l'olécrâne. On verra l'importance de ces repères à l'étude des luxations.

Les bourses séreuses péri-articulaires (bourse rétro-oléocrânienne du triceps et surtout bourse qui sépare le tendon du biceps de la tubérosité radiale) seront toujours examinées dans les cas d'arthrites.

Les muscles péri-articulaires sont toujours plus ou moins intéressés dans les arthrites. L'atrophie atteint particulièrement le triceps ; le biceps au contraire est un des sièges de prédilection des contractures.

Les vaisseaux et les nerfs du pli du coude peuvent être intéressés dans les luxations, les fractures. Le nerf cubital situé directement en arrière de l'épitrochlée affecte avec l'articulation des rapports plus directs encore. L'importance de ces rapports est toutefois beaucoup plus grande au point de vue opératoire qu'au point de vue diagnostique.

L'articulation du coude, perd de bonne heure ses mouvements d'extension et de flexion dans les arthrites. L'avant-bras se place d'ordinaire en demi-flexion.

L'articulation radio-cubitale sera très souvent, elle aussi, immobilisée en pronation par la contracture du biceps. En étudiant les mouvements de cette articulation, on ne négligera pas de rechercher les subluxations assez fréquentes de la tête radiale en arrière.

Dans les luxations, les arthrites suppurées, la destruction ou la distension des ligaments latéraux fournit un symptôme d'importance capitale : les mouvements anormaux de latéralité. Pour rechercher ces mouvements il faut : 1º immobiliser avec très grand soin le bras ; 2º bien porter l'avant-bras en masse en dedans et en dehors. De légers mouvements de pronation et de supination dans l'articulation radio-cubitale sont une source d'illusions assez fréquentes.

II. — Affections traumatiques du coude.

En présence d'un traumatisme, soit direct, soit indirect du coude, vous devez songer :

1º *A une luxation.* — La variété fréquente est la **luxation** complète en arrière. Les subluxations et luxations isolées du radius en avant ne sont pas absolument rares.

2º *A une fracture.* — La fracture de l'olécrâne, fréquente, importante, sera particulièrement recherchée. On n'oubliera pas l'association clinique fréquente des fractures et des luxations.

3º *A une entorse.* — Les signes de l'entorse sont en grande partie négatifs, et ce diagnostic sera fait surtout par élimination, en l'absence de tout symptôme de luxation, de subluxation et de fracture.

4º *A l'arthrite traumatique.* — L'arthrite accompagne à des degrés divers tous les traumatismes du coude. Son intensité chez certains sujets prédisposés peut même être tout à fait disproportionnée avec l'intensité du traumatisme.

1º Luxation du coude.

Résumé clinique. — La luxation fréquente est la luxation en arrière comprenant les déplacements directs en arrière, les déplacements mixtes en arrière et en dehors, en arrière et en dedans. Les luxations isolées du radius et en particulier la subluxation en arrière commune chez l'enfant seront étudiées plus loin.

Examen du malade. — *Inspection.* — Regardez le coude : 1º de côté, pour apercevoir l'augmentation du diamètre antéro-postérieur et même, quand le gonflement n'est pas très intense, la saillie de l'olécrâne et du triceps ; 2º de face, pour établir si le déplacement en arrière n'est pas compliqué de déplacement en dehors ou en dedans. Ces déplacements mixtes donnent à l'inspection, faite seulement de face, l'idée d'une luxation purement latérale. Dans cet examen de face on peut parfois entrevoir surtout en dedans la saillie de la surface articulaire humérale. Le pli du coude parait remonté, plus élevé que le pli du coude du côté sain.

Palpation. — La palpation est toujours délicate et difficile. Certes, chez un sujet maigre, on peut parfois sentir 1° en avant la saillie du condyle et de la trochlée humérale, 2° en arrière la saillie de l'olécrâne entrainant le tendon tendu du triceps et la cupule radiale isolée s'offrant sous le doigt. Chez un sujet gras quand le gonflement est très accentué, c'est à rechercher la situation de cette cupule radiale qu'il faut tout d'abord s'attacher. En déprimant profondément les parties molles, en imprimant à l'avant-bras des mouvements de pronation et de supination, on finit par trouver la tête du radius. On peut parfois placer en quelque sorte la pulpe de l'index sur la cupule radiale et sentir que la surface de cette cupule a perdu ses connexions articulaires. On peut au moins constater qu'elle est reportée en arrière du condyle.

Le déplacement en arrière de l'olécrâne est plus difficile à apprécier qu'on ne le supposerait. Pour éviter l'illusion que pourrait donner la saillie normale de l'olécrâne en arrière, saillie très prononcée chez quelques sujets, il faut toujours : 1° comparer cette saillie à celle du côté opposé ; 2° établir ses rapports avec l'épicondyle et l'épitrochlée. Nous avons vu que les trois saillies : épicondyle, épitrochlée, olécrâne, forment dans la flexion à angle droit une sorte de triangle à sommet inférieur ; l'olécrâne est au-dessous de la ligne qui unit l'épicondyle à l'épitrochlée. Son sommet remonte au niveau et même au-dessus de cette ligne dans les luxations demi-fléchies.

Nous avons vu également que le coude étant regardé par son côté interne, le plan vertical passant par l'épicondyle et l'épitrochlée doit à l'état normal raser la face postérieure de l'olécrâne. Dans les luxations, cette face postérieure est reportée à un travers de doigt et plus en arrière de ce plan.

Les mouvements de latéralité offrent enfin un symptôme de premier ordre, car ils restent possibles à constater, si intense que soit le gonflement. Les précautions nécessaires pour la recherche de ces mouvements ont été indiquées plus haut.

Vous avez enfin à rechercher les complications. Les lésions vasculaires et nerveuses sont très rares. Les fractures le sont beaucoup moins. Elles peuvent porter sur l'olécrâne, l'apophyse coronoïde, la trochlée, l'épitrochlée, la tête du radius. Un point douloureux limité à la pression dans l'exploration de ces os, la crépitation au moment de la recherche des mouvements sont à peu près les seuls signes que le gonflement, toujours intense en pareil cas, permette de sentir. Il est bien rare

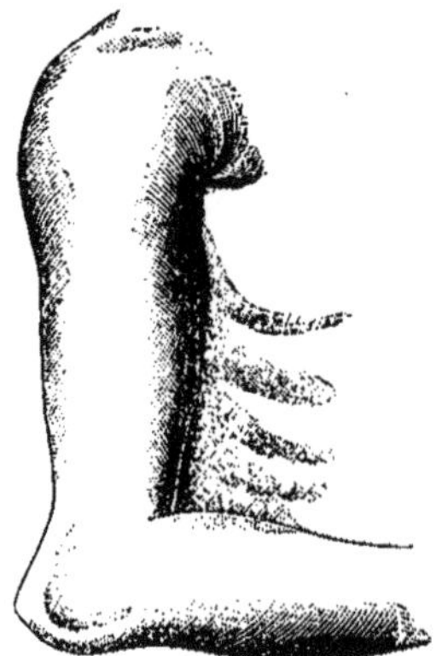

Fig. 22. — Luxation du coude en arrière.

de pouvoir reconnaître les fragments. Un signe de grande importance pour soupçonner la fracture est le suivant : la réduction de la luxation est très facile. En examinant le coude on sent que le déplacement ne semble pas fixe, qu'il va en quelque sorte se réduire sous la main. Mais la luxation se reproduit à nouveau aussitôt qu'on abandonne le membre à lui-même.

Dans les luxations anciennes vous devez tâcher de déterminer les altérations osseuses (hypertrophie, atrophie) consécutives à la luxation, l'étendue des adhérences, des rétractions musculaires, l'atrophie musculaire. Cherchez bien ce que sont devenues les fonctions du membre. La gêne fonctionnelle est extrêmement variable. Cherchez, avant les tentatives de réduction, l'athérome artériel.

Diagnostic. — La luxation du coude a des signes positifs qu'il faut rechercher au besoin sous le chloroforme pour la distinguer de l'entorse et des fractures. Dans l'entorse, dans les fractures non accompagnées de luxation, la cupule radiale reste sous le condyle, l'olécrâne garde ses rapports normaux.

Pronostic. — Les roideurs consécutives sont fréquentes, surtout chez les sujets âgés, rhumatisants.

Indications thérapeutiques. — Dans les luxations récentes, la réduction offre rarement de grandes difficultés. L'arthrite consécutive sera traitée avec le plus grand soin. Dans les luxations anciennes gênantes, la résection du coude donne peut-être un résultat fonctionnel supérieur à la réduction tardive (Nélaton).

Voir. — Musée St-Louis, coll. Péan, vit. 161, pièce 358, luxation ancienne du coude en arrière.

2° LUXATIONS ISOLÉES DU RADIUS.

Résumé clinique. — Les luxations et subluxations du radius en avant sont assez fréquentes. Elles sont particulièrement communes chez les jeunes enfants. Chez ceux-ci le mécanisme est presque toujours le même. L'enfant tenu par la main fait une chute. On le retient au moyen d'un effort brusque qui produit simultanément une traction sur l'avant-bras et une torsion de l'avant-bras. Ces luxations par torsion et élongation sont presque toujours incomplètes.

Examen du malade. — *Inspection.* — Le bras est demi-fléchi immobile dans une attitude intermédiaire à la pronation et à la supination. Dans les subluxations incomplètes de l'enfance, l'avant-bras est en pronation forcée demi-fléchie. La flexion complète est impossible.

Palpation. — La palpation sent : 1º une dépression assez nette en arrière et en dehors du condyle ; 2º la saillie de la tête du radius roulant sous le doigt en avant et en dedans de l'épicondyle.

Mouvements. — La flexion complète est non seulement douloureuse, mais mécaniquement impossible. On sent parfois buter la tête radiale contre le condyle.

Il faut d'ordinaire se contenter de ces symptômes, le déplacement de la tête radiale étant d'appréciation difficile. Ils sont d'ailleurs suffisants.

Indications thérapeutiques. — Il suffit de ramener de force l'avant-bras en supination dans les subluxations de l'enfance, tout en exerçant une traction légère pour sentir que la réduction se fait avec un claquement caractéristique. L'impotence fonctionnelle disparaît presque aussitôt. Les mouvements de flexion restent au contraire longtemps difficiles dans les luxations non réduites.

Dans les luxations complètes la réduction peut exiger des manœuvres plus complexes : traction, refoulement direct, pronation et supination.

3º FRACTURES DU COUDE.

Résumé clinique. — Les variétés de fractures du coude sont très nombreuses. On a distingué des fractures sus-condyliennes, inter-condyliennes, épitrochléennes, épicondyliennes. L'apophyse coronoïde, la tête du radius, l'olécrâne, peuvent être également fracturés. Les fractures de l'olécrâne seront l'objet d'une étude spéciale.

Fractures du coude en général.

Examen du malade. — *Inspection.* — Un gonflement énorme masque d'ordinaire tout le modelé du coude. L'ecchymose, presque toujours très étendue, n'a de valeur que si elle est survenue progressivement, consécutivement, et n'est pas le résultat d'un choc direct.

Le coude est ordinairement en demi-flexion, la contracture

musculaire le fixe immobile et rigide en la position qu il a prise.

Palpation. — Commencez par chercher ce que sont devenus les rapports de l'épicondyle, de l'épitrochlée, de l'olécrâne.

Tâchez de trouver au milieu du gonflement la tête du radius et de déterminer : 1º si la situation de la tête par rapport au condyle est restée normale ; 2º si les mouvements de rotation du radius dans la pronation et la supination continuent à être transmis à la tête.

Examinez successivement l'épicondyle, l'épitrochlée, l'extrémité inférieure de l'humérus, l'olécrâne en cherchant : 1º les points douloureux à la pression ; 2º la mobilité anormale ; 3º la crépitation que produit souvent la pression ou le moindre mouvement.

Si votre examen est resté douteux, saisissez le coude à pleine main, faites exécuter quelques mouvements plus étendus de flexion et d'extension, de pronation et de supination qui détermineront souvent une crépitation. Procédez avec douceur à la recherche de ce symptôme et arrêtez-vous dès que vous l'avez une fois perçu.

Complétez votre examen par la recherche des mouvements anormaux de latéralité en immobilisant bien et très bas l'humérus. Dans les fractures sus-condyliennes vous pourriez, faute de cette précaution, regarder comme d'origine articulaire les mouvements qui se passent au niveau du trait de fracture.

Recherche des complications. — La luxation du coude complique assez fréquemment les fractures. Cette complication a été étudiée plus haut.{Les lésions des vaisseaux, des nerfs sont rares. Songez surtout à vérifier l'état du nerf cubital dans les fractures de l'épitrochlée.

Fractures de l'olécrâne.

La fracture de l'olécrâne peut accompagner les fractures des autres portions osseuses dans les grands fracas du coude. Mais elle mérite aussi une étude isolée : 1º parce que, comme la fracture de la rotule, elle survient parfois sans traumatisme direct par contraction du triceps ; 2° en raison de ses symptômes particuliers et de son évolution spéciale.

Examen du malade. — *Inspection.* — L'olécrâne est ordinairement remonté, parfois légèrement rejeté en arrière. Quand le gonflement masque la dépression au-dessous du fragment, on peut à première vue penser à une luxation.

Palpation. — La palpation tranche vite cette difficulté. Elle sent en effet le fragment isolé, mobile latéralement, tiré en haut par les contractions du triceps et au moment de la flexion du coude, pouvant au contraire être ramené en bas au moment de l'extension. Il est très rare de pouvoir déterminer la crépitation.

Le degré d'ascension et de mobilité de l'olécrâne est important à déterminer. Le cal sera d'autant plus imparfait que les connexions fibreuses de l'olécrâne auront été plus largement détruites en même temps que la fracture a eu lieu.

La fracture de l'olécrâne est quelquefois compliquée de luxation du coude en avant. La luxation du coude en avant est presque invariablement accompagnée de fracture de l'olécrâne.

Diagnostic des fractures du coude. — Le diagnostic doit répondre à trois questions : Y a-t-il fracture, quelle en est la variété, quelles sont les complications ? Le chloroforme dans les cas difficiles sera souvent nécessaire, moins pour déterminer l'existence même de la fracture que pour bien préciser ses conditions anatomiques et la présence ou l'absence de complications. Souvent aussi la palpation, difficile au début, sera rendue plus facile au bout de quelques jours par la disparition du gonflement.

Les mouvements de latéralité, les frottements cartilagineux qui accompagnent la luxation du coude ne seront pas confondus avec les mouvements interfragmentaires, la crépitation osseuse de la fracture sus-condylienne. D'ailleurs dans cette fracture l'olécrâne, l'épicondyle, l'épitrochlée ont gardé leurs rapports normaux.

Dans les fractures de l'olécrâne la palpation isole d'ordinaire assez facilement le fragment pour qu'on abandonne de suite l'idée de luxation. La tête du radius est d'ailleurs à sa place normale. Or les luxations isolées du cubitus en arrière sont d'une extrême rareté.

Les fractures isolées de l'épicondyle, de l'épitrochlée, de la tête du radius, de l'apophyse coronoïde sont, quand le gonflement n'est pas extrême, assez faciles à reconnaître. La mobilité anormale, l'indépendance gardée par la partie fracturée au moment des mouvements de l'os dont elle dépend à l'état normal, la douleur à la pression sont souvent plus utiles que la crépitation.

Pronostic. — Le pronostic est rendu sérieux par les dangers d'ankylose. Ces dangers seront plus grands dans le cas de traumatismes violents, de blessés âgés, rhumatisants. La fracture est toujours accompagnée d'un certain degré d'arthrite. On tiendra compte de l'intensité de cette arthrite.

Indications thérapeutiques. — 1° *Fractures du coude en général.* — Appareil plâtré immobilisant le coude à angle droit.

2° *Fracture de l'olécrâne.* — Immobilisation en demi-flexion malgré la crainte d'un cal fibreux toutes les fois qu'on a à craindre l'ankylose (arthrite traumatique intense, vieillards, rhumatisants).

Immobilisation en extension complète si l'ankylose est moins à craindre. Mobiliser dès le vingt-cinquième jour.

III. — Tuberculose du coude.

Résumé clinique. — La tuberculose du coude est fréquente. Sa marche est d'ordinaire lente et chronique. Son évolution comprend trois périodes cliniques : période de début, période d'abcès, période de fistules.

Examen du malade. — *Etude des lésions locales.* — Au début vous avez à rechercher : 1° l'empâtement osseux ; 2° les fongosités de la synoviale.

Ces deux lésions débutent presque toujours et ont leur maximum au côté externe de l'articulation. C'est au niveau de l'articulation radio-cubitale, c'est dans la gouttière rétro-olécrânienne externe que l'inspection et la palpation découvrent à une période encore peu avancée les premiers symptômes caractéristiques : gonflement osseux dur et douloureux, fongosités synoviales à consistance variant suivant les points, de l'empâtement mollasse à la fluctuation franche.

Tous les autres points de l'articulation seront bien entendu explorés. Les lésions osseuses ont encore plus de valeur pour le diagnostic, que les lésions synoviales.

La contracture musculaire précoce, frappant en particulier le biceps, est un symptôme important. L'atrophie musculaire atteignant surtout le triceps est un symptôme un peu banal pour le diagnostic, plus utile pour le pronostic.

A la période d'abcès, le diagnostic devient évident. On devra rechercher à cette période, en outre des lésions osseuses et synoviales : 1° les abcès ossifluents (la face antérieure de l'articulation, profondément située sous les muscles, sera explorée avec un soin particulier) ; 2° les destructions ligamenteuses qui malgré la roideur due à la contracture musculaire se reconnaîtront au mouvement de latéralité ; 3° les subluxations. Les subluxations isolées de la tête du radius sont particulièrement fréquentes.

A la période de fistules, on se souviendra du siège paradoxal qu'offrent souvent ces fistules (Phocas). L'exploration au stylet montre fréquemment un trajet tortueux, irrégulier, aboutissant à une lésion osseuse située très loin de l'orifice de la fistule.

A toutes les périodes s'impose l'examen des bourses séreuses péri-articulaires et celui des ganglions de l'aisselle.

Etude de l'état général. — Le terrain scrofuleux est souvent au début un des principaux éléments de diagnostic.

Diagnostic. — Au début, la tuberculose du coude se distingue surtout des autres arthrites : 1° par l'étude du terrain ; 2° par la marche plus lente, plus chronique ; 3° par la coexistence des lésions osseuses et synoviales.

Indications thérapeutiques. — Immobilisation dans la demi-flexion. La résection donne au coude des résultats particulièrement favorables.

IV. — Ankyloses du coude.

Résumé clinique. — Les ankyloses du coude sont extrêmement fréquentes, l'articulation étant normalement très serrée. C'est une complication qu'on doit toujours craindre dans les fractures, les luxations, les arthrites rhumatismales ou blennorrhagiques. L'ankylose de la tumeur blanche est souvent une terminaison relativement favorable.

Examen du malade. — La cause de l'ankylose sera déterminée avec soin : 1° par les commémoratifs ; 2° par l'examen direct (traces de fistules, d'abcès dans la tumeur blanche).

Dans l'étude de l'ankylose elle-même on recherchera : 1° la position en flexion, en demi-flexion, en extension. La position en demi-flexion détermine une gêne fonctionnelle infiniment moindre que la flexion complète et surtout que l'extension ; 2° le degré de l'ankylose qui varie de la simple roideur à la soudure absolue ; 3° la position des surfaces articulaires (rapports normaux, subluxation, luxation) ; 4° l'atrophie musculaire. On déterminera avec soin dans les ankyloses consécutives aux arthrites la persistance de la moindre inflammation.

Indications thérapeutiques. — Ces indications dépendent : 1° de la position du membre ; 2° de la cause de l'ankylose ; 3° de l'âge, de la profession du malade.

Les ankyloses en bonne position de la tuberculose seront d'ordinaire respectées.

Si une intervention est nécessaire, Ollier recommande de rechercher si le malade par sa profession a surtout besoin d'une articulation mobile ou d'une articulation solide. La résection sera assez étendue dans le premier cas, on enlèvera avec les os une zone circulaire du périoste. Pour être sûr d'avoir une néarthrose solide on fera au besoin la suture osseuse.

La résection sera d'ordinaire complète après les arthrites. Après les fractures on pourra souvent se contenter de la faire porter sur l'humérus seul. Après les luxations la résection du radius et du cubitus seuls suffira souvent.

CHAPITRE V

Maladies de l'avant-bras et du poignet.

I. — Fractures de l'avant-bras.

Résumé clinique. — Les fractures de l'avant-bras peuvent porter soit simultanément sur le radius et le cubitus, soit isolément sur l'un ou l'autre de ces os.

Dans le premier cas les mouvements de pronation et de supination peuvent se trouver ultérieurement gênés, les extrémités des fragments étant englobées par le cal et l'espace interosseux détruit. A la suite des fractures d'un seul os, en particulier du cubitus, on observe assez fréquemment par suite du raccourcissement latéral des incurvations de l'os opposé et surtout des subluxations.

Examen clinique. — *Fracture des deux os de l'avant-bras.* La déformation angulaire, la mobilité anormale, rendent le diagnostic très simple. Il suffira d'ordinaire de quelques légers mouvements de pronation et de supination pour percevoir la crépitation.

L'avant-bras sera immobilisé dans une demi pronation qui assure une largeur suffisante de l'espace interosseux. Les compresses graduées, destinées à maintenir l'écartement de cet espace, et fort en honneur autrefois, sont peut-être un peu trop délaissées aujourd'hui.

Fracture d'un des deux os de l'avant-bras. Il n'y a d'ordinaire pas de déformation. Le gonflement partiel et surtout l'ecchymose ont une certaine valeur. On trouve un point localisé très douloureux. Enfin il est d'ordinaire possible de sentir la mobilité anormale. Dans cette recherche assez délicate, il faut explorer successivement avec les deux mains tous les points de l'os. C'est par la pression des pouces placés à deux ou trois centimètres l'un de l'autre qu'on arrive le mieux à sentir, quand on arrive au point fracturé, soit une mobilité véritable, soit au moins un certain défaut de résistance. Cette recherche fait parfois percevoir de plus la crépitation.

L'os fracturé présente souvent un certain raccourcissement, d'où élévation de l'apophyse styloïde correspondante. Ce signe est surtout utile pour le radius.

La fracture isolée du radius présente un autre signe pathognomonique. Par suite de la solution de continuité, la tête du radius ne tourne plus dans les mouvements de pronation et de supination de l'avant-bras.

Diagnostic. — Évident pour les fractures des deux os, le diagnostic dans les fractures d'un seul os exige une certaine attention. Il est d'autant plus fâcheux de prendre une fracture isolée du radius ou du cubitus pour une simple contusion qu'une réduction et une immobilisation attentives sont nécessaires pour prévenir les incurvations, les subluxations consécutives au raccourcissement.

II. — Lésions traumatiques du poignet.

En présence d'une lésion traumatique du poignet le chirurgien doit songer :

1° A la fracture de l'extrémité inférieure du radius, la lésion la plus fréquente en particulier dans les chutes un peu violentes sur la main ;

2° A l'entorse du poignet ;

3° A la luxation du poignet ;

4° A l'arthrite traumatique qui accompagne à des degrés variables ces diverses lésions.

1° FRACTURES DE L'EXTRÉMITÉ INFÉRIEURE DU RADIUS.

Résumé clinique. — Le fragment inférieur est d'ordinaire pénétré par le supérieur. Cet engrènement domine l'histoire clinique de cette fracture.

Examen du malade. — *Étude des lésions locales.* — *Inspection.* — En examinant le poignet par son côté radial, on aperçoit souvent une déformation assez caractéristique dite en dos de fourchette. La main se trouve sur un plan un peu supérieur au plan de l'avant-bras et lui est unie par une ligne oblique.

En examinant le poignet par sa face dorsale on voit souvent que de plus la main est déjetée en dehors, inclinée sur le côté radial. Les tendons des radiaux sont parfois assez soulevés pour faire une saillie visible.

Quand la main est déjetée en dehors, l'examen du côté cubital du poignet montre une saillie anormale de l'apophyse styloïde du cubitus.

Le gonflement est un symptôme banal. L'ecchymose **tardive** progressive a, au contraire, une véritable valeur.

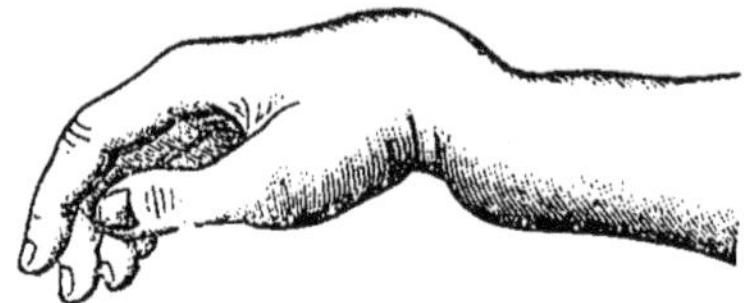

Fig. 23. — Fracture de l'extrémité inférieure du radius.

Palpation. — La palpation est souvent, en présence du gonflement, le seul moyen de bien apprécier la déformation du poignet. Elle fournit de plus deux symptômes importants.

1° Il existe à un centimètre et demi environ au-dessus de la pointe de l'apophyse styloïde du radius, au niveau du trait de fracture, une zone limitée très douloureuse à la pression. La douleur sera recherchée sur le bord externe et sur la face postérieure du radius.

2° L'apophyse styloïde du radius est souvent remontée. Au lieu de descendre à un centimètre et demi environ plus bas que la pointe du cubitus, elle peut être plus ou moins rapprochée du niveau de cette pointe. Pour tenir compte des variations individuelles on comparera les rapports des deux apophyses du côté lésé aux rapports de ces apophyses du côté sain.

La crépitation manque d'ordinaire par suite de l'engrènement des fragments. Cet engrènement laisse parfois persister une certaine mobilité anomale. Il est bien rare que ce symptôme soit utile à rechercher.

Les mouvements du poignet restent souvent faciles, ce symptôme négatif est utile pour le diagnostic avec l'entorse.

État général. — Chez les sujets âgés, les rhumatisants, on voit souvent après cette fracture des roideurs du poignet et des doigts.

Indications thérapeutiques. — Tâcher, mais sans trop insister chez les sujets âgés, de réduire la fracture, la maintenir par l'appareil de Nélaton composé d'une attelle dorsale s'avançant sur le dos de la main, d'une attelle palmaire n'occupant que l'avant-bras et s'arrêtant au niveau du poignet. Mouvements dès le dixième jour et massage si l'on a à craindre l'ankylose.

2° ENTORSE DU POIGNET.

Résumé clinique. — L'entorse du poignet beaucoup moins fréquente que la fracture résulte surtout de la flexion forcée (chute sur le dos de la main).

Examen du malade. — *Inspection.* — Le gonflement est souvent très marqué ainsi que l'ecchymose. Celle-ci est immédiate, non progressive.

Palpation. — Comme symptômes positifs la palpation montre dans les entorses violentes : 1° une saillie des tendons des fléchisseurs et des extenseurs, herniés hors de leur gaîne ; 2° une subluxation assez fréquente du grand os qui fait une saillie légère à la face dorsale du poignet. Les points douloureux sont assez variables et n'ont pas le siège précis du point douloureux de la fracture de l'extrémité inférieure du radius. On ne constate pas sauf la saillie du grand os de déformation. L'arthrite traumatique est souvent intense et la pression au niveau de l'interligne articulaire très douloureuse. Les mouvements sont très gênés.

Pronostic. — Le pronostic dépend 1° de l'intensité de l'entorse. Ollier a observé chez l'enfant et décrit sous le nom d'entorse juxta-épiphysaire de véritables broiements de l'épiphyse inférieure du radius; 2º des conditions qui peuvent faire plus ou moins redouter l'ankylose.

Indications thérapeutiques. — Immobilisation. Résolutifs et surtout massage.

3º LUXATIONS DU POIGNET.

Résumé clinique. — Extrêmement rares, résultant d'une violence considérable, les luxations du poignet ont lieu soit en arrière soit en avant. Elles sont souvent accompagnées de fractures, de plaies.

Examen du malade. — Les lésions malgré le gonflement sont d'ordinaire évidentes. La palpation permet d'établir la

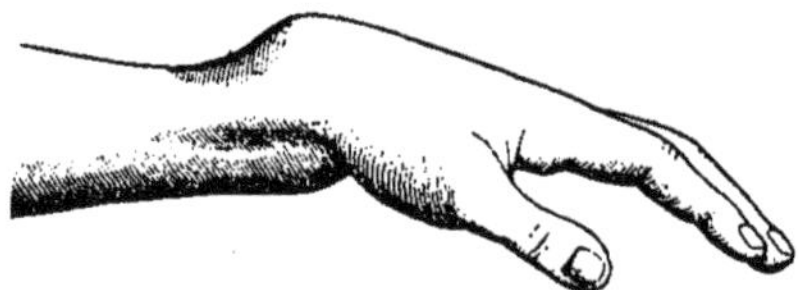

Fig. 24. — Luxation du poignet.

constitution des saillies palmaire et dorsale par la surface articulaire concave radio-cubitale ou la surface articulaire convexe du carpe. La recherche des apophyses styloïdes du radius et du cubitus est le point de repère précieux. Ces apophyses ont de plus conservé entre elles leurs rapports normaux.

La luxation en avant s'accompagne presque constamment de fracture du radius.

Indications thérapeutiques. — La réduction est rarement possible sans chloroforme.

III. — Arthrites du poignet.

Résumé clinique. — Les arthrites du poignet peuvent être traumatiques, rhumatismales, blennorrhagiques, tuberculeuses. — Le rhumatisme de la scarlatine, le rhumatisme chronique frappent avec une certaine prédilection le poignet. Les arthrites sèches y sont rares. Citons pour mémoire les arthrites syphilitiques.

Les arthrites du poignet portent en réalité sur toute une série d'articulations : radio-cubitale, radio-carpienne, carpienne, métacarpo-carpienne. Fréquemment aussi les gaines synoviales voisines, en particulier la grande gaine des fléchisseurs, se trouvent intéressées.

Examen du malade. — *Étude des lésions locales.* — *Inspection.* — L'inspection montre un gonflement, une rougeur, un œdème variables suivant que l'arthrite est plus ou moins aiguë. C'est à l'arthrite de la blennorrhagie qu'appartient d'ordinaire le maximum d'acuité.

Palpation. — La palpation ne fait guère sentir qu'un empâtement général sans point particulièrement fluctuant. C'est surtout à la région dorsale et sur les côtés, au-dessous des apophyses styloïdes, qu'on peut parvenir sur la synoviale. C'est là que se trouvent les points douloureux. On n'oubliera pas que l'interligne radio-carpien décrit une forte convexité au-dessus de la ligne qui unit les apophyses styloïdes.

L'empâtement osseux se sent surtout sur le radius et le cubitus. Les subluxations de l'apophyse styloïde du cubitus sont fréquentes dans les arthrites anciennes. On peut souvent, en saisissant cette apophyse avec les deux doigts, lui imprimer de légers mouvements qui déterminent une grosse crépitation cartilagineuse.

L'atrophie musculaire, la gêne des divers mouvements seront recherchées. Quand les gaines synoviales sont intéressées on aura — en dehors de la forme particulière qu'affecte le gonflement — de la gêne et même une abolition complète des mouvements d'extension et de flexion des doigts. Ces mouvements peuvent déterminer des frottements neigeux, amidonnés, en chaînon (Voir synovites du poignet).

Les abcès ossifluents de la tuberculose, bien que d'ordinaire peu volumineux, sont faciles à reconnaître. L'ouverture des fistules a souvent lieu assez loin de l'os, point de départ de l'abcès. — Aux périodes avancées on peut avoir une véritable dislocation du carpe dont les osselets frottent au moindre mouvement.

L'arthrite suppurée du poignet se reconnaîtra à l'intensité de l'inflammation, aux douleurs excessives à la pression, à la marche rapide. Les arthrites blennorrhagiques se terminent quelquefois par suppuration. Les synovites suppurées peuvent aussi se compliquer d'arthrites.

Étude du terrain. — L'étude du terrain a souvent au début une importance capitale pour le diagnostic de la variété d'arthrite : rhumatismale, blennorrhagique, tuberculeuse.

Diagnostic. — A. *Existence de l'arthrite.* — Les synovites de la gaine des extenseurs et des fléchisseurs ont des phénomènes inflammatoires moins limités, ayant moins leur maximum au niveau de l'interligne articulaire. L'exploration des parties latérales de l'articulation est fort utile dans les cas mixtes d'arthrites compliquées de synovites.

L'ostéite épiphysaire du radius a son maximum de douleur et de gonflement à deux centimètres et demi environ au-dessus de l'interligne articulaire. Les mouvements de l'articulation restent au début possibles. Cette ostéite peut ultérieurement se compliquer d'arthrite.

B. *Nature.* — L'acuité de l'inflammation est un premier signe. Dans une arthrite très aiguë, songez surtout à la blennorrhagie, dans une arthrite aiguë ou subaiguë au rhumatisme, dans une arthrite chronique à la tuberculose. — Quand, après une période aiguë, l'arthrite devient chronique, qu'elle présente de l'empâtement, du gonflement osseux, craignez surtout la tuberculose. — Au début l'étude du terrain est avec l'acuité le grand élément de diagnostic. Plus tard la marche spéciale : 1º mobilité, résolution assez rapide et complète dans le rhumatisme aigu ; 2º poussées successives subaiguës avec accalmies, déformations du poignet et des doigts dans le rhumatisme chronique ; 3º tendance ankylosante dans l'arthrite blennorrhagique ; 4º fongosités, abcès froids, ostéites, dans l'arthrite tuberculeuse, viennent fixer le diagnostic.

Pronostic. — Il varie : 1° avec l'intensité de l'inflammation ; 2° avec la nature de l'arthrite ; 3° avec l'état général.

Indications thérapeutiques. — Immobilisation, révulsion
dans les arthrites aiguës. Arthrotomie dans les arthrites suppurées. Dans l'arthrite tuberculeuse il faut épuiser toutes les
ressources de la méthode conservatrice avant d'arriver à la
résection qui donne d'assez médiocres résultats.

IV. — Synovites du poignet.

Les synovites du poignet particulièrement fréquentes nous
ont servi de type pour l'étude générale des diverses variétés de
synovites : A. synovites aiguës purement inflammatoires, comprenant l'aï crépitant, la synovite plastique, la synovite séreuse ; B. synovites suppurées ; C. synovites tuberculeuses comprenant les synovites à grains riziformes et les synovites fongueuses. Nous nous contenterons donc d'indiquer les quelques
caractères spéciaux des synovites du poignet.

Ces caractères sont dominés par la forme anatomique des
gaines synoviales que nous devons rappeler en quelques mots.
Du côté de la face dorsale on trouve trois gaines synoviales
longues de quatre à cinq centimètres, tapissant les trois canaux ostéo-fibreux : 1° du tendon du cubital postérieur ; 2° de
l'extenseur propre du petit doigt ; 3° de l'extenseur propre de
l'index et de l'extenseur commun des doigts, ce dernier canal
le plus externe est le plus large et le plus important. Ces gaines synoviales sont rarement atteintes d'inflammation grave
mais offrent fréquemment des kystes ganglionnaires.

Du côté du bord externe du poignet, au niveau de la taba-
tière anatomique, se trouvent les gaines synoviales du long
abducteur et du court extenseur en dehors, du long extenseur
du pouce en dedans. Ces gaines, surtout celles du long abducteur et du court extenseur, sont le siège de prédilection de l'aï
crépitant.

A la face palmaire enfin sont les deux grandes gaines si
importantes, si fréquemment atteintes des fléchisseurs. Ces deux
gaines sont au poignet séparées l'une de l'autre par le nerf

médian. La gaine externe remonte en haut à deux travers de
doigt au-dessus du ligament annulaire antérieur, passe sous ce
ligament et se continue dans le pouce, formant la gaine du
long fléchisseur du pouce. La gaine interne remonte en haut à
deux travers de doigt et demi au-dessus du ligament annulaire antérieur ; elle passe sous ce ligament ; elle présente dans
la paume de la main un renflement qui se continue parfois
avec le fléchisseur de l'annulaire. Mais la continuité importante est la continuité constante de cette gaine avec la gaine
du tendon fléchisseur du petit doigt. Les gaines des fléchisseurs
de l'index, du médius et ordinairement celle de l'annulaire ne
communiquent donc pas avec les gaines synoviales du poignet.
Voyons maintenant ce qui a trait aux diverses variétés de
synovites.

A. SYNOVITES AIGUES PUREMENT INFLAMMATOIRES. — 1° *Aï crépitant*. — L'aï crépitant siège surtout dans la gaine du long
abducteur et du court extenseur du pouce. Les mouvements
d'extension et d'abduction du pouce déterminent une crépitation neigeuse amidonnée. Les autres gaines des extenseurs
peuvent être également prises.

2° *Synovites plastiques*. — Les doigts se trouvent immobilisés
en extension et en flexion suivant la gaine atteinte. La flexion
est beaucoup plus fréquente, la gaine des fléchisseurs étant
plus souvent frappée.

3° *Synovites séreuses*. — L'épanchement donne souvent avec
une extrême fidélité la forme de la gaine. La fluctuation dans
les gaines des fléchisseurs peut se transmettre du poignet à
l'éminence thénar ou hypothénar (symptôme important).

B. SYNOVITES SUPPURÉES. — Particulièrement fréquentes dans
les gaines synoviales des fléchisseurs à la suite des panaris du
pouce et du petit doigt les synovites suppurées ont une extrême
gravité. L'inflammation franchit souvent les limites de la synoviale et détermine un phlegmon diffus de l'avant-bras. Les
mouvements des tendons restent toujours extrêmement gênés.

C. SYNOVITES TUBERCULEUSES. — Les deux formes, synovites à
grains riziformes, synovites fongueuses, sont fréquentes dans
les gaines des fléchisseurs. C'est au poignet que le bruit de

chaînon atteint son maximum de netteté. On peut souvent sentir les grains riziformes passer sous le ligament annulaire et aller du poignet dans la paume de la main. — Dans la synovite fongueuse les articulations du poignet sont souvent prises en même temps que la gaîne synoviale.

CHAPITRE VI

Affections de la main.

I. — Affections traumatiques de la main.

Fractures des os de la main. — Dans toutes les contusions
du dos de la main on doit songer à la possibilité d'une fracture
des métacarpiens. La mobilité anomale est difficile à constater.
On cherchera surtout la douleur dans les mouvements, la douleur limitée à la pression, parfois la crépitation. Le diagnostic
avec une contusion simple a d'ailleurs plus d'importance pour
le pronostic, l'incapacité de travail étant forcément beaucoup
plus longue dans la fracture, que pour le traitement.

Entorses et luxations du carpe. — Les chutes sur le dos de la
main déterminent des entorses et souvent des subluxations des
os du carpe, en particulier du grand os. Les luxations complètes sont très rares. La subluxation n'a d'autres signes qu'une
gêne persistante, marquée surtout dans les mouvements d'extension, une saillie légère et régulière. La réduction par la
pression directe combinée avec la traction est ordinairement facile. Ces subluxations non réduites entraînent une gêne fonctionnelle assez notable.

Luxation du pouce. — La luxation classique est la luxation
en arrière. La forme en Z du pouce, la saillie de la tête du
métacarpien au niveau de l'éminence thénar, la saillie de la
phalange sur la face dorsale, le raccourcissement rendent le
diagnostic facile. Il faut se hâter d'agir, la luxation devenant
rapidement irréductible. Farabeuf a montré qu'en rabattant
la phalange, on interposait entre elle et le métacarpien les os
sésamoïdes, ce qui rend la réduction ultérieure fort difficile. Il
faut donc faire la traction sur la phalange redressée, la rame-

ner en avant en exagérant plutôt son redressement et en grattant la face supérieure du métatarsien.

Plaies de la main. — Comme au poignet il faut toujours songer aux plaies des tendons et des nerfs. Les plaies artérielles de la paume de la main ont beaucoup perdu de leur gravité. La forcipressure permet de triompher de l'hémorrhagie immédiate. L'antisepsie met à l'abri des hémorrhagies secondaires. — Dans les écrasements des doigts et de la main, on doit s'abstenir autant que possible d'intervention, ne pas régulariser, ne pas amputer les parties même très contuses ; elles finissent souvent par se réparer d'une façon inespérée. — Les plaies contu-

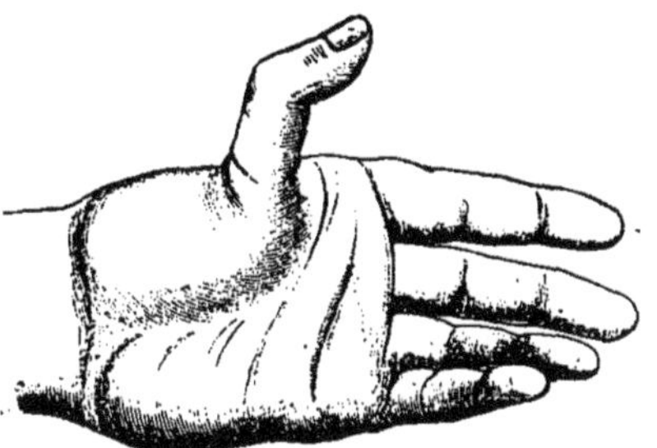

Fig. 25. — Luxation du pouce.

ses de la main exposent particulièrement au tétanos. Comme complication éloignée après les plaies irrégulières étroites de la paume de la main, on observe parfois des anévrysmes traumatiques.

Voir.— Musée St-Louis, coll. Péan, vit. 147, pièce 447, Luxation du pouce.

II. — Doigt à ressort [1].

Le pouce et l'annulaire sont particulièrement atteints de cette singulière affection. Dans les mouvements d'extension et de

[1]. POIRIER, *Du doig à ressort. Archives générales de médecine,* 16 août 1889.

flexion se produit à un moment donné un temps d'arrêt. Puis cet arrêt surmonté par un effort parfois pénible et douloureux, l'extension et la flexion s'achèvent par un ressaut brusque comme s'achève le mouvement d'un couteau à ressort qu'on ouvre ou qu'on ferme.

Dans l'examen local on sent parfois une nodosité sur les tendons des fléchisseurs au niveau de l'articulation métacarpophalangienne. Le rhumatisme est la cause générale la plus fréquente.

III. — Rétraction de l'aponévrose palmaire.

Les brides saillantes, rigides de la paume de la main, brides non cicatricielles survenues spontanément, sont caractéristiques. La flexion porte sur les première et deuxième phalanges. L'auriculaire et l'annulaire sont les doigts le plus souvent touchés. — Les malades sont souvent des rhumatisants, des goutteux, des diabétiques, des alcooliques, des syphilitiques. La marche de l'affection est fatalement progressive. Les opérations autoplastiques ont donné quelques succès.

Voir. — Musée Dupuytren, pièce 540.

IV. — Phlegmons de la main.

Résumé clinique. — Les phlegmons de la main comprennent trois grandes variétés : 1° les phlegmons superficiels ; 2° les phlegmons sous-cutanés ; 3° les phlegmons profonds.

Les *phlegmons superficiels* peuvent consister en un furoncle, un anthrax (phlegmon anthracoïde) et occupent alors presque toujours le dos de la main. Les lymphangites donnent lieu au phlegmon érythémateux. La forme la plus spéciale à la main est le durillon forcé. La rougeur, le gonflement ont leur maximum au dos de la main, au niveau des commissures interdigitales, mais la palpation de la paume trouve un point limité d'une sensibilité excessive. C'est là qu'est le pus. C'est là qu'il faut inciser sans attendre la fluctuation, que l'épaississement de l'épiderme rend difficile à sentir.

Le *phlegmon sous-cutané* succède le plus souvent à une lymphangite. Le maximum de la rougeur, du gonflement est encore à la face dorsale. Il devient souvent tel dans les espaces interdigitaux que les doigts sont écartés les uns des autres. Mais là encore c'est d'ordinaire la face palmaire qui a été le point de départ de l'inflammation et est le premier siège du pus. Quand l'abcès est abandonné à lui-même, le pus après avoir perforé le derme trouve une seconde barrière dans l'épiderme résistant. Il s'étale sous l'épiderme en formant un second foyer communiquant avec le premier (abcès en bouton de chemise). Souvent c'est vers les commissures que le pus finit par trouver issue. Il peut même perforer l'aponévrose palmaire ou fuser à travers les orifices qu'elle présente antérieurement et se compliquer de phlegmon profond.

Le *phlegmon profond* siège soit dans le tissu cellulaire, soit dans les gaînes. La main dans le premier cas a été comparée à une véritable éponge purulente. Le phlegmon des gaînes occupe soit la gaine du pouce, soit celle du petit doigt. Il remonte au-dessous du ligament annulaire jusque dans la portion de la gaîne située au niveau du poignet. Il peut devenir le point de départ d'un phlegmon diffus de l'avant-bras.

Examen du malade. — *Accidents locaux.* — Deux règles doivent être avant tout rappelées pour l'étude des accidents locaux :

1° Le gonflement, la rougeur occupant surtout le dos de la main ; c'est presque toujours cette partie que le malade vous montre. Et pourtant c'est à la paume que se trouvent ordinairement l'inflammation maximum et la suppuration.

2° La fluctuation est très tardive à la main. Les abcès doivent être ouverts bien avant qu'elle soit perçue. Il faut plus tenir compte de l'intensité de l'inflammation : rougeur, chaleur, douleur à la pression que de la rénitence. Si au troisième ou au quatrième jour il n'y a pas de détente locale, on peut affirmer la présence du pus.

3° Les phlegmons superficiels ou sous-cutanés gênent, mais n'abolissent pas les mouvements des doigts. Les doigts restent dans l'extension. Ils sont fléchis et l'extension est affreusement douloureuse dans les phlegmons profonds. C'est là un signe différentiel de la plus grande importance. Au début du phlegmon des gaines, la flexion peut ne porter que sur le pouce ou le petit doigt. La face dorsale de la main est à peine rouge et gonflée, mais bientôt l'inflammation se propage au tissu cellulaire. Le phlegmon des gaines et le phlegmon du tissu cellulaire ne sont d'ailleurs distincts qu'au début. Ils se confondent bientôt l'un avec l'autre par la propagation de l'inflammation.

Il est donc possible de distinguer assez rapidement les phlegmons superficiels (sous-épidermique, cutané et sous-cutané) des phlegmons profonds.

Dans les phlegmons superficiels, l'examen local doit s'attacher surtout à la recherche des durillons forcés. Il faut aussi songer à la possibilité d'un abcès en bouton de chemise. Un phlegmon assez limité de la main peut devenir le point de départ d'une adénite axillaire grave.

Dans les phlegmons profonds, l'examen local doit s'attacher surtout à déterminer si l'inflammation est limitée à la paume de la main ou s'il existe des foyers des doigts et du poignet.

État général. — L'état général est toujours sérieux. L'incision amène d'ordinaire une détente merveilleuse des accidents fébriles. L'état général peut être très grave dans les phlegmons profonds. Autrefois les malades atteints succombaient souvent à la septicémie.

Dans les phlegmons à marche envahissante cherchez toujours s'il n'y a pas quelque tare générale : alcoolisme, diabète, albuminurie.

Diagnostic. — On vient de voir les éléments qui permettent de résoudre les deux grands problèmes du diagnostic : 1º Le phlegmon est-il superficiel ou profond? 2º Peut-on encore compter sur la résolution ou la suppuration est-elle déjà établie ? On recherchera de plus avec soin : 1º la cause du phlegmon ; 2º les complications ganglionnaires ; 3º les complications générales.

Pronostic. — Si le phlegmon profond est moins grave

qu'autrefois au point de vue de la vie, il laisse presque toujours à sa suite une infirmité très pénible (ankylose des doigts,
rétraction tendineuse, œdème chronique de la main).

Traitement. — Incision très précoce. Cette incision dans le
phlegmon profond portera suivant les cas soit sur la main
seule en se prolongeant d'ordinaire vers le doigt, soit à la fois
sur la main et le poignet. — Drainage, bains antiseptiques
après l'incision. On tâchera de bonne heure de rétablir les
mouvements des doigts.

L'amputation de l'avant-bras peut être indispensable dans
les phlegmons étendus avec accidents septicémiques graves.

Voir.— Musée St-Louis, coll. Péan, vit. 161, pièce 549.
Phlegmon chronique profond de la main et du poignet.

V. — Panaris.

Résumé chinique. — Les panaris sont sous-épidermiques,
sous-cutanés, profonds.

Le *panaris sous-épidermique* peut s'arrêter à l'érythème simple ou passer à la phlyctène purulente. Quand cette phlyctène
se développe au pourtour de l'ongle, elle en fait le tour (tourniole), le décolle. L'ongle finit par tomber, mais son contact est
souvent avant cette chute le point de départ de végétations
fongueuses et saignantes dans le sillon péri-unguéal.

Le *panaris sous-cutané* offre deux variétés : 1° le furoncle,
occupant la face dorsale du doigt avec inflammation bourbillonneuse ; 2° le panaris proprement dit. L'abcès se forme d'ordinaire à la pulpe du doigt. Abandonnée à elle-même l'inflammation peut soit s'ouvrir extérieurement, souvent après avoir
formé un abcès en bouton de chemise, soit gagner la gaîne tendineuse et le périoste.

Le *panaris profond* frappe au début, soit la gaine, soit l'os
(ostéomyélite primitive de la phalange). Le début par la gaîne
est de beaucoup le plus commun. Au petit doigt, au pouce
une incision précoce est particulièrement nécessaire pour
éviter les fusées vers les grandes gaines du poignet. La nécrose

consécutive de la phalange sera fréquente pour peu que l'incision soit tardive. Une incision très précoce ne l'évite pas toujours quand l'os a été particulièrement atteint.

Examen du malade. — *Lésions locales.* — Dans le panaris sous-cutané c'est la face dorsale du doigt qui est surtout rouge et tuméfiée, alors que c'est à la face palmaire qu'a été le point de départ et qu'est le maximum de l'inflammation. Si l'abcès siège à la pulpe du doigt, celle-ci de fluctuante qu'elle est à l'état normal devient dure, tendue, douloureuse. C'est donc l'absence de fluctuation qui est le signe de la suppuration. Alors même que le pus se sent sous l'épiderme on songera à la possibilité de l'abcès en bouton de chemise.

Dans le panaris profond la flexion du doigt atteint est un des premiers symptômes, toute tentative d'extension est très douloureuse. On recherchera avec soin les propagations vers la paume de la main et les gaines du poignet.

L'examen des ganglions sus-épithrochléen et axillaires est indispensable dans tous les cas.

État général. — La fièvre est souvent très intense. Des panaris assez peu étendus et superficiels peuvent entrainer une infection grave (piqûres anatomiques). Dans les panaris diffus et gangréneux, on recherchera toujours l'alcoolisme, le diabète, l'albuminurie.

Pronostic et traitement. — On ne saurait trop insister sur l'avantage d'une incision ou d'incisions larges et précoces. — Une incision tardive expose aux propagations inflammatoires, à la nécrose de l'os. L'infirmité consécutive est souvent très pénible.

Voir : Musée St-Louis, coll. Péan, vit. 161, pièces 307, 384.

VI. — Spina ventosa.

Résumé clinique. — Le spina ventosa est la tuberculose des os des doigts et des orteils, des métacarpiens et des métatarsiens. Primitif, le spina ventosa est un peu plus fréquent au pied; secondaire à d'autres lésions tuberculeuses, il est un peu plus fréquent à la main; il s'observe presque exclusivement dans l'enfance.

Examen du malade. — *Inspection.* — La peau est œdémateuse, livide, soulevée par le gonflement; elle offre souvent des fistules. — Le gonflement, le soufflement de la portion d'os atteint donne aux doigts, aux orteils, un aspect spécial; on a comparé leur forme à celle d'un « radis ». Plus tard l'inspection montre des déviations des doigts et des orteils très variées et souvent très prononcées.

En dehors des abcès ossifluents on aperçoit assez fréquemment par infection lymphatique d'autres petits abcès musculaires sur l'avant-bras et le bras, la jambe et la cuisse (Lannelongue).

Palpation. — La palpation fait reconnaître le gonflement osseux, les abcès ossifluents. Les limites de la lésion, son extension possible aux os du carpe et du tarse doivent être soigneusement recherchées par le gonflement et par la douleur à la pression. Examinez également (dans les lésions du métacarpe surtout) l'état des synoviales tendineuses.

Exploration au stylet. — Les fistules conduisent facilement sur l'os dénudé peu résistant où le stylet s'enfonce comme dans du sucre mouillé.

État général. — L'étude du terrain a une importance extrême, c'est d'elle que dépend avant tout le pronostic.

Diagnostic. — Les *engelures*, lésions superficielles n'intéressant pas les os, ne sauraient simuler le spina ventosa. Mais les engelures, lésions fréquentes chez les scrofuleux, accompagnent souvent le spina ventosa.

Les *dactylites syphilitiques* peuvent entraîner une tuméfaction, une désagrégation osseuse assez analogue aux lésions tuberculeuses. Mais en dehors des tares syphilitiques les abcès sont moins étendus, la peau est moins touchée que dans la scrofule; les ongles sont fréquemment atteints d'onyxis.

Indications thérapeutiques. — En outre des indications

générales ordinaires, la compression, les pansements à l'iodoforme, à l'onguent mercuriel (pansement de Scott) peuvent
suffire au début. — En cas d'insuccès ou de lésions trop marquées on peut essayer l'évidement, le curettage. — Les résections osseuses réussissent assez bien sur les métacarpiens et les
métatarsiens, beaucoup moins bien sur les phalanges. — Au
pied surtout on ne reculera pas trop en cas de lésion grave devant les amputations partielles.

LIVRE SIXIÈME

Affections de l'abdomen.

I. — Lésions traumatiques de l'abdomen.

Le diagnostic des lésions traumatiques de l'abdomen exige toujours au début les plus grandes réserves. Dans les contusions, il est impossible de savoir si la paroi seule a été atteinte ou si les viscères ont été intéressés. Il n'est pas rare de voir des contusions de violence médiocre déterminer des déchirures de l'intestin, des ruptures du foie ; parfois même ce n'est que plusieurs jours après la contusion au moment où se détache une eschare qu'apparaissent les accidents. Dans les plaies il est également fort difficile de savoir si la plaie est ou non pénétrante. Dans le cas de plaie pénétrante les lésions produites : plaie des artères, perforations intestinales ou stomacales, lésions du foie, du rein, restent presque toujours complètement indéterminées.

Tous les chirurgiens s'accordent à regarder les explorations au stylet, à la sonde cannelée, comme dangereuses et inutiles. Les uns adoptent la laparotomie exploratrice précoce dans tous les cas douteux. Les autres, au contraire, préfèrent au début l'abstention en exigeant du malade un repos absolu (glace sur le ventre, opium). Ils font la laparotomie dès qu'apparaissent les premiers signes de péritonite : fièvre, frisson, vomissements, météorisme abdominal.

Sans déterminer de péritonite généralisée, les traumatismes de l'abdomen peuvent être le point de départ d'un phlegmon local. La douleur et l'empâtement bien limités permettent, quoique les troubles fonctionnels et généraux se rapprochent souvent beaucoup de ceux de la péritonite, de faire ordinairement

le diagnostic. Dans les cas douteux, c'est encore la laparotomie exploratrice qui pourrait seule trancher la question.

II. — Affections inflammatoires de l'abdomen.

1° INFLAMMATIONS DE LA PAROI.

Les phlegmons superficiels sont particulièrement fréquents
au voisinage de l'ombilic à la suite de l'accumulation : la
matière sébacée. — Les phlegmons inter-musculaires s'observent surtout au niveau des muscles droits. Ils sont consécutifs
à une contusion, à une rupture musculaire, parfois à une myosite typhique. Les phlegmons sous-péritonéaux les plus importants surviennent d'ordinaire à la suite de lésions de l'intestin
(ulcérations, corps étrangers). Ils peuvent aussi survenir sans
aucune cause appréciable.

Le diagnostic dans les phlegmons sous-péritonéaux est extrêmement difficile au début. Les seuls symptômes sont de la
fièvre, les frissons, les vomissements, une douleur violente,
atroce, forçant le malade à prendre les positions les plus sin-
gulières et empêchant toute exploration. L'ictère est assez fréquent dans les phlegmons de la région hépatique. La rétention d'urine est commune dans les phlegmons de la région
pré-vésicale.

Après quatre, six, huit jours, la palpation réussit enfin à reconnaître l'empâtement localisé. Elle sent un gâteau dur, profond, à bords mal limités.

La résolution est possible même à cette période ; tous les
phénomènes locaux et généraux vont en s'atténuant graduellement. Mais la suppuration est la terminaison la plus fréquente. La collection fluctuante est souvent très volumineuse.
Le contenu de la poche peut être formé soit par du pus seul,
soit par du pus mélangé de gaz et même de matières stercorales. Dans ce dernier cas, certains points de la poche peuvent
être sonores. Il y a du gargouillement à la palpation.

Diagnostic. — Jusqu'à l'apparition de l'empâtement le diagnostic avec une péritonite, une entérite, une cystite offre les plus grandes difficultés.

Après l'apparition de l'empâtement on doit toujours se demander à la région hypogastrique si cet empâtement n'est pas dû à la vessie distendue et à une simple rétention d'urine. Le cathétérisme tranche la question.

Les poussées inflammatoires développées autour d'une tumeur abdominale sont d'un diagnostic particulièrement délicat. On doit s'attacher à déterminer que la paroi est bien envahie, fait bien corps avec la tumeur. L'œdème de la peau, la fluctuation profonde décèleront la présence du pus.

Traitement. — L'incision sera faite de bonne heure dans les phlegmons sous-cutanés et superficiels. Dans les phlegmons sous-péritonéaux on cherchera d'abord la résolution par le repos, les bains, les sangsues. Mais l'incision ne sera pas trop tardive. On est toujours effrayé de la profondeur énorme à laquelle le bistouri doit pénétrer.

2° ABCÈS PÉRINÉPHRÉTIQUES.

Résumé clinique. — La marche des abcès périnéphrétiques est tantôt très aiguë, tantôt lente et chronique. Ces abcès sont le plus souvent consécutifs à des pyélonéphrites calculeuses.

Examen du malade. — En dehors des signes généraux d'inflammation et d'infection : fièvre, frissons, vomissements, constipation opiniâtre, on doit insister particulièrement sur la douleur rénale profonde, souvent atroce, exagérée par le mouvement et la pression.

Le malade étant dans le décubitus dorsal, la palpation perçoit assez rapidement entre les côtes et l'épine iliaque antéro-supérieure une tuméfaction, un empâtement de la région lombaire atteinte.

En combinant la palpation lombaire avec la palpation abdominale, on arrive à saisir entre les deux mains une sorte de masse mal limitée, très douloureuse à la pression.

Tardivement la peau de la région lombaire est œdémateuse,

prend une teinte rosée. La palpation perçoit à cette période
une rénitence, une fluctuation profonde.

Diagnostic. — Le diagnostic comportera toujours trois
questions : 1° déterminer l'existence de l'abcès ; 2° déterminer
sa cause (pyélonéphrite, lithiase rénale, tuberculose, cancer
du rein) ; 3° rechercher les propagations possibles de l'abcès.
La fosse iliaque en particulier est fréquemment envahie.

Traitement. — L'incision ne doit pas être trop tardive.
Elle sera faite couche par couche dès qu'on soupçonne la présence du pus.

3° Phlegmons et abcès de la fosse iliaque[1].

Résumé clinique. — Les inflammations de la fosse iliaque,
très fréquentes, surviennent dans des conditions cliniques fort
variées : 1° à la suite de lésions du cæcum (pérityphlites, appendicites) ; 2° à la suite d'adénites iliaques dues soit à une
lymphangite d'origine utérine, soit à quelque plaie du membre inférieur ; 3° à la suite de lésions de l'os iliaque (tuberculose, plus rarement ostéomyélite) ou du psoas iliaque
(psoïtis). La région peut enfin être envahie par la propagation
des inflammations de voisinage soit aiguës, telles qu'un phlegmon périnéphrétique, soit chroniques, telles qu'un abcès
froid ossifluent. — La marche des phlegmons iliaques peut
elle-même être suraiguë, aiguë, chronique.

Examen du malade. — *Lésions locales*. — *Inspection*. — Le
météorisme général masque souvent la légère saillie locale
formée au-dessus de l'arcade iliaque par l'empâtement. L'œdème, la teinte un peu rosée de la peau, le développement de
la circulation veineuse collatérale sont des signes importants.
La cuisse est d'ordinaire en demi-flexion. Cette attitude chez
l'enfant fait souvent de prime abord penser à la coxalgie.
Palpation. — La palpation est difficile par suite de la douleur. Le malade doit être placé la tête un peu basse, les cuisses fléchies. Il ouvrira largement la bouche. La palpation sera

1. Voir *Cliniques de* TRÉLAT, 1891, vol. II, p. 19.

faite par une pression très soutenue. Elle permettra de reconnaître soit un empâtement vague, diffus, soit une certaine rénitence, soit une fluctuation profonde, plus rarement superficielle. En même temps que la fluctuation vous sentirez parfois du gargouillement, signe de perforation intestinale et de phlegmon stercoral. Ce gargouillement pourra même être accompagné de crépitation emphysémateuse au pourtour du foyer.

Le foyer iliaque étudié, vous avez à rechercher ses prolongements possibles *a*) vers la cuisse : la fluctuation peut souvent, dans le cas d'abcès froids, être transmise sous l'arcade de Fallope de la fosse iliaque vers la cuisse ; *b*) vers la fesse ; *c*) vers la région rénale.

Vous devez aussi : *a*) rechercher l'état des ganglions inguinaux ; *b*) explorer comparativement les battements de la fémorale du côté malade et du côté sain. Dans le cas de différence entre ces battements, assurez-vous encore par une recherche spéciale que le foyer iliaque ne présente ni battements ni expansion ; *c*) palper l'os iliaque dans les points accessibles et la colonne vertébrale ; *d*) étudier rapidement l'articulation de la hanche (points douloureux, mouvements, empâtement).

Percussion. — La percussion montre une zone de matité ou plutôt de submatité correspondant à la région engorgée. — Dans le phlegmon stercoral elle peut exceptionnellement faire reconnaître une sonorité anormale sous-cutanée, accompagnée parfois de clapotement.

Toucher rectal et vaginal. — Le toucher rectal et le toucher vaginal sont indispensables pour rechercher les prolongements du foyer. Le toucher vaginal peut aussi faire reconnaître le point de départ du phlegmon (pelvi-péritonite, salpingite, phlegmon du ligament large).

Troubles fonctionnels. — Du côté de la vessie existe souvent de la dysurie, de la cystite, parfois même de la rétention d'urine. — La constipation est presque toujours très opiniâtre — les douleurs peuvent être excessives.

État général. — Les troubles généraux dépendent : 1° de la réaction inflammatoire ordinaire à tous les phlegmons ; 2° de la réaction inflammatoire due au voisinage du péritoine. Les accidents de péritonisme : vomissements incoercibles, facies grippé, pouls filiforme, syncopal, météorisme peuvent dominer la scène clinique ; 3° de l'infection tenant d'une part au phlegmon et à la cause qui l'a provoqué (puerpéralité, ostéomyélite, pérityphlite), de l'autre à la stercorémie par rétention des matières stercorales dans l'intestin. Cette cause d'infection est fort importante.

Dans tous les phlegmons à marche subaiguë ou chronique on songera à la tuberculose, cause si fréquente de pérityphlites, d'ostéites iliaques. La constipation est peut-être après la tuberculose la cause la plus commune de ces phlegmons.

Diagnostic. — *Existence.* — Le diagnostic différentiel sera fait avec les diverses affections de la fosse iliaque. Les ostéosarcomes de l'os coxal ont une marche plus progressive, moins inflammatoire ; ils sont durs, bosselés, tiennent à l'os. Les anévrysmes s'accompagnent de battements, d'expansion, de modification du pouls fémoral. Les kystes hydatiques forment une collection fluctuante, non enflammée. Le diagnostic d'anévrysme éliminé, la ponction exploratrice sera souvent un moyen de diagnostic.

Les affections de voisinage, phlegmons périnéphrétiques, propagés à la fosse iliaque, abcès ossifluents du mal de Pott et inversement les prolongements, les fusées de l'abcès iliaque ne seront reconnus qu'en faisant suivre l'examen de la région d'un examen attentif des lombes, de la colonne vertébrale, de la cuisse, de la fesse, de l'anus.

Suppuration. — La fluctuation est souvent tardive et profonde. Tenez grand compte de l'empâtement rénitent, de l'œdème, de la durée remontant à quelques jours déjà, d'une certaine détente dans les phénomènes douloureux sans diminution de la tuméfaction locale. Ne redoutez pas trop dans les cas aigus menaçants l'incision précoce et exploratrice.

Causes du phlegmon. — La pérityphlite a toujours été précédée d'une période de simple engorgement cœcal et de constipation. Les pérityphlites chroniques sont souvent tuberculeuses.

L'adénite a pour point de départ, soit une lésion du membre inférieur et l'on retrouve en ce cas une adénite crurale, soit une infection utérine ou rectale. Parfois au début on sent les bosselures ganglionnaires.

L'ostéomyélite de l'os coxal donne presque toujours des lésions extérieures perceptibles (empâtement, points douloureux) en même temps que les lésions intérieures.

La tuberculose a une marche lente. L'inflammation offre les caractères de l'abcès froid. Terrain scrofuleux.

Pronostic. — Tenez compte de l'étendue de l'inflammation, de la réaction péritonéale et avant tout de la cause.

Indications thérapeutiques. — Dans les phlegmons, purgatifs, révulsifs, résolutifs au début, incision sitôt la suppuration probable.

Dans les abcès froids, ponction et injection d'éther iodoformé.

Dans l'ostéomyélite, trépanation de l'os iliaque.

III. — Hernies et leurs complications.

1° Règles générales pour l'examen.

Le diagnostic des hernies se présente dans deux conditions cliniques différentes. Dans le premier cas l'attention du chirurgien est appelée d'emblée sur une tumeur siégeant dans une des régions herniaires : ombilic, région inguinale, région crurale. La difficulté principale est alors de reconnaître qu'il s'agit bien d'une hernie et de la distinguer des autres affections de la région. Bien souvent en effet des adénites, des hydrocèles, des varicocèles, des orchites même sont regardés par le malade comme des hernies et présentés au chirurgien comme le résultat d'un « effort ». Dans le second cas le malade se plaint de troubles digestifs, de nausées, de douleurs de ventre. Parfois même ce sont des accidents d'étranglement : vomissements fécaloïdes, arrêt des gaz et des matières. Pourtant à toutes les questions le malade répond qu'il n'a jamais eu de hernie. Si le chirurgien néglige de faire l'examen minutieux

non seulement des régions à hernies ordinaires : ombilic, canal
inguinal, anneau crural, mais des régions à hernies moins
communes, telles que la ligne blanche, ou même exceptionnelles : région obturatrice, triangle de Jean-Louis Petit, il s'expose
à des erreurs fréquentes Que de fois des troubles digestifs dus
à une pointe de hernie crurale, à une petite hernie épigastrique, etc., sont inutilement traités par tous les moyens médicaux pour ne céder enfin qu'au port d'un bandage approprié.

Les symptômes physiques des hernies varient avec chaque
région. Comme symptômes communs on doit signaler surtout :
1° l'impulsion et la réductibilité dans les hernies encore libres,
non adhérentes et non étranglées ; 2° la sonorité dans les hernies renfermant des anses intestinales ; 3° la consistance pâteuse, lobulée dans les hernies renfermant de l'épiploon.

Les troubles fonctionnels : dyspepsies, nausées, coliques,
constipation opiniâtre, névralgies, sont très variables. Ils sont
souvent plus marqués dans les hernies très petites que dans
les hernies volumineuses.

Au point de vue des indications de la cure radicale on doit
tenir compte non seulement des troubles fonctionnels, mais de
la réductibilité ou de l'irréductibilité, des résultats satisfai-
sants ou insuffisants donnés par le port des bandages, de la
tendance à l'accroissement, de la profession plus ou moins
pénible, enfin de l'âge du malade.

2° HERNIES OMBILICALES.

Résumé clinique. — Les hernies ombilicales doivent être
étudiées chez le nouveau-né, chez l'enfant, chez l'adulte.

Chez le nouveau-né on doit mentionner les éventrations, les
hernies volumineuses. Ces hernies sont assez rares. Elles peuvent renfermer non seulement les anses intestinales, mais une
portion du foie, l'estomac, etc. L'intervention chirurgicale a
donné des succès dans des cas en apparence désespérés et
quelques heures après la naissance. Mais la hernie fréquente
est la pointe de hernie. Son diagnostic n'offre pas de difficulté.
La tension par les cris est très nette. La réduction est facile et
le doigt s'engage dans l'anneau ombilical. Cette hernie tend à

guérir d'elle-même. Un bandage de soutien sera appliqué, en ayant soin qu'il porte une pelote assez large pour ne pas entrer dans l'anneau ombilical qu'elle maintiendrait béant.

Chez l'enfant la hernie ombilicale est ordinairement le résultat de la persistance d'une hernie congénitale. Le diagnostic est facile. La contention devra être plus rigoureuse en ayant encore soin que la pelote du bandage ne contribue pas à maintenir la béance de l'anneau.

La hernie ombilicale de l'adulte s'observe presque exclusivement chez la femme. L'obésité, les grossesses répétées, parfois la présence de tumeurs abdominales volumineuses favorisent souvent sa production. Ces hernies deviennent parfois assez grosses pour constituer de véritables éventrations.

L'étranglement des hernies ombilicales est rare. L'engouement, l'inflammation de ces hernies est au contraire assez fréquent, surtout dans l'âge adulte.

Examen du malade. — *Inspection.* — La saillie formée par la hernie même assez volumineuse est parfois difficile à apercevoir chez les malades un peu gras. Le mieux est d'examiner le ventre de profil et non de face, de faire tousser la malade pendant l'examen. On s'assurera que la hernie occupe bien l'ombilic. Les hernies de la ligne blanche sont souvent très voisines de l'ombilic et prises à première vue pour des hernies ombilicales.

Palpation. — La palpation appréciera le volume de la hernie, l'impulsion, la réductibilité, la consistance. Chez l'adulte la consistance est d'ordinaire molle, pâteuse, la hernie renfermant de l'épiploon; il n'y a jamais d'épiploon chez l'enfant.

Si la hernie peut être réduite le doigt introduit dans l'orifice ombilical le trouve plus ou moins dilaté.

Percussion. — La percussion doit être faite très superficiellement par chiquenaude pour que le résultat ne soit pas faussé par la sonorité de l'intestin sous-jacent. Les hernies épiploïques et surtout les hernies enflammées, engouées, sont plutôt mates que sonores.

Troubles fonctionnels. — Les coliques, les troubles digestifs sont fréquents. On observe parfois surtout en cas d'engouements des troubles urinaires (dysurie, rétention d'urine).

Diagnostic. — Le diagnostic de l'*existence* de la hernie est ordinairement facile. Le diagnostic du *contenu*, épiploon ou intestin, exceptionnellement portion de l'estomac ou du foie dans les hernies volumineuses, sera établi par la palpation. Parmi les *complications* les adhérences se reconnaîtront à l'impossibilité ou à l'imperfection de la réduction, à l'absence d'impulsion nette. L'engouement est difficile à distinguer de l'étranglement vrai. Dans l'étranglement les vomissements sont plus nettement fécaloïdes, l'arrêt des gaz et des matières est absolu (voir étranglement herniaire).

Pronostic et traitement. — Les hernies ombilicales du nouveau-né et même de l'enfant finissent souvent par guérir par le simple port du bandage. Chez l'adulte il est assez rare qu'on soit contraint à la cure radicale. Celle-ci n'est d'ordinaire faite qu'à l'occasion d'une poussée d'engouement ou d'étranglement.

3º HERNIES ÉPIGASTRIQUES.

Ces hernies sont assez fréquentes. Très peu volumineuses, constituées presque toujours uniquement par de l'épiploon, elles donnent souvent lieu à des troubles fonctionnels assez intenses pour obliger à la cure radicale dès qu'on songe a chercher ces hernies.

Le diagnostic n'offre pas de difficulté. Une petite saillie lobulée, subissant une impulsion par la toux, les efforts, occupant la ligne blanche souvent très près de l'ombilic ne saurait être qu'une hernie épigastrique. Quand la réduction est possible, ce qui n'est pas la règle, le doigt pénètre dans un orifice ordinairement lozangique. La percussion donne de la matité en raison du contenu épiploïque.

4º HERNIES INGUINALES.

Résumé clinique. — Ces hernies comportent deux grandes variétés : 1º les hernies par persistance du canal vagino-péritonéal, assez improprement appelées congénitales car, si elles sont dues à une malformation congénitale, elles surviennent d'ordinaire assez tardivement dans l'adolescence ; 2° les hernies acquises. Dans les hernies congénitales, l'intestin vient dans la vaginale même ; il est directement en contact avec le testicule, le testicule est souvent en ectopie. Dans les hernies acquises il y a un sac indépendant de la vaginale.

Les hernies congénitales s'étranglent souvent au moment même de leur apparition.

Nous étudierons tout d'abord les hernies inguinales uniquement chez l'homme. Elles sont d'ailleurs chez lui beaucoup plus fréquentes.

Examen du malade. — *Inspection.* — Suivant le volume l'inspection montre soit une simple saillie au-dessus du pubis, saillie apparaissant surtout dans les efforts, soit une énorme tumeur remplissant le scrotum ; la verge dans les hernies volumineuses est comme attirée et disparaît dans la tuméfaction. Le ventre offre souvent la forme dite en triple saillie indiquant la faiblesse des parois abdominales.

Palpation. — Cherchez d'abord le testicule. Il est tantôt bien isolé de la hernie, tantôt confondu avec elle. Il peut être atrophié ou en ectopie. La hernie elle-même donne une consistance mollasse, lobulée (épiploon), ou lisse, uniforme (intestin). Elle se tend, se gonfle sous la main au moment de la toux. Cherchez à la réduire et remarquez que cette réduction se fait en masse, en bloc. La hernie réduite, l'index refoulant la peau du scrotum peut pénétrer dans le canal inguinal. Il pénètre au contraire difficilement et apprécie mal la dilatation du canal si au lieu de le placer bas sur le scrotum et d'aller en remontant on le place haut sur la paroi abdominale et qu'on essaye d'aborder directement l'orifice externe du canal.

Percussion. — *Transparence.* — La sonorité est un signe des plus importants pour le diagnostic avec l'hydrocèle, les vaginalites. Au point de vue de ces diagnostics il est également utile de rechercher la transparence. L'opacité est la règle dans les hernies, la transparence est la règle dans les hydrocèles et

les vaginalites. Mais cette double règle comporte parfois des
exceptions. Des hernies enflammées avec sérosité abondante
peuvent être partiellement transparentes. Des hydrocèles à liquide louche, à parois épaisses peuvent être opaques.

Hernies inguinales chez la femme. — Chez la femme les hernies inguinales se dirigent dans l'épaisseur de la grande lèvre.
L'impulsion, la réductibilité complète ou partielle, la sonorité
à la chiquenaude constituent les symptômes les plus importants.

Diagnostic. — *Avec la hernie crurale.* Dans la hernie inguinale, la masse principale de la hernie et en tous cas l'orifice
herniaire sont situés au-dessus de l'arcade de Fallope, d'une
ligne unissant le pubis à l'épine iliaque antéro-supérieure.
Dans la hernie crurale la masse principale se trouve au-dessous de cette ligne, à la racine de la cuisse.

Avec l'hydrocèle ordinaire. L'absence de réduction, d'impulsion, la matité, la transparence, le développement progressif
rendent ordinairement le diagnostic facile.

Avec l'hydrocèle congénitale. Cette hydrocèle — qui peut s'observer chez l'adulte — est réductible par suite de la persistance
du canal vagino-péritonéal. Mais cette réduction, comme la
réapparition du liquide réduit, se fait lentement, progressivement et non en masse. Cherchez aussi la matité, la transparence, l'absence d'impulsion.

La *distinction des hernies congénitales et acquises* est parfois
difficile. Les hernies congénitales surviennent avant l'âge
adulte, le contact avec le testicule est intime, direct, le testicule remonte souvent en même temps qu'on réduit la hernie ;
il est parfois atrophié, en ectopie. — Le développement de la
hernie a été presque toujours brusque sans les étapes successives de la pointe de hernie, du hubonocèle.

Le *contenu* de la hernie est-il formé par l'épiploon, par l'intestin, par l'épiploon et l'intestin ? La consistance est pâteuse,
lobulée, la matité complète dans le premier cas. La consistance
est molle, rénitente, élastique, la sonorité très nette dans le
second. Dans le troisième on trouve des parties lobulées et mates
et des portions lisses et sonores.

Chez la femme l'ovaire se trouve parfois dans la hernie. Il se reconnaîtrait à sa forme d'amande, à son extrème sensibilité.

Pronostic et traitement. — Le pronostic est plus sérieux dans les hernies congénitales. Il est plus sérieux dans les hernies de l'âge adulte que dans celles de la vieillesse Les troubles fonctionnels sont très variables. — Le volume de la hernie peut être énorme et constituer à lui seul une complication.

Dans les hernies adhérentes, irréductibles, ou réductibles mais mal maintenues par le bandage, la cure radicale se trouve indiquée, sauf un âge trop avancé ou un état général trop mauvais. Elle ne dispense pas du port d'un bandage, mais un bandage beaucoup plus simple devient alors efficace.

3° Hernies crurales.

Résumé clinique. — La hernie crurale est plus fréquente chez la femme. C'est une hernie de l'âge adulte. Son volume reste ordinairement faible. Mais les troubles fonctionnels sont souvent très pénibles; l'étranglement est fréquent. La hernie s'étrangle assez souvent dès son apparition.

Examen du malade. — *Inspection.* — Au-dessous de l'arcade de Fallope, à la racine de la cuisse, on aperçoit une saillie petite, marronnée, prise souvent à première vue pour une adénite.

Palpation. — Si l'impulsion, la réductibilité existent, le diagnostic devient évident. Mais ces signes manquent dans les hernies étranglées. La consistance est rarement bien caractéristique ; dans les hernies étranglées en particulier on n'a souvent qu'une rénitence vague et même une fausse fluctuation.

La palpation doit donc s'attacher à bien préciser les rapports de la tumeur. Celle-ci est au-dessous et très près de l'arcade de Fallope, au-dessus de l'embouchure de la saphène, notablement en dedans de l'artère fémorale.

Percussion. — La hernie surtout dans l'étranglement reste parfois mate à la percussion. Mais lorsqu'elle est sonore, ce signe prend une grande importance et est pathognomonique. La percussion sera faite non seulement par la chiquenaude, mais sur le doigt en pressant un peu, déprimant au besoin la couche liquide qui peut exister entre le sac et l'intestin.

Diagnostic. — La hernie non étranglée ne peut guère être confondue avec une adénite, une varice de la saphène (voir tumeurs du pli de l'aine).

La hernie étranglée est quelquefois plus difficile à distinguer d'une adénite profonde par ses seuls symptômes locaux. L'anse d'intestin n'est parfois engagée que partiellement (pincement latéral), de sorte qu'on la sent à peine. Mais si une adénite peut s'accompagner de retentissement abdominal, de vomissements, ces vomissements ne sont pas fécaloïdes, il n'y a pas l'arrêt complet des gaz et des matières.

Pronostic et traitement. — Le pronostic de la hernie crurale est assez sérieux. Le bandage pour être efficace doit être fait avec un soin particulier. La cure radicale est le plus souvent faite à l'occasion d'accidents d'étranglement. L'intervention doit être dans ceux-ci très précoce. On fera au besoin une intervention exploratrice dans les cas de diagnostic douteux en incisant couche par couche.

6° Hernies rares.

Des hernies peuvent apparaître sur divers points de la paroi abdominale à la suite d'un traumatisme ayant affaibli localement cette paroi. — Un effort produisant une rupture musculaire peut également entraîner cet affaiblissement. Comme points normalement faibles on ne doit pas oublier : 1° l'espace compris entre le bord externe du grand droit et le bord postérieur du grand oblique ; 2° l'espace situé à la partie externe de la région lombaire entre les fibres postérieures du grand oblique et les fibres inférieures du grand dorsal. Ces diverses hernies sont d'ordinaire assez petites, elles peuvent même être interpariétales. Une palpation très minutieuse de toute la paroi abdominale est nécessaire pour les trouver et devra être faite toutes les fois qu'il existe des symptômes d'occlusion. La hernie est plutôt méconnue que confondue avec d'autres affections (Peyrot).

Les hernies par le trou obturateur (hernies obturatrices) s'observent chez les femmes âgées. Elles forment une tuméfaction assez vague à la partie supéro-interne de la cuisse. L'abduction du membre est particulièrement douloureuse. La malade se plaint parfois de névralgies localisées à la partie interne de la cuisse dans la sphère du nerf obturateur.

Les hernies périnéales sont très rares. Chez la femme les hernies vaginales et en particulier les hernies dans le cul-de-sac postérieur du vagin sont moins exceptionnelles. Leur réduction est d'ordinaire facile et se fait avec un bruit de gargouillement caractéristique.

7° HERNIES IRRÉDUCTIBLES.

L'irréductibilité d'une hernie peut, en dehors de l'étranglement ou de l'engouement, tenir soit au volume de la hernie, soit à des adhérences.

La présence des adhérences est parfois appréciable à la palpation au moment des tentatives de réduction. On peut les soupçonner dans toute hernie médiocrement volumineuse, irréductible, ayant eu à diverses reprises des poussées inflammatoires.

Les hernies adhérentes sont rarement complètement tolérées. De temps à autre surviennent des douleurs avec inappétence et même vomissement. Mais localement il y a une tension, une dureté, une sensibilité moindre que dans l'étranglement vrai. Pour peu d'ailleurs qu'il persiste le moindre doute l'opération s'imposerait.

8° ÉTRANGLEMENT HERNIAIRE.

L'introduction de la cure radicale dans le traitement des hernies a beaucoup simplifié le diagnostic de l'étranglement herniaire. Chez tout malade présentant des troubles digestifs, des vomissements, de la constipation, du malaise, examinez avec soin les régions herniaires. Si vous trouvez une hernie irréductible, douloureuse à la pression, vous devrez intervenir sans attendre les vomissements fécaloïdes, sans discuter comme autrefois sur la possibilité d'un engouement ou d'un étranglement vrai. Les tentatives de taxis seront très modérées. L'opération en effet sera d'autant plus bénigne qu'elle sera plus précoce, qu'elle n'aura pas été précédée de tentatives de réduction. Elle est de plus supérieure au taxis : 1º en donnant au malade les bénéfices de la cure radicale ; 2º en n'exposant pas comme le fait parfois le taxis aux réductions incomplètes ou partielles.

Voir. — Hôpital St-Louis, coll. Péan, vit. 149, pièces 111, 264. Hernies étranglées.

9º OCCLUSIONS INTESTINALES.

Résumé clinique. — L'obstacle au cours des matières qui produit les accidents d'occlusion intestinale peut, élimination faite des hernies étranglées, dépendre de quatre ordres de causes principaux : 1º vices de position ; 2º compression ; 3º obturation ; 4º rétrécissement (Peyrot) [1].

1º *Vices de position*. — Dans l'enfance le vice de position le plus fréquent est l'invagination. C'est surtout chez les jeunes garçons et dans les deux premières années que se produit l'invagination. Cette invagination de la première enfance porte toujours sur le gros intestin.

Chez l'adulte on observe plutôt des torsions, des coudures brusques, des enroulements de l'intestin (volvulus).

2º *Compressions*. — Peyrot les divise en compressions étroites et compressions larges. Les premières sont de véritables hernies étranglées intra-abdominales [2] ; l'agent de l'étranglement est une adhérence péritonéale, une bride épiploïque, un diverticule de l'intestin, une déchirure du mésentère, de l'épiploon, l'orifice de l'hiatus de Vinslow. Dans la réduction en masse des hernies extérieures le collet du sac peut continuer à produire l'étranglement.

Les compressions larges peuvent être produites par toutes les tumeurs abdominales. Les fibromes utérins constituent la cause la plus fréquente.

1. Voir PEYROT, *Th. agrégation*, Paris, 1880.
2. ROUTIER, Occlusion intestinale aiguë. *Semaine médicale*, 1890, nº 21.

3° *Obturation.* — L'obturation peut être produite par des corps étrangers de diverses natures. L'accumulation de matières fécales est une cause très fréquente, très importante. Cette accumulation est souvent sous la dépendance d'une paralysie de l'intestin (Thibierge).

4° *Rétrécissements.* — Les rétrécissements sont le plus souvent cancéreux. Les rétrécissements cicatriciels consécutifs à la dysenterie, à la fièvre typhoïde, sont rares. Il suffit de mentionner les rétrécissements congénitaux. Les rétrécissements ont souvent pour siège le rectum. Les accidents d'occlusion intestinale constituent une part importante de la symptomatologie des rétrécissements du rectum.

Les accidents peuvent être soit aigus, soit subaigus ou même chroniques. Les accidents aigus sont plutôt le résultat de l'invagination, du volvulus, des compressions étroites. Les accidents subaigus ou chroniques résultent plutôt des compressions larges, des obturations, des rétrécissements. — Les causes des accidents aigus agissant par le pincement intestinal se rapprochent de l'étranglement herniaire. Les causes des accidents chroniques agissent plutôt par l'obstacle mécanique. D'où les noms d'étranglement interne et d'obstruction intestinale donnés souvent à la forme aiguë et chronique de l'occlusion.

Examen d'un malade atteint d'étranglement interne. — Le début est brusque, aigu et même suraigu. La douleur atroce (coliques de miserere), les vomissements répétés, l'intensité des symptômes généraux font assez souvent penser tout d'abord à une péritonite, à un empoisonnement. Les symptômes plus particulièrement caractéristiques de l'occlusion sont : 1° la nature des vomissements ; 2° la constipation ; 3° le météorisme ; 4° l'apyrexie.

Vomissements. — Les vomissements tout d'abord alimentaires, puis bilieux, deviennent bientôt fécaloïdes.

Constipation. — La constipation est opiniâtre, absolue. Le malade ne rend ni matières, ni gaz. Cet arrêt absolu des gaz est important à bien établir. On ne craindra pas de répéter les questions à cet égard en employant les termes triviaux, mais précis.

Météorisme. — Le météorisme est très rapide et très intense. Il est plus gênant qu'utile pour le diagnostic en entravant la palpation. — On voit souvent, au moment où on découvre le malade, les anses intestinales se contracter, se tordre en se dessinant à travers la paroi.

Apyrexie. — Malgré la brusquerie du début, l'intensité des accidents généraux (facies grippé, sueurs visqueuses, prostration, oligurie, aphonie presque complète), l'apyrexie est absolue. Souvent même il y a hypothermie, diminution de la température centrale, refroidissement et cyanose des extrémités.

Examen local. — *Palpation*. — La palpation doit avoir pour premier but de rechercher si la cause des accidents n'est pas extra-abdominale et due à quelque hernie. On explorera tout d'abord les orifices naturels, sièges fréquents de hernie, orifices inguinal, crural, ombilical. On explorera aussi la ligne blanche. On songera enfin aux hernies rares : obturatrice, périnéale et lombaire (triangle de Jean-Louis Petit).

Cette élimination faite la palpation portera sur l'abdomen lui-même. Elle sera pratiquée avec beaucoup de douceur. Ce n'est guère que dans l'invagination qu'on peut parfois sentir malgré le météorisme : 1° la tuméfaction mobile, pâteuse, formée par le boudin invaginé ; 2° le vide relatif produit dans la fosse iliaque droite par l'entraînement du côlon ascendant et du cæcum dans le cylindre d'invagination.

Percussion. — La sonorité est partout complète. On ne trouve pas dans les parties déclives la submatité que l'épanchement produit dans les péritonites même aiguës.

Toucher vaginal. — Ordinairement négatif dans les occlusions aiguës, le toucher vaginal est néanmoins utile pour éliminer certaines causes de compression (fibromes, pelvi-péritonites), certaines hernies rares (hernies vaginales, vagino-labiales).

Toucher rectal. — Le toucher rectal permet parfois de sentir le cylindre d'invagination. Il est surtout utile pour éliminer certaines causes d'obstruction susceptibles à la rigueur de déterminer des accidents aigus (rétrécissements, polypes du rectum).

Examen d'un malade atteint d'obstruction intestinale.
— Le début est plus insidieux. Il y a souvent des alternatives
de constipation absolue avec malaise, nausées, vomissements
et de débâcles amenant un soulagement temporaire. Puis l'obstruction devient complète. L'émission de gaz cesse comme l'é-
mission de matières. Les vomissements prennent le caractère fécaloïde, le ventre se météorise, le facies se grippe. — Le malade
succombe dans l'épuisement et l'algidité. Parfois au milieu
des accidents chroniques apparaissent brusquement des accidents d'étranglement aigus ; dans d'autres cas ce sont des accidents de péritonite par perforation. Parfois aussi on voit survenir un phlegmon stercoral qui peut même être un mode de
guérison.

Examen local. — *Palpation.* — Commencez encore par rechercher et éliminer les diverses hernies soit communes soit
exceptionnelles. — En examinant l'abdomen lui-même, attachez-vous à rechercher s'il n'existe pas quelque tuméfaction.
L'accumulation de matières fécales en un point donne une tuméfaction mollasse, pâteuse. Les cancers intestinaux donnent
une tumeur dure. Parfois aussi vous sentez un kyste de l'o-
vaire, un corps fibreux.

Percussion. — Le météorisme et la sonorité dominent. Mais
parfois les matières accumulées, un cancer de l'intestin, une
tumeur de l'abdomen, ayant causé de l'obstruction, donnent
une zone de submatité.

Toucher vaginal. — Le toucher vaginal est extrêmement
important pour apprécier les causes de compression ayant pour
origine l'utérus (rétroflexion, fibromes) ou ses annexes (kystes de l'ovaire, pelvi-péritonite).

Toucher rectal. — Les rétrécissements du rectum (syphilome,
cancer) sont une des causes les plus fréquentes d'obstruction.

Diagnostic. — Trois problèmes cliniques sont ou plutôt
seraient à résoudre : A. existence ; B. siège ; C. cause de l'occlusion.

A. *Existence.* — Le diagnostic différentiel est à faire surtout :
1º Avec une *hernie étranglée.* L'exploration méthodique des

divers orifices herniaires est le seul moyen de diagnostic ;

2° Avec une *péritonite par perforation*. Les vomissements porracés, la fièvre, la submatité due à l'épanchement, l'obstruction moins incomplète permettant l'issue de quelques gaz constituent les principaux signes de la péritonite ;

3° Avec un *empoisonnement*. Les commémoratifs, l'examen des matières vomies, l'absence d'obstruction sont les principaux signes de l'empoisonnement ;

4° Avec une *attaque de choléra*. Le choléra s'accompagne de diarrhée et non de constipation.

A quelques égards les accidents de la torsion du pédicule dans les kystes ovariques, les accidents de l'ectopie rénale, les accidents des coliques hépatiques et néphrétiques peuvent rappeler ceux de l'occlusion. Mais il n'y a pas dans ces affections suppression absolue des gaz et des matières.

B. *Siège.* — Il est des cas où la palpation ou le toucher rectal montrent nettement le siège de l'obstacle. Mais dans l'immense majorité des faits cliniques, il est absolument impossible de savoir même si l'occlusion porte sur l'intestin grêle ou le gros intestin.

C. *Cause.* — Les divers modes d'exploration indiqués plus haut feront parfois constater la cause de l'occlusion : invagination, amas fécaloïde, cancer, compression par une tumeur abdominale, rétrécissement rectal. — Des symptômes étrangers à l'occlusion elle-même, tels que la cachexie cancéreuse, les commémoratifs (corps étrangers) pourront fournir un indice. Mais souvent aussi le diagnostic restera hésitant.

Pronostic. — Extrêmement grave. L'hypothermie, l'anurie, le facies hippocratique présagent d'ordinaire la mort à bref délai.

Indications thérapeutiques. — L'électricité est le meilleur des divers traitements médicaux. Les « lavements électriques » de Boudet, de Paris, ont donné surtout dans les formes chroniques de nombreux succès.

Si l'électricité échoue, on peut pratiquer soit la laparotomie, soit l'anus contre nature.

La laparotomie mérite surtout d'être tentée quand on peut espérer supprimer l'obstacle et obtenir une guérison durable (invagination, volvulus, brides cicatricielles, hernies intra-abdominales, corps étrangers).

Dans les cas douteux l'innocuité de la laparotomie permet de la faire à titre de méthode d'exploration. En règle générale c'est la laparotomie qui est la méthode de choix dans les étranglements aigus (Peyrot).

L'anus contre nature, par l'infirmité qu'il laisse, est une ressource ultime. On ne l'emploiera guère que dans les cancers, les compressions pour tumeurs inopérables. C'est surtout dans le traitement des occlusions chroniques que ses indications pourront trouver place. Avant de se résoudre à cette opération on insistera sur l'emploi du traitement médical et en particulier de l'électricité bien plus qu'on n'aura dû le faire dans les formes aiguës ou dans les formes chroniques dépendant d'un obstacle justiciable de l'opération.

IV. — Tumeurs de l'abdomen.

1° RÈGLES GÉNÉRALES POUR L'EXAMEN.

I. Difficultés du diagnostic. — Le diagnostic des tumeurs de l'abdomen constitue un des problèmes les plus complexes de la clinique chirurgicale. Ces tumeurs sont en effet extrêmement nombreuses. Les affections directes de l'abdomen susceptibles de simuler des tumeurs ou de les compliquer sont nombreuses elles aussi. On en jugera par cette énumération qui ne porte que sur les principales tumeurs et pseudo-tumeurs de l'abdomen.

Dans la paroi de l'abdomen se rencontrent surtout des lipomes et des fibromes. Une des tâches difficiles du diagnostic est de distinguer les tumeurs développées dans la cavité même du ventre des tumeurs développées dans la paroi.

Les tumeurs de l'ombilic sont petites, limitées et d'une localisation relativement facile.

Les kystes hydatiques, les abcès du foie, les distensions, les inflammations, les cancers de la vésicule biliaire occupent primitivement l'hypocondre droit, mais ces tumeurs en s'accroissant peuvent envahir la plus grande partie de l'abdomen. Leur point de départ primitif est parfois difficile à établir.

Cette difficulté ne se rencontre pas moins fréquemment pour les tumeurs de la rate (kystes, cancers) développées primitivement dans l'hypocondre gauche.

Les tumeurs de l'estomac presque toujours de nature maligne ont moins d'importance chirurgicale. Leur volume est d'ordinaire médiocre. Elles occupent la région épigastrique. On n'oubliera pas toutefois que dans les cas de dilatation extrême de l'estomac les tumeurs du pylore peuvent occuper des points éloignés de l'épigastre et se trouver même jusque dans la fosse iliaque. Les signes mêmes de la dilatation, sonorité spéciale, clapotement, ont alors une grande importance.

Les tumeurs du grand épiploon, du mésentère, de l'arrière-cavité des épiploons, du pancréas sont rares. Le diagnostic des premières est à peu près le seul qui puisse être établi.

Les tumeurs de l'intestin peuvent occuper les divers points de l'abdomen, mais siègent plus particulièrement au niveau des fosses iliaques.

Les diverses tumeurs rénales : kystes du rein, hydronéphrose, pyélonéphrites suppurées, tuberculose et cancer du rein occupent au début les flancs. Le rein mobile ou flottant offre au contraire de grandes variétés de siège. Souvent même il se déplace et voyage dans les divers points de l'abdomen. Cette mobilité même devient un symptôme important.

Chez la femme enfin les tumeurs de l'ovaire, du parovaire, des trompes, de l'utérus sont d'une fréquence extrême. Les kystes de l'ovaire, les corps fibreux de l'utérus se rencontrent chaque jour en clinique. Développées primitivement dans la région de l'hypogastre ces tumeurs peuvent ultérieurement remonter très haut dans l'abdomen.

Telles sont les principales tumeurs. Arrivons à ce qu'on peut appeler les pseudo-tumeurs de l'abdomen.

Pseudo-tumeurs de l'abdomen. — Du côté de la paroi on doit signaler quatre causes d'erreur d'ailleurs assez faciles à éviter : 1° l'accumulation de graisse dans la paroi, 2° l'œdème, 3° le relâchement, 4° les contractures de la paroi.

L'accumulation de graisse dans la paroi peut se limiter à la région sous-ombilicale. Elle fait à première vue penser à un kyste de l'ovaire. Mais on peut saisir, isoler, mobiliser en quelque sorte la masse adipeuse. Il n'y a ni fluctuation ni matité complète.

L'œdème de la paroi a une consistance mollasse et garde l'empreinte du doigt.

Le *relâchement de la paroi,* ordinairement consécutif à la grossesse, s'accompagne parfois d'une distension extrême. Il se produit une sorte d'éventration qui montre à première vue une tumeur. Mais il n'y a ni fluctuation ni matité.

Les *contractures partielles* de la paroi sont rares. C'est à elles qu'il faut rapporter ces faits curieux de « tumeurs-fantômes » signalées par tous les laparotomistes. Rien ne parait plus certain que l'existence, les limites de la prétendue tumeur, puis du jour au lendemain elle disparait. Elle disparait surtout pendant l'anesthésie chloroformique. Cette disparition de la tumeur sous le chloroforme constitue le principal caractère différentiel (Périer).

Du côté de l'abdomen lui-même on doit particulièrement songer comme causes de pseudo-tumeur : 1° à la grossesse ; 2° à la rétention d'urine ; 3° à l'ascite ; 4° aux péritonites.

La *grossesse* doit être, dans les tumeurs abdominales de la femme, la préoccupation constante. Quelles que puissent être les assertions de la malade on doit toujours songer à la possibilité d'une grossesse. Celle-ci peut simuler les tumeurs, en particulier, les kystes de l'ovaire et les fibromes. Elle peut aussi les compliquer. Le diagnostic de ces grossesses compliquant des tumeurs abdominales est souvent des plus délicats. La suppression des règles, le gonflement des seins, le ramollissement du col peuvent n'être que des signes de simple présomption. Dans quelques cas ce sont les mouvements du fœtus, les battements du cœur fœtal qui viennent seuls trancher le diagnostic. Il peut donc être nécessaire de réserver le diagnostic plusieurs semaines et même plusieurs mois.

Plus difficile encore est le diagnostic des *grosseses extra-utérines*. Mais il s'agit d'une affection rare et qu'il suffit de mentionner. On doit s'attacher surtout à établir le diagnostic de grossesse. Pour pouvoir affirmer que cette grossesse est extra-utérine il faut le plus souvent attendre l'époque normale de l'accouchement. Bien des grossesses soupçonnées d'ètre extra-utérines se sont terminées par un accouchement simple au bout des neuf mois.

La *rétention d'urine* est très souvent méconnue si l'on s'en rapporte à l'interrogatoire. La malade urine par regorgement et on songe plutôt à l'incontinence qu'à la rétention. Le seul moyen d'éviter cette erreur est de faire le cathétérisme dans tous les cas douteux.

L'*ascite* peut simuler les tumeurs de l'abdomen et surtout les kystes de l'ovaire. Les principaux éléments du diagnostic différentiel de l'ascite sont : 1º le siège de la matité dans les points les plus déclives et en particulier la matité des deux flancs ; 2º les déplacements de la matité quand le malade se couche soit sur un côté soit sur l'autre : la matité augmente et s'étend du côté déclive, elle disparaît du côté élevé ; 3º la forme du ventre ; le ventre est étalé dans l'ascite, l'ombilic est saillant.

L'ascite peut aussi compliquer les tumeurs abdominales. Les tumeurs malignes, les kystes végétants de l'ovaire sont souvent accompagnés d'ascite. Assez souvent il n'y a qu'une couche de liquide ascitique assez mince pour se déplacer par la palpation. Les doigts sentent ce déplacement et n'arrivent sur la tumeur qu'après qu'il s'est effectué. Les variations de la matité par la position sur l'un ou l'autre côté du corps constituent aussi un signe important.

Les *péritonites chroniques* soit diffuses, soit localisées sont une cause d'erreur des plus fréquentes. Dans quelques cas c'est l'étude de la santé générale plus que les symptômes locaux qui permettra de distinguer une péritonite tuberculeuse d'une tumeur. — Quant aux péritonites cancéreuses, elles sont souvent impossibles à différencier des cancers des divers organes de l'abdomen. Par la marche rapide des accidents, par la cachexie, par l'empâtement diffus, irrégulier, l'engorgement ganglionnaire à distance, on arrive souvent à établir le diagnostic de cancer mais sans pouvoir faire de localisation précise.

Les difficultés sont on le voit très grandes pour établir l'existence d'une tumeur et pour la localiser dans tel ou tel organe de l'abdomen. Elles le sont plus encore lorsqu'il faut déterminer la nature et les conditions anatomiques de cette tumeur. Prenons pour exemple un kyste de l'ovaire.

Le diagnostic différentiel du kyste de l'ovaire doit surtout être fait avec un corps fibreux, une ascite, une grossesse. Ce diagnostic différentiel est ordinairement possible. Les corps fibreux se reconnaissent à leur surface inégale, bosselée, dure, aux métrorrhagies qui les accompagnent. L'ascite s'accompagne, nous l'avons vu, d'une matité déclive, se déplaçant avec les mouvements du malade, la forme du ventre est étalée, l'ombilic est saillant.— Dans la grossesse la suppression des règles, le ramollissement du col utérin, les mouvements du fœtus, les bruits du cœur fœtal constituent de bons éléments différentiels. Mais ce diagnostic différentiel établi, rien de plus difficile que d'apprécier les conditions anatomiques du kyste de l'ovaire. Le kyste est-il uniloculaire, multiloculaire, végétant ? Est-il libre ou a-t-il contracté des adhérences avec la paroi abdominale, l'épiploon, l'intestin. Ces questions si importantes au point de vue du pronostic et de la conduite opératoire restent souvent impossibles à résoudre.

En présence de toutes ces difficultés on ne doit donc pas s'étonner du rôle particulièrement important que jouent dans les tumeurs de l'abdomen les opérations exploratrices. Il est en fait bien rare que le diagnostic soit complet et certain avant la laparotomie, que celle-ci ne réserve par quelque surprise. L'innocuité de la laparotomie exploratrice est heureusement absolue. Souvent même le soulagement que la simple ouverture du ventre donne dans des tumeurs, des affections inopérables : cancer, tuberculose, est entièrement inespéré.

II. Éléments du diagnostic. — Ces éléments sont fournis par l'inspection, la palpation, la percussion, l'auscultation, le toucher vaginal et rectal, les troubles fonctionnels, l'état général. Une mention toute spéciale doit être faite de l'examen sous le chloroforme.

Inspection. — L'inspection est souvent trompeuse. Nous avons vu que les accumulations de graisse dans la paroi, les éventrations pouvaient à première vue imiter une tumeur. Inversement rien de plus commun que de trouver à la palpation une tumeur volumineuse que l'inspection n'avait pas fait pressentir. Nous avons signalé la forme spéciale du ventre dans l'ascite, aspect étalé de « ventre de grenouille », cicatrice ombilicale saillante.

Palpation. — C'est l'élément important du diagnostic. Elle doit être faite en relâchant autant que possible les muscles abdominaux. Le malade sera placé la tête un peu basse, les cuisses à demi fléchies. On l'encouragera à éviter tout effort, on l'invitera à respirer largement en ouvrant bien la bouche. La pression des mains sur l'abdomen sera très graduelle, mais soutenue et assez forte pour bien déprimer la paroi. Le contact des mains avec la paroi doit être immédiat. On ne peut bien palper même à travers un simple linge. Il suffit même que les vêtements écartés en haut et en bas viennent frôler les mains pour troubler les sensations. Le ventre sera donc mis à nu. On évitera par suite de faire cet examen soit dans une chambre froide, soit avec des mains froides.

Les renseignements fournis par la palpation ont trait à la forme, à la consistance, à la localisation de la tumeur. — Dans bien des cas enfin c'est elle qui découvre la tumeur. La forme offre une importance réelle. On connaît la forme régulière ovoïde de l'utérus gravide, de la vessie distendue, la forme bosselée, mamelonnée des fibromes, la forme diffuse, mal limitée des tumeurs malignes. — La forme particulière du rein flottant est souvent caractéristique.

La consistance est tantôt nettement fluctuante, tantôt manifestement dure. Elle reste assez souvent mal déterminée. Certains kystes très tendus sont plutôt rénitents que fluctuants. Des tumeurs solides très mobiles peuvent paraître fluctuantes. Parfois on sent qu'on arrive sur une tumeur solide en dépri-

mant une mince couche de liquide ascitique. Dans la grossesse
la palpation permet de reconnaître les parties fœtales.

Relativement à la localisation le premier problème à résoudre est le suivant: La tumeur siège-t-elle dans la paroi ? Siège-
t-elle dans l'abdomen ?

Les *tumeurs de la paroi* peuvent être : 1º sous-cutanées, 2º
intra-pariétales, 3º sous-pariétales.

1º Pour les tumeurs sous-cutanées, la netteté des limites, la
situation superficielle, la mobilité parfaite persistant alors
même que le malade contracte ses muscles ne laissent guère
place au doute.

2º Pour les tumeurs intra-pariétales le symptôme positif important est le suivant. Quand le malade contracte les muscles
de la paroi, qu'il s'assied par exemple sur son séant, la tumeur
devient plus fixe, plus immobile, plus tendue, mais continue à
être perçue par la palpation. Dans le cas de tumeur abdominale,
au contraire, la paroi tendue, rigide s'interpose entre la tumeur
et la main. La main ne sent plus que le plan résistant, la tumeur a disparu.

Autre caractère, cette fois négatif. Dans les grandes inspirations les tumeurs de la paroi ne s'abaissent pas en suivant le
mouvement du diaphragme, elles sont reportées en avant avec
la paroi. En embrassant dans la concavité de la main le bord
inférieur de la tumeur, on ne le sent pas descendre. Au contraire une tumeur qui s'abaisse, qui descend, ne siège certainement pas dans la paroi mais dans l'abdomen. Rappelons
toutefois que des tumeurs intra-abdominales adhérentes peuvent ne pas suivre le mouvement du diaphragme. L'abaissement a donc une valeur au point de vue de la localisation
intra-abdominale. L'absence d'abaissement n'indique pas qu'une
tumeur ne siège pas dans l'abdomen.

3º Les tumeurs de la couche cellulaire sous-péritonéale sont
comme les tumeurs de l'abdomen masquées à la main au moment de la contraction de la paroi. Leur mobilité, leur situation superficielle peuvent permettre de soupçonner mais non
d'affirmer leur siège immédiatement rétro-pariétal.

Quand la tumeur siège *dans l'abdomen* et qu'elle est encore peu volumineuse, la palpation détermine d'emblée que la tumeur a sa masse principale dans l'hypocondre droit ou l'hypocondre gauche, le flanc droit ou le flanc gauche, l'hypogastre. On peut déduire de ce fait un premier soupçon de localisation·dans le foie ou la rate, le rein droit ou le rein gauche, l'utérus et ses annexes. Dans les tumeurs volumineuses la question reste souvent beaucoup plus indécise. Il est rare que la palpation seule puisse la trancher.

Nous avons jusqu'ici supposé le cas où l'existence de la tumeur est connue, où le malade s'est aperçu avant l'examen qu'il avait une grosseur dans le ventre. Le problème clinique se présente assez souvent dans des conditions différentes. Le malade ne se plaint que de troubles fonctionnels variables : vomissements, coliques, troubles de l'appétit, de la menstruation, de l'urination, etc. Tout au plus s'est-il parfois aperçu que son ventre a grossi.

Une palpation très minutieuse et très méthodique de toutes les régions de l'abdomen est alors nécessaire pour savoir si ces troubles fonctionnels sont ou non en relation avec la présence d'une tumeur. Cette palpation est particulièrement difficile chez les sujets gras. Les causes d'erreur et les difficultés sont aussi très grandes toutes les fois que le ventre est douloureux. Non seulement la contracture des muscles de la paroi s'oppose à la palpation, mais les muscles contracturés peuvent eux-mêmes en imposer pour une tumeur.

La *palpation sous le chloroforme* est bien souvent le seul moyen d'échapper à ces causes d'erreur et d'éviter ces difficultés. Elle devra être employée toutes les fois que dans une affection de l'abdomen le diagnostic reste incertain et douteux.

Percussion. — La percussion doit rechercher surtout les foyers de matité anormaux, la forme et les limites de ces foyers. Nous avons vu la différence qui sépare par exemple la matité déclive mobile de l'ascite de la matité antérieure plus fixe d'un kyste de l'ovaire. Du côté du foie, la matité hépatique normale occupe sur une ligne verticale passant par le mamelon une hauteur de quatre travers de doigt. La matité de la rate n'est pas perçue à l'état normal.

Il arrive assez fréquemment que la palpation constate la présence d'une tumeur manifestement solide ou liquide et que la percussion à son niveau donne de la sonorité. C'est qu'alors l'intestin recouvre cette tumeur et que sans l'empêcher d'être sentie à la palpation il masque par sa sonorité sa présence à la percussion. Une percussion même très profonde ne peut pas toujours trouver la matité de la tumeur. Cette distinction en tumeurs mates non recouvertes par l'intestin et tumeurs pseudo-sonores recouvertes par l'intestin est, ainsi que l'a bien montré Tillaux, fort importante pour la localisation.

Parmi les tumeurs qui ne sont pas recouvertes par l'intestin et sont en contact avec la paroi, on trouve surtout les tumeurs du grand épiploon, de la face convexe du foie, les kystes de l'ovaire, les fibromes utérins.

Parmi les tumeurs qui sont toujours recouvertes par l'intestin et ne peuvent venir en contact avec la paroi, Tillaux indique les tumeurs du rein, du pancréas, de l'arrière-cavité des épiploons et du mésentère.

Les tumeurs de la face inférieure du foie, les tumeurs de la rate sont tantôt recouvertes par l'intestin, tantôt en rapport avec la paroi.

Dans quelques kystes hydatiques la percussion fournit enfin un symptôme pathognomonique, le frémissement hydatique.

Auscultation. — L'auscultation permet parfois de percevoir des frémissements, des frottements dans les cas de péritonite, des souffles vasculaires dans les grosses tumeurs de l'abdomen. — C'est surtout dans le diagnostic différentiel de la grossesse que la recherche des battements du cœur fœtal offre souvent une importance extrême.

Le cœur subit assez fréquemment le contre-coup de la gêne circulatoire entraînée par les grosses tumeurs de l'abdomen. Il peut être dilaté, hypertrophié, offrir même des insuffisances valvulaires. Son examen est surtout utile au point de vue des précautions à prendre pendant l'anesthésie chloroformique.

Toucher vaginal. — Le toucher vaginal est particulièrement important pour le diagnostic des corps fibreux. Dans les corps fibreux les mouvements imprimés à la tumeur se transmettent au col de l'utérus. Les mouvements imprimés au col se transmettent à la tumeur.

Pour constater la transmission à la tumeur des mouvements du col il suffit de refouler le col avec l'index droit introduit dans le vagin, la main gauche étant appliquée sur la tumeur.

Pour constater la transmission au col utérin des mouvements de la tumeur, le chirurgien devra se contenter de faire le toucher vaginal et priera un aide d'imprimer à la tumeur abdominale quelques mouvements par le palper bimanuel. Il est rare que les mouvements que le chirurgien peut imprimer lui-même avec la main gauche qui reste libre, la main droite étant occupée par le toucher, aient une amplitude suffisante.

Dans les kystes de l'ovaire la tumeur est indépendante de l'utérus, mais souvent l'utérus se trouve élevé ou abaissé. Souvent aussi il a subi un mouvement de bascule. Le corps est ordinairement repoussé du côté opposé à l'ovaire atteint, le col est par conséquent incliné du côté atteint.

Le ramollissement, l'effacement du col utérin sont toujours des signes d'importance capitale pour soupçonner la grossesse.

L'exploration des culs-de-sac péri-utérins n'est pas moins importante. Ces culs-de-sac peuvent être libres ou effacés. En ce dernier cas on recherchera avec soin si cet effacement est dû à la tumeur abdominale ou à un mouvement de bascule, à une inflexion de l'utérus. L'hystérométrie est parfois indispensable. Dans l'exploration du cul-de-sac postérieur en particulier, on se défiera d'une cause d'erreur fréquente, l'accumulation des matières fécales dans l'S iliaque.

Toucher rectal. — Le toucher rectal est indispensable dans tous les états cachectiques. Les cancers du rectum sont en effet souvent méconnus, tandis que les cancers secondaires des ganglions mésentériques de l'abdomen qu'ils ont entraîné peuvent attirer seuls l'attention et simuler une tumeur abdominale primitive.

Le toucher rectal permet aussi de compléter utilement l'exploration du cul-de-sac vaginal postérieur.

Troubles fonctionnels. — Ces troubles sont extrêmement variés. Toutes les tumeurs de l'abdomen pouvant s'accompagner d'inflammation ou d'irritation péritonéale, on peut dans toutes retrouver la douleur, les vomissements, le météorisme, le malaise avec état demi-syncopal, petitesse du pouls, etc. Parmi les troubles fonctionnels plus spéciaux à chaque organe on doit signaler.

Dans les tumeurs et les affections du foie on observe assez fréquemment une irradiation spéciale de la douleur dans l'épaule droite, de l'ictère. L'urticaire a été noté spécialement dans les kystes hydatiques, soit spontanément, soit surtout après la ponction. Les abcès du foie donnent des accès de fièvre irréguliers.

Dans les tumeurs de l'estomac, l'intensité des troubles digestifs, la fréquence des vomissements, les hématémèses, sont les symptômes importants. Le mélœna, plus souvent et plus facilement méconnu que les hématémèses, est fréquent dans le cancer de l'estomac.

Dans les tumeurs malignes de l'intestin le mélœna constitue encore un des symptômes les plus importants.

Les tumeurs de la rate s'accompagnent parfois d'une anémie très marquée avec altérations du sang, hypoglobulie, leucocythémie.

Dans les tumeurs du pancréas le dégoût des matières grasses, le passage de ces matières non digérées dans les selles, exceptionnellement la glycosurie, ont été signalés.

Dans les tumeurs du rein la présence de pus, de sang dans l'urine est souvent le symptôme pathognomonique. Les crises douloureuses du rein flottant sont-elles aussi assez spéciales.

Les tumeurs de l'ovaire sont souvent remarquablement tolérées. Il est rare de voir aujourd'hui les malades arriver à la période d'accidents de compression, de cachexie si commune autrefois. La menstruation est souvent très peu troublée.

Les fibromes utérins déterminent au contraire des métrorrhagies abondantes, tenaces, répétées.

État général. — Toutes les tumeurs abdominales déterminent à la longue un état spécial de cachexie. Le « facies ovarique » était autrefois célèbre. Mais dans les tumeurs malignes, la rapidité de l'amaigrissement, le teint jaune paille spécial, souvent les engorgements ganglionnaires à distance différencient la cachexie du cancer des cachexies dues à la fièvre hectique, aux hémorrhagies répétées.

La recherche de la tuberculose offre une grande importance au point de vue du diagnostic des péritonites tuberculeuses, des tuberculoses rénales.

2° Principales tumeurs de l'abdomen.

A. — *Tumeurs de la paroi.*

On peut rencontrer dans la paroi abdominale des kystes sébacés, des tumeurs érectiles, des kystes hydatiques, des lipomes. La peau du ventre peut être atteinte d'épithélioma. A côté du lipome circonscrit on doit citer le lipome diffus, véritable surcharge graisseuse des muscles de la paroi. Il suffit de mentionner ces diverses affections.

Les *fibromes* de la paroi abdominale assez fréquents sont plus importants. Ces fibromes offrent tout d'abord les deux caractères cliniques communs aux tumeurs de la paroi. Ils sont fixés, mais ne disparaissent pas par la contraction des muscles abdominaux, continuent à être sentis par la palpation malgré cette contraction. Ils ne s'abaissent pas dans les inspirations profondes et sont plutôt projetés en avant.

La consistance de ces fibromes est souvent assez dure ; leur surface est lisse, polie, sans bosselures, bien circonscrite, leur mobilité quand la paroi est relàchée est très grande. On sent parfois une sorte de pédicule paraissant unir le fibrome aux os du bassin, en particulier à l'épine iliaque antéro-supérieure.

Diagnostic. — Les *épiplocèles*, par leur siège au niveau des orifices herniaires, ne seront pas confondues avec les tumeurs de la paroi.

Les *abcès froids* en dehors de l'état général s'accompagneront toujours d'une légère réaction inflammatoire. A leur pourtour est un bourrelet induré.

Les *hématomes* sont ordinairement consécutifs aux ruptures musculaires. Les caillots ont une consistance spéciale.

Les *enchondromes*, les ostéo-sarcomes, les exostoses des os du bassin sont sessiles, fixes, d'une dureté osseuse.

Traitement. — L'ablation des tumeurs de la paroi peut souvent être faite sans ouvrir le péritoine. Les lipomes, les fibromes mêmes sont presque toujours facilement énucléables. L'ouverture du péritoine avec une asepsie suffisante ne constitue qu'un simple incident.

B. — *Tumeurs de l'ombilic.*

Les tumeurs de l'ombilic sont nombreuses. Villar les divise en tumeurs bénignes, dont les principales sont les angiomes, les adénomes, les kystes sébacés ou dermoïdes, les papillomes, et en tumeurs malignes. Celles-ci sont primitives ou secondaires. Le cancer secondaire est ordinairement consécutif à des cancers des viscères de l'abdomen. Indice d'altérations péritonéales et viscérales avancées, il permet de présager une mort prochaine.

Le diagnostic comporte deux questions : 1° Y a-t-il tumeur ? 2° Quelle en est la variété ?

1° *Y a-t-il tumeur ?* Chez l'enfant, on rencontre certaines affections pouvant simuler une tumeur. L'omphalocèle urinaire forme une poche fluctuante transparente. Elle s'accompagne de rétention d'urine complète ou incomplète. Autour des fistules urinaires ou stercorales de l'ombilic se développent des végétations qui masqueraient la fistule à un examen insuffisant. Les hernies, chez l'enfant comme chez l'adulte, sont réductibles, ont une consistance, une sonorité spéciales. Les phlegmons, les concrétions de l'ombilic doivent être brièvement signalés [1].

2° *Quelle est la variété de tumeur ?* Aux enfants appartiennent les kystes, les angiomes, les adénomes. Chez l'adulte on doit surtout s'attacher au diagnostic des tumeurs bénignes (kystes, papillomes) et malignes. Celles-ci ont une marche plus envahissante. Les sarcomes sont assez fréquents. — On doit

---

1. Villar, Les tumeurs de l'ombilic, *Gazette des hôpitaux*, 1890, n° 32.

toujours songer à la possibilité d'un sarcome secondaire et examiner à fond tous les organes de la cavité abdominale.

C. — *Tumeurs du foie.*

Le *cancer du foie* est assez facile à reconnaître en tenant compte de son développement rapide, de son volume considérable, de ses bosselures marronnées, de la cachexie qui l'accompagne. Mais il y a souvent une difficulté réelle à distinguer les kystes hydatiques, les hydropisies de la vésicule biliaire, les abcès du foie.

La localisation de ces diverses affections dans le foie se fait surtout par le début de la tumeur dans l'hypocondre droit. Quelques troubles fonctionnels : douleur dans l'épaule droite, éruptions d'urticaires, ictère, dégoût des matières grasses, ont une certaine valeur.

L'examen de la plèvre ne sera jamais négligé dans les tumeurs *de la face convexe* du foie, les abcès étant fréquemment compliqués de pleurésie.

Les *abcès du foie* ont presque toujours été précédés de troubles gastro-entériques graves : vomissements, diarrhée dysentériforme. Ils s'accompagnent de poussées fébriles, irrégulières, capricieuses, intermittentes. Le teint est non seulement subictérique, mais d'une pâleur cachectique. Localement il y a soit une simple augmentation de volume, soit une augmentation de volume avec fièvre, tuméfaction, déformation. Si les antécédents du malade font penser à un abcès du foie, il ne faut pas craindre de multiplier les ponctions exploratrices qui constituent souvent le seul moyen de diagnostic.

En dehors du frémissement hydatique, pathognomonique mais fort rare, les symptômes des *kystes hydatiques* sont avant tout négatifs. Leur voussure est souvent d'une régularité remarquablé. La fluctuation est parfois très nette. Il n'y a pas d'inflammation, peu de douleur locale, pas de fièvre au moins au début. — Là encore la ponction exploratrice sera souvent indispensable.

La *distension de la vésicule biliaire* a la suite de l'oblitération du canal cholédoque ou du canal cystique par un calcul donne une tumeur assez bien limitée, ayant son centre sur une ligne verticale passant par le mamelon. L'ictère est très marqué. Cette distension se complique presque toujours d'angiocholite, d'où accidents fébriles, irréguliers, état général souvent grave. Les commémoratifs de colique hépatique ont une grande importance.

D. — *Tumeurs de la rate.*

Alors même que la tumeur a nettement débuté par l'hypocondre gauche et la région splénique, la localisation d'une tumeur dans la rate ne doit être faite que par élimination. On examinera en particulier avec soin l'état des reins. Si la tumeur est fluctuante on songera soit à un abcès s'il existe des accidents fébriles, soit à un kyste si ces accidents manquent. Les kystes hydatiques ne sont pas absolument rares. Si la tumeur est solide, avant d'admettre une hypertrophie simple, justiciable de la splénectomie, on songera à la possibilité d'un cancer secondaire de la rate, d'une hypertrophie splénique consécutive à une cirrhose du foie, à l'impaludisme et surtout à la leucocythémie.

E. — *Tumeurs de l'estomac et de l'intestin.*

C'est au cancer qu'il faut tout d'abord songer. Exceptionnellement si la marche a été lente, les troubles fonctionnels très peu marqués, on peut discuter une tumeur bénigne. On pensera parfois aux corps étrangers (gastrolithes, entérolithes).

F. — *Tumeurs du mésentère.*

Ces tumeurs comprennent surtout des kystes, des lipomes, des tumeurs malignes. Elles débutent au voisinage de l'ombilic et offrent au début une mobilité très remarquable en tous sens. Ces tumeurs sont recouvertes par l'intestin sonore à la percussion.

G. — *Tumeurs du rein.*

Les tumeurs rénales débutent en arrière dans la région lombaire. Elles sont d'emblée peu mobiles. Mais alors même qu'elles sont volumineuses et presque fixes, on peut, en les soulevant du bout des doigts avec la main placée dans la région lombaire, leur imprimer un mouvement spécial de ballottement. Ces tumeurs sont toujours recouvertes par l'intestin. Alors même qu'elles remplissent tout le ventre, il est rare qu'elles ne soient pas croisées par quelque anse intestinale sonore.

Les troubles fonctionnels : douleurs rénales, antécédents de coliques néphrétiques, présence de pus, de sang, de graviers dans l'urine, ont une grande importance.

Les affections rénales pouvant donner lieu à des tumeurs et qui offrent le plus d'importance chirurgicale sont l'hydronéphrose, la pyélonéphrite et le cancer, enfin le rein flottant.

L'*hydronéphrose* se développe assez rapidement. Elle a été précédée par des coliques néphrétiques, des troubles de la miction. Elle forme une tumeur volumineuse, lisse, fluctuante, non inflammatoire. Les kystes hydatiques et séreux du rein ne se distinguent guère de l'hydronéphrose que par leur développement plus lent, l'absence de troubles urinaires au début.

La *pyélonéphrite*, quelle que soit son origine : inflammation simple, calculeuse, tuberculeuse, s'accompagne de douleurs, de fièvre, de cachexie. Il y a du pus dans l'urine. L'examen bactériologique est indispensable pour différencier les pyélonéphrites calculeuses et tuberculeuses.

Le *cancer du rein* donne une tumeur irrégulière, inégale, bosselée. Cette tumeur est dure, très sensible à la pression. Les douleurs spontanées sont elles-mêmes vives. Il y a presque toujours des hématuries.

Le *rein flottant* a gardé la forme du rein. Il est mobile, se déplace d'un jour à l'autre, fuit sous la main qui le presse. Au moment où il échappe sous le doigt la malade éprouve une douleur brusque subite. — De temps à autre surviennent des poussées douloureuses spontanées avec troubles digestifs, troubles urinaires. Mais il n'y a ni fièvre ni cachexie.

H. — *Tumeurs naissant des organes génitaux de la femme.*

Kystes de l'ovaire. — Le début des kystes de l'ovaire est lent, progressif. C'est l'augmentation de volume du ventre plus que les troubles fonctionnels rares et peu intenses qui attirent l'attention de la malade.

A l'*inspection*, le ventre est ovoïde, la cicatrice ombilicale est peu saillante sur la tumeur. Le ventre n'est étalé que lorsque le kyste est compliqué d'ascite.

A la *palpation* on circonscrit une tumeur régulière rénitente et même nettement fluctuante. La fluctuation peut se transmettre d'une extrémité à l'autre de la tumeur (kystes uni ou pauciloculaires). La fluctuation peut être au contraire partielle.

La palpation combinée avec le toucher vaginal montre que la tumeur est indépendante de l'utérus. Les mouvements de la

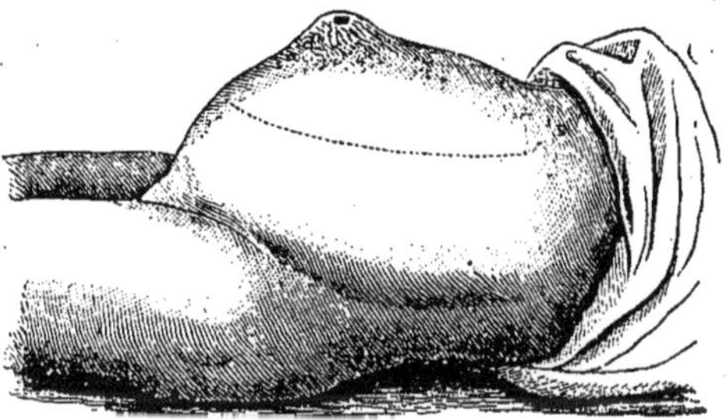

Fig. 26. — Ascite. — Forme du ventre.
.... Ligne de matité.

tumeur ne se transmettent pas à l'utérus. Mais l'utérus est souvent dévié, abaissé.

La *percussion* donne une zone de matité correspondant à toute la face antérieure de la tumeur. Il est exceptionnel que celle-ci soit recouverte par une bande sonore d'intestin. — En percutant les flancs, la malade étant dans le décubitus dorsal, on trouve de la matité dans le flanc du côté atteint, de la sonorité dans le flanc opposé. Il y a là un caractère différentiel avec la matité bilatérale que donne l'ascite dans les mêmes conditions. De plus la matité produite dans l'un des flancs par le kyste de l'ovaire persiste alors même que la malade se couche sur le côté opposé. Le liquide ne va pas comme dans l'ascite gagner le point le plus déclive.

Les *troubles de compression* seront recherchés du côté des artères (engourdissement, diminution du pouls), des veines (œdème, phlébite), des nerfs (névralgie), de la vessie et du rectum.

On examinera l'état du cœur. La respiration dans les kystes volumineux est souvent elle aussi très gênée.

On songera toujours au diagnostic avec la grossesse et à la possibilité d'une grossesse compliquant le kyste ovarique. On cherchera donc la suppression des règles, le ramollissement du col, le volume de l'utérus.

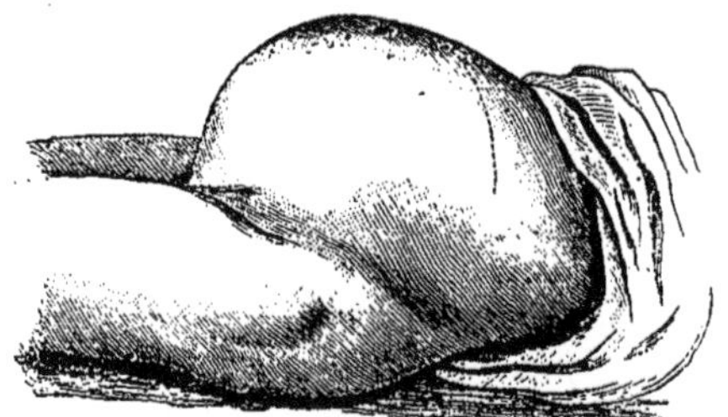

Fig. 27. — Kyste de l'ovaire. — Forme du ventre.
.... Ligne de matité.

Parmi les complications du kyste de l'ovaire, les *adhérences* soit avec la paroi, soit avec l'épiploon et l'intestin, ne peuvent être que soupçonnées. Si la malade a eu à diverses reprises des poussées inflammatoires, si elle a subi plusieurs ponctions, si le ventre est étalé, si l'ombilic se déprime quand la malade se lève, on redoutera les adhérences.

La *torsion du pédicule* détermine une douleur très vive avec vomissements, défaillance, syncope. Les accidents peuvent être très graves d'emblée et forcer à une ovariotomie d'urgence. Ils peuvent au contraire procéder par poussées successives.

L'*inflammation* du kyste s'accompagne de douleurs, de vomissements, de fièvre. La rupture du kyste suppuré dans le péritoine peut déterminer une péritonite suraiguë, rapidement mortelle.

Kystes du parovaire. — Ces kystes surviennent chez des femmes jeunes encore. Ils sont lisses, très fluctuants, médiocrement volumineux. L'utérus est indépendant du kyste, mais immobilisé par lui. La ponction ramène un liquide limpide comme de l'eau de roche.

Tumeurs malignes des ovaires. — Ces tumeurs ont une marche assez rapide. Elles sont douloureuses. Presque toujours elles sont accompagnées d'ascite. La palpation fait souvent sentir au milieu du liquide des bosselures dures, mobiles, rénitentes, rappelant la sensation que donnent les parties fœtales. La cachexie est de bonne heure très marquée.

I. — *Fibromes de l'utérus.*

Les fibromes de l'utérus ont une marche lente, progressive. Toutefois les douleurs, les troubles de compression sont plus marqués que dans les kystes ovariques. Les malades ont présenté presque toujours des métrorrhagies, très souvent des écoulements leucorrhéiques.

Les fibromes forment des tumeurs bosselées, marronnées, dures, non rénitentes, absolument mates à la percussion. La palpation combinée avec le toucher vaginal permet de constater que la tumeur fait corps avec l'utérus, que tous les mouvements se transmettent. Le col est presque toujours élevé, difficile à atteindre. Le corps est souvent dévié en anté ou en rétroversion. Les fibromes, assez développés pour constituer une tumeur abdominale manifeste, sont souvent remarquablement mobiles.

Traitement des tumeurs de l'abdomen. — Il est impossible de résumer ici les indications si complexes, les règles techniques si minutieuses du traitement des tumeurs de l'abdomen. Contentons-nous de rappeler une fois de plus l'utilité des laparotomies exploratrices dans les cas en apparence les plus désespérés.

LIVRE SEPTIÈME

Maladies de l'anus et du rectum.

1º RÈGLES GÉNÉRALES POUR L'EXAMEN.

Inspection. — Il est rare dans les affections de l'anus et du rectum qu'on puisse se contenter de l'inspection faite dans le décubitus latéral. Le mieux est de placer le malade dans la position de la taille, les jambes bien relevées. Les lésions qui siègent un peu haut sur la muqueuse anale (fissures, hémorrhoïdes) ne peuvent être aperçues que si on engage le malade à pousser fortement comme pour aller à la selle.

Toucher rectal. — Le toucher rectal sera tout d'abord fait le malade étant dans le décubitus dorsal. Il est bon de mettre le malade la tête un peu basse et de plus de faire soulever le siége du lit au moyen d'un coussin. Faute de ces précautions le chirurgien est très géné par le contact du plan du lit qui l'empêche d'abaisser suffisamment le coude.

L'exploration faite dans le décubitus dorsal permet bien d'explorer toute la face antérieure du rectum. Chez l'homme elle permet d'explorer, à travers la paroi rectale, la prostate et les vésicules séminales. Chez la femme elle permet de sentir le cul-de-sac de Douglas et l'utérus. On sent de plus si le doigt pénètre librement dans le rectum sans être arrêté par un rétrécissement. Afin d'atteindre des portions de muqueuse aussi élevées que possible il est bon, de même que pendant l'inspection, de prier le malade de faire des efforts, de pousser comme pour aller à la garde-robe.

Il est dans quelques cas intéressant de noter la résistance du sphincter anal. Ce sphincter, dans les fissures, se contracte énergiquement sur le doigt.

Pour bien explorer les parties latérales du rectum — exploration indispensable dans les fistules — le décubitus latéral est préférable au décubitus dorsal. Le malade, pour explorer le côté droit du rectum, sera, par exemple, couché sur le côté gauche, la cuisse gauche allongée et reposant sur le lit, la cuisse droite fortement fléchie.

Pour bien explorer la partie postérieure du rectum le malade sera placé dans la position génu-pectorale. Ce dernier mode d'exploration est d'ailleurs moins utile pour les affections du rectum lui-même que pour celles du sacrum et du coccyx.

Pour pouvoir pratiquer une exploration complète on devra souvent assurer la vacuité du rectum par un lavement donné un peu avant l'exploration.

Palpation. — La palpation du pourtour de l'anus est surtout importante dans le cas d'abcès. La palpation sera souvent combinée avec le toucher rectal.

En explorant le pourtour de l'anus dans les fistules on sent souvent au point atteint un défaut de résistance. La pression à ce niveau peut faire sourdre du pus par l'orifice fistuleux.

L'exploration des ganglions inguinaux, l'exploration des ganglions lombaires par le palper abdominal ne seront jamais négligé.

Spéculum ani. — L'emploi de ce spéculum est rarement indispensable. Il sert plus comme agent de dilatation et de traitement que comme moyen d'exploration.

Troubles fonctionnels. — La douleur spéciale atroce survenant après la défécation est pathognomonique de la fissure. — Le suintement muco-purulent est un des signes importants des fistules borgnes internes. — Relativement aux hémorrhagies on n'oubliera pas que celles-ci sont invariablement attribuées par les malades à des hémorrhoïdes. On ne négligera jamais le toucher pour ne pas méconnaître le cancer, cette autre cause si fréquente d'hémorrhagies.

La constipation a un rôle important tant comme cause que comme complication des affections du rectum et de l'anus. Elle peut être poussée à un degré tel qu'on a non plus une simple constipation, mais une véritable occlusion intestinale.

Les troubles vésicaux réflexes (dysurie, rétention d'urine) sont aussi très fréquents.

État général. — Les trois éléments généraux les plus importants sont: 1° la syphilis (plaques muqueuses, condylome, rétrécissement par syphilome anorectal) ; 2° la tuberculose (fistules, abcès) ; 3° l'arthritisme (hémorrhoïdes, eczéma, fissures).

2° ABCÈS DE LA MARGE DE L'ANUS [1].

Résumé clinique. — Les abcès de la marge de l'anus offrent au point de vue de leur évolution trois grandes variétés. Les uns ont une marche absolument chronique. Ils sont d'ordinaire liés à des affections osseuses de l'ischion, de l'os iliaque. Parfois même les abcès ossifluents de la colonne vertébrale peuvent gagner la fosse ischiorectale. D'autres ont une marche lente encore mais plus subaiguë que chronique ; tels sont les abcès liés au syphilome anorectal ; tels sont les abcès si fréquents liés à la tuberculose. D'autres enfin ont une marche nettement aiguë. Ils succèdent à de petites érosions enflammées par la malpropreté, à la constipation et surtout à la périphlébite hémorrhoïdaire. Ces abcès peuvent être superficiels siégant dans la peau ou profonds gagnant le tissu cellulaire de la fosse ischiorectale. Parfois même, les abcès profonds peuvent se développer au-dessus du releveur de l'anus, dans l'espace pelvirectal supérieur.

Dans les abcès superficiels, les abcès tubéreux analogues aux abcès tubéreux de l'aisselle doivent être signalés et éliminés de suite. Siégeant dans les glandes pilosébacées ils forment une tuméfaction du volume d'une noisette bien limitée, rouge, très rapidement fluctuante. Alors même que l'abcès s'ouvre spontanément, la guérison est la règle. Il persiste parfois une fistulette très courte, très superficielle, perdue dans les plis rayonnés de l'anus et qui peut être difficile à apercevoir.

Examen du malade. — *Lésions locales.* — *Inspection.* — Les abcès aigus, abcès superficiels diffus ou abcès profonds, déterminent une tuméfaction débordant souvent en avant vers le

1. RECLUS, *Cliniques chirurgicales de l'Hôtel-Dieu*, p. 351 et 362.

périnée, en arrière vers le coccyx. La tuméfaction peut être unilatérale ou gagner le côté opposé au côté primitivement atteint en contournant l'anus (abcès en fer à cheval).

Le gonflement est plus marqué, la rougeur moins vive dans les abcès profonds que dans les abcès superficiels.

Les abcès subaigus ou chroniques s'accompagnent d'un gonflement et d'une rougeur moindre.

Palpation. — La palpation est extrêmement douloureuse dans les abcès aigus et surtout dans les abcès profonds. La fluctuation précoce dans les abcès superficiels est souvent tardive dans les abcès de la fosse ischiorectale.

Toucher rectal. — Dans les abcès superficiels le gonflement s'élève à peine à un centimètre au-dessus de l'anus. On sent au contraire dans les abcès profonds l'empâtement remonter plus ou moins haut le long de la paroi rectale.

Examen des organes voisins. — Dans toutes les inflammations aiguës de l'anus, il faut songer au retentissement possible du côté de la vessie, à la dysurie et surtout à la rétention d'urine.

Dans les inflammations chroniques ce sont surtout les os du bassin, la colonne vertébrale qui doivent attirer l'attention. On recherchera l'empâtement, les points douloureux.

État général. — La fièvre est souvent très vive dans les abcès aigus profonds. Dans les abcès à marche subaiguë et chronique on doit rechercher la tuberculose et la syphilis.

Diagnostic. — L'existence de l'abcès n'est pas douteuse. Mais on doit rechercher 1° sa localisation ; 2° sa cause.

La *localisation* exacte n'est pas toujours facile. L'abcès superficiel peut être distingué de l'abcès profond. Mais souvent c'est seulement après l'incision qu'on apprécie bien tous les prolongements d'un abcès profond vers le périnée, sous le grand fessier, vers la fosse ischiorectale. Ce n'est guère aussi qu'après l'incision que l'exploration à la sonde cannelée permet de reconnaître que l'abcès siège dans l'espace pelvirectal supérieur. Cette variété d'abcès est d'ailleurs bien rare.

Les *causes* principales des abcès sont 1° la tuberculose, le rétrécissement syphilitique, les lésions osseuses dans les abcès subaigus et chroniques, 2° les hémorrhoïdes, la constipation, les excoriations dans les abcès aigus.

Pronostic. — Le pronostic dépend de la cause, du siège plus ou moins profond. Dans tous les abcès de l'anus on doit toujours faire une réserve au point de vue de la persistance possible d'une fistule.

Traitement. — Incision précoce et large. Si l'exploration du foyer montre un décollement, un amincissement étendu de la muqueuse rectale, le mieux est de faire de suite l'incision de la paroi rectale et du sphincter. On opère en un mot comme si la fistule à peu près inévitable était déjà constituée. Tamponnement à la gaze iodoformée. Surveillez la rétention d'urine et le météorisme par défaut d'issue des gaz intestinaux.

3° FISTULES ANALES 1.

Résumé clinique. — Les abcès peuvent s'ouvrir : 1° vers la peau et vers le rectum simultanément ; 2° vers la **peau** seule ; 3° vers le rectum seul, d'où trois variétés de fistules : fistules complètes, fistules borgnes externes, fistules borgnes internes.

Examen du malade. — *Inspection.* — L'inspection montre l'orifice fistuleux dans les deux premières variétés. Dans les fistules borgnes internes, elle ne constate que l'écoulement séropurulent. Mais un examen très minutieux est nécessaire avant d'admettre qu'il n'y a pas d'orifice externe. Cet orifice est souvent petit, dissimulé par une croûte, perdu dans les plis radiés de l'anus et difficile à apercevoir.

Palpation et toucher rectal. — La palpation fait souvent sentir un défaut de résistance sur le point du pourtour de l'anus correspondant à la fistule. Ce point est souvent aussi très sensible à la pression. Dans les fistules borgnes internes, le toucher peut ainsi sentir le décollement muqueux. L'index sera toujours introduit aussi haut que possible, car en particulier dans les fistules multiples on ne doit pas oublier la possibilité d'un rétrécissement.

1. TRÉLAT, *Cliniques,* vol. II, p. 341.

Exploration au stylet. — Cette exploration qui est l'examen important doit être faite très antiseptiquement. On combinera l'exploration au stylet avec le toucher rectal pour bien apprécier la hauteur à laquelle s'étend la fistule, ses rapports avec le sphincter, l'étendue des décollements muqueux.

Dans les fistules borgnes externes, on appréciera l'épaisseur de tissu qui sépare le doigt de la pointe du stylet.

Dans les fistules borgnes internes on peut d'ordinaire, en introduisant par l'anus un stylet recourbé et en le guidant sur le doigt, pénétrer dans la fistule.

État général. — On cherchera particulièrement la tuberculose. Les principales causes des fistules : lésions osseuses, abcès froids, périphlébite hémorrhoïdaire, etc., ont été indiquées plus haut à l'étude des abcès.

Diagnostic et traitement. — Le diagnostic de l'existence de la fistule est facile. Mais on n'oubliera pas que la fistule anale n'est souvent qu'un épiphénomène au cours d'une tuberculose avancée ou d'un rétrécissement. On songera aux fistules liées à une affection osseuse du coccyx ou de l'ischion.

Le traitement consiste à inciser largement la fistule et ses prolongements. Les fistules borgne externe et borgne interne seront tout d'abord transformées en poussant fortement la sonde cannelée en fistules complètes et incisées comme celles-ci. Au cours de l'opération, examen minutieux de la plaie pour bien apercevoir tous les prolongements.

4° FISSURE A L'ANUS [1].

Résumé clinique. — La fissure à l'anus est caractérisée par trois éléments : 1° douleur atroce ; 2° ulcération ; 3° contracture du sphincter.

Examen du malade. — *Douleur.* — La douleur plus ou moins vive comporte : 1° une sensation de cuisson, de brûlure au moment de la défécation ; 2° une période d'accalmie durant un quart d'heure environ et où la cuisson persiste seule très atténuée; 2° une période de névralgie atroce avec sensation

1. DUPLAY, *Gazette des Hôpitaux*, 1891, n° 48.

d'arrachement, de brûlure au fer rouge commençant un quart d'heure environ après la défécation et pouvant persister une heure et même trois à quatre heures.

Inspection. — L'inspection ne montre sur la muqueuse anale qu'une érosion insignifiante allongée, souvent difficile à trouver. On aperçoit souvent quelques lésions eczémateuses, des hémorrhoïdes.

Palpation et toucher. — La fissure peut être très douloureuse au moindre contact. Le toucher est rendu difficile, parfois même impossible par la contracture spasmodique du sphincter.

Etat général. — La constipation est presque toujours très opiniâtre, le malade faisant tous ses efforts pour aller le moins possible à la selle. Les malades atteints de fissure sont presque toujours des sujets irritables, nerveux.

Diagnostic et traitement. — La réunion des trois éléments, douleur, contractures, fissure, empêche de confondre la fissure douloureuse avec les érosions si fréquentes au pourtour de l'anus (plaques muqueuses, eczéma, chancre mou). Les ulcérations dépendant de la tuberculose, de l'épithélioma s'accompagnent très rarement des douleurs caractéristiques.

La dilatation forcée sous le chloroforme est d'une merveilleuse efficacité.

5° HÉMORRHOIDES.

Résumé clinique. — Les hémorrhoïdes peuvent être soit externes, soit internes. On n'oubliera pas que les hémorrhoïdes ne sont souvent qu'un accident symptomatique associé à une affection du foie, à une tumeur de l'abdomen, à l'obésité, à la grossesse. Les hémorrhoïdes essentielles reconnaissent pour cause principale la constipation.

Examen du malade. — *Hémorrhoïdes externes.* — L'inspection fait le diagnostic. Les hémorrhoïdes sont soit flasques, ridées, flétries, grisâtres, soit turgescentes, violacées. Elles peuvent même être étranglées par le sphincter et en partie sphacélées.

En outre des hémorrhoïdes il y a presque toujours de l'irritation péri-anale (eczéma, intertrigo). On conçoit donc que les hémorrhoïdes soient une des grandes causes de fissures.

Hémorrhoïdes internes. — Ces hémorrhoïdes **sont d'abord** cachées dans le rectum. Elles ne s'accusent alors que par des hémorrhagies. Elles sont très difficilement appréciables au toucher, faisant à peine une saillie mollasse sous le doigt. — Elles finissent rapidement par sortir au dehors à chaque défécation. A cette période il suffit que le malade fasse un effort d'expulsion pour qu'on voie deux ou trois tumeurs régulières, arrondies, violacées apparaître en écartant le sphincter. Plus tard enfin elles sont toujours procidentes et ne rentrent plus après la défécation. Elles sont tendues, violacées. Elles sont particulièrement exposées à l'étranglement. Souvent aussi elles se compliquent d'un léger degré de prolapsus rectal.

Diagnostic. — L'*existence* des hémorrhoïdes est facile à établir. Les condylomes syphilitiques forment une saillie indurée, rigide, occupant surtout la partie postérieure de l'anus ; elles sont recouvertes du derme très hypertrophié. Le cancer s'accompagne de végétations friables, saignantes.

La *cause* des hémorrhoïdes sera recherchée d'abord par une exploration minutieuse de l'abdomen (examen du foie, de l'utérus, de la vessie en particulier). Ce n'est que si cet examen est négatif qu'on admettra les hémorrhoïdes idiopathiques liées à la constipation.

Les principales *complications* à rechercher sont l'inflammation périhémorrhoïdaire, le sphacèle, le prolapsus rectal, la fissure à l'anus. Les inflammations hémorrhoïdaires se compliquent fréquemment de dysurie. Les hémorrhagies répétées peuvent être à la longue une cause d'anémie profonde.

Traitement. — La dilatation forcée du sphincter suffit souvent à amener la disparition des hémorrhoïdes. L'excision des principaux bourrelets au thermocautère est parfois indispensable.

6° CHUTE DU RECTUM.

Résumé clinique. — La chute du rectum offre trois grandes variétés anatomiques : 1º simple prolapsus de la muqueuse ; 2º prolapsus complet des trois tuniques rectales ; 3º invagination. L'invagination peut porter non seulement sur le rectum mais sur le côlon. De plus l'intestin grêle, l'ovaire même peuvent se hernier entre le cylindre externe et le cylindre interne d'invagination.

En dehors de ces grandes variétés anatomiques la chute du rectum offre trois grandes variétés cliniques : 1º le prolapsus réductible et intermittent ; 2º le prolapsus réductible mais permanent, se reproduisant aussitôt après la réduction ; 3º le prolapsus irréductible. — Le prolapsus enfin se complique souvent d'accidents inflammatoires, gangréneux, même dans le prolapsus irréductible.

Examen du malade. — *Étude des lésions locales.* — *Inspection.* — Examinez d'abord le volume et l'étendue du prolapsus. Regardez s'il existe ou non entre l'intestin prolabé et l'anus un sillon de séparation. Ce sillon sera recherché d'une façon plus certaine par la palpation. L'inspection vous montre de plus la rougeur inflammatoire, les ulcérations, les plaques de sphacèle qui peuvent compliquer le prolapsus. Les hémorrhoïdes concomitantes ne sont pas très rares.

Palpation. — Existe-t-il ou non un sillon entre l'intestin prolabé et l'anus, c'est le premier point important à déterminer. S'il n'y a pas de sillon vous n'avez affaire qu'à un simple prolapsus de la muqueuse, tout au plus à un prolapsus peu étendu des parois rectales. S'il y a un sillon vous avez affaire à un prolapsus étendu ou à une invagination.

Palpez ensuite les parois par le toucher rectal et la palpation externe combinés, recherchez leur état de souplesse ou d'induration inflammatoire. Dans l'invagination vous sentirez parfois entre les parois une hernie intestinale, une hernie ovarique interposées.

Essayez de réduire le prolapsus. Si vous n'y parvenez point recherchez les causes de cette irréductibilité : 1º résistance du sphincter (cause rare) ; 2º volume excessif ; 3º adhérences inflammatoires.

Recherchez enfin quel est l'état de résistance du périnée. Chez la femme recherchez le prolapsus du vagin, complication fréquente.

Étude des troubles fonctionnels. — Les douleurs, la constipation opiniàtre sont les troubles les plus ordinaires. Nous avons vu que le prolapsus peut se compliquer d'inflammation et de gangrène.

Diagnostic. — *Existence du prolapsus.* — Les hémorrhoïdes ont une forme, une coloration spéciales. Les polypes du rectum sont pyriformes, pédiculés, ils n'offrent pas l'orifice central du prolapsus.

On n'oubliera pas d'ailleurs que le prolapsus est assez fréquemment sous la dépendance d'une autre affection du rectum, hémorrhoïdes, polype, rétrécissement syphilitique, cancer.

Variété du prolapsus. — Le prolapsus muqueux est peu étendu, sans sillon circulaire de séparation. Le prolapsus complet très étendu peut offrir un sillon, mais ce sillon est toujours peu profond. L'invagination seul offre un sillon très profond.

Indications thérapeutiques. — Les cautérisations ignées suffisent dans le prolapsus au début.

Dans les prolapsus anciens développés, on emploiera la fixation par la rectopexie postéro-inférieure de Verneuil. Ablation de l'intestin prolabé dans les prolapsus adhérents ou étranglés.

7° RÉTRÉCISSEMENTS DU RECTUM.

Résumé clinique. — Les rétrécissements du rectum peuvent être cancéreux, syphilitiques, cicatriciels. Quelle que soit la cause on trouve un certain nombre de symptômes communs. La constipation est le plus important. Elle est de plus en plus opiniàtre. Les matières sont parfois rubanées, comme passées à la filière. Les hémorrhagies sont particulièrement fréquentes dans le cancer. Les écoulements muco-purulents, glaireux, sont fréquents. Dans les rétrécissements anciens il n'est pas rare de voir se former au pourtour de l'anus des fistules multiples.

Examen du malade. — Les *commémoratifs* ayant déterminé la nature, l'intensité des troubles fonctionnels (constipation, hémorrhagies, écoulements glaireux), l'*inspection* montre de suite s'il y a ou non des lésions anales et des fistules. Dans le cancer, l'anus est parfois envahi. Les bourgeons offrent l'aspect ordinaire : fongueux, exulcéré, saignant, végétant, friable des bourgeons épithéliomateux.

Le *toucher rectal* constitue la partie importante de l'examen. Le doigt introduit aussi haut que possible appréciera la présence, le degré, mais surtout la constitution du rétrécissement. Si le rétrécissement est formé par une sorte de canal tapissé de saillies fongueuses, bourgeonnantes, végétant dans son intérieur, s'écrasant et saignant sous le doigt, il sera le résultat d'un cancer. Le syphilome anorectal donne au contraire une virole dure, rigide, lisse, inextensible. Le doigt s'y introduit difficilement. Parfois il pénètre au-dessus dans une cavité distendue à parois ramollies d'où s'écoule du pus fétide. Exceptionnellement chez de jeunes sujets le doigt sentira une sorte de diaphragme, souple et offrant un orifice central (rétrécissement valvulaire congénital). Exceptionnellement aussi on trouvera une simple bride cicatricielle chez un malade ayant eu des accidents antérieurs de rectite à la suite d'une dysenterie, d'un abcès, d'un traumatisme.

Si les lésions offrent le caractère du cancer, il est extrèmement important de déterminer si le doigt en dépasse partout et surtout en avant les limites, si au-dessus du point rétréci la muqueuse est souple, saine, absolument indemne. Seuls les cancers du rectum, dont l'envahissement ne dépasse pas les limites atteintes par le doigt, peuvent être opérés avec quelques chances d'éviter la récidive.

Palpation. — La palpation des ganglions inguinaux est indispensable pour peu que l'anus soit envahi. On recherchera également l'état des ganglions de l'abdomen, l'état du foie souvent atteint de cancer secondaire. On recherchera pour apprécier le degré d'occlusion s'il existe du météorisme abdominal, si l'on trouve des **matières fécales accumulées dans l'S** iliaque et le cœcum.

Etat général. — On a surtout à se préoccuper : 1° des antécédents de syphilis ; 2° du degré de cachexie.

Diagnostic. — Le diagnostic comporte deux problèmes : 1° déterminer l'existence, le degré, les limites du rétrécissement ; 2° déterminer sa nature. Le premier sera résolu par le toucher rectal. Dans le deuxième on tiendra compte à la fois des résultats du toucher et de l'état général (âge, antécédents, marche plus ou moins rapide).

Traitement. — Dans le cancer l'extirpation pour avoir quelques chances de succès doit être précoce et complète. On sera souvent réduit à se contenter d'opérations palliatives : rectotomie linéaire, anus contre nature iliaque ou lombaire. Dans les rétrécissements non cancéreux on pratiquera la dilatation graduelle et en cas d'échec la rectotomie. Le traitement spécifique sera essayé bien que même dans le cas de rétrécissement syphilitique, il ait souvent perdu son pouvoir contre la lésion devenue cicatricielle et banale.

8° POLYPES DU RECTUM.

Les polypes du rectum ne se voient guère que chez l'enfant. Leurs seuls symptômes fonctionnels sont une certaine gêne de la défécation, de légères hémorrhagies. Parfois pendant la défécation le polype vient faire saillie hors de l'anus. Le toucher rectal faisant constater une tumeur mollasse, pyriforme, pédiculée, tranche le diagnostic. L'ablation au moyen du serre-nœud est facile.

Chez l'adulte on se défiera toujours beaucoup de la nature maligne d'une tumeur rectale, même pédiculée.

LIVRE HUITIÈME

Affections des organes génito-urinaires de l'homme.

I. — Règles générales pour l'examen.

Une solidarité clinique étroite unit tous les organes qui composent l'appareil génito-urinaire. Alors même qu'un seul d'entre eux semble atteint, l'examen de tous ces organes aussi bien au point de vue physique qu'au point de vue fonctionnel est indispensable pour un diagnostic complet. On ne peut adopter de meilleur guide pour cet examen que le carnet clinique établi d'après les instructions de M. le professeur Guyon par notre collègue M. Clado.

Antécédents héréditaires et personnels. — Au point de vue des antécédents héréditaires et personnels vous avez à vous préoccuper surtout de la tuberculose, de la syphilis, du rhumatisme, de la goutte, de la gravelle, du diabète. Interrogez soigneusement le malade sur les blennorrhagies antérieures, l'époque de la première, l'époque de la dernière chaudepisse, le nombre des chaudepisses contractées, leurs complications (cystite du col, orchites), leur guérison parfaite ou imparfaite avec blennorrhée persistante, les traitements suivis (injections, instillations).

Début de la maladie. — Le début est presque toujours plus ancien que ne le croit le malade. Un interrogatoire minutieux montrera que divers troubles fonctionnels (troubles de la miction, altération des urines, troubles de l'éjaculation) ont précédé et souvent précédé de très longtemps l'époque apparente du début.

Étude de la miction. — Préoccupez-vous d'abord de la fréquence de la miction. Déterminez quelle est sur cette fréquence l'influence du jour, de la nuit, du repos, des mouvements de la voiture.

Préoccupez-vous ensuite des difficultés de la miction. Celle-ci est-elle lente, longue, retardée (prostatiques), entrecoupée? Exige-t-elle des efforts tout le temps ou seulement au début ou à la fin ? Le malade est-il forcé pour uriner de prendre des positions anormales ?

Demandez enfin quels sont le volume, la forme, la force et la distance de projection du jet.

Étude de la douleur. — A quel moment la douleur est-elle apparue ? Son début a-t-il été brusque ou graduel ? La douleur qui accompagne la miction peut exister soit avant, soit pendant, soit après celle-ci. La douleur qui survient dans les intervalles de la miction peut être influencée par le repos ou la fatigue. — La douleur peut être variable, de forme sourde, lancinante, brûlante.

Ses localisations à l'hypogastre, au périnée, au rectum (boule de la prostatite), au testicule, ont une importance spéciale. On déterminera également ses irradiations crurales, lombaires, testiculaires, péniennes. La douleur de l'extrémité du gland est classique dans les calculs vésicaux.

A côté de la douleur spontanée vous avez à étudier comme vous le verrez plus loin la douleur provoquée par la palpation de l'abdomen, le cathétérisme, la distension de la vessie par l'injection, le toucher rectal.

Examen des urines. — Les caractères physiques, couleur, transparence, fournissent quelques indications. Les caractères chimiques et micrographiques sont autrement importants. Cliniquement vous aurez surtout à rechercher l'albumine et le sucre. Micrographiquement vous aurez à examiner les dépôts urinaires (gravelle) et surtout à rechercher le sang et le pus. La recherche des bacilles de la tuberculose dans les sédiments urinaires est délicate mais souvent indispensable au diagnostic. Les examens devront toujours être multipliés avant de conclure à l'absence de bacilles.

Préoccupez-vous enfin de la quantité totale d'urine émise dans les 24 heures et de la quantité rendue à chaque miction.

Examen direct. — *Apparence extérieure de la sphère génito-urinaire.* — L'inspection reconnaît rapidement la saillie hypogastrique formée par la vessie très distendue, l'œdème de la verge ou du scrotum, le gonflement des bourses (hydrocèle, hématocèle, tumeurs testiculaires), la flaccidité des bourses (varicocèle).

Exploration du canal. — Cette exploration exige des ménagements très grands et une antisepsie très minutieuse. Faite brutalement et surtout malproprement elle peut déterminer des accidents d'infection urineuse mortels.

On commencera toujours par l'emploi d'une bougie à boule n° 16. Celle-ci peut pénétrer librement dans la vessie après n'avoir éprouvé que l'arrêt normal du collet du bulbe. Elle peut au contraire, soit dans l'urèthre antérieur, soit dans l'urèthre postérieur, rencontrer des points rétrécis. Ceux-ci sont franchissables ou infranchissables. Le passage de la bougie détermine toujours, surtout chez les nerveux, une certaine douleur, mais il peut aussi provoquer une souffrance réelle. Le malade pendant l'introduction de la bougie sera placé dans le décubitus dorsal, la tête basse, le siège un peu soulevé, les cuisses fléchies. On examinera avec soin si l'instrument retiré n'est pas souillé de pus ou de sang.

On reconnaît que la bougie arrive dans l'urèthre postérieur à ce que l'instrument après avoir vaincu une certaine résistance paraît tout à coup libre, à ce que le malade éprouve le besoin d'uriner. Le besoin d'uriner disparaît, la bougie est complètement libre quand elle a franchi l'urèthre postérieur et pénétré dans la vessie.

Exploration de la vessie. — La vessie sera explorée par le palper, par le toucher rectal, par le palper et le toucher rectal combinés. La douleur provoquée par ces diverses explorations est un premier élément important. En dehors de la rétention complète d'urine, on tiendra grand compte de la rétention incomplète. Le toucher et le palper permettent bien d'apprécier des distensions même légères de la vessie. La tumeur ovoïde, fluctuante, saisie entre le doigt et la main, est caractéristique. Le cathétérisme évacuateur fait avec une sonde en caoutchouc rouge est néanmoins utile pour apprécier ce qui reste exactement d'urine après la miction dans la rétention incomplète. Souvent aussi il est utile de faire après ce cathétérisme une injection boriquée tiède pour apprécier la tolérance de la vessie et sa faculté plus ou moins grande de distension. L'exploration spéciale pour la recherche des calculs exige l'emploi d'une sonde métallique à résonnateur. Elle sera indiquée plus loin. Mentionnons seulement les tentatives de cystoscopie.

Toutes les manœuvres exploratrices faites sur la vessie exigent de très grands ménagements et une asepsie absolue. C'est surtout s'il y a lieu de soupçonner une cystite tuberculeuse que les ménagements doivent être infinis. La moindre exploration devient parfois la source de douleurs extrêmes.

Prostate et vésicules séminales. — Le toucher rectal en même temps qu'il sera fait pour l'exploration de la vessie permettra d'apprécier l'état de la prostate et des vésicules séminales (hypertrophie, bosselures indurées ou ramollies, abcès). Le toucher sera fait, le malade étant dans le décubitus dorsal, le bassin soulevé.

Périnée et verge. — Le périnée sera toujours l'objet d'une palpation très minutieuse. Rien de plus commun que de voir méconnus les prolongements périnéaux des abcès urineux.

La palpation de la verge permet d'explorer toute la portion spongieuse de l'urèthre, les corps caverneux. L'inspection devra toujours être faite, le gland complètement découvert. Dans le cas de phimosis on est parfois obligé de pratiquer l'incision dorsale du prépuce pour diagnostiquer un épithélioma, une ulcération du gland, un calcul sous-préputial. Toutes les fois qu'on pratique le cathétérisme soit évacuateur, soit explorateur il est également utile pour bien saisir le gland de le décalotter complètement.

Scrotum, testicule, cordons. — L'inspection montrera rapidement l'état de la peau (œdème, inflammation), la distension du scrotum. La recherche de la transparence sera indiquée à propos de l'hydrocèle. Dans la palpation on s'attachera à bien reconnaître les diverses parties de l'appareil spermatique : corps du testicule, corps, tête et queue de l'épididyme, canal défé-

·rcnt, roulant sous le doigt comme un fil de fouet, veines sper-
matiques. On songera à la possibilité des inversions et des
ectopies testiculaires. Le cordon sera suivi aussi loin que pos-
·sible dans le canal inguinal. On recherchera toujours ce qu'est
·devenue la sensibilité normale du testicule à la pression. Le
soupèsement de la tumeur peut enfin fournir un élément dia-
·gnostique.

Ganglions. — La palpation des ganglions inguinaux s'impose
dans toutes les lésions de la verge, du périnée, du scrotum.
La palpation des ganglions lombaires à travers la paroi abdominale s'impose dans toutes les lésions du testicule.

Etat des reins. — Pour apprécier cet état on tiendra compte
·des douleurs spontanées, des douleurs provoquées par la pression de la région lombaire. La palpation lombaire combinée
avec la palpation abdominale permet souvent de reconnaître
le rein douloureux et hypertrophié. On recherchera avec soin
·le ballottement. Enfin l'état des urines recueillies aussitôt après
le lavage de la vessie permet de soupçonner les lésions réna-
·les. Les tentatives pour recueillir directement les urines par
le cathétérisme des uretères ne peuvent être que mentionnées.

Etat des autres organes. — *Etat général.* — Préoccupez-vous
·de l'état du foie, de la rate, du cœur, des poumons et des plèvres. Le nervosime des malades est souvent très grand. Les voies
·digestives (état de la langue, troubles gastriques, constipation,
diarrhée, appétit) sont souvent touchées. Les sueurs, la séche-
·resse de la peau sont fréquentes. La fièvre soit continue, soit
·intermittente a une grande importance. L'amaigrissement, la
·cachexie seront recherchés avec soin.

Les affections génito-urinaires, en particulier celles qui exi-
·gent de grands efforts de miction, sont souvent accompagnées
·de hernies et d'hémorrhoïdes.

II. — Affections de l'urèthre.

1° BLENNORRHAGIE.

Le diagnostic de la blennorrhagie est facile. Deux causes
·d'erreur doivent pourtant être signalées. Les balanites compli-

quées de phimosis donnent lieu par l'orifice préputial à un écoulement purulent qu'on peut croire d'origine uréthrale. Les écoulements purulents de la prostatite, de la cystite tuberculeuse sont souvent regardés par les malades comme de simples chaudepisses chroniques. Un examen attentif évitera facilement ces deux erreurs.

Le chirurgien doit songer à rechercher la blennorrhagie comme cause d'un grand nombre d'affections génito-urinaires : cystite du col, prostatite, orchite, rétrécissement de l'urèthre.

Il doit la rechercher également dans un certain nombre d'affections d'organes éloignés, arthrites, myosites, névralgies, ophtalmie purulente. Le traitement d'une blennorrhée légère, méconnue par le malade, par les balsamiques, les instillations, est souvent d'une grande importance pour la guérison d'arthralgies, de myosites tenaces.

2° Rétrécissements de l'urèthre.

Les rétrécissements de l'urèthre sont très souvent méconnus. Chez tout malade dépérissant, mangeant mal, présentant des accès de fièvre irréguliers, alors même qu'il ne se plaint pas de troubles de la miction, il faut songer au rétrécissement de l'urèthre.

Par contre, beaucoup d'hypocondriaques s'imaginent être atteints de rétrécissement alors qu'ils n'ont qu'un simple spasme uréthral. Chez un malade n'offrant dans ses antécédents ni blennorrhagie, ni traumatisme périnéal, on doit tout d'abord penser qu'il s'agit d'un simple rétrécissement.

L'exploration de l'urèthre faite d'après les règles indiquées plus haut avec une asepsie, des ménagements extrêmes, tranche le diagnostic. Les troubles fonctionnels : envies fréquentes d'uriner, miction ralentie, jet petit, bifurqué, sans force, avec dernières gouttes s'écoulant la miction terminée et simulant une incontinence, sont en effet les mêmes dans le spasme et dans le rétrécissement.

Mais dans le rétrécissement lorsqu'on est parvenu, en employant des bougies olivaires de plus en plus fines, à franchir le point rétréci, on sent une série de petits ressauts secs, durs sur une certaine étendue. Dans le spasme, la résistance une fois vaincue cesse complètement. Il n'est pas rare dans le spasme de pouvoir passer une bougie Béniqué volumineuse alors que la bougie olivaire plus petite a été arrêtée. Le spasme enfin se produit toujours à l'entrée de la portion membraneuse de l'urèthre.

Il est toujours indispensable de faire le toucher rectal, l'hypertrophie de la prostate pouvant compliquer ou même simuler les troubles fonctionnels d'un rétrécissement.

Pronostic et traitement. — Le pronostic, faute de soins nombreux et prolongés, est toujours très sérieux. Il est surtout grave dans les rétrécissements d'origine traumatique.

La dilatation par les bougies de gomme pure, par les bougies Béniquées suffit dans les cas les plus simples. Mais dans les rétrécissements compliqués de cystite, de pyélite, dans les rétrécissements très serrés surtout d'origine traumatique, dans les rétrécissements intolérants où chaque tentative de dilatation est suivie d'accès fébriles, l'uréthrotomie interne doit précéder et préparer la dilatation. L'uréthrotomie externe et même le cathétérisme rétrograde après une taille hypogastrique sont exceptionnellement nécessaires dans certains rétrécissements très serrés et infranchissables.

3° AFFECTIONS DIVERSES DE L'URÈTHRE.

Les corps étrangers de l'urèthre introduits ordinairement dans un but inavouable, les calculs de l'urèthre, les malformations congénitales (hypospadias, épispadias, imperforation) ne sont pas ordinairement d'un diagnostic difficile. L'étroitesse du méat, affection insignifiante en apparence, est souvent une cause de troubles marqués de la miction.

Les ruptures et déchirures de l'urèthre ont pour principaux symptômes la douleur, l'uréthrorrhagie, la rétention et très fréquemment l'infiltration d'urine. Si l'on ne peut mettre de suite une sonde à demeure, l'uréthrotomie externe est presque toujours nécessaire. La ponction hypogastrique contre la rétention d'urine ne saurait constituer qu'un palliatif.

4° ABCÈS URINEUX. — INFILTRATION D'URINE.

Toutes les fois qu'il existe un obstacle au cours normal de
l'urine, l'urine peut soit dilater lentement l'urèthre (tumeur
urineuse), soit s'infiltrer progressivement dans le tissu péri-
uréthral et y déterminer un phlegmon limité (abcès urineux),
soit s'épancher largement dans le tissu cellulaire (infiltration
d'urine). L'infiltration d'urine la plus fréquente se fait dans le
périnée.

La *tumeur urineuse* forme une poche allongée sur le trajet
de l'urèthre sans symptômes inflammatoires, se tendant pendant la miction, se vidant plus ou moins complètement après
la miction. Une pression sur la tumeur fait souvent sourdre un
peu d'urine.

L'*abcès urineux* développé dans la loge périnéale inférieure
forme au périnée une tuméfaction rénitente, douloureuse, qui
le plus souvent paraît faire corps avec la verge. Ces abcès peuvent avoir une marche aiguë ou subaiguë. L'abcès de la loge
périnéale supérieure se porte vers le rectum et la fosse ischiorectale.

L'*infiltration d'urine* apparaît soit d'emblée, soit après avoir
été précédée par une tumeur urineuse, un abcès urineux. Le
malade, qui souffrait d'une rétention d'urine, éprouve au début, au moment où l'infiltration se produit, plutôt une sensation de soulagement. Mais au lieu que l'urine sorte par la verge
on voit se développer un empâtement du périnée, des bourses,
de la verge. Cet empâtement augmente à chaque miction et
peut gagner le bas-ventre, le pli de l'aine. Bientôt apparaissent une rougeur livide, des douleurs, des plaques de sphacèle,
des eschares, de l'infiltration gazeuse. L'état général est grave.

L'infiltration au lieu d'envahir la loge périnéale inférieure
peut plus rarement se développer dans la loge périnéale supérieure. L'empâtement se sent alors tout à fait à la partie
postérieure du périnée, sur le pourtour de l'anus.

Les abcès urineux, les infiltrations d'urine laissent assez fréquemment à leur suite des fistules soit périnéales soit péniennes
nes par où sort l'urine au moment de la miction.

Diagnostic. — En dehors des antécédents urinaires l'infiltration œdémateuse, l'empâtement périnéal différencient l'infiltration d'urine de l'érysipèle ou du phlegmon diffus des bourses.

Traitement. — Le traitement consiste avant tout à supprimer l'obstacle au cours de l'urine — le plus souvent un rétrécissement. Les tumeurs urineuses peuvent guérir par la simple disparition du rétrécissement qui les a produites. Mais il faut inciser les abcès urineux. Il faut surtout faire des incisions larges et multiples sur tous les points envahis par l'infiltration d'urine. On n'oubliera pas de faire une incision longue et profonde à la partie médiane de la tumeur périnéale. Les fistules, surtout les fistules périnéales, guérissent souvent par le simple traitement du rétrécissement qui les a causées. Les fistules péniennes peuvent exiger une autoplastie.

III. — Affections de la vessie.

Résumé clinique. — Les causes des cystites sont très nombreuses. Elles sont générales : rhumatisme, goutte, septicémies, ou locales : irritation cantharidienne, plaies, cathétérisme malpropre, calculs, corps étrangers, tuberculose, tumeurs de la vessie, blennorrhagie, rétrécissement de l'urèthre, hypertrophie de la prostate.

Les cystites ont une marche aiguë ou chronique. Elles offrent toutes un certain nombre de symptômes communs : le ténesme vésical, la rétention d'urine, la douleur hypogastrique, les troubles de l'urine, les accidents généraux.

Le ténesme vésical consiste en des envies fréquentes, pénibles, parfois presque incessantes d'uriner.

Malgré la fréquence des mictions, il y a presque toujours rétention soit complète, soit partielle de l'urine. La vessie forme à la région hypogastrique une tumeur plus ou moins volumineuse, ovoïde, fluctuante, mate. Le degré de rétention sera surtout apprécié par le palper combiné au toucher rectal.

La douleur hypogastrique est très vive. Elle s'irradie souvent vers le périnée, l'anus, le bout de la verge.

L'urine peut renfermer du mucus, du pus, du sang. Dans la

cystite du col, les dernières gouttes seules sont laiteuses ou rosées. Leur expulsion amène une cuisson très vive.

Les accidents inflammatoires (fièvre, insomnie) sont très intenses dans les cystites aiguës. Dans les cystites chroniques on observe des accidents plus insidieux mais non moins graves de cachexie urineuse. Assez souvent apparaissent des accidents de pseudoparaplégie.

Examen du malade. — C'est surtout dans le diagnostic des cystites qu'on doit faire un examen minutieux, complet, des antécédents, de l'état général, de tous les organes génito-urinaires. Il ne faut procéder à l'examen direct de la vessie qu'une fois ces renseignements recueillis. On ne pratiquera le cathétérisme vésical qu'avec une extrème réserve, s'il y a lieu de soupçonner une cystite tuberculeuse. On s'abstiendra de tout cathétérisme dans les cystites aiguës.

Diagnostic. — *Existence.* — L'existence d'une cystite est évidente du fait même des accidents. Les complications : pyélonéphrite, prostatite, paraplégies, fièvre urineuse, seront déterminées par l'examen complet. La cystite du col se différencie de la cystite totale par quelques caractères spéciaux : origine blennorrhagique ordinaire, incontinence d'urine, fin de la miction particulièrement douloureuse, dernières gouttes d'urines seules laiteuses et rosées.

Cause. — La cause de la cystite est parfois évidente. Dans les cystites aiguës surtout on sait souvent de suite qu'il s'agit de l'extension d'une blennorrhagie, d'une intoxication cantharidienne à la suite de l'application d'un vésicatoire, d'un cathétérisme maladroit ou malpropre, d'un traumatisme.

Dans les cystites chroniques la cause peut être plus difficile à déterminer.

Assurez-vous tout d'abord qu'il n'y a pas lieu d'incriminer comme cause de la cystite soit un rétrécissement de l'urèthre soit une hypertrophie de la prostate.

Songez ensuite à la *tuberculose.* Sauf chez le vieillard la cystite tuberculeuse est plutôt aiguë ou subaiguë. Les envies d'uriner sont souvent nocturnes, elles ne sont pas calmées par le repos. Les hématuries sont fréquentes et ordinairement très précoces. On peut souvent reconnaître dans l'urine les bacilles de la tuberculose. Il est rare surtout qu'il n'y ait pas d'autres lésions tuberculeuses de la prostate, des vésicules séminales, de l'épididyme, du canal déférent. On ne peut tenir qu'un compte relatif de l'état général, beaucoup de malades atteints de cystites non tuberculeuses étant profondément cachectiques.

La cystite des *calculs vésicaux* a quelques caractères spéciaux. Les douleurs, les hématuries surviennent souvent sous l'influence de fatigues, de courses en voitures. Il y a parfois arrêt brusque du jet d'urine. Les calculs se rencontrent surtout chez les enfants avant dix ans, chez les vieillards après cinquante ans. Les malades ont assez fréquemment des antécédents de gravelle. Mais le seul signe de certitude des calculs vésicaux est l'exploration de la vessie au moyen d'une sonde métallique. Cette exploration doit être faite avec autant de précautions qu'une opération. La vessie devra renfermer 100 gr. environ de liquide. L'explorateur métallique poussé d'abord jusqu'au fond de la vessie sera ramené doucement d'arrière en avant, tout en exécutant un petit mouvement de rotation qui permet d'explorer tout un côté de la vessie. La même manœuvre sera répétée du côté opposé. Pour bien explorer le bas-fond chez les sujets à prostate développée, il faut faire décrire au bec de l'instrument un tour complet. Le frottement rugueux donné par le calcul contre la tige métallique, le bruit de cliquetis dans les mouvements de percussion sont pathognomoniques. Ils ne peuvent être simulés par aucune affection.

Les *corps étrangers* de la vessie sont parfois aussi difficiles à diagnostiquer que les calculs, les malades ne fournissant aucun renseignement. Le diagnostic peut même être plus difficile encore, l'explorateur métallique ne renseignant pas sur la présence des corps mous (fragment de sonde par exemple). L'exploration faite au moyen d'un appareil lithotriteur saisissant le corps étranger dans ses mors écartés peut être indispensable.

Reste encore, à défaut d'autre explication possible de la cystite, l'hypothèse d'une *tumeur de la vessie*. L'hématurie sur vient sans cause, spontanément, brusquement. Elle est souvent très abondante. La douleur, les altérations de l'urine sont en général assez tardives. L'explorateur métallique ne donne que des résultats négatifs. L'endoscopie a parfois rendu quelques services.

Parfois même, on doit se demander s'il ne s'agit pas d'une simple *névralgie vésicale avec ou sans contracture du col.* Ces *névralgies vésicales* sont parfois associées au phimosis, aux hémorrhoïdes, à la fissure anale. Le terrain névropathique, l'absence d'hématurie, de pyurie, la résistance du sujet malgré des douleurs très vives et très tenaces, le spasme du col au moment du passage de la bougie olivaire dans la forme avec contracture, sont les principaux éléments du diagnostic.

Bien souvent, quelque minutieux qu'ait été l'examen, le diagnostic de la cause restera mal déterminé. Si les accidents sont graves et tenaces, il devient indispensable de faire l'exploration de la vessie par la cystotomie hypogastrique. Cette cystotomie devient souvent le premier temps d'une opération radicale. On a parfois l'heureuse surprise de trouver un calcul enchatonné, une tumeur bénigne opérable. Alors même que la lésion ne peut être modifiée par l'opération, la cystotomie, surtout lorsqu'elle est combinée avec un drainage sus-pubien, suffit souvent à amener un soulagement considérable.

Traitement. — Les principaux moyens thérapeutiques sont :

Dans la cystite aiguë, les bains, les cataplasmes, les lavements chauds, les sangsues, la belladone ;

Dans la cystite du col, une fois la période aiguë passée, le massage par des bougies Béniqué, volumineuses, les instillations de nitrate d'argent ;

Dans la cystite tuberculeuse, le cathétérisme, les instillations exaspèrent souvent les douleurs. La taille sus-pubienne a donné quelques bons résultats.

Les calculs seront traités tantôt par la lithotritie (pierres friables ne dépassant pas cinq centimètres non compliquées de lésion rénale), ou par la taille. La taille prérectale sera employée dans les calculs très durs, mais ne dépassant pas 2 à 3 centimètres, la taille hypogastrique dans les calculs plus volumineux.

Les corps étrangers devront toujours être extraits, soit au moyen des instruments spéciaux, soit par la taille hypogastrique.

IV. — Affections de la prostate.

1° PROSTATITES AIGUES.

Dans la prostatite aiguë la douleur périnéale, les mictions fréquentes accompagnées de cuisson très pénible, la sensation de pesanteur dans le rectum, les frissons, la fièvre, prennent d'emblée une grande acuité. Au toucher rectal, la prostate est dure, douloureuse. Sa forme générale est conservée ou parfois modifiée. La prostate semble entourée d'une sorte de gangue dans le cas de périprostatite.

La résolution est rare dans cette forme aiguë. Bientôt la tumeur offre des battements, elle est plus molle. Le pus si l'on ne pratique pas de bonne heure l'incision par la voie rectale peut s'ouvrir dans l'urèthre ou le rectum, fuser même vers la fosse ischiorectale, le périnée ; l'abcès prostatique peut ainsi laisser à sa suite des fistules recto-uréthrales, peinéales, périanales.

Cette prostatite aiguë n'offre pas de difficultés pour le diagnostic si l'on a soin de pratiquer le toucher. La cowpérite s'accompagne d'un gonflement latéral, périnéal et non rectal. — Dans la cystite, le toucher montre l'intégrité de la prostate.

On recherchera toujours si la prostatite aiguë n'est pas compliquée de rétention d'urine.

2° PROSTATITES CHRONIQUES.

Les prostatites chroniques s'accompagnent de troubles fonctionnels, beaucoup moins intenses, beaucoup plus vagues. L'urine renferme parfois du muco-pus ; du muco-pus apparaît également au méat après les efforts de défécation ; le sperme éjaculé est parfois sanguinolent. On trouve au toucher rectal la prostate gonflée et douloureuse. On doit toujours en présence d'une prostatite chronique se défier beaucoup de la tuberculose.

3° Hypertrophie de la prostate.

Cette affection ne se rencontre pas avant 50 ans. Ses principaux symptômes fonctionnels sont des mictions plus fréquentes la nuit, lentes, sans force de projection. Il y a souvent rétention incomplète. La miction se faisant par regorgement, cette rétention incomplète est fréquemment méconnue jusqu'au jour où, à l'occasion d'une fatigue, d'un excès, le malade est pris de rétention complète.

Le toucher rectal montre ordinairement que la prostate est hypertrophiée soit en totalité, soit en partie, qu'elle est bosselée, très peu sensible. Mais parfois tous les troubles fonctionnels existent sans que le toucher rectal sente aucune hypertrophie. L'hypertrophie est alors partielle et développée uniquement vers l'urèthre. L'exploration par la bougie à boule montre un obstacle, une déviation du canal dans la région prostatique.

Le traitement est avant tout palliatif, dirigé contre la rétention d'urine et la cystite. Les courants continus, l'électrolyse, ont donné quelques bons résultats.

4° Tuberculose de la prostate.

La tuberculose prostatique, associée à d'autres lésions de l'épididyme et du canal déférent, n'offre pas de difficultés diagnostiques. La tuberculose primitive offre les mêmes troubles fonctionnels que la prostatite chronique. Mais il y a de plus de légères hématuries. La prostate offre à côté de noyaux indurés des points ramollis.

5° Cancer de la prostate.

Le diagnostic est presque impossible au début. Plus tard les hématuries, le volume de la tumeur, les prolongements qu'elle envoie hors des limites de la prostate vers le rectum, l'urèthre, le bassin, les douleurs vives et irradiées sont les meilleures bases du diagnostic. Faites avec soin l'exploration des ganglions abdominaux.

V. — Complications des affections urinaires.

Trois grandes complications : la rétention d'urine, l'incontinence d'urine, l'intoxication urineuse accompagnent et souvent dominent toutes les affections des voies urinaires. Leur histoire d'ensemble doit être brièvement résumée.

1° RÉTENTION D'URINE.

La rétention d'urine est complète ou incomplète (stagnation vésicale). Cette dernière forme est souvent méconnue, prise même pour de l'incontinence, par suite de la fréquence de la miction par regorgement. Elle est d'une très grande importance en raison de l'inflammation vésicale, de l'intoxication urineuse qu'elle entraine souvent.

Dans la rétention complète l'intensité des douleurs, la violence des efforts d'expulsion appelle d'emblée l'attention sur la vessie. Celle-ci forme à la région hypogastrique une tumeur ovoïde, mate, fluctuante, ondulante même quand elle est volumineuse, impossible à méconnaitre.

La rétention incomplète ne sera pas non plus méconnue si l'on fait l'exploration de la région hypogastrique surtout par le palper et le toucher rectal combinés. La tumeur vésicale est moins volumineuse, mais offre les mêmes caractères à l'inspection, à la percussion et à la palpation. Toutes les fois que les mictions sont fréquentes, pénibles, lentes, que les urines sont troubles, boueuses, on doit se demander s'il n'y a pas miction par regorgement et explorer soigneusement la région sus-pubienne. Le cathétérisme tranche au besoin la question en ramenant chez un malade qui vient d'uriner un verre ou deux d'urine.

Le diagnostic de la *cause* de la rétention sera rarement méconnu à un examen complet. Voici les principales variétés de rétentions :

1° Rétentions congestives et spasmodiques survenant sous l'influence d'un refroidissement, d'une fatigue chez des urinaires (calculeux, tuberculeux, rétrécis, prostatiques), des névropathes, des malades atteints d'affection médullaire. Cette rétention est ordinairement complète.

2º Rétentions mécaniques des rétrécis, des prostatiques, ordinairement incomplète. D'autres causes mécaniques, caillot, calculs, bouchon de mucus, compression de l'urèthre par une tumeur, un abcès de voisinage, donnent au contraire une rétention complète.

3º Rétentions paraplégiques par lésion de la moelle, mal de Pott, myélites, fractures du rachis.

4º Rétentions des fièvres infectieuses graves, des péritonites.

Traitement. — Le cathétérisme évacuateur doit être pratiqué très aseptiquement et très prudemment. La sonde en caoutchouc rouge nº 18 est le meilleur instrument à employer chez les prostatiques, les paraplégiques. Quand il y a rétrécissement très serré mieux vaut faire une ponction aspiratrice sus-pubienne que de multiplier les tentatives de cathétérisme.

2º Incontinence d'urine.

L'incontinence par regorgement, si importante, si fréquente chez les prostatiques et les rétrécis, vient d'être signalée à l'étude de la rétention incomplète. La fréquence de la miction dans les cystites simule aussi parfois l'incontinence.

L'incontinence vraie par paralysie du sphincter est rare chez l'homme en dehors des affections médullaires.

L'incontinence nocturne d'urine des enfants se prolonge souvent jusque dans l'adolescence. Elle est due à un élément local (atonie du sphincter) et à un élément général (excitabilité nerveuse). L'électrisation contre l'atonie du sphincter donne les meilleurs résultats.

3º Intoxication urineuse.

L'intoxication urineuse s'observe surtout au cours des lésions chroniques de l'appareil urinaire : rétrécissement de l'urèthre, hypertrophie prostatique, calcul vésical, cystite chronique entraînant une rétention partielle. Cette infection survient souvent à la suite d'un cathétérisme brutal et insuffisamment aseptique, d'une lithotritie. Les érosions produites sur la muqueuse uréthrale ou vésicale, l'infection de l'urine contenue dans la vessie expliquent le rôle occasionnel des interventions.

Les accidents peuvent être brusques, aigus, ou au contraire lents, chroniques.

La *forme aiguë* peut consister en un ou deux accès francs avec stades de frisson, de chaleur, de sueur, bien tranchés comme dans l'accès palustre. La mort dans certains cas survient dès le début d'un accès suraigu. Les accès francs sont cependant moins redoutables que les accès isolés, répétés, sans défervescence, sans réaction nette, à stades mal proportionnés. La mort est assez fréquente dans le cours de la première ou de la deuxième semaine.

La *forme lente* est caractérisée par des accès fébriles, insidieux, irréguliers, souvent méconnus, des troubles digestifs, des douleurs lombaires, une déchéance organique profonde.

Sous sa forme aiguë ou chronique l'intoxication urineuse est une des complications les plus graves, les plus fréquentes des affections urinaires. La forme aiguë surtout — éclatant si fréquemment à l'occasion d'une intervention ou même d'une simple exploration chirurgicale, quand l'antisepsie ou les ménagements ont été insuffisants — est une source de véritables désastres.

Le sulfate de quinine, le thé au rhum constituent les principaux moyens de traitement de l'accès franc aigu. Dans la forme aiguë à accès insidieux on insistera sur le traitement des troubles digestifs, le lait, le café, l'extrait de quinquina. Dans la forme chronique le traitement devra surtout s'attacher à supprimer la cause locale de l'intoxication.

VI. — Affections de la verge.

Le *phimosis*, le *paraphimosis*, la *balanite* sont d'un diagnostic facile. Dans le phimosis, ne négligez pas de rechercher les complications réflexes (incontinence d'urine, névralgies) et inflammatoires (balanite, calculs sous-préputiaux). Le paraphimosis s'il est dû ordinairement à la masturbation est parfois le résultat d'un chancre mou du prépuce. L'intensité de certaines balanites et balano-posthites peut être très grande. Fournier a même décrit des gangrènes spontanées foudroyantes des organes génitaux survenant sans cause apparente, chez des sujets jeunes, vigoureux.

L'*éléphantiasis* de la verge, presque toujours combiné avec l'éléphantiasis du scrotum, est d'un diagnostic facile.

On observe, surtout au prépuce, des kystes sébacés, plus rarement des lipomes. Les corps caverneux offrent parfois, surtout chez les goutteux et les diabétiques, des nodosités dures, résistantes, cartilagineuses. Ces nodosités déterminent une coudure très gênante de la verge pendant l'érection.

ULCÉRATIONS DE LA VERGE.

Examen du malade. — L'interrogatoire déterminera tout d'abord l'ancienneté, la marche de l'ulcération. Y a-t-il eu un coït suspect et à quelle date?

L'*inspection* doit être faite le gland complètement découvert. Il est parfois nécessaire dans le cas de phimosis de faire l'incision dorsale du prépuce pour arriver à découvrir le gland.

La *palpation* montre la forme, l'étendue, la consistance de l'ulcération. On sait l'importance de l'induration cartilagineuse du chancre induré. Elle montre aussi l'état des ganglions inguinaux.

Diagnostic. — Parmi les ulcérations de la verge le *chancre induré* se reconnaîtra à son induration, à la pléiade ganglionnaire qui l'accompagne, à son début trois semaines environ après un coït suspect. Son fond est plat, sans bords, vernissé, sec, rougeâtre. La roséole, les plaques muqueuses viennent bientôt lever toute hésitation.

L'*herpès* se reconnaît à la présence des vésicules et, quand celles-ci ont crevé, au contour policyclique, à la multiplicité des ulcérations.

Le *chancre mou* donne une ulcération profonde, à l'emporte-pièce, à bords décollés, à fond irrégulier, grisâtre. Son adénite est monoganglionnaire, aiguë, douloureuse, inflammatoire.

Le *chancre mou phagédénique*, le *phagédénisme* de la *syphilis tertiaire* ont tous deux une marche rongeante, rapidement envahissante. Les antécédents, les résultats du traitement spécifique constituent entre les deux affections le principal élément du diagnostic.

Le *cancer de la verge* peut débuter par une ulcération superficielle. Mais il se distingue très rapidement des ulcérations, des balanoposthites, des végétations du gland, par son induration, sa marche envahissante, la friabilité, la tendance aux hémorrhagies, bref l'aspect épithéliomateux des tissus envahis.

Le cancer peut plus rarement débuter par une tumeur profonde suivie d'une ulcération consécutive. L'extension rapide de cette tumeur, ses limites diffuses la distingueront facilement des tumeurs bénignes : kystes sébacés, lipomes de la verge.

Traitement. — Dans toutes les ulcérations de la verge les caustiques sont plus nuisibles qu'utiles. Une propreté minutieuse, des astringents légers suffiront dans la balanite, l'herpès, le chancre induré. L'iodoforme est le véritable spécifique du chancre mou. Le cancer de la verge exige une amputation aussi précoce et aussi complète que possible. Il faudra souvent faire l'ablation des ganglions inguinaux.

VII. — Affections du scrotum.

Le scrotum peut être atteint d'érysipèle, de phlegmon diffus. Il est fréquemment envahi dans l'infiltration urineuse. Les plaques muqueuses du scrotum ne sont pas rares. Les lipomes, les fibromes, les kystes sébacés, les angiomes sont au contraire assez exceptionnels. Chez les ramoneurs, les ouvriers en paraffine, le scrotum est assez fréquemment atteint d'une variété d'épithélioma à marche relativement bénigne. Aucune de ces affections n'offre de difficultés spéciales de diagnostic.

VIII. — Affections de la vaginale.

1° HYDROCÈLE ET SES VARIÉTÉS.

Résumé clinique. — L'hydrocèle ou épanchement de sérosité dans la vaginale est une affection très fréquente. Son début est lent, indolent. On doit distinguer deux grandes formes :

1° l'hydrocèle commune développée dans une tunique vaginale ne communiquant pas avec le péritoine ; 2° l'hydrocèle dite congénital beaucoup plus rare communiquant avec le péritoine par suite de la persistance du canal vagino-péritonéal. De même que la hernie inguinale congénitale, l'hydrocèle congénitale peut s'observer même dans un âge assez avancé.

Examen du malade. — *Inspection*. — La tuméfaction est régulière, non inflammatoire, bien limitée. La forme ordinairement ovoïde est exceptionnellement en bissac ou bilobée.

La transparence est parfois évidente même sans lumière artificielle. En la recherchant au moyen d'un stéthoscope et avec un éclairage suffisant, il est tout à fait exceptionnel de ne pas la constater très nettement. On peut ordinairement reconnaître à la partie postérieure de la tuméfaction le testicule opaque.

Palpation. — La tuméfaction est fluctuante ; le liquide n'est séparé des doigts que par une enveloppe mince, sauf le cas rare d'infiltration scrotale.Quand on la soupèse, la tuméfaction semble très légère relativement à son volume.

On cherchera, en pressant avec l'extrémité de l'index les différents points de la tumeur, en quel endroit cette pression éveille la sensibilité spéciale du testicule. Cette recherche est surtout importante quand la partie antérieure de la tuméfaction n'est pas absolument transparente.

On s'assurera que la tuméfaction n'est pas réductible en totalité ou en partie, qu'il n'y a pas d'impulsion par la toux. La partie supérieure de la tuméfaction sera explorée avec un point spécial, l'hydrocèle étant parfois compliquée de hernie.

Percussion. — La percussion doit donner partout et en particulier à la partie supérieure, une matité absolue.

Comme dans toutes les affections génito-urinaires on fera l'examen complet du cordon, de la prostate, des vésicules séminales, de la vessie. L'hydrocèle est en effet souvent le résultat d'une prostatite, d'une épididymite, d'un rétrécissement.

Variétés de l'hydrocèle. — *1° Hydrocèle congénitale.*— Elle offre tous les symptômes de l'hydrocèle ordinaire, mais une pression soutenue amène sa réduction. Elle se reproduit ensuite lentement, progressivement. Le volume diminue la nuit et augmente le jour. Cette variété est souvent accompagnée d'inversion, d'ectopie testiculaire.

2° *Hydrocèle avec inversion testiculaire.* — Le testicule au lieu d'être en arrière est en avant de la collection liquide. On le reconnaîtra à son opacité, à sa sensibilité spéciale. La ponction doit alors être faite sur un point bien transparent.

3° *Hydrocèle double.* — Les hydrocèles doubles ordinairement peu volumineuses sont souvent symptomatiques de kystes de l'épididyme, d'orchites syphilitiques, tuberculeuses, cancéreuses. La tumeur testiculaire est sentie ordinairement à travers la mince couche de liquide. On la sentirait en tous cas, le liquide une fois évacué par la ponction.

4° *Hydrocèle spermatique.* — Le testicule est senti isolé très nettement et non perdu dans la collection. Il est d'ordinaire en bas et en avant. Le testicule est coiffé par l'hydrocèle comme par une sorte de casque. — L'épididyme paraît diminué, perdu au milieu de la collection fluctuante. La transparence est douteuse. Le liquide retiré par la ponction est louche.

Diagnostic. — La *vaginalite* s'accompagne de symptômes inflammatoires. Elle se voit surtout comme complication de l'épididymite blennorrhagique.

L'*hématocèle* est plus lourde, plus opaque, plus empâtée, plus douloureuse.

Les *tumeurs du testicule* sont lourdes, dures, douloureuses. Alors même qu'elles sont compliquées d'hydrocèle c'est plutôt l'épanchement que la tumeur qui est méconnu à la palpation.

Pronostic et traitement. — Le pronostic dans l'hydrocèle non symptomatique serait bénin sans la transformation toujours possible en hématocèle. La ponction suivie de l'injection iodée est le traitement de choix. L'incision sera réservée aux hydrocèles congénitales, aux hydrocèles compliquées de hernies, aux hydrocèles récidivées après l'injection iodée, aux hydrocèles à parois épaisses, indurées, multiloculaires.

2° HÉMATOCÈLE.

Résumé clinique. — L'hématocèle, la vaginalite plastique, hémorrhagique succède d'ordinaire à une hydrocèle ancienne ayant subi des froissements, des irritations. La transformation de l'hydrocèle se fait parfois sous l'influence d'un état général grave. Plus rarement, l'hématocèle débute sans hydrocèle préexistante. Dans l'un comme dans l'autre cas, l'affection est remarquable par des poussées d'accroissement inflammatoires suivies de périodes d'accalmies, poussées qui constituent un de ses principaux symptômes.

Examen du malade. — Récente, l'hématocèle donne tout d'abord l'impression d'une hydrocèle simple. Ancienne, elle fait au contraire penser à une tumeur du testicule.

L'*inspection* montre que, malgré l'examen le plus minutieux, l'éclairage le meilleur, il n'y a aucun point transparent. On trouve parfois des ecchymoses sous-cutanées.

La *palpation* montre une tuméfaction lourde, à coque épaisse, dure, infiltrée. Mais il n'y a pas ordinairement de bosselures, la dureté est partout égale, la forme est régulière, caractères distinctifs avec les tumeurs solides. La fluctuation est souvent très obscure. Bien des tumeurs solides du testicule semblent beaucoup plus fluctuantes que les hématocèles à coque épaisse.

La *ponction exploratrice* est inutile, trompeuse, dangereuse (Monod et Terrillon).

Diagnostic. — Assez facile avec l'hydrocèle, le diagnostic avec le cancer du testicule est souvent très délicat. La marche lente, les poussées d'accroissement sont de bons signes quand les symptômes physiques permettent l'hésitation. L'hématocèle est plus rare que le cancer. L'hématocèle ne se voit jamais dans l'enfance où le cancer se rencontre parfois.

Pronostic et traitement. — Le pronostic est sérieux. Les hématocèles récentes, souples, de volume moyen, peuvent être traitées par l'incision large avec ou sans curettage ; la ponction et l'injection iodée suffisent même parfois. Dans les hématocèles anciennes, il faut souvent pratiquer, soit la décortication, soit l'excision particlle ·de la paroi. La castration peut même être indispensable.

IX. — Affections de l'épididyme et du testicule.

1° ORCHITES ET ÉPIDIDYMITES.

Résumé clinique. — Les inflammations du testicule et de l'épididyme peuvent être traumatiques, dues à un effort. Elles succèdent parfois à une intervention sur l'urèthre et même à un simple cathétérisme. On les a vues survenir au cours des amygdalites, de la variole, de la scarlatine, de la goutte, du rhumatisme, de la fièvre typhoïde et surtout des oreillons. Mais la cause fréquente est la blennorrhagie aiguë, subaiguë ou même chronique.

Examen du malade. — A l'*inspection* le scrotum est gonflé, tendu, rouge. Il existe souvent un écoulement uréthral.

A la *palpation*, l'épididyme est tendu, gonflé, douloureux. Le canal déférent est gros, sensible, bientôt perdu dans le gonflement épididymaire. Le testicule est d'ordinaire indemne dans l'épididymite blennorrhagique. Dans l'orchite vraie le gonflement n'est souvent pas très considérable, mais les douleurs sont atroces, la pression détermine une souffrance affreuse, et même une syncope. La vaginale renferme souvent un peu de liquide se déprimant sous le doigt à la palpation.

Complications. — Les complications graves vers le testicule : étranglement, gangrène, suppuration, péritonite par propagation, sont rares, même dans les orchites par maladies infectieuses. Mais il persiste souvent une induration chronique. Le canal déférent s'oblitère. L'aspermie, la stérilité sont une complication sérieuse des orchites doubles, simultanées ou successives. L'atrophie testiculaire est assez fréquente à la suite de l'orchite des oreillons chez l'adulte.

Dans l'épididymite blennorrhagique, il est très fréquent de trouver en même temps d'autres complications de la blennorrhagie : cowpérite, prostatite, cystite du col, balanite, etc.

L'état général peut au début être assez inquiétant (fièvre,

vomissements). L'orchite du testicule en ectopie peut déterminer des douleurs atroces, des accidents réflexes faisant penser
à l'étranglement.

Diagnostic. — Le diagnostic est parfois assez délicat dans
les formes subaiguës. S'agit-il d'une simple épididymite ou de
syphilis, de tuberculose ? Le terrain, la marche de la maladie
trancheront la question. On se défiera beaucoup de la tuberculose dans le cas de résolution traînante.

Pronostic et traitement. — Le pronostic est rarement fàcheux. — Les sangsues, le repos, la glace, les résolutifs suffisent d'ordinaire au traitement. Parfois la violence des douleurs oblige à faire des mouchetures de la vaginale.

2° ECTOPIE TESTICULAIRE.

Résumé clinique. — Le testicule arrêté dans sa migration
et non parvenu dans les bourses reste ordinairement dans le
canal inguinal. Suivant le point qu'il occupe dans le canal on
a pu distinguer trois variétés : interne, interstitielle, externe.
Très rarement le testicule reste dans la région lombaire, la
fosse iliaque. Très rarement aussi il émigre sous la peau de
l'abdomen vers le périnée.

L'ectopie testiculaire est compliquée très fréquemment de
hernie, quelquefois d'hydrocèle ou d'hématocèle. Les orchites
du testicule en ectopie sont particulièrement douloureuses.
L'ectopie prédispose enfin au cancer du testicule.

Examen du malade. — Constatez tout d'abord la vacuité
d'un des côtés ou des deux côtés du scrotum. Cherchez ensuite
si vous ne trouvez point dans le canal inguinal une tumeur,
petite, ovoïde, assez ferme, ayant la forme du testicule, mais
ordinairement atrophiée et dépourvue de la sensibilité spéciale.
Examinez si cette tumeur est mobile ou fixe, réductible et
surtout si elle est attirable vers les bourses. Exceptionnellement
vous trouverez le testicule au périnée ou sous la peau de l'abdomen. Les ectopies lombaires, les ectopies iliaques sont bien
difficiles à constater.

La hernie qui accompagne d'ordinaire la variété inguinale peut être arrêtée au-dessus du testicule. Elle peut descendre en avant de lui et le recouvrir. Elle peut lui adhérer. Le testicule remonte alors dans la réduction de la hernie.

Traitement. — Opérez rarement avant 12 ans et après 15 ans ; jusqu'à 12 ans s'il y a hernie, contentez-vous d'un bandage en fourche maintenant l'intestin sans comprimer le testicule. Après douze ans on peut tenter l'orchidopexie. La cure radicale de la hernie est parfois impossible sans pratiquer la castration. On ne se résigne à la faire que si le testicule est très atrophié.

3º TUBERCULOSE DU TESTICULE.

Résumé clinique. — La tuberculose du testicule est d'ordinaire bilatérale à des degrés divers. Elle frappe surtout l'épididyme. Le canal déférent, les vésicules séminales, la prostate, la vessie, sont très souvent touchés en même temps que l'épididyme. La forme chronique aboutissant après une longue période d'induration à la production de foyers caséeux et ramollis, d'abcès, de fistules, de fongus du testicule est la règle. La forme aiguë est rare. Elle a au début toutes les allures d'une orchite ordinaire. Toutefois cette orchite est survenue sans cause, le terrain est suspect, plus tard la lenteur de la résolution, la production de foyers caséeux viennent rapprocher cette forme aiguë de la forme chronique et permettre le diagnostic.

La tuberculose est, de toutes les affections du testicule, la moins rare chez l'enfant.

Examen du malade. — *Troubles fonctionnels précurseurs.* — Monod et Terrillon insistent beaucoup sur les troubles fonctionnels précurseurs de l'empâtement épididymaire. Souvent même le malade ne se plaint que de ces troubles fonctionnels et c'est le chirurgien qui découvre l'induration de l'épididyme. Chez un malade qui se plaint : 1º d'écoulements uréthraux, répétés, tenaces, peu douloureux, à rechutes ; 2º de troubles de la miction : tenesme et dysurie ; 3º de pertes séminales ; 4º d'hématuries légères, répétées, on songera toujours à la tuberculose.

Lésions locales. — *Inspection.* — Au début, l'inspection montre à peine un léger gonflement. Il n'est toutefois pas rare de voir une adhérence assez précoce de la peau. Plus tard on recherchera : 1º les abcès ; 2º les fistules déprimées souvent multiples ; 3º les ulcérations parfois étendues du scrotum ; 4º le fongus du testicule herniant à travers les ulcérations.

Palpation. — La palpation faite très méthodiquement passera successivement en revue au début :

1º La peau souvent épaissie, adhérente dès le début ;

2º La vaginale. On trouve parfois une légère couche liquide dans la vaginale, plus fréquemment des adhérences supprimant sa cavité ;

3º Le corps du testicule presque toujours sain, mais souvent uni par des adhérences à la vaginale ;

4º L'épididyme pouvant offrir deux types de lésion : *a*) induration large, épaisse, en masse ; *b*) noyaux isolés. Ces noyaux se trouvent surtout au niveau de la tête ;

5º Le canal déférent, surtout à son origine. Les bosselures lui donnent une forme de chapelet, de tuyau de pipe brisé. Parfois le gonflement est régulier et en masse (Tillaux).

A la période d'abcès, les collections « orchifluentes » offrent les caractères des abcès froids : centre nettement fluctuant, pourtour un peu induré, état subinflammatoire de la peau. L'indolence est remarquable.

A la période de fistules, on sent souvent des cordons durs partant des orifices fistuleux pour gagner les parties profondes. On n'explorera pas ces fistules au stylet. Les fistules laissées par une ancienne infiltration d'urine ressemblent beaucoup aux fistules tuberculeuses. Les commémoratifs, la palpation du testicule, du périnée, l'exploration de l'urèthre qui montrera un rétrécissement dans l'infiltration, font vite cesser toute hésitation.

Plus tard encore on peut voir des ulcérations à bords décollés. Le fond de ces ulcérations peut être formé par le corps du testicule. La tunique albuginée détruite peut même laisser flotter les tubes séminifères.

Après la guérison persistent souvent des noyaux durs, tubéreux, résistants (Reclus).

La palpation sera bien entendu bilatérale, il est très rare que du côté sain il n'y ait pas au moins quelques petits noyaux de l'épididyme.

Toucher rectal. — Le toucher rectal fera constater les noyaux, les bosselures dures ou ramollies des vésicules séminales et de la prostate.

État de la vessie. — Les troubles fonctionnels, dysurie, hématuries, ténesme, suffisent. L'exploration directe par le cathétérisme est souvent dans la tuberculose une cause d'exacerbation de tous les accidents.

État général et pronostic. — Très important pour le diagnostic l'état général domine encore plus le pronostic. Les lésions vésicales intenses et douloureuses aggravent toujours beaucoup le pronostic.

Indications thérapeutiques. — Traitement général avant tout. Quand l'épididyme est seul pris on se contentera d'ouvrir les abcès, de cautériser les fistules, de faire quelques pointes de feu profondes. Si le corps du testicule est envahi, s'il y a des abcès à poussées aiguës, des fistules multiples, que d'ailleurs la tuberculose testiculaire soit la tuberculose prédominante, on peut proposer la castration. Une autre indication de la castration peut être l'intensité des douleurs.

Il est rare de voir la tuberculose testiculaire s'accompagner d'épanchement vaginal même peu abondant. Dans cette forme exceptionnelle de l'hydrocèle tuberculeuse, le traitement ordinaire par l'injection iodée exerce une influence favorable non seulement sur l'épanchement mais sur les lésions de l'épididyme (Verneuil).

4° SYPHILIS DU TESTICULE.

Résumé clinique. — L'épididymite est rare. Elle survient vers la fin de la période secondaire. Sa marche est subaiguë.

L'épididyme dur, inégal, ligneux offre des noyaux, des bosselures. Le diagnostic est surtout fait par les accidents spécifiques concomitants.

Les formes fréquentes sont les formes scléreuse et gommeuse
qui appartiennent à la période tertiaire. Elles sont remarquables par leur aphlegmasie, leur indifférence, leur indolence.
Elles sont assez souvent bitesticulaires.

Examen du malade. — Dans la forme scléreuse, le testicule par suite de l'épaississement de l'albuginée semble blindé
de plaques cartilagineuses. Sur la dureté de ces plaques tranchent des noyaux, des points durs, véritables grains de plomb
enchâssés. Indolence absolue à la pression. Le volume dépasse
rarement le volume d'un œuf.

Dans la forme gommeuse, combinée souvent à la forme scléreuse, on trouve des foyers de ramollissement fluctuants, indolents. Ils finissent par s'ouvrir et donner des ulcérations bourbillonneuses, à suintement gommeux, aphlegmasiques.

Il y a souvent un peu d'hydrocèle surtout au début. L'intégrité du scrotum (sauf le cas de gommes ulcérées), l'intégrité
du canal déférent, de la prostate, sont absolues et remarquables.

La syphilis héréditaire frappe assez souvent le testicule chez
l'enfant. La forme scléreuse est chez lui la plus commune.

Diagnostic et traitement. — Si les symptômes physiques
si spéciaux, si l'aphlegmasie, si les antécédents laissaient quelques doutes, le traitement ioduré dont l'action résolutive est
merveilleuse trancherait en quelques jours la question.

5° CANCER DU TESTICULE.

Résumé clinique. — Le diagnostic du cancer du testicule
ne sera jamais fait directement, mais toujours par élimination
après avoir discuté l'hématocèle, la tuberculose, la syphilis.
Un traitement spécifique d'épreuve devra être invariablement
tenté avant de faire la castration.

Examen du malade. — La marche rapide, les douleurs

éveillent souvent d'emblée les soupçons. Le scrotum offre souvent à l'inspection des veines variqueuses. Le testicule est très gros mais a au début conservé sa forme normale (testicule de taureau). Il y a au début un peu, très peu d'hydrocèle.

La tumeur elle-même peut être dans la *forme molle* paradoxalement fluctuante. Si lisse, si régulière, si uniformément fluctuante qu'elle soit, il est bien rare qu'on ne trouve pas en certains points des bosselures, des inégalités de consistance, signes importants pour le diagnostic avec l'hématocèle. La pression de la tumeur est plus douloureuse que la pression de l'hématocèle.

La *forme dure* est beaucoup plus facile à reconnaître, car le testicule est vite inégal, irrégulier, bosselé. Le moindre ramollissement d'une des bosselures a une grande valeur.

L'envahissement du cordon se fait de proche en proche et non par grains de chapelet isolés sur le canal déférent comme dans la tuberculose. La prostate est ordinairement indemme. Le terrain est tout différent du terrain tuberculeux.

On palpera très attentivement la fosse iliaque pour rechercher les ganglions envahis. La généralisation se fait souvent du côté du rachis (douleurs, paraplégies).

Diagnostic. — C'est avec l'hématocèle que le diagnostic du cancer offre des difficultés réelles. On n'oubliera pas que l'hématocèle est rare, le cancer fréquent. Les principaux signes différentiels ont été indiqués plus haut.

Il est difficile de différencier l'un de l'autre sauf par l'envahissement ganglionnaire le sarcome et le carcinome du testicule. Certaines tumeurs du testicule, enchondrome, lymphadénome, maladie kystique, tératomes peuvent au contraire être ordinairement différenciées.

L'enchondrome s'observe chez des jeunes gens. Sa marche est très lente, son évolution relativement bénigne. Il offre souvent comme signes caractéristiques, de grosses bosselures transparentes, une consistance cartilagineuse.

Le *lymphadénome* a une évolution plus maligne. Il est souvent bilatéral, formant des tumeurs indolentes, fermes, élastiques, de consistance partout égale, gardant la forme du testicule. Quand il n'existe pas des noyaux de lymphadénie cutanée, le traitement spécifique est souvent le seul moyen de le distinguer de la syphilis.

La *maladie kystique* mal connue a une évolution lente, indolente. Si l'évolution est rapide, douloureuse, quelque bien constatés que soient les kystes, on ne doit faire de cette affection qu'une variété de cancer.

Les *tératomes* d'origine congénitale se développent très lentement pendant la première enfance. Leur indolence est absolue.

Pronostic et traitement. — Le pronostic est très grave. Chez l'enfant la castration est à peu près inutile. Chez l'adulte elle peut être tentée si les ganglions paraissent indemnes.

X. — Affections du cordon spermatique.

Le cordon spermatique n'est presque jamais atteint par la syphilis, la tuberculose, le cancer qu'en même temps que l'épididyme et le testicule. Les lipomes, les fibromes sont exceptionnels. Mais on rencontre très fréquemment le varicocèle et assez fréquemment les kystes du cordon.

VARICOCÈLE.

Le diagnostic du varicocèle n'offre pas de difficultés. L'aspect du scrotum abaissé, pendant, sillonné de varicosités, les cordons flexueux, noueux, mollasses, réductibles sous la pression, entourant le canal déférent et développés surtout en avant de lui, sont pathognomoniques. On recherchera si le testicule est normal ou atrophié. On recherchera s'il n'y a ni varices des membres inférieurs, ni hémorrhoïdes.

Le varicocèle détermine parfois des névralgies violentes et un état hypocondriaque très marqué.

Le varicocèle développé uniquement du côté droit sera toujours suspect. Il est fréquemment symptomatique d'une tumeur de l'abdomen.

Au point de vue du *diagnostic différentiel,* une épiplocèle congénitale pourrait seule faire hésiter. Mais réduisez la tumeur le malade couché, mettez le doigt dans le canal inguinal et faites lever le malade. L'épiplocèle ne peut ressortir, le sang veineux au contraire reflue malgré tout dans les veines du cordon.

Pronostic et traitement. — Le varicocèle disparaissant spontanément vers quarante ans, on peut souvent se contenter d'un traitement palliatif (suspension, compression). Dans les varicocèles très volumineuses, accompagnées de névralgies, d'atrophie testiculaire, d'hypocondrie, on est autorisé à pratiquer, soit la ligature du paquet veineux le plus développé antérieur ou postérieur, soit la résection d'une partie du scrotum.

KYSTES DU CORDON.

Le diagnostic n'offrira pas de difficultés, car quelque rapproché de l'épididyme et du testicule que soit le kyste, la palpation permet toujours d'établir son indépendance de ces deux organes.

Le kyste du cordon dépasse rarement le volume d'un petit œuf, il est lisse, régulier, souvent à demi engagé dans l'anneau inguinal. Il est indolent, plutôt rénitent que fluctuant. La transparence est ordinairement très nette.

Diagnostic et traitement. — Quand le kyste siège très haut vers l'anneau inguinal, on peut songer à un testicule en ectopie, à une hernie inguinale. Mais dans l'ectopie testiculaire, le testicule manque dans les bourses, la tumeur inguinale est opaque, sensible à la pression. La hernie se prolonge vers l'abdomen, elle se réduit avec gargouillement. Il n'est pas rare d'observer la coexistence d'une hernie et d'un kyste.

Quand le kyste siège très bas, on pourrait songer à une hydrocèle. Mais le testicule serait englobé et non indépendant. L'hydrocèle enkystée, spermatique, coiffe immédiatement le testicule, lui est adhérente et se meut avec lui.

La guérison spontanée est assez fréquente chez l'enfant.

. Chez l'adulte, on fera la ponction suivie de l'injection d'une petite quantité de teinture d'iode ou d'alcool.

Voir. — Musée de St-Louis : Col. Péan, vit. 152, pièce 265, enchondrome du testicule. Col. Fournier, vit. 121, pièce 356, sarcocèle syphilitique. Col. générale, vit. 68, pièces 702, 746, gommes du testicule. Col. Péan, vit. 152, pièce 22, orchite chronique. Col. gén., vit. 81, pièce 753, tuberculose du testicule. Col. Péan, vit. 152, pièce 243, cancer du testicule.

Col. Péan, vit. 151, pièce 18, vit. 152, pièces 319, 262, 102, épithéliomas de la verge. Col. gén., vit. 88, pièces 78, 202, 1254, végétations ; vit. 68, pièces 1095, 1309, vit. 53 et col. Fournier, vit. 134, nombreuses pièces de chancre; vit. 132, pièces 29, 237, herpès. Col. Fournier, vit. 136, pièces 22, 138, 360, 402, chancres mous.

Musée Dupuytren : organes génito-urinaires, pièce 486-519.

Bibliographie. — En outre des classiques : Guyon, Voillemier et Le Dentu, Monod et Terrillon, voir RECLUS, *Clin. chir. de l'Hôtel-Dieu*, p. 488, Kyste spermatique. *Clinique et critique chirurgicales*, p. 528, Sarcocèle syphilitique. TRÉLAT, *Cliniques*, vol. II, p. 511, Lymphadénome du testicule. MONOD, *Cliniques Necker*, 1884, p. 1, Tuberculose du testicule. TERRILLON, *Cliniques Pitié*, 1882, Prostatite aiguë, p. 73. Prostatite chronique, p. 80. Hypertrophie de la prostate, p. 85. LE DENTU, Hématocèle (vaginalites plastiques), *Gazette des Hôpitaux*, 1891, n° 71, Tératome du scrotum, *Médecine moderne*, 22 décembre 1890. TUFFIER, Fièvre urineuse, *Semaine médicale*, 1890, n° 5 et Ectopie du testicule, *Gazette des Hôpitaux*, 1890, n° 38.

LIVRE NEUVIÈME

Affections des organes génito-urinaires
chez la femme.

I. — Règles générales pour l'examen.

Les affections des organes génito-urinaires chez la femme
sont presque toujours complexes et multiples. Rien de plus
fréquent, par exemple, que de voir chez une malade l'association clinique suivante : déchirure du périnée, cystocèle, léger
abaissement avec ou sans déviation de la matrice, ulcération
du col, endométrite, parfois même lésion des annexes. Une
des difficultés principales est alors de reconnaître quelle est la
lésion prédominante, celle qui cause les douleurs et les troubles fonctionnels, celle qu'il faut traiter.

L'examen doit donc être toujours complet. Cet examen exige
pour être inoffensif de grands ménagements et une antisepsie
minutieuse difficile à réaliser. — On se défiera toujours beaucoup : 1º de la possibilité d'une grossesse ; 2º de l'approche de
la période menstruelle qui rend toujours les organes génitaux
plus sensibles et plus faciles à congestionner ; 3º des réveils
d'inflammations anciennes, salpingites, pelvipéritonites provoquées par une exploration trop brutale.

Pour pratiquer un examen absolument complet on ne peut
suivre de meilleur guide que le carnet clinique adopté par notre
regretté maître M. Siredey.

Interrogatoire. — 1º En dehors des questions ordinaires sur la
profession (fatigues, machine à coudre, etc.), les antécédents
héréditaires, physiologiques et pathologiques, l'interrogatoire
doit porter sur les grossesses, les avortements, les règles, les
troubles fonctionnels. On déterminera le nombre des grosses-

ses, l'époque de la dernière grossesse, leurs caractères, les accidents survenus soit au cours de l'accouchement, soit pendant les suites de couches. Des questions analogues seront posées pour les avortements dont on tâchera de plus de rechercher la cause (syphilis en particulier).

Pour les règles on précisera le début et, le cas échéant, l'époque terminale des menstruations, leur régularité, leur abondance, leur durée, leur évolution sans douleur ou avec douleurs, soit au début, soit pendant toute la durée, soit à la fin de la période menstruelle. Demandez toujours quand la femme est jeune l'époque exacte des dernières règles, et en présence d'un retard si léger qu'il soit songez à la grossesse.

2º Depuis quand la malade souffre-t-elle et de quoi se plaint-elle ? telle est la deuxième partie de l'interrogatoire.

Pour les *douleurs*, faites préciser le siège, les irradiations, l'influence de la période menstruelle, de la station, de la marche.

Pour les *écoulements leucorrhéiques*, demandez quelle est leur abondance, s'ils tachent le linge en blanc ou en vert, s'ils ont une fétidité spéciale, s'ils sont mêlés de sang.

Pour les *hémorrhagies*, insistez sur l'abondance, la répétition périodique au moment des règles, ou non périodique. Recherchez le degré d'anémic qu'elles ont causé.

Les troubles fonctionnels vers la vessie, le rectum, les membres inférieurs (œdème, fourmillements) méritent une attention spéciale. Il va sans dire qu'on fera l'examen complet de tous les autres organes digestifs, circulatoires, respiratoires. Que de métrites, de salpingites, ne sont par exemple qu'une lésion accessoire au cours de la tuberculose.

La fièvre plus ou moins tenace, plus ou moins intense présente bien entendu une extrême importance.

Exploration externe. — Cette exploration faite rapidement porte :

1º sur l'abdomen. Quel est l'état de la peau du ventre ? Y a-t-il des cicatrices ? Le ventre est-il gonflé, tendu ou souple ? Si l'on trouve une tumeur abdominale celle-ci doit être bien entendu explorée minutieusement comme il a été indiqué au livre sixième par la palpation, la percussion, l'auscultation ;

2° sur le bassin. La distance qui sépare les deux épines iliaques antérieure et supérieure est sur le bassin normal de 27 centimètres ;

3° sur les seins. Le symptôme le plus intéressant du côté des seins est leur gonflement dans la grossesse.

Exploration interne. — La femme doit être placée dans la position ordinaire de l'examen au spéculum : position de la taille. On examinera tout d'abord l'état des organes génitaux externes : grandes lèvres, petites lèvres et clitoris, hymen, l'état du méat urinaire, du périnée, de l'anus.

Le *toucher vaginal* est ensuite pratiqué. On reconnaît d'abord la consistance, la sensibilité de la muqueuse vaginale. Le col utérin une fois trouvé, on détermine sa direction, son abaissement ou son élévation, sa forme, sa consistance, ses irrégularités. On pratique ensuite l'exploration des culs-de-sac antérieur, postérieur, latéraux. Ces culs-de-sac sont-ils profonds ou effacés, libres ou remplis par une tuméfaction? Cette tuméfaction est-elle indolente ou douloureuse, réductible ou irréductible.

Le *toucher vaginal* est ensuite combiné avec le *palper abdominal*. Cette exploration doit être faite, la vessie vide d'urine. On s'attache tout d'abord à saisir l'utérus entre l'index placé dans le vagin et la main placée au-dessus de la symphyse pubienne. On détermine son volume, sa sensibilité, sa mobilité, souvent même assez exactement sa direction et ses déviations.

L'utérus examiné, on explore à nouveau par le toucher et le palper combiné les culs-de-sac latéraux. L'ovaire normal est difficile à trouver ; il a la forme et le volume d'une amande sensible mais non douloureuse. Dans les salpingites, les ovarites on trouve au contraire une tuméfaction.

Le *toucher rectal* est très utile pour compléter l'examen du cul-de-sac postérieur. Il permet de bien apprécier les déviations en arrière de la matrice.

L'*examen au spéculum* sera fait soit avec le spéculum de Cusco, soit avec la valve de Sims. Les spéculums seront très soigneusement désinfectés. Leur introduction ne doit être faite

qu'après que le toucher vaginal a bien montré la direction du
col. Il est toujours difficile de bien saisir le col si on ne déprime pas fortement le périnée. Les renseignements fournis par
le spéculum sont relatifs : 1º à l'état de la muqueuse vaginale,
normale ou enflammée ; 2º à l'état du col (ulcérations, déchirures, végétations, ectropion de la muqueuse).

L'*hystéromètre* est très utile pour bien apprécier les déviations utérines. Mais son emploi exige une antisepsie et des ménagements extrèmes. La femme après avoir été soumise à
l'hystérométrie doit garder le repos. L'utérus normal est en légère antéversion. Sa profondeur est de six centimètres chez
les femmes ayant eu des enfants. Rappelons encore que l'hystérométrie ne doit jamais être faite qu'avec la certitude absolue
de l'impossibilité d'une grossesse.

Exploration de la vessie.— Chez la femme l'exploration de
la vessie est singulièrement facilitée par la possibilité de faire
le toucher vésical sous le chloroforme en raison de la brièveté
et de la dilatabilité de l'urèthre. Si l'on soupçonne un calcul le
toucher remplace avantageusement les explorateurs. Ceux-ci,
fait inattendu, ne donnent que des résultats assez infidèles ;
la forme globuleuse de la vessie, l'absence de bas-fond privent
des points de repère précis qu'on possède chez l'homme.

II. — Affections des parties génitales externes.

1º VULVITES.

Le diagnostic des vulvites n'offre pas de difficultés. Dans les
vulvites de l'enfance songez toujours comme causes locales à
l'eczéma, aux oxyures, aux pédiculis, à la masturbation, très
rarement au viol, comme causes générales à la scrofule. Les
vulvites sont presque toujours compliquées de vaginites ; ces
vaginites sont souvent méconnues.

Dans les vulvites de l'âge adulte, songez à trois causes fréquentes, la grossesse, le diabète, la blennorrhagie.

Les vulvites se compliquent assez fréquemment de *phlegmons* et d'*abcès de la glande vulvo-vaginale*. Les douleurs sont
vives. La tuméfaction siège soit dans la petite lèvre un peu au-

dessus du tiers moyen (abcès du conduit excréteur le plus
fréquent), soit dans la grande lèvre (abcès de la glande). L'inflammation peut gagner toute la grande lèvre (vulvite phleg-
moneuse). L'abcès peut une fois ouvert laisser une fistule persistante. Les poussées d'abcès successifs ne sont pas très rares.

Traitement. — Dans les vulvites le traitement sera général
(scrofule, herpétisme) et local (lotions antiseptiques, astringents, cautérisations).

Dans les abcès de la glande vulvo-vaginale une incision faite
sur la face interne de la grande lèvre, descendant jusqu'à la
fourchette au-dessous de l'orifice du conduit excréteur, sera le
meilleur moyen d'éviter les fistules et les abcès à répétition.
Les fistules seraient au besoin traitées par l'excision de la glande.

2° TUMEURS DE LA VULVE.

Végétations. — Les végétations ou verrues sont ordinairement symptomatiques de la blennorrhagie, de la syphilis, du
cancer utérin, d'une grossesse. Leur volume est parfois énorme.
Elles peuvent être enflammées, sphacélées, ulcérées. Mais au
pourtour on trouve toujours des papillomes types faisant le
diagnostic. L'ablation partielle aux ciseaux et à la curette
suffit ordinairement. Dans la grossesse s'abstenir d'intervention à moins de végétations telles qu'elles font craindre un
avortement.

Tumeurs bénignes de la vulve. — On a signalé des fibromes,
des lipomes, des tumeurs érectiles. Le fibrome molluscum pédiculé n'est pas très rare.

Eléphantiasis. — L'éléphantiasis de la vulve est fort rare en
France mais on rencontre assez fréquemment des hypertrophies des petites lèvres, du clitoris. On ne confondra pas ces
hypertrophies : 1° avec l'induration scléreuse dépendant d'un
chancre infectant ; 2° avec une infiltration épithéliomateuse.

Kystes. — Les kystes des grandes lèvres peuvent être développés dans la glande vulvo-vaginale (kystes du tiers inférieur)
ou dans des sacs herniaires déshabités (kystes du tiers supérieur). Leur accroissement est lent, très lent, leur indolence

absolue. Ils forment une tumeur fluctuante parfois transparente.

Hernies. — Les hernies de la grande lèvre ont un pédicule se dirigeant vers l'anneau inguinal ; elles subissent une impulsion par la toux, peuvent être sonores. La réduction est ordinairement possible en les repoussant en haut et en arrière avec deux doigts introduits dans le vagin. Ces hernies sont parfois constituées par la vessie et se modifient par la miction.

Hématocèle de la vulve. — Cette affection est très rare en dehors de la grossesse (rupture de varices vulvaires par une violence minime) et de l'accouchement. La tumeur atteint rapidement un volume parfois énorme, elle peut gagner le périnée. Elle est tendue, luisante, violacée, entourée d'une zone ecchymotique. Le sang peut rompre la poche et donner une violente hémorrhagie. La suppuration est fréquente surtout après l'accouchement.

Tuberculose de la vulve. — La tuberculose ne peut guère être distinguée de l'épithélioma que par la marche lente, serpigineuse, les végétations analogues à celles du lupus, le terrain. On n'oubliera pas que la syphilis tertiaire peut donner des lésions absolument analogues d'aspect à celles de la tuberculose et de l'épithélioma.

Cancer de la vulve. — Assez rare, le cancer donne des ulcérations rouges, à base indurée, à bords durs, rugueux, à fond bourgeonnant. Le début a souvent lieu par le clitoris, la marche est assez lente ; l'engorgement ganglionnaire est tardif. Une ablation large donne quelques chances de succès.

3º AFFECTIONS DE L'URÈTHRE.

Les *polypes de l'urèthre* sont fongueux ou vasculaires. Ils sont sessiles ou pédiculés. Ils peuvent déterminer de vives douleurs, de la cystite, de la rétention, de l'incontinence d'urine. On les aperçoit d'ordinaire facilement. Le toucher uréthral peut être nécessaire dans quelques polypes intra-uréthraux. Les récidives après l'ablation et le curettage ne sont pas rares.

Le *prolapsus de la muqueuse uréthrale* n'est pas exceptionnel chez les petites filles. Il peut déterminer des troubles analogues à ceux des polypes. L'excision de la partie prolabée est facile.

Les *rétrécissements de l'urèthre* sont chez la femme très rares.

4° PRURIT VULVAIRE.

Le prurit vulvaire est un symptôme parfois très pénible, compliquant diverses affections. On s'attachera surtout à rechercher et à traiter la cause qui peut être :

Une lésion de l'urèthre ou de la vessie (polypes, cystite, calculs, fistules urinaires);

Une vulvite et en particulier la vulvite du diabète, la **vulvite** parasitaire due aux oxyures, aux pédiculi ;

Une lésion utérine (métrite, catarrhe, déviation). La **grossesse** est une cause fréquente de prurit vulvaire ;

Une affection générale (syphilis, hystérie, scrofule).

5° VAGINISME.

Le vaginisme est une contracture très pénible de la **vulve** survenant surtout à l'occasion du coït ; il dépend de **causes** soit générales (hystérie, scrofule, saturnisme), soit locales, (fissures, cicatrices indurées, de l'hymen, métrites, ovarites, polypes uréthraux, cystite, calcul, fissure anale). Comme dans le prurit vulvaire on aura surtout à rechercher et à traiter la cause.

6° COCCYGODYNIE.

Les douleurs de la coccygodynie sont souvent atroces. Elles peuvent être simplement réflexes, dépendant d'une fissure anale, d'hémorrhoïdes, d'une métrite, ou survenant à la suite d'un accouchement. Mais assez fréquemment elles sont dues à une carie, à une exostose du coccyx. L'ablation du **coccyx** sera donc faite dans les cas très tenaces, très douloureux.

7° DÉCHIRURES DU PÉRINÉE.

Le diagnostic est évident, mais les complications doivent être recherchées avec soin. Alors même que la rupture est incomplète, n'a pas intéressé le sphincter anal le défaut de soutien périnéal peut déjà entrainer un prolapsus du vagin, une cystocèle, une rectocèle, un prolapsus de l'utérus. Les douleurs et surtout la sensation de fatigue, de pesanteur sont souvent très vives. Quand la rupture est complète, intéressant le sphincter anal et souvent même une partie de la cloison recto-vaginale, ces complications et surtout la rectocèle sont presque constantes. Il y a de plus incontinence des gaz et des matières fécales.

Traitement. — L'antisepsie permet aujourd'hui de tenter la réunion aussitôt après l'accouchement dans les déchirures incomplètes. En général pourtant la périnéorrhaphie est faite seulement après l'état puerpéral et même l'allaitement. On opère après que les premières règles ont reparu. Dans les ruptures complètes, le point difficile est la restauration du sphincter. ,

7° Syphilis et chancre mou.

Le chancre induré, les syphilides, le chancre mou offrent, quand ils siègent sur les organes génitaux externes de la femme, quelques particularités symptomatiques importantes.

Chancre induré. — Le chancre infectant des grandes lèvres le plus commun détermine une induration en masse de toute la lèvre. Cette induration est souvent très tenace. Les ulcérations phagédéniques sont assez fréquentes. Les chancres du méat, du clitoris ont une induration très nette. Le chancre des petites lèvres est réduit à une papule érosive, insignifiante, mais sous-tendue encore par une induration cartilagineuse en masse. Les chancres péri-vulvaires prennent souvent la forme ecthymateuse. Le vagin n'est atteint que tout à fait exceptionnellement.

Pour tous ces chancres, l'adénopathie aphlegmasique, indolente, dure, multiple, constitue un élément important du diagnostic.

Syphilides. — A la période secondaire les plaques muqueuses, les papules énormes sont très fréquentes. Elles deviennent souvent le point de départ de végétations, d'intertrigo, d'hypertrophie scléreuse des lèvres, d'ulcérations étendues.

A la période tertiaire on observe des syphilides pustuleuses, crustacées, tuberculeuses ou ulcéreuses, accompagnées souvent d'infiltrations circonscrites, plus rarement d'infiltration diffuse des lèvres. Celle-ci forme à la vulve de véritables tumeurs ayant souvent l'aspect dit en « côtes de melon ».

Chancre mou. — Au début le chancre mou est ulcéreux sur les petites lèvres et la fourchette, folliculaire sur les grandes lèvres. Il se complique souvent d'un œdème rouge violacé sur les grandes lèvres, pâle et grisâtre sur les petites lèvres. Le phagédénisme est assez fréquent. Les chancres mous sont presque toujours multiples.

III. — Affections du vagin.

1° VAGINITES NON BLENNORRHAGIQUES.

Les excès de coït, les pessaires, les tampons, l'eczéma, l'absence de soins de propreté peuvent, en dehors de la blennorrhagie, déterminer des vaginites. Mais celles-ci se voient surtout au cours de la grossesse. L'inflammation est aiguë, subaiguë ou chronique. La muqueuse est rouge, chaude, suinte abondamment. Elle offre des exulcérations, des granulations. L'introduction du spéculum est douloureuse et sera évitée tant que les accidents restent aigus. On n'oubliera pas que l'inflammation gagne souvent l'utérus et même les annexes, que la vaginite n'est le plus ordinairement qu'une lésion peu importante à côté de la métrite concomitante.

2° BLENNORRHAGIE CHEZ LA FEMME.

La blennorrhagie chez la femme donne des accidents multiples. Du côté de la vulve existe de la vulvite ; cette vulvite est souvent compliquée de folliculites entraînant de petits abcès. Ces abcès peuvent laisser des fistulettes à leur suite.

Les accidents uréthraux sont constants et très importants pour le diagnostic. Il y a fréquemment des folliculites, des végétations uréthrales, un peu de cystite. En introduisant le doigt dans le vagin et pressant sur la paroi inférieure de l'urèthre d'arrière en avant, on fait sourdre au niveau du méat

— à la condition qu'il n'y ait pas eu de miction récente — une goutte de pus.

La vaginite est presque constante. L'écoulement vaginal de la blennorrhagie est acide, rougit le papier bleu de tournesol, caractère différentiel important. La vaginite est souvent très aiguë. Elle se complique fréquemment de rectite.

L'endométrite est fréquente mais un peu plus tardive, la blennorrhagie est la cause principale des salpingites, des ovarites ; mais celles-ci surviennent souvent des mois, des années après la période aiguë.

La guérison complète de la blennorrhagie est toujours très lente à obtenir. On voit persister fort longtemps des accidents insignifiants — mais contagieux — de vulvite, de folliculites, de vaginite granuleuse.

Comme accidents à distance, la conjonctivite purulente est très rare chez la femme. Mais chez les malades rhumatisantes surviennent fréquemment de l'iritis, des conjonctivites simples. Les arthrites, les synovites, sont même dans les blennorrhagies subaiguës ou chroniques très fréquentes et souvent très graves.

Le traitement consiste au début dans les émollients, puis très rapidement dans les lotions, les injections antiseptiques. On doit cautériser au thermocautère tous les follicules rouges, sécrétants.

3° ATRÉSIE DU VAGIN.

L'atrésie du vagin peut être le résultat 1° d'un arrêt de développement (simple imperforation de l'hymen ou obstruction plus ou moins étendue du vagin) ; 2° d'une lésion cicatricielle résultant d'un traumatisme, d'une gangrène.

L'oblitération même complète reste ordinairement inaperçue jusqu'à la menstruation. Mais la première apparition des règles s'accompagne de fièvre, de douleur sans issue de sang. Dans les imperforations de l'hymen, la tumeur formée par la membrane soulevée par le sang fait parfois à première vue croire à un accouchement.

L'examen chez une malade vierge exige quelques précautions spéciales. Après l'inspection directe, on fera, avant de pratiquer le toucher vaginal, le toucher rectal qui, combiné avec le cathétérisme vésical, donne des notions assez exactes, soit sur la tumeur sanguine qui remplit le vagin, soit sur l'absence de la partie inférieure du vagin. Le toucher vaginal sera fait ensuite avec ménagements.

Dans les imperforations de l'hymen, l'incision de la membrane faite avec des précautions antiseptiques suffit à évacuer la tumeur sanguine et à empêcher le retour des accidents. La restauration d'un vagin oblitéré ou manquant en partie exige toujours au contraire une opération autoplastique délicate et laborieuse.

4º Prolapsus du vagin. — Hernies du vagin.

Le *prolapsus du vagin* est ordinairement produit par une déchirure, parfois une faiblesse extrême du périnée. Il se complique souvent de cystocèle et de rectocèle, plus rarement d'entérocèle.

Le prolapsus du vagin forme à la vulve une tuméfaction rougeâtre, plissée dans le sens transversal. La muqueuse est souvent épaisse, excoriée.

La *cystocèle* forme à la partie antérieure de la vulve une tuméfaction arrondie, fluctuante. Cette tuméfaction disparaît en partie après la miction. Elle disparaît complètement par le cathétérisme. La sonde est sentie à travers la muqueuse vaginale. — La cystocèle se complique fréquemment de cystite, parfois de calculs par stagnation de l'urine.

La *rectocèle* forme une tuméfaction saillante à la partie postérieure de la vulve. Le toucher rectal et le toucher vaginal combinés permettent d'apprécier facilement l'existence et le degré de la rectocèle. La constipation est fréquente. L'accumulation des matières fécales dans la rectocèle détermine de la rectite. Les rectocèles enflammées, distendues par les matières ont été parfois prises pour des abcès et incisées comme tels.

Les *entérocèles* se forment presque toujours entre le rectum et le vagin, très rarement entre le vagin et la vessie. Les troubles fonctionnels : coliques, nausées, mauvaises digestions, sont ceux de toutes les hernies. La tumeur sonore, réductible avec gargouillement, se tendant par la toux, se prolongeant par un pédicule vers l'abdomen, est facile à diagnostiquer. Pourtant on a parfois ponctionné des entérocèles prises pour des collections liquides.

Si les pessaires et surtout le pessaire à insufflation de Gariel sont insuffisants, on fera la périnéorrhaphie dans le cas de déchirure du périnée ayant causé le prolapsus. On peut même être conduit à pratiquer le cloisonnement transversal du vagin.

5° TUMEURS DU VAGIN.

Ces tumeurs sont assez rares. Elles comprennent des tumeurs bénignes : kystes, polypes, fibromes, lipomes et des tumeurs malignes.

Les kystes ont une marche lente et indolente. Ils forment une tumeur molle, fluctuante, parfois transparente. Leur rupture est assez fréquente. Leur inflammation est plus rare. L'excision d'un segment de paroi suivie d'une cautérisation au nitrate d'argent suffit d'ordinaire à la guérison.

Les polypes, les lipomes sont moins communs que les fibromes. Ceux-ci occupent ordinairement la paroi antérieure. Leur accroissement est lent, indolent, leurs limites bien circonscrites. Leur volume peut atteindre le volume du poing.

Le cancer primitif du vagin est aussi rare qu'est fréquent le cancer secondaire à un cancer de l'utérus. Il débute ordinairement sur la paroi postérieure. L'envahissement diffus, les bourgeons indurés, friables, saignants sont caractéristiques. Il sera souvent utile de combiner le toucher rectal et le toucher vaginal qui permettent de bien apprécier l'état de la paroi saisie ainsi entre les deux index.

IV. — Affections de l'utérus.

1° DÉPLACEMENTS DE L'UTÉRUS.

A. — *Déplacements par flexions et versions.* — L'utérus peut basculer en masse, son fond se portant soit en avant (antéversion),

soit en arrière (rétroversion). Le col subit un mouvement de
bascule inverse de celui du fond.

L'utérus peut au contraire s'infléchir. Le fond se porte encore en avant (antéflexion) ou en arrière (rétroflexion). Mais
le col garde sa direction normale. La déviation est due à une
flexion, à un angle obtus se produisant à l'union du corps et
du col.

Ces divers déplacements déterminent une sensation de gêne,
de pesanteur, de la dysménorrhée. Ils sont une cause fréquente
de stérilité. Très fréquemment d'ailleurs ils coexistent avec
une métrite.

Les déviations en arrière (rétroversions et rétroflexions) sont
une cause fréquente de constipation, de ténesme rectal. Les
déviations en avant sont une cause fréquente de cystite.

Dans *l'antéversion* l'orifice du col est en arrière et en haut.
Il se sent mieux par le toucher rectal que par le toucher vaginal. — Dans le cul-de-sac antérieur on trouve le fond de l'u-
térus. On sent au contraire un vide au-dessus du pubis quand
on pratique le toucher vaginal et le palper abdominal combinés. — L'hystérométrie est difficile et rarement indispensable
au diagnostic.

Dans l'*antéflexion* très fréquente le col a sa situation normale. On trouve dans le cul-de-sac antérieur, la saillie lisse,
arrondie, dure, sentie dans l'antéversion. On apprécie souvent
la coudure qui existe à l'union de cette saillie avec le col.
L'hystéromètre pénètre assez facilement à condition de lui
donner une forte courbure à concavité antérieure et de reporter le manche très en arrière vers le périnée.

Dans la *rétroversion*, orifice du col en avant derrière la symphyse, fond en arrière dans le cul-de-sac de Douglas comprimant le rectum et senti par le toucher rectal. L'hystérométrie
est difficile, rarement nécessaire.

Dans la *rétroflexion*, situation du col à peu près normale,
fond de l'utérus contre le rectum. En repoussant ce fond en
haut on imprime au col un mouvement de sonnette. L'angle
d'inflexion est souvent presque droit. Pour l'hystérométrie, la

concavité de l'hystéromètre doit être *tournée en arrière, le*
manche porté vers le pubis.

Diagnostic. — Les antéflexions et les rétroflexions peuvent
seules prêter à quelque hésitation dans le diagnostic différentiel
avec un corps fibreux. Mais dans le cas de corps fibreux si la
saillie dans le cul-de-sac antérieur ou postérieur a des caractères
assez analogues, l'utérus est augmenté de volume. Son fond se
sent au-dessus du pubis. Dans le doute on ferait l'hystérométrie.

Traitement. — Le traitement exige toujours des ménagements extrêmes quand la déviation n'est pas facilement réductible et surtout quand il y a trace d'inflammation péri-utérine
(douleur dans les culs-de-sac à la pression). Les variétés de
pessaires sont très nombreuses et ce n'est souvent qu'après bien
des tâtonnements qu'on finit par trouver celui qui soulage le
mieux. L'opération d'Alexander (raccourcissement des ligaments ronds) tentée contre les rétroversions et rétroflexions
donne rarement des succès durables. Il est encore difficile de
prévoir l'avenir de l'hystéropexie abdominale.

B. — Abaissement ou prolapsus.

Le prolapsus de l'utérus coexiste ordinairement avec le prolapsus du vagin, la cystocèle, la rectocèle, très souvent avec une
rupture du périnée, très souvent aussi avec une métrite et parfois un corps fibreux utérin. On devra toujours rechercher avec
soin ces complications.

Au début le col est simplement abaissé, plus tard il apparaît
à la vulve, plus tard enfin, tout l'utérus sort hors de la vulve.
La réduction par des pressions lentes et douces est ordinairement facile.

Les troubles fonctionnels (douleurs, cystite, rectite) sont très
variables. Les douleurs dépendent souvent en grande partie
des exulcérations du vagin et du col.

Diagnostic. — Le seul diagnostic différentiel à indiquer
est avec l'allongement hypertrophique du col. Mais dans l'allongement hypertrophique, les culs-de-sac vaginaux sont libres

et très profonds. Le doigt apprécie bien la longueur anormale du col ; l'hystéromètre pénètre à 8 centimètres et plus.

Traitement. — Quand les pessaires aidés au besoin par la périnéorrhaphie sont insuffisants, on pratiquera le cloisonnement du vagin.

C. — *Inversion de l'utérus.*

Dans l'inversion le fond de l'utérus se déprime, s'enfonce dans le col à la façon d'un doigt de gant qu'on retourne. L'inversion est presque toujours consécutive à l'accouchement ; elle résulte parfois des tiraillements produits par des polypes.

L'inversion peut survenir brusquement en déterminant une violente hémorrhagie, des vomissements, des troubles syncopaux. Elle peut survenir lentement. Les métrorrhagies, la leucorrhée, les douleurs, les accidents de cystite et de rectite sont souvent très intenses.

L'examen doit avant tout s'attacher à constater : 1o les modifications de l'orifice du col rempli par une masse arrondie, rougeâtre, saillante, entourée ordinairement d'un sillon circulaire ; 2o la disparition du fond de l'utérus au-dessus du pubis.

Le cathétérisme dans les cas douteux indique une très grande diminution de la profondeur de l'utérus.

Diagnostic. — Le diagnostic différentiel avec un polype offre seul des difficultés. Il est surtout difficile dans quelques cas de polypes compliqués d'inversion, d'apprécier exactement la part prise par le polype et la part prise par l'inversion dans les lésions observées. Le polype est plus dur, plus blanchâtre, insensible. Une aiguille piquée dans le polype entre difficilement, mais ne détermine pas de douleur. Le cathéter pénètre dans l'utérus en contournant le polype.

Traitement. — Le traitement de choix est l'excision lente par la ligature élastique.

2o MÉTRITES.

A. — *Métrite aiguë.*

La métrite aiguë éclate brusquement au cours d'une vaginite, à la suite d'excès vénériens, à la suite d'une émotion, d'un refroidissement interrompant brusquement les règles, d'une fatigue trop tôt après l'accouchement. Elle débute violemment par des douleurs, des frissons, de la fièvre, des vomissements. L'écoulement est visqueux, purulent, parfois hémorrhagique. Au toucher on sent le col entrouvert, gonflé, chaud, bourgeonnant. L'utérus est gros, sensible. On évitera l'examen au spéculum.

Les culs-de-sac sont libres et indolents dans la métrite aiguë non compliquée de pelvipéritonite.

La mort peut survenir par extension de l'inflammation au péritoine. Le passage à l'état chronique est fréquent.

Le traitement consistera avant tout dans un repos absolu, des injections vaginales, antiseptiques et narcotiques pratiquées avec les plus grands ménagements. Pas de cautérisation du col.

B. — *Allongement hypertrophique du col.*

Cette hypertrophie est une cause très importante de douleur, de dysménorrhée.

1° L'hypertrophie peut porter sur la portion du col située au-dessous des insertions du vagin. Le .diagnostic est facile, les culs-de-sac utérins sont libres et profonds, l'hystéromètre pénètre à 8 ou 9 centimètres. L'amputation par l'anse galvanocaustique est alors très facile.

2° L'hypertrophie peut porter sur la portion sus-vaginale du col. Les lésions ressemblent alors beaucoup à celles du prolapsus. Mais le fond de l'utérus est senti par le palper de l'hypogastre en même temps que le col est senti très bas par le toucher vaginal. L'hystéromètre pénètre à 10 centimètres et plus. Cette forme d'hypertrophie exige, pour ne pas ouvrir les culs-de-sac péritonéaux, une opération plus complexe et plus délicate que la précédente, l'amputation conoïde du col, sculptant dans le col un véritable cône plein à base inférieure, à sommet inférieur.

C. — *Métrites chroniques.*

Ces métrites sont tantôt consécutives à une métrite aiguë

tantôt chroniques d'emblée. Leurs causes sont locales (avortement, accouchement septique, excès de coït, pessaires, propagation de vaginites, fatigues) et générales (scrofule, syphilis).

Les troubles fonctionnels consistent en douleurs (pesanteur rectale, cystite, coccygodynie, prurit vulvaire, névralgies), en troubles gastriques, en écoulements leucorrhéiques, en métrorrhagies, en dyménorrhée.

Au toucher vaginal le col est gonflé, béant, bourgeonnant.

Lésions du col. — Quand le spéculum était le principal moyen de diagnostic gynécologique, l'importance des lésions du col dans les métrites a été singulièrement exagérée. Mais pourtant il est certain que ces lésions peuvent dans quelques cas suffire à déterminer des troubles fonctionnels très pénibles sans endométrites du corps. Les plus importantes à reconnaître parmi ces lésions sont au point de vue des indications thérapeutiques :

1° Les *déchirures du col*. — Ces déchirures constituent une cause assez fréquente d'ulcérations tenaces, douloureuses, rebelles à tout traitement. Elles sont ordinairement consécutives à l'accouchement, plus rarement à une métrite chronique. Le diagnostic est évident par le spéculum, surtout si l'on a soin de soulever légèrement une des lèvres du col au moyen d'un ténaculum. La trachélorraphie (avivement et sutures de la déchirure) donne de très bons résultats.

2° L'*ectropion du col*. — La muqueuse boursouflée, exubérante, fongueuse fait saillie à travers l'orifice du col, simulant parfois un cancer. Les bourgeons sont toutefois moins durs, moins friables, moins saignants. Certaines formes tenaces et graves d'ectropion peuvent obliger à l'amputation du col.

3° Le *rétrécissement du col*. — Ce rétrécissement, cause fréquente de dysménorrhée, de stérilité, est consécutif d'ordinaire à une métrite. L'hystérométrie constitue le principal moyen de diagnostic. La galvanocaustique négative donne des améliorations rapides.

4° La *dégénérescence kystique du col*. — Cette dégénérescence est souvent consécutive aux vaginites, à la scrofule, à la syphilis. Si l'incision et la cautérisation des kystes sont insuffisantes, on fera l'amputation du col.

LÉSIONS DU CORPS. — Au toucher combiné avec le palper abdominal l'utérus est volumineux, sensible. On recherchera avec soin l'état des culs-de-sac ; les métrites chroniques sont souvent compliquées de déviations, de salpingites et de pelvi-péritonites.

Au spéculum le col apparaît encore rouge, gros, exulcéré. Du mucus visqueux, épais, sort par l'orifice.

L'hystéromètre pénètre souvent difficilement par suite des déviations, des rétrécissements du col. Mais il arrive à 7, 8 centimètres. Cette exploration sera faite avec grands ménagements.

Au moment des règles la malade expulse parfois avec des douleurs extrêmes des débris membraneux (dysménorrhée pseudo-membraneuse), indiquant toujours une affection profonde et tenace.

Diagnostic. — Le diagnostic de l'existence même de la métrite est ordinairement facile. La conservation des règles, l'absence de ramollissement du col empêche de songer, malgré l'augmentation de volume de l'utérus, à une grossesse. Un corps fibreux forme une tuméfaction évidente limitée. Il ne s'accompagne pas — sauf métrite concomitante — de lésions du col.

Le diagnostic des diverses complications de la métrite (déviations, prolapsus, pelvi-péritonites, salpingites) et le diagnostic des causes de la métrite exigent un examen minutieux. Les lésions les plus importantes du col au point de vue des indications thérapeutiques ont été signalées plus haut.

Traitement. — L'opération du curettage a singulièrement amélioré le pronostic et diminué la tenacité des endométrites. Quand les moyens simples, injections antiseptiques, dilatation du col, opérations diverses sur le col auront échoué, le curettage s'imposera. On n'oubliera pas que des ménagements excessifs et une antisepsie minutieuse sont nécessaires dans les opérations les plus minimes pratiquées sur l'utérus et surtout l'utérus enflammé.

3° Tumeurs de l'utérus.

A. — *Fibromes de l'utérus*.

C'est au chapitre des tumeurs de l'abdomen qu'a dû être étudié le diagnostic des fibromes les plus volumineux. Mais les corps fibreux de moindre volume, encore trop peu développés pour être sortis des limites du bassin, doivent être surtout diagnostiqués des autres affections utérines (métrites, antéflexion, rétroflexion) où péri-utérines (hématocèle, salpingites). Ce diagnostic est souvent délicat. Les troubles fonctionnels déterminés par ces fibromes, malgré leur volume peu considérable, sont parfois particulièrement graves. Les métrorrhagies, les douleurs, la cystite, la rectite, les symptômes d'occlusion sont souvent très marqués.

Le diagnostic avec les affections péri-utérines s'établit par la localisation même de la tumeur dans l'utérus. Le toucher vaginal et le palper abdominal combinés permettent de reconnaître que la tumeur fait partie intégrante de la matrice. La transmission de tous les mouvements de la tumeur au col de l'utérus tranche le diagnostic dans les cas douteux.

Le diagnostic avec les autres affections de l'utérus est parfois plus embarrassant. La grossesse à laquelle on doit toujours songer est éliminée du fait de l'absence de ramollissement du col et surtout des métrorrhagies. Les métrites peuvent augmenter le volume de l'utérus, mais cette augmentation a lieu en masse sans tumeur limitée, sans induration. Dans les antéflexions et les rétroflexions le corps de l'utérus reporté dans le cul-de-sac antérieur ou postérieur donne assez bien au toucher vaginal les sensations d'un fibrome. Sa consistance est toutefois moindre. Le doigt sent souvent la coudure. Le palper abdominal d'ailleurs ne trouve pas le fond de l'utérus à sa situation normale. L'hystérométrie montre une déviation dans l'axe de la cavité utérine.

Dans bien des cas les fibromes coexistent d'ailleurs avec une métrite, une antéflexion, une rétroflexion. La présence de la tumeur ou des tumeurs (car les fibromes sont souvent multiples) régulières, arrondies, dures, bien limitées, assez volumineuses, permet seule de reconnaître l'existence des fibromes.

Dans certains cas de fibromes peu volumineux et sous-muqueux le diagnostic avec une métrite est impossible et c'est seulement au cours du curettage que la présence du fibrome est reconnue.

Traitement. — Les accidents déterminés par les fibromes vont en s'atténuant lorsque les malades atteignent et dépassent la ménopause. Aussi le traitement palliatif (eaux minérales salines, courants continus) suffira-t-il dans la plupart des cas. La mortalité de l'hystérectomie pour corps fibreux reste considérable. L'ovariotomie double, proposée par Battey, ne réussit pas toujours à amener la régression des fibromes.

B. — Polypes de l'utérus.

Résumé clinique. — Les polypes de l'utérus sont ordinairement formés par des fibromes sous-muqueux qui se sont pédiculisés. Au cours des métrites les végétations peuvent également former des polypes ; ces polypes muqueux sont moins durs, moins volumineux que les polypes fibreux.

Les troubles fonctionnels sont surtout des métrorrhagies très abondantes, des douleurs, de la leucorrhée.

Examen de la malade. — Quand le polype fait saillie dans l'orifice du col le doigt reconnaît facilement une tumeur fusiforme pédiculée. La régularité, la consistance ferme mais non friable et non bourgeonnante de cette tumeur, l'absence de lésions du reste du col empêchent de la confondre avec les végétations du cancer qui parfois sont elles aussi pédiculées.

Le spéculum complète le toucher vaginal. Il est surtout utile pour reconnaître les polypes muqueux, mous, peu consistants, ne donnant pas au toucher des sensations aussi nettes que les polypes fibreux.

Dans certains cas, le polype n'apparaît à l'orifice du col que par intermittences. C'est surtout au moment des métrorrhagies que le toucher pourra sentir ces polypes intermittents.

Quand le polype est encore inclus dans la matrice, la dilatation du col et le toucher intra-utérin permettront seuls le diagnostic. Le diagnostic sera d'ailleurs surtout en suspens avec une endométrite, affection où cette exploration prélude du curettage serait également utile et justifiée.

Traitement. — L'ablation du polype sera faite de préférence à l'anse galvanique. Les polypes multiples petits seront enlevés par le curettage.

C. — *Cancer de l'utérus* [1].

Résumé clinique. — Le cancer de l'utérus est assez fréquent chez les femmes ayant passé quarante ans. Mais il peut s'observer même avant cet âge. A une période un peu avancée, le diagnostic n'est rendu que trop évident par les bourgeons volumineux, friables, saignants, sanieux, le suintement spécial, aqueux, horriblement fétide, l'envahissement du vagin au pourtour du col, la cachexie. A cette période, on n'a plus guère qu'à rechercher les principales complications : névralgies pelviennes, cystite, rectite, albuminurie, qui peuvent devenir l'origine d'indications thérapeutiques palliatives. Mais c'est au début surtout, quand peut encore se poser la question d'une intervention radicale, que le diagnostic offre le plus de difficulté et le plus d'intérêt.

Examen de la malade. — La leucorrhée très fétide, les métrorrhagies sont plus précoces que les douleurs. Les symptômes physiques varient beaucoup suivant qu'il s'agit d'un cancer du col ou d'un cancer du corps.

Dans le *cancer du col*, le toucher vaginal trouve un col gros, bourgeonnant, fongueux, ulcéré. L'orifice du col est souvent agrandi par une destruction partielle de son pourtour. Les bourgeons sont durs mais friables. Au lieu de bourgeons tout à fait au début, on ne trouve parfois que des saillies papillaires, plus rarement une augmentation diffuse avec nodosités, bosselures indurées.

L'intégrité ou l'induration de la muqueuse vaginale sur tout le pourtour du col ont une importance extrême pour les indi-

1. Schwartz, *Gazette des Hôpitaux*, 1891, n° 108.

cations opératoires. La muqueuse envahie est bourgeonnante, ulcérée ou au début simplement dure, rigide.

La mobilité de l'utérus appréciée par le toucher et le palper combinés est également un élément d'une grande importance.

Le spéculum n'est guère utile que dans le cas de végétations ou d'ulcérations. Son emploi est douloureux, provoque des hémorrhagies. Le spéculum ne sera ordinairement appliqué que sous le chloroforme au début même de l'intervention opératoire.

La palpation de l'abdomen est indispensable pour rechercher l'état des ganglions lombaires.

L'examen des urines ne sera jamais négligé. La compression des uretères par les masses cancéreuses dans le cas d'envahissement des ligaments larges est une cause fréquente d'albuminurie.

Dans le *cancer du corps*, beaucoup plus rare, les symptômes sont à peu près les mêmes si le col est envahi simultanément. L'augmentation de volume de l'utérus est le principal des symptômes surajoutés. Mais parfois le col reste intact jusqu'à la période ultime ou bien il est seulement augmenté de volume, entr'ouvert et douloureux au toucher.

Pendant fort longtemps l'utérus conserve sa mobilité. La dilatation artificielle de l'utérus et le toucher intra-utérin permettent de reconnaître la présence soit de végétations dures, irrégulières, saignant au moindre contact, soit d'une tumeur plus ou moins pédiculée. La confusion avec la métrite fongueuse, les polypes restera fréquente si l'on n'a pas soin de pratiquer l'examen histologique des fongosités enlevées par le curettage (Valat).

Diagnostic et traitement. — L'*existence* même d'un cancer du col est rarement douteuse.

Les fibromes du col coexistent ordinairement avec des fibromes du corps. Ils sont recouverts par la muqueuse mobile non ulcérée.

L'ectropion de la muqueuse, les déchirures du col, les ulcérations de la métrite n'ont ni les saillies fongueuses friables, ni les ulcérations profondes, ni l'ichor particulièrement fétide du cancer.

L'*extension* des lésions est souvent difficile à apprécier. L'hystérectomie vaginale doit être tentée si le vagin n'est pas envahi, si l'utérus est mobile. Si limitées que soient les lésions, cette opération radicale sera préférée aux amputations partielles du col. Mais l'extension du cancer au vagin, aux ligaments larges force souvent à se contenter du traitement palliatif (curettage, cautérisations).

V. — Affections des annexes de l'utérus.

1º Salpingites et ovarites.

Résumé clinique. — Les salpingites et ovarites englobent actuellement la plupart des observations décrites autrefois comme pelvi-péritonites. La pelvi-péritonite est en effet dans presque tous les cas symptomatique d'une lésion des annexes.

Le début est parfois brusque, surtout dans les salpingites consécutives à une blennorrhagie intense, à l'infection puerpérale, à la suppression brusque des règles. Il est ordinairement insidieux dans celles qui succèdent à une endométrite chronique, une déviation utérine.

Les principaux troubles fonctionnels sont dans les salpingites aiguës la fièvre, les douleurs, les vomissements. Ce sont dans les salpingites chroniques les métrorrhagies, parfois l'aménorrhée, la stérilité ou les avortements ; les douleurs prennent assez souvent le caractère de coliques à maximum au-dessus du pli de l'aine ; les écoulements sont séreux, purulents, sanguins. Il y a des alternatives incessantes d'aggravation et d'amélioration.

Examen de la malade. — 1º Les cas avec tumeur abdominale développée et manifeste sont l'exception. Ces tumeurs sont aisément confondues avec un kyste de l'ovaire, un fibrome en raison de la dureté que leur donnent souvent les fausses membranes qui les entourent, un phlegmon du ligament large quand l'infiltration des fausses membranes est diffuse (Voir tu-

meurs de l'abdomen). La laparotomie exploratrice est souvent
le seul élément du diagnostic.

2° Les cas sans tumeur abdominale manifeste sont beaucoup
plus fréquents.

Le toucher fait sentir un col gros, généralement dévié latéralement. L'utérus est le plus souvent immobilisé, les tentatives pour le mouvoir provoquent de vives douleurs. Dans un des
culs-de-sac latéraux se prolongeant en arrière on trouve soit
une tuméfaction diffuse, soit une tumeur nette. La pression
dans les deux cas est en ce point très douloureuse.

Dans le cas de *tuméfaction diffuse* la collerette formée autour
de l'utérus peut être presque complète, la paroi vaginale peut
être épaissie, œdématiée, chaude. C'est la pelvi-péritonite ancienne ou la gangue inflammatoire qui masque les lésions des
annexes.

Dans les cas de *tumeur nette* le doigt sent tantôt un cordon
irrégulier, (trompe), tantôt une tumeur arrondie régulière,
séparée du bord utérin par un sillon tres net. Cette tumeur
dépasse rarement le volume d'un œuf ou d'une orange.

Le spéculum est inutile et dangereux.

Le toucher rectal combiné avec le palper abdominal permet
souvent beaucoup mieux que le toucher vaginal de sentir la
tumeur et surtout le sillon qui la sépare de l'utérus.

Quelquefois le toucher vaginal ou rectal sentent un point
aminci, distendu, très fluctuant par où la tumeur semble prête
à s'ouvrir. Parfois même on trouve un orifice fistuleux reste
d'une rupture ancienne.

Ces salpingites sans tumeur abdominale manifeste peuvent
être confondues avec les déviations utérines, les fibromes en-
clavés dans le bassin, les petits kystes suppurés des ovaires ou
des ligaments larges. Le diagnostic avec les *déviations* exigera
quelquefois l'hystérométrie, le diagnostic avec les *fibromes* dépend souvent beaucoup des antécédents, des troubles fonctionnels ; le diagnostic avec les *kystes suppurés* ne sera souvent
fait que par la laparotomie exploratrice.

Quant aux *pelvipéritonites* elles ne sont qu'un symptôme des
lésions des annexes. Le *phlegmon du ligament large* lui-même

n'est souvent autre chose qu'un phlegmon péri-salpingien ou
péri-ovarien [1]. C'est une affection encore mal déterminée. Le
plastron abdominal, la plaque dure, résistante, profonde, ac-
collée contre la branche horizontale du pubis constitue l'élément le plus caractéristique de ce phlegmon. Les autres
symptômes se rapprochent de ceux de la salpingite.

Traitement. — Le traitement dans quelques cas de « faux
phlegmon du ligament large » consistera à faire une incision
au-dessus de l'arcade de Fallope. Mais le plus souvent après
l'échec du traitement préliminaire par le repos, le curettage
utérin et parfois même d'emblée on fera la laparotomie exploratrice. Si l'ovaire est détruit par un abcès, une sclérose, un kyste
hématique, si la trompe est par trop atteinte, il faut enlever
ovaire et trompe (Montprofit).

2º Hématocèle péri-utérine [2].

Résumé clinique. — L'hématocèle a un début brusque,
dramatique. A l'occasion d'une fatigue, d'un refroidissement
au moment des règles survient une douleur vive avec signes
d'hémorrhagie interne, pâleur, syncope, refroidissement. La
mort peut même survenir dès le début. Le début insidieux est
beaucoup plus rare.

Examen de la malade. — La tumeur formée par le sang
enkysté occupe presque toujours le cul-de-sac postérieur. Elle
est arrondie, globuleuse. Son volume est celui d'une orange.
Le palper abdominal combiné soit avec le toucher vaginal, soit
avec le toucher rectal montre au début une fluctuation très
franche. Plus tard la tumeur est plutôt pâteuse. Elle devient
enfin très dure après plusieurs semaines. Le col de l'utérus est
ordinairement très haut et reporté en avant.

L'hématocèle se termine ordinairement par résolution, plus
rarement par ouverture dans le rectum ou le vagin.

Diagnostic. — La salpingite aiguë se distingue surtout par

1. Montprofit, *Salpingites et ovarites*, Th. Paris, 1888.
2. Duplay, *Union médicale*, 1892, nº 1.

son début inflammatoire, le siège de la tuméfaction dans l'un des culs-de-sac latéraux, la fièvre.

La grossesse avec rétroversion donne au toucher une tumeur assez analogue à celle de l'hématocèle ; les troubles fonctionnels : douleurs, vomissements, tendance aux syncopes ont avec ceux de l'hématocèle une vague ressemblance. On tiendra grand compte du ramollissement du col, de la suppression des règles, de l'absence des signes d'hémorrhagie interne.

Traitement. — Comme traitement, la ponction et l'incision par le vagin donnent, faites antiseptiquement, de très bons résultats quand la tumeur est constituée. Au début on insistera surtout sur le repos, la glace, l'opium.

VI. — Affections des voies urinaires.

1° CYSTITES.

Résumé clinique. — La cystite est plus rare chez la femme que chez l'homme. Elle s'observe surtout à la suite des accouchements laborieux, des métrites, des déviations utérines. La tuberculose est assez fréquente. Les tumeurs sont au contraire rares. Les calculs sont beaucoup moins communs que chez l'homme. Les corps étrangers de la vessie sont au contraire beaucoup plus communs que chez l'homme.

Les cystalgies sont fréquentes à la suite des polypes, des fissures de l'urèthre.

Les troubles fonctionnels sont, comme chez l'homme, le ténesme vésical, la rétention ou l'incontinence d'urine, la douleur à l'hypogastre, les troubles de l'urine (sang, pus, mucus). Les symptômes inflammatoires sont souvent très marqués dans les cystites aiguës. La cachexie peut être très accentuée dans les cystites tuberculeuses ou cancéreuses. L'intoxication urineuse est par contre plus rare que chez l'homme.

Examen de la malade. — Après une inspection minutieuse de l'urèthre, la vessie sera explorée par le toucher vaginal combiné avec le palper abdominal. L'exploration avec le cathéter métallique renseigne ensuite : 1° sur la liberté de l'urèthre ; 2º sur la présence des corps étrangers ou calculs dans la vessie. Si l'introduction de l'instrument est très facile, la recherche du calcul est beaucoup plus laborieuse que chez l'homme, car au lieu de tomber dans le bas-fond comme chez l'homme le calcul se place au hasard dans la vessie globuleuse.

Dans les cas douteux le toucher intra-vésical après dilatation de l'urèthre est un moyen précieux pour reconnaître les calculs, les tumeurs, les corps étrangers. — La dilatation de l'urèthre suffit d'ailleurs seule à procurer souvent un grand soulagement. La largeur de l'urèthre permet presque toujours de faire, par les voies naturelles, les opérations nécessaires.

2º Fistules urinaires.

Résumé clinique. — La fistule peut exister : 1º entre la vessie et le vagin, 2º entre la vessie et l'utérus, 3º entre la vessie, le vagin et l'utérus, 4º entre l'urèthre et le vagin, 5º entre l'uretère, le vagin ou l'utérus. La première variété, fistule vésico-vaginale, est la plus importante.

On doit distinguer deux sortes de fistules. Les unes sont consécutives à un accouchement laborieux, plus rarement à un abcès justiciable d'intervention. Les autres, lésions ultimes, sont la suite d'ulcérations cancéreuses et sont entièrement inopérables.

Examen de la malade. — L'écoulement de l'urine par le vagin, l'irritation produite appellent rapidement l'attention. L'écoulement est total ou partiel ; il est plus ou moins modifié par la position.

Dans les fistules vésico-vaginales, le toucher vaginal combiné avec le cathétérisme vésical montre le siège de la fistule, ses dimensions, la constitution presque normale ou cicatricielle très indurée des tissus qui l'entourent. Dans quelques fistules très petites on est forcé de faire dans la vessie une injection de lait pour trouver l'orifice. L'examen au spéculum sera fait avec la valve de Sims.

Dans les fistules vésico-utérines l'écoulement d'urine a lieu par l'orifice du col et est arrêté par un tampon placé dans cet orifice.

Les fistules vésico-utéro-vaginales coïncident ordinairement avec des destructions, des lésions cicatricielles très étendues.

Dans les fistules uréthro-vaginales l'écoulement d'urine n'a lieu qu'au moment de la miction.

Dans les fistules urétéro-vaginales l'écoulement d'urine se fait par le vagin et pourtant la miction volontaire est conservée.

Dans les fistules urétéro-utérines, les liquides colorés ne refluent pas par la fistule, l'urine qui s'écoule reste limpide.

3° FISTULES FÉCALES.

Les fistules sont tantôt recto-vulvaires, tantôt recto-vaginales. Il suffit de rappeler pour mémoire les fistules intestino-vaginales et intestino-utérines.

On doit faire comme pour les fistules urinaires la distinction entre les fistules produites par un accouchement, un abcès et les fistules cancéreuses inopérables.

L'issue des gaz et des matières par le vagin, le toucher rectal et vaginal combinés, l'examen avec une valve de Sims rendent d'ordinaire le diagnostic évident. Dans quelques fistules étroites et sinueuses il peut être utile de faire une injection de lait dans le rectum.

Voir. — Musée de St-Louis : Coll. gén., vulvite par viol, vit. 87, pièce 1272 ; ulcération par phlegmon de la glande vulvo-vaginale, vit. 89, pièce 1216 ; cancer de la vulve, vit. 89, pièce 950 ; tuberculose, vit. 81, pièce 976. Coll. Fournier, syphilis de la vulve, nombreuses pièces, vit. 135 ; chancre mou de la vulve et du col de l'utérus, nombreuses pièces, vit. 136 ; végétations, vit. 116, pièces 160, 229 ; polypes de l'utérus, vit. 115, pièce 272. Coll. Péan, prolapsus de l'utérus, vit. 151, pièce 203, vit. 150, pièce 317 ; fibrome, vit. 152, pièce 306.

LIVRE DIXIÈME

Affections chirurgicales du membre inférieur.

CHAPITRE PREMIER

Affections de la hanche.

I. — Règles générales pour l'examen.

Par suite de sa situation profonde l'articulation de la hanche offre à l'exploration des difficultés spéciales. Ni la synoviale, ni les extrémités osseuses ne sont accessibles à la palpation. Tout au plus au niveau de l'aine celle-ci peut-elle arriver sur la face antérieure du col du fémur et le repli synovial qui la recouvre. On sent profondément un certain empâtement, une certaine rénitence douloureuse dans le cas d'arthrite. Mais cette sensation reste toujours assez vague.

Toutefois quand la tête est déplacée dans les luxations traumatiques, pathologiques ou congénitales, son exploration par la palpation devient plus facile. La saillie arrondie recevant la communication des mouvements imprimés à la cuisse, en particulier des mouvements de rotation, est assez facile à reconnaître. On n'oubliera pas que dans les luxations pathologiques et surtout les luxations congénitales la tête est souvent très diminuée de volume.

L'exploration du grand trochanter si facilement accessible à la palpation constitue par suite de la difficulté d'explorer directement les surfaces osseuses un élément indirect fort important du diagnostic. Le grand trochanter peut être empâté, douloureux par lui-même dans les ostéites ; la pression, les chocs qu'on exerce sur lui se transmettent à la cavité cotyloïde et éveillent dans les arthrites une douleur plus ou moins vive. Enfin Nélaton a insisté sur les rapports du bord supérieur du grand trochanter. Quand la cuisse est fléchie à angle droit ce bord supérieur affleure exactement une ligne — un ruban métrique par exemple — tendue de l'épine iliaque antérieure et supérieure au point le plus saillant de l'ischion. Si ce bord supérieur est au-dessous ou au-dessus de cette ligne, il y a soit luxation soit fracture du col.

Le toucher rectal, en permettant d'explorer la face interne de l'os iliaque répondant à la cavité cotyloïde, peut aussi fournir quelques renseignements. On peut sentir à ce niveau un certain empâtement, y constater un point douloureux, parfois même un abcès (Cazin).

A défaut de l'empâtement difficilement perceptible, la douleur provoquée par la pression joue un grand rôle dans le diagnostic. Nous avons déjà indiqué quelques-uns des principaux points douloureux : 1° par la pression au niveau du pli de l'aine ; 2° par la pression et surtout la percussion au niveau du grand trochanter ; 3° par la pression qu'exerce le toucher rectal à la face interne de l'os iliaque. En arrière la pression vers le milieu de la région fessière peut aussi éveiller la douleur. Les mouvements d'abduction du membre qui appuient la tête contre la cavité cotyloïde sont très douloureux. Enfin le refoulement en haut de la cuisse saisie au niveau des condyles fémoraux constitue peut-être le plus important des modes d'exploration de la douleur.

Il suffit de signaler brièvement les symptômes que peuvent fournir l'inspection et la palpation des parties molles péri-articulaires : 1° abcès ossifluents ; 2° adénites ; 3° atrophie musculaire ; 4° lésions diverses de la peau. Les contractures musculaires, qui jouent un grand rôle dans la roideur de l'articulation, sont surtout reconnues par l'étude des mouvements.

Cette étude des mouvements peut montrer, soit une exagération, soit une diminution des mouvements normaux. L'exagération se voit surtout dans la luxation congénitale, affection où la laxité articulaire est souvent très grande. La flexion, l'extension, sont particulièrement augmentées, l'abduction reste toujours très limitée. On peut dans les arthropathies tabétiques (accident rare à la hanche) voir une dislocation complète. La diminution des mouvements normaux est bien plus fréquente et plus importante. Elle constitue une grande partie de la symptomatologie des luxations et de la coxalgie.

Les attitudes vicieuses prises par le membre, son allongement et son raccourcissement, soit apparents, soit réels, ne peuvent être qu'indiqués et seront étudiés plus utilement à propos des diverses affections de la hanche. Rappelons seulement à propos des attitudes vicieuses qu'il faut chercher avec soin pour bien apprécier ces attitudes non seulement la position apparente de la cuisse, mais la position du bassin et de la colonne vertébrale. On verra à l'étude de la coxalgie qu'une flexion extrême de la hanche peut paraître à peine marquée grâce à l'ensellure lombaire. Rappelons aussi, à propos de l'allongement et du raccourcissement, les précautions minutieuses qu'exige la mensuration pour être exacte. Les deux membres doivent être placés d'une façon absolument symétrique par rapport à une ligne perpendiculaire passant par la symphyse pubienne. La position, le degré de flexion, le degré d'adduction ou d'abduction, la rotation, la distance du genou et du talon par rapport à la ligne perpendiculaire doivent être des deux côtés absolument les mêmes. Comme points de repère pour la mensuration, on peut prendre en haut, soit le milieu de la ligne de Nélaton (quelle que soit la situation du grand trochanter qui peut être au-dessus ou au-dessous de cette ligne), soit l'épine iliaque antérieure et supérieure. En bas, on prendra le condyle externe du fémur à la hauteur d'une ligne transversale passant par le bord supérieur de la rotule.

Au point de vue du terrain, l'articulation de la hanche est le siège favori de la tuberculose et de l'arthrite sèche. Les coxalgies hystériques sont assez communes. Les arthrites rhumatismales, blennorrhagiques, syphilitiques y sont rares.

II. — Fractures du col du fémur [1].

Résumé clinique. — Maladies de l'âge avancé, les fractures du col du fémur surviennent souvent à la suite des traumatismes les plus insignifiants. Leur consolidation est longue, difficile, imparfaite. La marche reste le plus ordinairement très difficile. Les blessés condamnés à l'immobilité finissent souvent par succomber à la suite d'eschares et surtout de broncho-pneumonie.

On doit distinguer deux variétés de fractures du col : la fracture intra-capsulaire qui ne se voit guère que chez les sujets âgés de plus de soixante ans ; la fracture extra-capsulaire, qui peut s'observer chez des sujets moins âgés ; cette fracture s'accompagne d'engrènement des fragments, de pénétration du col dans le grand trochanter.

Examen du malade. — *Symptômes communs aux deux variétés de fracture du col.* — Ces symptômes sont :

1º L'impotence fonctionnelle. Le blessé ne peut soulever la cuisse, détacher le talon du lit. Exceptionnellement dans les fractures extra-capsulaires, l'engrènement des fragments peut permettre quelques légers mouvements.

2º La rotation en dehors, symptôme d'une grande importance. La cuisse est parfois absolument couchée sur sa face externe. La rotation peut être corrigée dans les fractures intra-capsulaires et la cuisse ramenée en avant ; l'engrènement des fragments rend cette correction plus difficile dans les fractures extra-capsulaires.

3º Le raccourcissement. Le raccourcissement est variable. Il sera constaté : *a)* par la mensuration ; *b)* par l'ascension du grand trochanter. Dans les fractures extra-capsulaires avec engrènement, le raccourcissement atteint d'emblée ses limites définitives ; dans les fractures intra-capsulaires il est fréquent de voir le raccourcissement s'accentuer pendant les premiers jours qui suivent la fracture.

Symptômes spéciaux aux fractures intra-articulaires. — En

1. GOSSELIN, *Clinique chir.*, t. I, p. 368.

dehors de l'âge du sujet on tiendra compte : 1º de l'impotence fonctionnelle absolue ; 2º de la possibilité de corriger la rotation en dehors ; 3º de l'augmentation graduelle du raccourcissement.

Symptômes spéciaux aux fractures extra-articulaires. — Le blessé peut faire quelques légers mouvements. La rotation en dehors est fixe ; le raccourcissement atteint d'emblée son maximum. Mais le signe caractéristique est l'augmentation de volume du grand trochanter. Le grand trochanter pénétré par le col fracturé est volumineux, parfois douloureux à la pression. A cette augmentation correspond un effacement et même un bombement du pli de l'aine.

Symptômes qu'il est inutile et dangereux de chercher. — La crépitation, la mobilité anormale sont inconstantes et difficiles à percevoir. Leur recherche ne peut avoir que des inconvénients.

Diagnostic. — La contusion simple de la hanche peut s'accompagner d'impotence du membre, de rotation en dehors et même, fait très important à connaître, de raccourcissement. Souvent c'est la marche seule de l'affection, amélioration au bout de quelques jours dans la contusion, impotence plus tenace dans la fracture, qui permettra le diagnostic. Chez les blessés ayant dépassé soixante ans on ne croira guère à la contusion simple.

Dans la luxation, le signe pathognomonique est fourni par la recherche de la tête fémorale roulant sous le doigt.

Pronostic. — Le pronostic dépend avant tout de l'âge et de l'état général du sujet (athérome, alcoolisme, bronchite chronique, etc.).

Indications thérapeutiques. — Gouttière de Bonnet et extension continue chez les sujets jeunes. Chez les sujets âgés, n'appliquez aucun appareil et faites quitter le lit dès que la douleur le permettra. La consolidation n'en sera guère plus défectueuse et vous aurez quelque chance de sauver la vie du blessé qu'une immobilisation prolongée compromettrait inévitablement.

III. — Luxations de la hanche [1].

Résumé clinique. — Dans les luxations de la hanche la tête du fémur peut s'échapper de la cavité cotyloïde soit en arrière, soit en avant. Quand elle s'échappe en arrière elle peut se placer soit dans la fosse iliaque externe (luxation iliaque), soit contre l'ischion. Quand elle s'échappe en avant elle peut se placer soit contre le trou obturateur, soit contre le pubis. La première variété, variété iliaque, est à elle seule plus fréquente que toutes les autres réunies.

Les luxations de la hanche résultent toujours d'un traumatisme violent, très rarement d'une simple chute. Chez les sujets ayant dépassé la cinquantaine, la fragilité du col du fémur rend les luxations extrêmement rares.

Examen du malade. — *Attitude du membre.* — Cette attitude varie pour chaque luxation. Elle est surtout importante dans les luxations récentes, car elle peut à la longue se modifier. La fixité de l'attitude est toujours beaucoup plus grande, la correction plus difficile que dans les fractures du col. Voici les attitudes pour chaque variété :

a) *Luxation iliaque.* — Flexion légère, adduction, rotation en dedans.

b) *Luxation ischiatique.* — Flexion variable souvent très prononcée, adduction et rotation en dedans.

c) *Luxation obturatrice.* — Flexion et abduction.

d) *Luxation iliopubienne.* — Flexion, abduction, rotation en dehors.

On voit donc : 1° que dans toutes les luxations il y a une flexion plus ou moins marquée ; 2° que les luxations en arrière s'accompagnent de plus d'abduction et de rotation en dedans ; 3° que les luxations en avant s'accompagnent au contraire d'adduction et dans la variété iliopubienne de rotation en dehors. Cette dernière attitude est, on le verra, celle des fractures du col du fémur. Les variétés en avant offrent donc quelques difficultés de diagnostic différentiel.

---

(1) TRÉLAT, *Semaine médicale*, 1885, n° 1.

Mouvements. — Les mouvements sont gênés et limités, ils déterminent souvent de gros frottements. Dans les luxations en arrière, l'abduction est particulièrement entravée ; la gêne porte surtout sur l'adduction dans les luxations en avant.

Situation du grand trochanter. — Le grand trochanter cesse dans la flexion à angle droit d'affleurer par son bord supérieur la ligne de Nélaton. Il est au-dessus de cette ligne dans les luxations en arrière. Il est au-dessous dans la luxation ovalaire. Dans les luxations iliopubiennes il est très en arrière, très difficile à trouver.

Situation de la tête. — C'est là le symptôme important. Le diagnostic est incertain tant qu'on n'a pas senti la tête rouler sous le doigt. L'exploration sera au besoin faite sous le chloroforme. La tête est facile à trouver dans les luxations iliaque et pubienne, plus difficile à trouver dans les luxations ischiatiques et surtout dans les luxations ovalaires. Dans les luxations ischiatiques ce sont les mouvements du membre en haut et en bas qui la font particulièrement sentir. Dans les luxations ovalaires le toucher rectal est parfois utile.

Complications. — Songez aux compressions vasculaires, aux fractures concomitantes de la cavité cotyloïde, à la rétention d'urine.

Diagnostic. — Le diagnostic est rarement très difficile. La palpation arrive presque toujours à sentir la tête. Le diagnostic différentiel avec les fractures du col du fémur repose surtout sur la recherche de la tête fémorale.

Pronostic. — Le pronostic est sérieux. Pourtant les luxations même non réduites finissent parfois chez les jeunes sujets par permettre une marche relativement satisfaisante.

Indications thérapeutiques. — Dans les luxations en arrière, la malade étant couchée sur le dos, la cuisse est successivement fléchie, mise en rotation en dehors, ramenée en bas et en dedans (Desprès).

Dans les luxations en avant la cuisse est fléchie, le membre porté en adduction et légère rotation en dedans, puis abaissé tout en maintenant l'adduction.

Dans les luxations anciennes, gènantes, l'ostéotomie sous-trochantérienne, la résection de la tête fémorale pourront être indiquées. Ricard dans un cas put après résection de la tète fémorale replacer l'extrémité restante du col dans la cavité cotyloïde creusée à nouveau.

IV. — Luxation congénitale de la hanche.

Résumé clinique. — C'est vers l'âge de deux ou trois ans, au moment où l'enfant commence à marcher, que les parents s'inquiètent de la singularité de sa démarche. Celle-ci offre une boiterie, un plongeon spécial à chaque pas dans les luxations unilatérales. Elle offre un dandinement, un double plongeon (démarche de canard, de banban comme disent les gens du peuple) dans la luxation double. L'enfant marche d'ailleurs sans souffrance, souvent même sans fatigue. — Toutefois des arthrites soit aiguës, soit tuberculeuses peuvent se greffer sur une luxation congénitale. Ces cas d'appréciation délicate seront étudiés au diagnostic.

Examen du malade. — *Interrogatoire.* — L'interrogatoire offre deux points importants à établir : 1° la boiterie a commencé dès que l'enfant s'est mis à marcher, sans douleur, sans inflammation ; 2° neuf fois sur dix les parents vous raconteront une histoire de coup ou de chute pour expliquer la maladie. Faites préciser les conditions de cet accident ayant amené le prétendu déboitement. Vous apprendrez vite qu'il a été absolument insignifiant.

Étude des lésions locales. — La luxation est souvent double, a des degrés inégaux des deux côtés. On recherchera donc sur les deux hanches : 1° les signes de luxation ; 2° les signes d'atrophie.

Signes de luxation. — *Inspection.* — Le membre est raccourci ordinairement, sans troubles dans la position. Alors même que la luxation est bilatérale on remarque que les cuisses sont courtes proportionnellement au buste et aux bras.

Palpation. — La palpation montre les signes ordinaires de la luxation en arrière (la luxation en avant est rarissime). Le trochanter est au-dessus de la ligne de Nélaton ; on trouve une dépression au pli de l'aine ; la tête est sentie sous la fesse, mais cette tête est presque toujours petite, atrophiée.

Traction et refoulement. — La traction exercée sur le membre fait assez facilement descendre la tête et corrige le raccourcissement. Le refoulement au contraire fait remonter la tête et augmente le raccourcissement.

Mouvements. — Les mouvements sont conservés sans douleur, sans roideur articulaire, sans contracture musculaire. La flexion est même exagérée, le genou est facilement fléchi jusqu'au thorax. L'abduction est au contraire toujours limitée (signe important). Sans être douloureux les mouvements déterminent parfois des craquements.

Signes d'atrophie. — L'atrophie des muscles pelvi-trochantériens, l'atrophie de la tête du fémur seront soigneusement recherchés par l'inspection et la palpation.

Lésions compensatrices. — Le bassin est abaissé du côté luxé. La colonne vertébrale est déprimée latéralement du côté opposé à la luxation.

Démarche. — La démarche a été d'ordinaire (plongeon unilatéral ou dandinement) observée dès le début de l'examen. Mais si l'enfant est couché au moment où on l'examine, on ne doit le faire marcher qu'après s'être bien assuré de l'absence de douleur et de l'inflammation.

Étude de l'état général. — L'état général est ordinairement bon. Cherchez toutefois la paralysie infantile ; cherchez parfois la scrofule.

Diagnostic. — La luxation congénitale est très souvent prise pour une coxalgie ; un interrogatoire attentif, un examen suffisant (absence d'empâtement, de douleurs, de contractures) permettront d'éviter facilement cette très grosse erreur.

Quand une arthrite se greffe sur une luxation congénitale, la question est plus difficile. Cette arthrite peut être soit simple (les traumatismes, les entorses n'étant pas rares sur ces articulations malformées), soit tuberculeuse. Mais les commémoratifs, la luxation constatée dès le début même des accidents, tandis qu'elle ne se voit jamais dans l'arthrite simple et après des mois, des années seulement dans la coxo-tuberculose, seront les principaux éléments du diagnostic.

La distinction de la nature de l'arthrite greffée sur la luxation congénitale, arthrite simple ou tuberculeuse ne sera faite que par l'évolution et le terrain. Dans le doute, concluez à la tuberculose.

Les luxations traumatiques de la hanche sont si rares dans l'enfance, elles ne surviennent qu'après des traumatismes si considérables qu'on a à peine à les discuter dans le diagnostic différentiel.

Pronostic. — Le pronostic dépend de la gène de la marche. Chez les jeunes filles une question de pronostic ultérieur est souvent posée. Y aura-t-il rétrécissement consécutif du bassin? Ces lésions consécutives du bassin sont exceptionnellement assez marquées pour gêner l'accouchement.

Indications thérapeutiques. — Ces indications se réduisent souvent à un peu de gymnastique, quelques massages. On peut faire porter une ceinture de soutien. On peut essayer une correction de la luxation par l'extension continue soit permanente soit appliquée seulement la nuit pour ne pas condamner l'enfant au repos absolu. Les résultats des opérations sont des plus médiocres.

V. — Coxotuberculose.

Résumé clinique. — La coxotuberculose est l'une des manifestations les plus graves et les plus fréquentes de la tuberculose articulaire. L'évolution de l'affection présente trois périodes cliniques :

1º Période de début caractérisée simplement par de la douleur, douleur ayant parfois son maximum au genou et non à la hanche et par de la claudication ;

2º Période d'attitudes vicieuses, flexion, abduction et rotation en dehors avec allongement apparent du membre au début. Cette attitude peut persister ou être plus tard remplacée par une attitude inverse, adduction et rotation en dedans avec raccourcissement apparent.

3º Période de suppuration pouvant s'accompagner d'abcès ossifluents, de fistules, de subluxation avec raccourcissement réel.

Examen du malade. — *Période de début.* — On vous présente un enfant parce qu'il boite, se fatigue vite et se plaint de souffrir du genou, de la cuisse, plus rarement de la hanche. Ce n'est que par une recherche minutieuse : 1º des points douloureux articulaires : point du pli de l'aine, de la fesse, douleur provoquée par la percussion du trochanter, le refoulement du membre, le toucher rectal ; 2º de la vigilance, de la roideur légère, souvent aussi de l'atrophie précoce des mus-

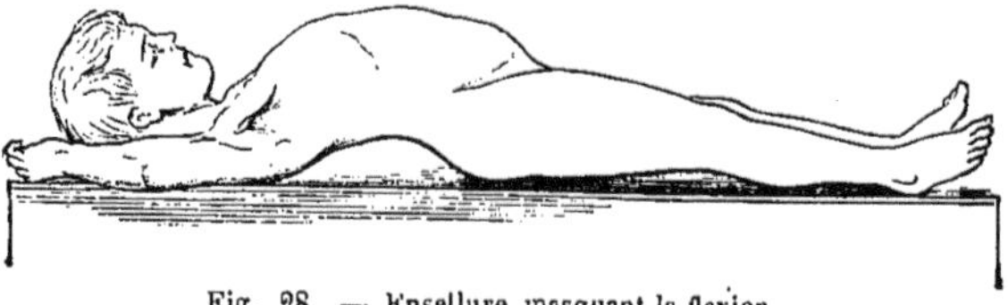

Fig. 28. — Ensellure masquant la flexion.

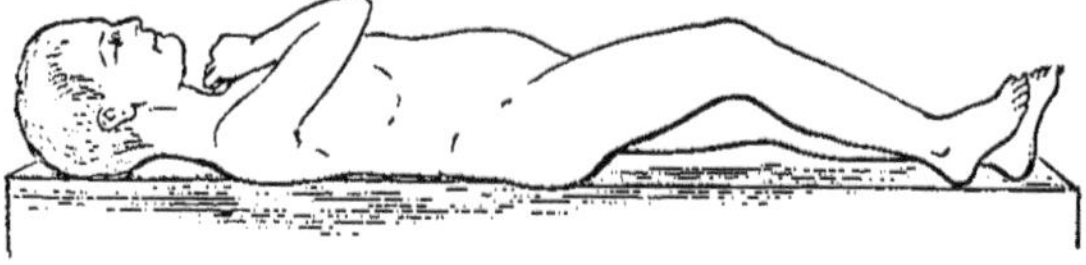

Fig. 29. — Flexion de la cuisse dans le décubitus à plat.

cles ; 3º du terrain que vous pouvez soupçonner le diagnostic. Si le diagnostic est forcément incertain les indications thérapeutiques sont heureusement plus nettes. Le repos absolu s'impose au moindre soupçon. L'extension continue, la révulsion ne seront pas négligés.

Période des attitudes vicieuses. — La flexion est l'attitude la plus importante à bien reconnaître. Elle est souvent masquée par une incurvation compensatrice, une ensellure du bassin. La cuisse est en apparence appliquée sur le lit, mais examinez et surtout passez la main sous chaque région lombaire. La région lombaire du côté malade est incurvée, soulevée, cambrée. Dites à l'enfant de se coucher bien à plat : vous voyez la **cambrure** lombaire disparaître, mais la cuisse se fléchir.

L'abduction avec rotation en dehors entraîne un allongement apparent. L'adduction avec rotation en dedans entraîne
un raccourcissement apparent. Si l'on a soin de faire la mensuration en plaçant les deux membres bien symétriquement,

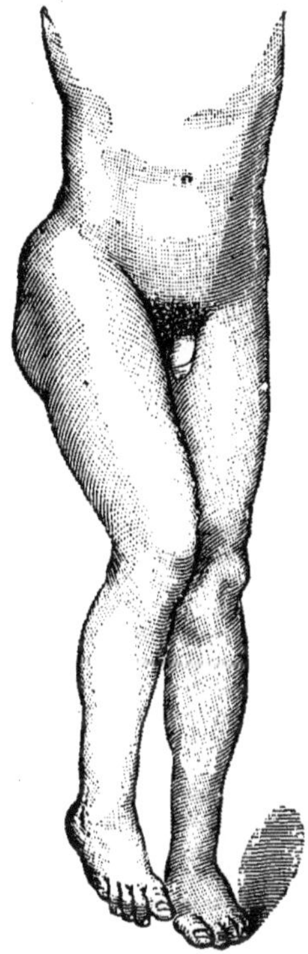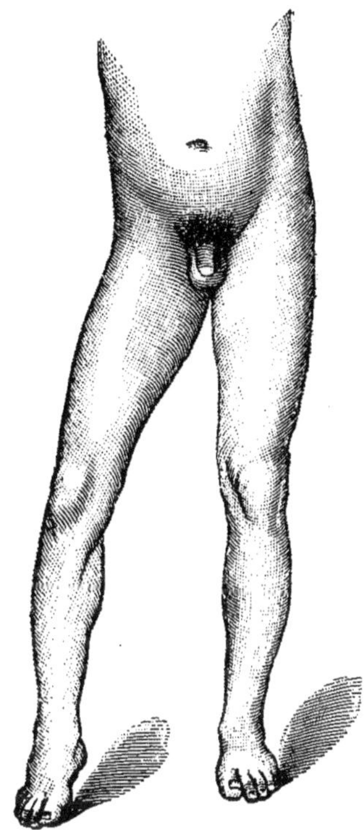

Fig. 30. — Attitudes dans la coxal
gie. Abduction
et rotation en dedans.
Fig. 31. — Attitudes dans la coxalgie.
Adduction et rotation en dehors
(allongement apparent).

on verra facilement que cet allongement et ce raccourcissement
sont simplement dus à l'aspect que donne l'attitude et ne sont
nullement réels.

Le membre est immobilisé dans l'attitude vicieuse qu'il a

prise par la vigilance musculaire. On ne peut ni exagérer, ni corriger cette attitude. Si l'on essaie d'augmenter la flexion on réussit en apparence, mais il est facile de voir que ce mouvement ne s'effectue que dans le bassin. En effet, l'épine iliaque antérieure et supérieure remonte, la cambrure lombaire augmente. Tous les autres mouvements qu'on essaie d'imprimer : extension, abduction et adduction, rotation en dehors et en dedans, sont dus de même, quand ils paraissent s'effectuer, aux mouvements de la colonne vertébrale et du bassin.

Les points douloureux sont les mêmes qu'à la première période. Il est de plus fréquent de sentir : 1° un léger degré d'empâtement, de rénitence au pli de l'aine, surtout un peu en dehors de l'artère ; 2° un léger empâtement du grand trochanter et de la région trochantérienne ; 3° une hypertrophie un peu douloureuse des ganglions inguinaux ; 4° une légère augmentation de la température locale.

Période de suppuration. — Les abcès ossifluents seront recherchés : 1° dans le triangle de Scarpa ; 2° dans la région fessière en arrière du trochanter ; 3° à la face interne de l'os iliaque par le toucher rectal. Il est toujours difficile de distinguer les abcès circonvoisins extra-articulaires et les abcès communiquant avec l'articulation. Une légère tension des abcès quand on essaye de changer l'attitude du membre, une certaine réductibilité quand on appuie au contraire sur l'abcès, le membre abandonné à lui-même permettront de soupçonner la communication.

Les subluxations se reconnaîtront : 1° par le raccourcissement réel ; 2° par l'ascension du grand trochanter.

Examen sous le chloroforme. — L'examen sous le chloroforme est souvent indispensable. Dès la deuxième période il permet de sentir qu'alors même que la résolution musculaire est complète il persiste une certaine roideur. Les mouvements déterminent parfois des craquements. A la période de subluxations les craquements sont presque constants ; la mobilité est souvent augmentée par suite de la destruction partielle de la cavité cotyloïde.

Étude de l'état général. — A toutes les périodes, l'étude de l'état général sera d'une grande importance pour le diagnostic et le pronostic.

Diagnostic. — Le diagnostic avec la coxalgie hystérique sera étudié plus loin.

Les arthrites rhumatismales de la hanche sont rarement bornées à cette seule articulation ; elles ont un début plus brusque, arrivent d'emblée à la période d'attitude vicieuse, la roideur est complète. Ces arthrites isolées sont fort rares.

L'arthrite blennorrhagique est rare à la hanche. Alors même que l'on constatera l'écoulement, on n'éliminera le diagnostic de coxotuberculose qu'avec hésitation.

Les arthrites syphilitiques sont fort rares. On ne pourrait affirmer leur existence qu'après succès du traitement spécifique d'épreuve.

L'ostéomyélite du fémur a une marche aiguë avec phénomènes inflammatoires et infectieux brusques et graves d'emblée.

Pronostic. — Toujours très sérieux, le pronostic devient fort grave avec la suppuration.

Indications thérapeutiques. — Elles résultent :

a) De l'arthrite (immobilisation, révulsion) ;

b) Des attitudes vicieuses (extension continue, même dans l'allongement apparent, gouttières de Bonnet après redressement sous le chloroforme) ;

c) Des abcès (injection d'éther iodoformé, grattage).

d) Des fistules (résection dans certains cas).

e) De l'état général.

VI. — Coxalgie hystérique.

Résumé clinique. — Le début de la coxalgie hystérique est presque toujours brusque. A la suite d'un coup, d'une fatigue, d'une émotion, une jeune fille se plaint de douleurs violentes dans la hanche. La marche est complètement impossible, ou ne se fait qu'avec une excessive claudication. Le membre se place rapidement en attitude vicieuse ; la rotation en dedans et l'adduction sont les attitudes les plus communes au début ; un peu plus tard, la flexion finit par prédominer. La moindre pression sur la jointure, le moindre mouvement qu'on essaie de lui imprimer, provoquent des cris déchirants. Cette situation se prolonge des semaines, des mois, des années même, sans que, malgré la douleur et l'impotence fonctionnelle, on voie survenir des troubles locaux, empâtement, abcès, atrophie. L'état général lui-même, en dehors des troubles nerveux, reste, malgré l'absence d'exercice, moins mauvais qu'on ne pourrait le redouter. Si la durée est très longue, la terminaison est souvent favorable et tous les troubles morbides peuvent disparaître, sans laisser de trace, aussi brusquement qu'ils sont venus.

Examen de la malade et diagnostic. — Au point de vue du diagnostic différentiel de la coxalgie hystérique et des arthrites rhumatismales, blennorrhagiques, traumatiques, on tiendra surtout compte de l'absence d'élévation de la température locale et générale.

Dans une arthrite aiguë qui serait aussi douloureuse que l'est la coxalgie hystérique, on constaterait certainement une élévation très marquée de la chaleur locale, et de la fièvre.

Pour le diagnostic avec la coxo-tuberculose on tiendra compte des quatre groupes de symptômes suivants :

La douleur dans la coxalgie hystérique est plus superficielle que profonde ; elle n'amène pas de réveils et de soubresauts brusques pendant le sommeil. Les contractures s'étendent souvent au genou et même au cou-de-pied, les attitudes vicieuses qu'elles déterminent sont assez irrégulières. L'intégrité anatomique reste absolue ; il n'existe ni empâtement, ni adénopathies, ni atrophie. Le chloroforme, en amenant la résolution musculaire, permet de constater l'intégrité des mouvements et l'absence de craquements à des périodes déjà anciennes de la maladie.

VII. — Sacro-coxalgie.

Résumé clinique. — La sacro-coxalgie, qu'il est intéressant de rapprocher de la coxalgie est la tuberculose de l'articulation sacro-iliaque. C'est moins une maladie de l'enfance et de l'adolescence, que de l'âge adulte. Elle se voit surtout de 25 à 30 ans.

Examen du malade. — *Interrogatoire.* — Le malade se plaint de douleurs dans la fesse, l'aine, les reins, la cuisse même. Il boite, se fatigue vite, est soulagé par le repos, surtout le repos au lit. Le début est chronique, tout au plus subaigu.

Étude des lésions locales. — Inspection. — L'inspection peut montrer un empâtement allongé offrant la direction verticale de l'articulation sacro-iliaque. Les abcès ossifluents peuvent se produire en arrière au niveau de l'interligne articulaire ou plus ou moins loin de cet interligne. Leur saillie peut se trouver également par suite de leurs fusées à distance : 1° à la partie supérieure de la cuisse ; 2° derrière le grand trochanter sous le bord inférieur du grand fessier ; 3° au pourtour de l'anus. On ne négligera donc pas de regarder ces diverses régions et de compléter plus tard cette inspection par la palpation.

Bien souvent d'ailleurs l'inspection ne montre ni empâtement, ni abcès voisins de l'articulation. Comme de plus la cuisse est souvent aussi en attitude vicieuse dans la demi-flexion, que le bassin est souvent abaissé du côté malade et que cet abaissement fait croire à un allongement du membre, on conçoit que la première idée fournie par l'inspection soit d'ordinaire celle de coxalgie et non de sacro-coxalgie.

Palpation. — La pression directe détermine de la douleur à l'interligne articulaire au niveau de l'épine iliaque postéro-supérieure ou un peu au-dessous. On peut également provoquer la douleur en faisant une forte pression sur les deux os iliaques comme pour les rapprocher l'un de l'autre.

En revanche la percussion et le refoulement sur le grand trochanter, le refoulement modéré de la cuisse ne provoquent pas de douleur, ou s'ils éveillent une certaine douleur celle-ci est rapportée par le malade en arrière au niveau des reins.

Toucher rectal. — Le toucher rectal est indispensable. Il sera fait le malade étant dans la position génupectorale ou, si cette position est trop pénible, sur le côté. On se placera dans ce dernier cas de façon à ce que la pulpe de l'index regarde directement en arrière. Le toucher rectal peut faire constater : 1° un point douloureux à la pression sur le côté du sacrum ; 2° de l'empâtement ; 3° des abcès ossifluents encore très voisins de l'articulation ou ayant déjà fusé vers la fosse ischiorectale.

Recherche des abcès par congestion. — Les abcès postérieurs sont facilement reconnus par la palpation, les abcès antérieurs le seront par le toucher rectal. Mais on devra de plus explorer : 1° la fesse surtout en arrière du grand trochanter, 2° la partie supérieure de la cuisse, 3° la fosse iliaque par la palpation abdominale.

Etude des mouvements. — Bien qu'il puisse exister des contractures des muscles pelvi-trochantériens, l'étude des mouvements montre que les mouvements de la hanche, en particulier la flexion et l'abduction, ne sont ni aussi gênés, ni aussi douloureux que dans les coxalgies.

Etude de l'état général. — Cherchez les stigmates de scrofule. Cherchez, au point de vue du diagnostic, la blennorrhagie.

Diagnostic. — La sacro-coxalgie est souvent confondue avec la coxalgie. Le diagnostic différentiel est rarement difficile si l'on pratique un examen complet.

Les névralgies sciatique, lombo-abdominale, fessière sont peu calmées par le repos. L'existence de points douloureux sur le trajet des nerfs ne permet pas d'éliminer la sacro-coxalgie, cette affection se compliquant assez fréquemment de névralgies. Mais dans les névralgies pures, il n'y a ni points douloureux, ni empâtement vers l'articulation sacro-iliaque.

L'arthrite blennorrhagique est plus aiguë, plus douloureuse d'emblée.

Le relâchement des symphyses, qui survient parfois après la grossesse et l'accouchement, se reconnaîtra : 1° aux commémoratifs ; 2º à la mobilité anormale souvent très sensible et très précoce, alors qu'elle est fort tardive dans la tuberculose et ne survient qu'à la période d'abcès.

Pronostic. — Le pronostic est très sérieux. L'empâtement et les abcès de la face antérieure du sacrum, difficilement accessibles à l'intervention, les abcès migrateurs à distance augmentent beaucoup sa gravité. Comme complication, on doit encore signaler la méningo-myélite.

Traitement. — Au début, gouttière de Bonnet et extension continue du membre inférieur du côté atteint. Pas de révulsion locale par crainte des eschares.

A la période d'abcès, curettage des abcès et grattage de l'os dans la sacro-coxalgie postérieure. Injection d'éther iodoformé dans les abcès éloignés.

VIII. — Ankyloses de la hanche.

Résumé clinique. — Les ankyloses congénitales de la hanche sont très rares. Elles coexistent d'ordinaire avec d'autres malformations (atrophie, absence d'os normaux, pied-bot, spina bifida). La seule affection avec laquelle on pourrait établir un diagnostic différentiel, serait la luxation congénitale. Mais la fusion complète dans l'ankylose n'offre aucune ressemblance avec la laxité et les déplacements de la luxation.

Les ankyloses acquises sont beaucoup plus fréquentes, beaucoup plus importantes. La diversité de leurs formes cliniques est très grande. Le diagnostic est d'ordinaire facile, mais les indications thérapeutiques dépendent : 1º de la cause ; 2º de la position, a) en extension et en flexion, b) sans luxation ou avec luxation ; 3º du degré ; 4º de la multiplicité des ankyloses ; 5º des troubles fonctionnels.

Examen du malade. — 1º *Cause de la luxation.* — Les commémoratifs ont une grande importance. L'ankylose peut résulter :

a) D'arthrites. **La coxotuberculose est la cause fréquente.**

Les arthrites traumatiques, rhumatismales, blennorrhagiques sont la cause rare ;

b) D'affections osseuses, fractures intra-capsulaires, ostéomyélites, lésions des parties molles ;

c) De rétractions musculaires ou de cicatrices cutanées.

En dehors des commémoratifs, les cicatrices cutanées étendues, les cicatrices d'abcès, les fistules, l'épaississement du grand trochanter, l'atrophie ou la dureté musculaire, etc. entreront en ligne de compte. Sur dix ankyloses on n'oubliera pas que neuf au moins sont dues à la tuberculose de la hanche. Un point capital est alors de déterminer si les lésions tuberculeuses sont vraiment éteintes, s'il n'y a plus la moindre trace d'inflammation.

Position. — La position en flexion ou en extension est surtout importante. Les positions concomitantes en abduction et rotation en dehors, adduction et rotation en dedans seront déterminées. On tiendra compte des attitudes compensatrices du bassin, de la colonne vertébrale (voir coxalgie).

Les luxations s'apprécieront par les points de repère ordinaires (ligne de Nélaton) et la recherche de la tête fémorale.

Degré. — Quand les mouvements forcés ne provoquent pas de douleurs, la soudure d'après Malgaigne serait complète. Le chloroforme sera souvent indispensable pour déterminer la part exacte de la contracture musculaire dans la roideur de l'articulation.

Ankyloses multiples. — Il suffit de mentionner la possibilité d'ankyloses simultanées des deux hanches, d'ankylose de la hanche et du genou.

Troubles fonctionnels. — Ces troubles sont très variables. Des ankyloses avec luxations en mauvaise position permettent parfois une marche très disgracieuse mais sans trop de fatigue.

Diagnostic et indications thérapeutiques. — Un examen attentif permettra d'apprécier sans grandes difficultés les divers caractères de l'ankylose qui viennent d'être indiqués. Chacune de ces caractéristiques est importante pour le traitement. Longtemps retardée dans les ankyloses par tuberculose, par ostéomyélite, l'intervention sera beaucoup plus précoce dans les ankyloses par fracture, par arthrite blennorrhagique. Dans les ankyloses en position vicieuse, trois méthodes principales ont été proposées : 1° l'ostéoclasie la plus inoffensive accompagnée parfois de ténotomie ; 2° l'ostéotomie ; 3° la résection.

CHAPITRE II

Affections de la cuisse.

I. — Tumeurs de l'aine.

Résumé clinique. — La région de l'aine est célèbre pour
la multiplicité de ses tumeurs, pour les difficultés qu'offre
parfois leur diagnostic. Les tumeurs d'origine ganglionnaire
sont les plus fréquentes. Les tumeurs anévrysmales, les hernies sont les affections auxquelles il faut le plus songer en raison
de l'importance spéciale qu'offre pour elles toute méprise.

Examen du malade. — L'*interrogatoire* indiquant un début
lent, progressif ou tout au plus subaigu permettra d'éliminer
les adénites aiguës. Les hernies crurales ont une irruption
brusque sous l'influence d'un effort.

L'*inspection* montre surtout les modifications de la peau, la
situation de la tumeur soit à la partie interne de l'arcade au
siège des hernies crurales, soit au milieu de l'arcade sur le
trajet de la fémorale, soit vers la pointe et à la partie interne
du triangle de Scarpa à l'embouchure de la saphène dans la
fémorale, etc. La couleur bleuâtre est un symptôme important des dilatations variqueuses de la saphène.

La *palpation* fournit tout d'abord une notion d'importance
capitale. La tumeur est solide non fluctuante ou liquide fluctuante.

Tumeurs solides. — Les tumeurs solides peuvent : 1° adhérer complètement à l'os ; 2° offrir une dureté osseuse. Dans ces
cas on devra songer à une exostose, à un ostéosarcome. La
tête du fémur luxée en avant se reconnaîtra surtout par sa
forme arrondie. Elle peut avoir perdu ses connexions osseuses
quand la luxation est compliquée de fracture.

Les *adénites chroniques* se reconnaissent surtout à leur consistance fibreuse, à leur forme en chapelet, en paquet ganglionnaire. On doit à la région de l'aine songer tout particulièrement aux adénites d'origine vénérienne : 1° bubon du chancre mou à marche inflammatoire terminé souvent par suppuration ; 2° pléiade ganglionnaire du chancre induré, indolente, de consistance ferme, élastique, avec gros ganglion principal accompagné de petits ganglions satellites.

Les *lipomes* sous-cutanés sont faciles à reconnaître. Il est loin d'en être de même des lipomes profonds, assez rares d'ailleurs. La fluctuation de ces lipomes est souvent seule perçue sans la sensation lobulée. Il est difficile d'apprécier exactement la netteté de leur limite. On fera le diagnostic par élimination en tenant grand compte de l'évolution lente, progressive, indolente.

Les *sarcomes* ont une marche rapide, une consistance dure ; ils sont mal limités, diffus. En dehors du lympho-sarcome développé dans les ganglions on peut observer des sarcomes du tissu conjonctif de la région. On discutera toujours le diagnostic différentiel avec une gomme syphilitique ; au besoin traitement d'épreuve.

La *hernie crurale*, quand elle est animée d'impulsion, quand elle est réductible, est facile à reconnaître. Les entérocèles même étranglées ont un symptôme précieux, leur sonorité. Mais les épiplocèles se reconnaîtront surtout par leur marche, leur siège au niveau de l'anneau crural, leur sensation pâteuse (Voir *Hernie crurale*, page 512).

Tumeurs liquides. — Les *abcès froids* de la région de l'aine comprennent deux grandes variétés : les abcès irréductibles et les abcès réductibles. La réduction peut se faire par suite d'une communication avec l'articulation coxo-fémorale (abcès ossifluents de la coxalgie), mais surtout par suite d'une communication avec la fosse iliaque (abcès ossifluents du mal de Pott). L'examen de l'articulation de la hanche, de la fosse iliaque devra toujours même dans les abcès irréductibles être très minutieux.

Les *kystes* sont rares. On a observé des kystes hydatiques, des hygromas développés dans une bourse séreuse accidentelle, dans la bourse normale située sous le psoas, dans un sac herniaire déshabité. La fluctuation franche, l'absence des signes ordinaires des abcès froids conduisent par exclusion au diagnostic.

Les *anévrysmes* siègent sur le trajet de la fémorale. Ils ont des caractères bien nets: battements, impulsion, souffle, modification du pouls de la pédieuse. On doit toujours songer à cette affection. Il est toujours, dans les cas douteux, important de faire d'abord un examen minutieux permettant d'éliminer l'anévrysme. Cette élimination faite, une ponction exploratrice devient possible et diminue beaucoup les difficultés du diagnostic.

La palpation doit toujours établir avec beaucoup de soin les rapports de la tumeur avec l'artère, la veine fémorale, le nerf crural. Ces rapports découlent tant de la palpation directe que des troubles fonctionnels : affaiblissement du pouls de la pédieuse, œdème du membre inférieur, névralgies. Ils ont au point de vue de l'intervention opératoire une haute importance.

Le rôle de la percussion a été signalé à propos de la hernie crurale. Le rôle de l'auscultation a été signalé à propos des anévrysmes. Dans une région où les affections ganglionnaires sont si fréquentes il est superflu d'insister sur l'importance de l'étude de l'état général.

II. — Fractures de la partie moyenne de la cuisse.

Les fractures de la partie moyenne de la cuisse sont d'un diagnostic facile.

L'*inspection* montre d'emblée le raccourcissement, la déformation, le membre tombant sur le côté externe, l'ecchymose précoce ou tardive. Le blessé ne peut soulever sa jambe du lit.

La *palpation* montre souvent la saillie des fragments malgré le gonflement. La mobilité anormale sera recherchée en glissant la main à plat sous le membre et en le soulevant doucement. La cuisse s'infléchit au point fracturé. Il est inutile de rechercher la crépitation.

Ces fractures s'accompagnent presque toujours d'une légère hydarthrose.

On doit dans leur traitement veiller avec grand soin à éviter le raccourcissement. L'appareil à extension continue de Hennequin est à cet égard le meilleur. On devra aussi se préoccuper de la possibilité d'une pseudarthrose, complication assez fréquente.

CHAPITRE III

Affections du genou.

I. — Règles générales pour l'examen.

Inspection. — Parmi les symptômes fournis par l'inspection, un des plus communs, bien banal en apparence, est le gonflement du genou. Il n'est cependant point inutile de bien préciser par l'inspection, avant de les vérifier par la palpation, le siège, la forme, les limites du gonflement. Certains gonflements qui semblent à première vue d'origine articulaire occupent en réalité une des bourses séreuses contiguës à l'articulation. Les hygromas de la bourse prérotulienne sont en particulier souvent confondus avec une affection articulaire. Cette région rotulienne a d'ailleurs sa pathologie spéciale et mérite, nous le verrons, d'être au point de vue clinique séparée comme la région poplitée de l'articulation même du genou.

Au-dessus du gonflement et faisant contraste avec lui, notons de suite l'atrophie si fréquente des muscles de la cuisse et en particulier du triceps.

Du côté de la peau, les graves modifications : fistules, cicatrices anciennes, inflammation, ecchymoses, ne sauraient passer inaperçues. Le développement du réseau veineux périphérique est également utile à constater.

L'inspection donne enfin une première idée de l'attitude du membre, elle montre la position en demi-flexion si fréquente dans les arthrites et jusqu'à un certain point les subluxations. Elle indique plus manifestement encore les grands déplacements latéraux, l'incurvation en dedans ou plus rarement en dehors qui constituent le genu valgum et le genu varum.

Palpation. — La palpation pour être complète doit toujours porter sur la région rotulienne et la région poplitée en même temps que sur le genou proprement dit. La palpation de la région poplitée très fréquemment négligée est d'une grande importance. Les bourses séreuses de cette région et en particulier celle du jumeau interne participent assez fréquemment aux affections du genou. Le creux poplité est souvent envahi par les abcès froids d'origine articulaire. Dans les subluxations le tibia déplacé peut comprimer plus ou moins les vaisseaux et les nerfs. Quant à la palpation de la région rotulienne elle est indispensable pour séparer les affections de cette région : hygroma prérotulien et même fractures de la rotule, de celles du genou.

La *synoviale du genou* est très accessible à la palpation : 1° inférieurement de chaque côté du tendon rotulien ; 2° latéralement sous les ailerons de la rotule ; 3° supérieurement au niveau du cul-de-sac tricipital. La fluctuation des épanchements séreux, l'empâtement mollasse des fongosités, les indurations des corps étrangers articulaires se sentent bien sur ces divers points.

Le symptôme connu sous le nom de *choc rotulien* permet aussi d'apprécier la distension de la synoviale par un épanchement. Pour rechercher ce symptôme la première condition est que le triceps soit distendu ; le mieux est pour y parvenir de soulever légèrement le talon du malade, de le placer sur un coussin ou sur le drap replié. La seconde condition est de refouler légèrement l'épanchement sous la rotule. On y parvient en pressant entre le pouce et les trois derniers doigts de chaque main le cul-de-sac supérieur et le cul-de-sac inférieur de la synoviale. Si alors avec les deux index restés libres on refoule légèrement, mais assez brusquement la rotule, les index perçoivent le choc de la rotule contre les condyles fémoraux en même temps que les autres doigts sont soulevés par le liquide refoulé. Le choc rotulien se constate surtout dans l'hydarthrose, parfois aussi dans l'hémarthrose. Il faut cependant savoir qu'il peut manquer même dans le cas d'épanchements entièrement séreux ; ces épanchements sont parfois assez abondants pour distendre la synoviale au point d'empêcher tout refoulement de la rotule.

Les os du genou sont, sauf la rotule dont il est toujours facile d'apprécier l'épaississement et les déplacements, assez difficilement accessibles à la palpation. On doit rechercher avec soin le gonflement, les points douloureux qui peuvent exister soit sur le fémur, soit sur le tibia et le péroné. Les subluxations pathologiques et en particulier la subluxation du tibia en arrière et en dehors sont d'autant plus importantes à bien rechercher par la palpation que le gonflement empêche parfois de les soupçonner par l'inspection.

L'étude de l'état des ligaments se confond en partie avec l'étude des mouvements normaux et anormaux de l'articulation. La destruction des ligaments se traduit soit par une exagération des mouvements normaux (hyperextension dans la destruction ou l'affaiblissement des ligaments postérieurs), soit par des mouvements anormaux. Parmi les mouvements anormaux les plus importants sont ceux de latéralité. Ils n'ont de valeur que s'ils sont recherchés dans l'extension complète, le genou en demi-flexion ayant physiologiquement des mouvements latéraux assez marqués. On ne saurait de plus immobiliser avec trop de soin — en se faisant au besoin aider par un aide — l'extrémité inférieure du fémur. Constatés avec ces précautions, ces mouvements de latéralité qui prouvent la destruction des ligaments ont une extrême importance pour le diagnostic et le pronostic. — Dans quelques cas de destruction complète des ligaments, le genou oscille en tous sens, c'est la jambe de polichinelle qui s'observe plus particulièrement dans les arthropathies nerveuses.

Les frottements, les craquements qui peuvent se produire au cours des divers mouvements normaux ou anormaux seront soigneusement notés.

Les *muscles péri-articulaires* doivent être examinés : 1° au point de vue de leur atrophie ; 2° au point de vue de leur rétraction. La rétraction du demi-tendineux, du demi-membraneux et surtout du biceps jouent un grand rôle dans la position en demi-flexion et les subluxations. Il est d'une extrême importance de bien établir ce rôle au point de vue des indications de la ténotomie.

L'exploration des *ganglions cruraux* ne doit pas non plus être négligée.

L'utilité de la *palpation du creux poplité* a été indiquée plus haut. Cette palpation sera étudiée plus en détail à propos de l'examen général de cette région.

Est-il nécessaire d'ajouter que le genou du côté sain devra toujours être examiné. En outre de son utilité de comparaison cet examen fera découvrir dans un certain nombre d'affections presque toujours bilatérales (arthrites sèches, corps étrangers articulaires, etc.), des lésions légères que le malade ne soupçonne pas encore.

II. — Affections traumatiques du genou.

Ces affections sont multiples. La fracture de la rotule, la rupture du tendon rotulien, la rupture du ligament rotulien, les luxations de la rotule s'observent non seulement à la suite des violences directes, mais plus souvent encore à la suite d'un effort musculaire brusque. L'hygroma de la bourse séreuse prérotulienne s'observe à la suite des contusions directes (coup, chute). Les luxations du genou, les fractures de l'extrémité inférieure du fémur, de l'extrémité supérieure du tibia ne se voient qu'à la suite des traumatismes, des distorsions considérables. La contusion légère et l'entorse du genou sont au contraire fréquentes et très importantes par l'arthrite traumatique dont elles peuvent se compliquer.

L'examen permet rapidement de localiser les affections traumatiques du genou, soit dans l'appareil rotulien, soit dans l'articulation elle-même et les os qui la constituent.

A. — Lésions de l'appareil rotulien.

I. — Hygroma prérotulien. — L'hygroma de la bourse séreuse prérotulienne survient souvent à la suite de traumatismes légers mais répétés (travail à genou). Sa forme bien limitée, son siège, sa consistance fluctuante imposent le diagnostic. L'inflammation est plus ou moins vive. Parfois la poche renferme des grains riziformes ou a subi la dégénérescence crétacée.

II. — FRACTURES DE LA ROTULE[1]. — La fracture importante classique est la fracture par cause indirecte, par contraction musculaire.

Examen du malade. — *Inspection.* — L'inspection montre le gonflement du genou, parfois une dépression interfragmentaire. Il n'y a pas d'ecchymose. Le blessé ne peut détacher la jambe du lit.

Palpation. — La palpation fait apprécier le volume des deux fragments, leur forme, la rainure qui les sépare. Cette rainure est parfois large d'un ou deux travers de doigt, parfois si étroite qu'il faut la chercher avec la pointe de l'ongle. Dans ce dernier cas on peut constater la mobilité des fragments avec crépitation. La flexion de la jambe augmente l'écartement des fragments, l'extension diminue cet écartement.

On vérifiera avec soin non seulement l'écartement mais la mobilité plus ou moins grande des fragments. Plus celle-ci est grande, plus largement les ailerons de la rotule sont détruits.

Il existe une hydarthrose souvent considérable et contribuant beaucoup à l'écartement des fragments.

Dans une fracture ancienne cherchez surtout le degré d'atrophie du triceps fémoral, la longueur et la résistance du cal fibreux.

Le traitement immédiat consistera à combattre l'hydarthose quand elle est considérable par la révulsion, la compression, parfois une ponction. Dans les fractures avec faible écartement on peut se contenter de placer le membre dans une gouttière. Le pied de la gouttière sera élevé pour relâcher complètement le triceps. La griffe de Malgaigne, la suture osseuse, peuvent être nécessaires si l'écartement est considérable.

Dans le traitement ultérieur, l'électricité jouera souvent un grand rôle pour combattre l'atrophie du triceps.

III. — LUXATIONS DE LA ROTULE. — Ces luxations ont presque toujours lieu en dehors. Elles sont complètes quand la rotule a perdu tout rapport avec l'espace inter-condylien ou incom-

---

1. GOSSELIN, *Clin. chirurgic.*, t. I, p. 73.

plètes. L'impotence fonctionnelle est absolue. Les mouvements de flexion sont particulièrement entravés.

La palpation parfois même l'inspection seule déterminent facilement : 1° l'absence de l'os en son siège normal ; 2° sa présence dans son siège anormal.

La réduction sous le chloroforme est facile dans les luxations récentes, difficile dans les luxations anciennes. Dans le traitement ultérieur on se préoccupera beaucoup de l'atrophie du triceps et de l'arthrite.

IV. — Rupture du tendon rotulien. — Cette rupture fait tout d'abord, par suite de la saillie du triceps rétracté, penser à une hernie musculaire. Mais la palpation sent une dépression au-dessus de la rotule, dépression plus marquée dans la flexion. La rotule est remarquablement mobile. Le blessé ne peut détacher le talon du lit.

Le massage, la compression, plus tard l'électrisation du triceps constituent les principaux moyens de traitement.

V. — Rupture du ligament rotulien. — Cette rupture sera reconnue par l'impotence fonctionnelle, la dépression au-dessus de la tubérosité antérieure du tibia, l'intégrité de la rotule et sa mobilité plus grande. Elle se complique souvent de l'hygroma de la bourse située au dessous du tendon. Comme traitement, massage, immobilisation, compression.

B. — Fractures de l'extrémité inférieure du fémur.

I. — Fracture sus-condylienne. — Le gonflement est énorme. On sent pourtant la saillie du fragment supérieur en avant, soulevant la rotule, la saillie du fragment inférieur en arrière dans le creux poplité. L'irrégularité des fragments permet de différencier cette déformation de la déformation assez analogue produite par la luxation du tibia en arrière.

L'extension normale peut, par suite de la mobilité, être exagérée à tel point que la jambe forme avec la cuisse un angle obtus ouvert en avant.

II. — Fractures condyliennes. — L'écartement des condyles, la mobilité du condyle fracturé sont parfois sentis malgré le gonflement ; bien souvent on reconnaîtra seulement qu'il y a fracture par la mobilité anormale, la crépitation, les mouvements de latéralité de la jambe, l'épanchement intra-articulaire. Il sera au début très difficile de distinguer les fractures uni ou bicondyliennes.

III. — Fracture épiphysaire. — On trouve une fracture sus-condylienne mais malgré la crépitation cartilagineuse et la présomption tirée de l'âge (moins de vingt ans) l'affirmation absolue reste difficile.

C. — Fracture de l'extrémité supérieure du tibia.

Le diagnostic de fracture intra-articulaire s'impose par l'intensité de l'épanchement, le déplacement des fragments sans trop chercher la crépitation ni même la mobilité anormale. Mais il reste bien difficile de préciser le siège, le nombre, le volume des fragments, l'état du péroné qui peut être fracturé lui aussi ou non fracturé.

Les décollements de l'épiphyse supérieure du tibia sont d'une extrême rareté.

Le traitement dans toutes ces fractures consistera dans une immobilisation rigoureuse. Celle-ci sera faite en extension pour diminuer la gêne de l'ankylose, terminaison à peu près inévitable de ces fractures.

D. — Luxations du genou.

Les luxations du genou peuvent se faire par déplacement du tibia en avant, en arrière, sur les côtés. Elles sont complètes ou incomplètes. Parmi ces luxations, la moins rare est la luxation en avant.

La saillie des fragments déplacés est ordinairement facile à sentir malgré le gonflement, on recherchera avec soin les lésions des vaisseaux et des nerfs du creux poplité, les fractures qui peuvent accompagner la luxation.

E. — Entorse du genou.

Cette entorse est la plus fréquente après celle du cou-de-pied. La douleur est vive, l'impotence fonctionnelle absolue.

Le gonflement de l'articulation est considérable. Ce gonflement peut être dû à une hémarthrose. Il est alors rapide, brusque, se fait en une heure et même moins. Le choc rotulien est douteux. Dans les culs-de-sac on sent souvent la crépitation neigeuse des caillots sanguins. Le gonflement peut être au contraire dû à une hydarthrose. Il est plus lent, plus progressif, met un jour et plus à apparaître. On sent le choc rotulien. On ne trouve pas de crépitation sanguine.

Les points douloureux de l'entorse du genou se trouvent par la pression : 1° au niveau de l'interligne articulaire ; 2° au niveau des insertions ligamenteuses et surtout de l'insertion inférieure du ligament latéral interne ; 3° en arrière du tubercule de Gerdy.

Les mouvements de latéralité, la laxité articulaire seront recherchés avec soin. Ces mouvements quand ils existent imposent toujours comme indication thérapeutique un repos prolongé d'au moins un mois, sinon l'articulation reste lâche et faible.

F. — Luxation des cartilages semi-lunaires.

Cette luxation survient à l'occasion d'un mouvement de flexion brusque. La jambe reste fixée en position sans plus pouvoir être ni fléchie, ni étendue. La marche reste très pénible pendant fort longtemps, la flexion ne se rétablissant qu'imparfaitement si l'on ne fait pas la réduction.

Malgré l'hydarthrose souvent abondante, la palpation sentira d'ordinaire surtout à la partie antérieure de l'interligne la saillie lamelleuse demi-flexible du cartilage déplacé. Cette saillie sera surtout perçue nettement en exagérant la flexion.

Ces luxations sont souvent assez faciles à réduire. La fréquence des récidives oblige dans quelques cas à l'arthrotomi et à la suture du cartilage mobile.

G. — Arthrites traumatiques.

Les divers traumatismes du genou peuvent s'accompagner soit d'hydarthrose, soit d'hémarthrose. L'intensité de cette arthrite traumatique est loin d'être toujours proportionnelle à l'intensité du traumatisme. De plus, dans des arthrites même

légères, l'atrophie ultérieure du triceps,
la laxité persistante de l'articulation
peut constituer une infirmité des plus
graves (Voir *Hydarthrose*).

III. — Hydarthrose du genou. — Arthrites du genou.

Résumé clinique. — L'hydarthrose
du genou est l'épanchement de sérosité
dans l'articulation du genou. Cet épanchement de sérosité s'observe plus ou
moins abondant dans un très grand
nombre d'affections: 1º entorses et contusions du genou, fractures de la rotule,
fractures du fémur, parmi les affections
traumatiques, 2º arthrites rhumatismales, blennorrhagiques, syphilitiques,
corps étrangers articulaires, ostéite juxta-épiphysaire et même ostéosarcome de
l'extrémité inférieure du fémur parmi les
affections non traumatiques. Mais pour
mériter vraiment le nom d'hydarthrose,
l'épanchement de sérosité doit avoir une
certaine abondance et dominer la scène
pathologique. Ces conditions se rencon-
treront surtout chez les sujets jeunes,
après des fatigues, des contusions, des
entorses légères de l'articulation du genou. Le rhumatisme, la blennorrhagie
auront souvent aussi une influence étiologique.

Examen du malade. — Le gonflement de l'hydarthrose est facile à distinguer de l'hygroma de la bourse prérotulienne par sa forme due à la distension
des culs-de-sac synoviaux. La fluctua-

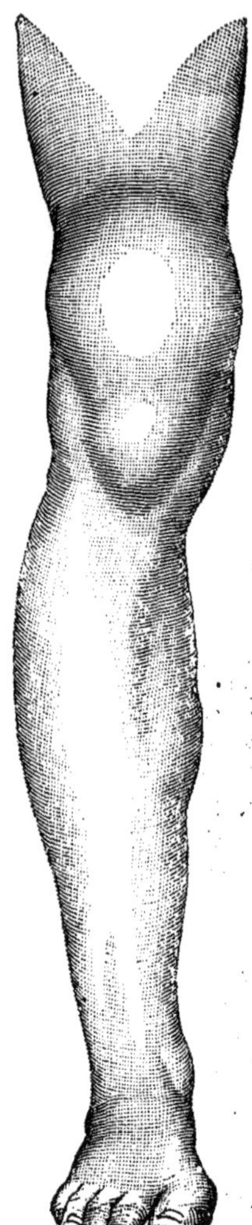

Fig. 32. — Hydarthrose
du genou.

tion, le choc rotulien se sentent — sauf le cas d'épanchement extrèmement tendu — avec une grande netteté. La
palpation des bourses séreuses du creux poplité et surtout de
la bourse séreuse du jumeau interne ne sera pas négligée, car
ces bourses sont assez souvent prises dans les hydarthroses
aiguës. La laxité des ligaments, l'atrophie du triceps sont enfin
des éléments importants du pronostic.

Diagnostic. — *Existence.* — L'hydarthrose peut être surtout confondue avec l'hémarthrose et avec les arthrites fongueuses.

Dans *l'hémarthrose*, la rapidité de développement de l'é-
panchement, l'intensité des troubles fonctionnels, la cause qui
est soit un traumatisme assez intense, soit un traumatisme
léger mais chez un sujet hémophilique, la crépitation neigeuse,
quelquefois les ecchymoses sous-cutanées constituent les principaux signes différentiels.

Les *arthrites fongueuses* peuvent, par suite de la mollesse et
de la fluctuation qu'offrent dans certains cas les fongosités,
être prises pour une hydarthrose. Mais il est rare que sur d'autres points on ne trouve pas un empâtement vrai ; la durée, la
marche progressive, *le terrain, sont aussi des éléments impor-*
tants du diagnostic. Dans les cas douteux, craignez toujours
la tuberculose.

L'hydarthrose peut être enfin, nous l'avons dit, un simple
symptôme surajouté à des lésions plus importantes : corps
étrangers articulaires, ostéite juxta-épiphysaire, fracture de la
rotule, fracture du fémur, ostéosarcome du fémur. Un examen attentif fera connaître la maladie principale.

Détermination de la cause. — Les causes sont locales et générales. Dans les causes locales, il est utile de bien préciser la
nature du traumatisme, une entorse, par exemple avec lésions
particulières de tel ou tel ligament. Dans les causes générales,
le rhumatisme, la blennorrhagie doivent être particulièrement
recherchés. Examinez aussi le malade au point de vue de la
scrofule, de l'hémophilie, l'existence constatée de ces diathèses pouvant faire rejeter le diagnostic d'hydarthrose.

Éléments du pronostic. — Au début l'intensité des accidents inflammatoires, la rapidité et l'abondance de l'épanchement constituent des signes pronostiques défavorables. Plus tard la durée même de l'affection, la laxité des ligaments articulaires, l'atrophie musculaire sont des signes également fâcheux.

Indications thérapeutiques. — *Indications locales.* — La révulsion par les vésicatoires est plus particulièrement indiquée dans les épanchements aigus, la révulsion par l'iode et les pointes de feu plus particulièrement indiquée dans les épanchements subaigus et chroniques. L'immobilisation dans l'extension est une règle absolue. La compression est fort utile ; elle est parfois un peu douloureuse au début et en pleine période d'acuité des accidents.

La ponction articulaire est parfois indiquée au début par les douleurs extrêmes que provoque l'abondance de l'épanchement. On l'a également essayée dans les hydarthroses chroniques en la combinant ou non avec les injections de teinture d'iode. L'arthrotomie est en ce cas plus efficace et, si l'antisepsie est comme elle doit l'être absolue, n'offre pas de dangers plus grands.

L'hydarthrose une fois disparue, on doit s'occuper de l'état du triceps (courants induits contre la parésie du muscle, courants continus contre l'atrophie), de la laxité articulaire (genouillère élastique bien faite et n'achevant pas d'étrangler l'extrémité inférieure du muscle triceps).

Indications générales. — Il y a quelquefois à se préoccuper des indications générales : salicylate de soude dans le rhumatisme articulaire aigu, iodure de potassium ou arsenic dans le rhumatisme chronique, balsamiques dans la blennorrhagie.

IV. — Arthrites non tuberculeuses du genou.

En dehors de l'hydarthrose le genou peut être atteint d'arthrites où l'épanchement ne constitue pas le signe prédominant. Ces arthrites sèches, plastiques, sont liées ordinairement à la blennorrhagie, au rhumatisme quand elles sont très aiguës. Quand elles ont une marche subaiguë ou chronique, on doit songer à l'arthrite sèche, aux corps étrangers articulaires, parfois à la syphilis.

L'arthrite blennorrhagique très fréquente et très importante au genou est remarquable par l'acuité de l'inflammation. Parfois même elle aboutit à la suppuration. L'ankylose est une terminaison très fréquente.

V. — Tuberculose du genou.

Résumé clinique. — L'évolution de la tuberculose du genou peut être cliniquement divisée en trois périodes : 1° période des lésions osseuses ; 2° période des fongosités articulaires ; 3° période des abcès ossifluents. Au début en effet les lésions commencent plutôt par les épiphyses osseuses que par la synoviale. Plus tard celle-ci se trouve envahie. Plus tard enfin les abcès froids franchissent les limites de la jointure. Ils émigrent plus particulièrement en avant vers les parties latéro-inférieures de la rotule, en dehors vers l'articulation péronéo-tibiale, en arrière vers le creux poplité.

Le glissement du tibia sur le fémur déterminant une subluxation en arrière et en dehors, et surtout la position vicieuse en demi-flexion apparaissent souvent à une période très voisine du début. Plus tard la destruction des ligaments, des extrémités osseuses, peut permettre toutes les déformations.

A côté des désordres locaux l'affection comporte, bien entendu, tous les désordres généraux de la tuberculose : phtisie pulmonaire, entérite, néphrite, etc.

Examen du malade. — Dans l'inspection on doit signaler surtout les lésions de la peau ordinairement épaissie, enflammée, à réseau veineux développé dès le début et la forme étalée du gonflement. Le cul-de-sac supérieur de la synoviale est d'ordinaire moins distendu, les dépressions situées de chaque côté du tendon rotulien sont au contraire plus effacées que dans l'hydarthrose.

La palpation à côté des fongosités et de leur consistance spéciale fait reconnaître une certaine élévation de la température locale et le gonflement, souvent la douleur à la pression des épiphyses osseuses. Les abcès ossifluents seront recherchés dans les régions signalées plus haut. L'envahissement des bourses séreuses péri-articulaires, l'atrophie musculaire, l'état des ligaments seront également vérifiés.

L'étude de l'état général dans le cas de tuberculose, le degré et la nature des lésions viscérales ont une extrême importance pour le diagnostic, le pronostic et les indications opératoires.

Diagnostic différentiel. — Les diagnostics avec l'hydarthrose, les arthrites blennorrhagiques, les arthrites syphilitiques sont souvent faits plus par l'état général, la marche de l'affection que par les lésions locales au moins au début.

Pronostic. — La gravité du pronostic résulte moins encore des lésions locales (abcès ossifluents, destruction des ligaments, des surfaces articulaires) que de l'état général (fièvre hectique, septicémie, tuberculoses viscérales). Les enfants offrent comme dans toutes les tuberculoses une force merveilleuse de résistance.

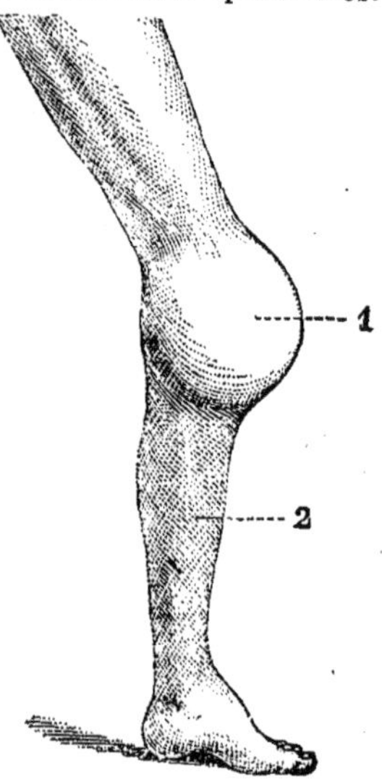

Fig. 33. — Tuberculose du genou.

Indications thérapeutiques. — En dehors des indications générales toujours prédominantes, les indications locales sont l'immobilisation dans l'extension, la révulsion. Avant onze ans on ne peut faire que la résection atypique, la résection typique exposant par ablation des cartilages épiphysaires à l'arrêt d'accroissement du membre.

VI. — Genu valgum[1].

Résumé clinique. — Le genu valgum est presque toujours bilatéral. Les deux genoux font en dedans un angle plus ou moins marqué, ils sont cagneux. C'est une affection de l'adolescence coïncidant assez fréquemment avec une croissance rapide survenant parfois chez d'anciens rachitiques. Cette affection est d'ailleurs regardée généralement comme liée au rachitisme.

Examen du malade. — La *déviation* se reconnaît au premier coup d'œil. Notons toutefois que, très manifeste dans l'extension, elle disparaît dans la flexion.

La *palpation* doit, si facile que soit le diagnostic, s'attacher à déterminer : 1° la part relative que prennent à la déviation d'un côté l'accroissement et l'épaississement du condyle interne, de l'autre la distorsion de l'extrémité inférieure du fémur ; 2° l'état des ligaments ; le ligament latéral externe est d'ordinaire rétracté, le ligament latéral interne est affaibli et relâché.

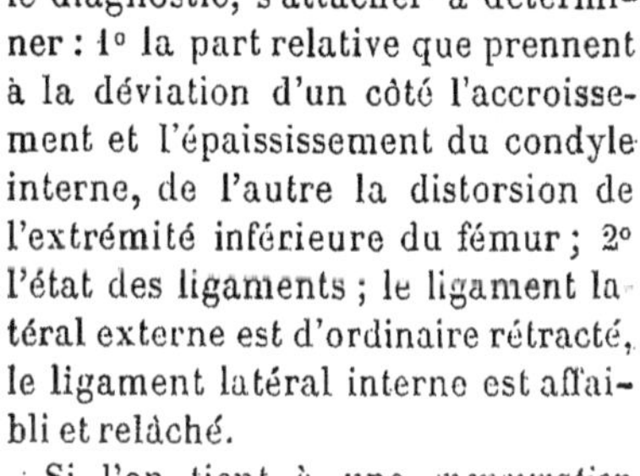
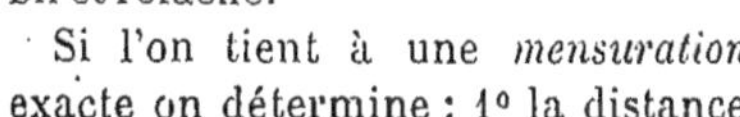

Fig. 34. — Genu valgum.

Si l'on tient à une *mensuration* exacte on détermine : 1° la distance qui sépare les deux malléoles quand les genoux (dans l'extension) sont en contact ; 2° la distance qui sépare une ligne unissant le grand trochanter à la malléole externe du sommet de l'angle formé par le genou.

Diagnostic différentiel. — Chez un malade de Despretz, la paralysie des muscles de la patte d'oie avait entraîné une

---

1. PHOCAS, *Gazette des hôpitaux*, 1890, n° 62.

déviation analogue au genu valgum. Mais les cas où le diagnostic offrira la moindre difficulté sont exceptionnels.

Indications thérapeutiques. — Chez le jeune enfant le
genu valgum cède parfois à des appareils de contention et de
soutien ne permettant la marche que le genou raide et immobilisé dans l'extension (le pas de parade des grenadiers prus-
siens) et au traitement général du rachitisme.

Chez l'adolescent, l'ostéoclasie par l'appareil de Collin est
le traitement le plus employé. Chez les sujets âgés à os éburnés, artères athéromateuses, l'ostéotomie serait au contraire
préférable. Mais ses indications seront, on le voit, bien rares.

Le traitement général du rachitisme, quelquefois les appareils de soutien sont fort utiles pour éviter les récidives post-
opératoires.

VII. — Ankyloses du genou.

Ces ankyloses sont fréquentes surtout comme terminaison
de la tumeur blanche et de l'arthrite blennorrhagique. En dehors des règles générales de l'examen des ankyloses, on doit
au genou chercher avec un soin particulier :

1º La correspondance des surfaces articulaires. Très fréquemment en même temps que l'ankylose s'est produite une subluxation du tibia en arrière et en dehors ;

2º La solidité de l'articulation. Il n'est pas très rare de voir
à la fois de la roideur par stalactites osseuses, empâtement
périphérique et une laxité due à la destruction des ligaments
latéraux. Cette laxité expose à des entorses fréquentes de l'ankylose ;

3º La position. Très défavorable dans la flexion, elle est relativement favorable quand l'ankylose a lieu dans l'extension ;

4º Quand l'ankylose est en demi-flexion, il est important
de rechercher la rétraction du biceps, des muscles de la patte
d'oie. Parfois cette rétraction est la principale cause du maintien de l'attitude vicieuse. On sent, en essayant de redresser le
membre, qu'un des tendons se tend et constitue l'obstacle principal. La ténotomie sous-cutanée peut alors donner avec un
traumatisme minime les meilleurs résultats.

VIII. — Ostéomyélite de l'extrémité inférieure du fémur.

Résumé clinique. — C'est le type de l'ostéomyélite, la forme la plus fréquente et la plus importante de cette affection. Il est intéressant de la rapprocher, de même que l'ostéosarcome de l'extrémité inférieure du fémur, des affections du genou.

Examen du malade. — Deux points sont plus particulièrement à rechercher : 1° l'extension au genou ; 2° l'extension vers la face postérieure du fémur.

L'extension au genou, amène souvent des arthrites soit suppurées, soit subaiguës. Mais les arthrites subaiguës sont elles-mêmes remarquables par leur tendance plastique, leur tendance aux fongosités ; elles sont souvent suivies d'ankyloses avec flexion angulaire. La position du membre ne saurait donc être trop surveillée.

L'extension vers la face postérieure du fémur, le triangle sus-condylien amène parfois des complications graves. L'ulcération de l'artère poplitée a été signalée dans diverses observations de Humbert, Bouilly, Terrillon, entraînant un anévrysme diffus, des hémorrhagies. En dehors de cette complication exceptionnelle, l'existence de fusées purulentes vers le creux poplité est importante à rechercher, leur évacuation ne pouvant être assurée que par un drainage postérieur. Cette extension au creux poplité devra être soupçonnée quand il existe un œdème très marqué du pied, indice d'une compression de la veine poplitée.

Indications thérapeutiques. — La trépanation avec perforation complète de l'os, du condyle externe au condyle interne, est souvent utile (Verneuil). Quand le drainage du creux poplité est nécessaire, on doit le faire de façon à éviter les pressions du drain sur les vaisseaux.

IX. — Ostéosarcome de l'extrémité inférieure du fémur[1].

Cet ostéosarcome a été pris comme type de notre description clinique (voir page 130) des ostéosarcomes. Il suffit donc de rappeler : 1º la configuration si spéciale « en gigot » du membre ; 2º les deux formes sous-périostique et centrale que peut présenter l'affection ; 3º l'importance de l'examen des ganglions du pli de l'aîne et de l'articulation du genou. L'intégrité prolongée de cette articulation constitue un élément important du diagnostic.

1. DUPLAY, *Gazette des hôpitaux*, 1891, nº 117.

CHAPITRE IV

Affections du creux poplité.

I. — Règles générales pour l'examen.

L'examen du creux poplité peut être fait en partie, le malade étant dans le décubitus latéral. Mais il est toujours bon de le compléter par la palpation faite le malade couché sur le ventre. C'est alors seulement qu'on peut examiner complètement la région. L'inspection donne ordinairement des résultats plus nets quand la jambe est en extension, les tuméfactions du creux poplité étant ainsi plus saillantes. La palpation, au contraire, doit être faite dans le relâchement en demi-flexion.

Songez avant tout, dans l'examen du creux poplité, à l'artère. Celle-ci, dans sa moitié inférieure, suit exactement l'axe du lozange poplité. Elle est de plus en plus interne à mesure qu'elle s'élève vers l'anneau du troisième adducteur. En dehors de l'exploration directe de l'artère, cherchez toujours les modifications du pouls de la pédieuse, les signes de compression sur la veine poplitée, les nerfs sciatique poplité interne et externe si voisins de l'artère.

Songez en second lieu aux bourses séreuses. Celles-ci sont latérales au contraire de l'artère qui est médiane. La plus importante est la bourse interne commune au jumeau interne et au demi-membraneux. En dehors se trouvent les bourses du jumeau externe, du biceps et très profondément du muscle poplité.

La gêne apportée par les affections du creux poplité dans les mouvements du genou, la communication possible des kystes avec la synoviale du genou sont d'une très grande importance.

II. — Anévrysme poplité.

Cet anévrysme est fréquent. Il a été pris pour type de notre description des anévrysmes artériels.

Examen du malade. — L'*inspection* montre une tumeur ordinairement tendue, saillante ; les battements peuvent être eux-mêmes visibles. La jambe est demi-fléchie. L'extension complète est impossible.

La *palpation* montre que cette tumeur siège sur l'axe du creux poplité, qu'elle est allongée suivant cet axe, qu'elle est fluctuante ou rénitente, animée de battements, d'expansion. La compression de la fémorale diminue les battements et l'expansion de la tumeur. Le pouls de la pédieuse est affaibli.

L'*auscultation* fait entendre un souffle intermittent dans les anévrysmes artériels les plus fréquents à la palpation.

Les anévrysmes artério-veineux présenteraient de plus le thrill, à l'auscultation un souffle continu à renforcements. Ils sont d'origine traumatique. Le thrill a pu être parfois constaté dans des anévrysmes artériels.

On recherchera avec soin les *troubles de compression* sur la veine et les nerfs — les complications locales : inflammation, rupture. — L'athérome des autres artères est très fréquent.

Diagnostic. — La seule affection qui rappelle l'anévrysme poplité est l'ostéosarcome pulsatile de l'extrémité supérieure du tibia. Mais la forme, le volume, le siège, les connexions osseuses de l'ostéosarcome sont caractéristiques.

Traitement. — Comme traitement on peut essayer tout d'abord d'interrompre la circulation dans l'anévrysme, soit par la flexion forcée, soit par la compression digitale de la fémorale maintenues plusieurs heures. Mais le plus souvent on devra faire soit la ligature de la fémorale dans le canal de Hunter, soit l'extirpation du sac anévrysmal.

III. — Kystes du creux poplité.

Examen du malade. — *Commémoratifs.* — Ces kystes ont eu un développement lent, progressif, indolent.

Inspection. — L'*inspection* montre sur les côtés du creux poplité une tumeur allongée ou arrondie du volume d'une noix, d'un œuf, sans inflammation de la peau.

Palpation. — La *palpation* montre que cette tumeur est très fluctuante, peu mobile. Ses limites sont nettes. En pressant sur la tumeur, la jambe étant en demi-flexion, on constate souvent, surtout pour les tumeurs internes, qu'elles se réduisent, disparaissent. En même temps le genou se remplit, la rotule se soulève. Cette communication du kyste avec la synoviale articulaire est très importante. On devra la rechercher avec soin par des pressions douces, soutenues.

On n'oubliera pas que la position du membre en extension empêcherait ordinairement toute réduction.

Les kystes même irréductibles se compliquent assez souvent d'un léger degré d'hydarthrose du genou.

Les rapports des kystes avec les vaisseaux, les nerfs, sont ordinairement assez éloignés.

État général. — Au point de vue de l'*état général* on recherchera surtout le rhumatisme, la tuberculose, la blennorrhagie.

Diagnostic. — L'*existence* du kyste n'est pas ordinairement douteuse. Un lipome serait plus lobulé, moins fluctuant. Un abcès froid s'accompagnerait d'induration périphérique et ordinairement de lésion osseuse. Une dilatation de la saphène aurait une coloration bleuâtre, augmenterait par la pression au-dessus de la veine,

Au point de vue du siège du kyste, les kystes internes seront localisés dans la bourse du jumeau interne s'ils sont développés surtout en arrière, dans celle du demi membraneux s'ils sont développés surtout en avant.

Les kystes externes seront localisés dans la bourse du biceps s'ils siègent au-dessus de la tête du péroné, dans celle du poplité s'ils s'avancent en arrière et vers la ligne médiane.

Les kystes médians plus rares que les kystes latéraux ont quelques caractères spéciaux. Ils sont pédiculés, mobiles, assez ordinairement réductibles. Alors même qu'ils seraient soulevés par les battements de l'artère, ils n'auraient que des battements simples sans expansion vraie. Ils semblent développés dans des hernies de la synoviale.

Les *kystes de la patte d'oie* situés à la face interne du tibia n'appartiennent pas au creux poplité. L'absence d'induration, la netteté de leurs limites empèchent de les confondre avec les abcès froids. La fluctuation ne sera bien sentie que si l'on a soin de fléchir légèrement la jambe.

Traitement. — Le traitement consistera soit dans la ponction suivie d'injection iodée, le membre étant toujours dans l'extension forcée pour fermer l'orifice de communication qui peut exister avec le genou, soit dans l'incision antiseptique.

IV. – Affections diverses au creux poplité.

Les adénites du creux poplité sont rares. Elles se reconnaîtraient à leur marche, leur forme, leur situation médiane est assez superficielle. Alors même qu'elles seraient soulevées par l'artère, elles n'auraient que des battements sans expansion.

Les abcès froids sont ordinairement ossifluents. Les abcès de l'ostéomyélite gagnent assez fréquemment le creux poplité.

On a observé au creux poplité quelques cas de kystes hydatiques bien difficiles à distinguer des kystes synoviaux. Les caractères des lipomes, des dilatations de la saphène ont été indiqués plus haut.

Les tumeurs malignes primitives du creux poplité sont rares. Mais son envahissement par les ostéosarcomes du fémur et du tibia est fréquent.

CHAPITRE V

Affections de la jambe.

I. — Fractures de la partie moyenne de la jambe [1].

Fractures ordinaires. — Le diagnostic de ces fractures est
ordinairement très facile. L'impotence fonctionnelle et absolue. Le blessé se plaint souvent de soubresauts survenus la
nuit dans le membre. La déviation est souvent visible à la
simple inspection.

Alors même que le gonflement rend le diagnostic moins immédiat, la palpation explorant surtout la face interne et la
crête antérieure du tibia trouvera facilement les fragments,
déterminera leur forme, leur déplacement, leur direction. Sur
le péroné le point de fracture se reconnaîtra plutôt par la douleur à la pression que par la saillie des fragments. Le péroné
peut parfois rester intact, le tibia étant fracturé. Ces fractures
isolées du tibia sont rares. Il faut pour les admettre qu'il n'y
ait pas de déplacement, que la mobilité anormale soit très peu
marquée, que le péroné exploré minutieusement sur toute sa
longueur n'offre pas le moindre point douloureux.

Il est bien rare que la recherche de la mobilité anormale et
de la crépitation soit nécessaire au diagnostic.

Fractures en V. — Dans cette fracture le fragment supérieur
est très pointu. Le fragment inférieur offre en outre du trait principal de fracture une fente spiroïde se prolongeant souvent jusque dans l'articulation tibio-tarsienne. Le déplacement est très
marqué, la pointe du V fait saillie sous la peau qu'elle finirait
par perforer si la réduction était trop tardive. Toute la partie
fissurée du tibia est sensible, douloureuse. Le cou-de-pied est

---

1. RICHET, *Leçons cliniques sur les fractures de jambe.* Paris, 1875.

souvent gonflé, douloureux. Le mécanisme de la fracture (violent mouvement de torsion) est parfois un indice utile.

On doit encore rappeler la fréquence des fractures compliquées. On doit rappeler aussi la fréquence de la terminaison par pseudarthrose dans les fractures de la partie moyenne de la jambe.

II. — Ulcères de jambe.

Résumé clinique. — L'ulcère de jambe proprement dit est l'ulcère variqueux. Les ulcérations syphilitiques, tuberculeuses, cancéreuses doivent en être entièrement séparées et seront étudiées au diagnostic différentiel. A côté des ulcères variqueux types, A. Broca[1] a décrit des ulcères hybrides causés en même temps que les varices par des lésions cutanées : eczéma, ecthyma, syphilides tertiaires. A. Broca a décrit également ment des ulcères trophiques survenant sur les membres inférieurs anciennement atteints de paralysie infantile. Ces ulcères trophiques survenant ordinairement sous l'influence d'une compression, exulcérations plutôt qu'ulcères, sont surtout soupçonnés par les commémoratifs.

Examen du malade. — *Etat local.* — L'ulcère variqueux type siège ordinairement à la partie inférieure, au côté interne de la jambe. Sa forme est ovalaire à grand axe vertical. Les bords sont réguliers, peu découpés, en bourrelet saillant. Son fond est couvert de bourgeons grisàtres ou rosés, pàles ou violacés, exubérants ou atrophiés suivant l'évolution momentanée de l'ulcère; cet ulcère est d'ordinaire unique. Tout ulcère de jambe s'écartant de ces caractères classiques par son siège, la direction de son grand axe, la multiplicité des ulcérations, est rarement un ulcère variqueux pur et sans aucune des associations hybrides indiquées plus haut : eczéma, ecthyma, syphilis.

La palpation de l'ulcère fait souvent reconnaître à son niveau un épaississement osseux, parfois même de véritables ostéophytes. Sur le pourtour de l'ulcère les téguments épaissis forment une véritable gaîne de cuir. Bien que les complications

1. A. BROCA, *Lésions cutanées des membres variqueux.* Th. Paris, 1886.

lymphangitiques soient relativement rares dans les ulcères de jambe, l'examen des ganglions ne sera pas négligé.

Cause de l'ulcère. — Les varices qui constituent la cause ordinaire de l'ulcère sont d'ordinaire superficielles et visibles. Les varices profondes ne sauraient être que soupçonnées à

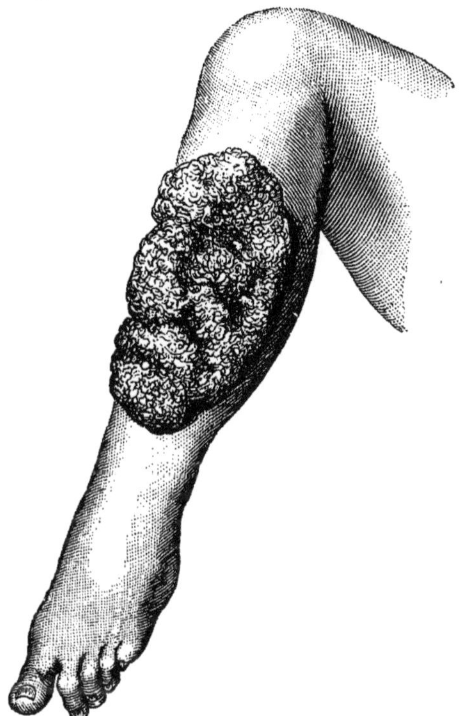

Fig. 35. — Épithélioma de la jambe.

l'empâtement du mollet. Recherchez également l'athérome artériel qui se trouve dans près des deux tiers des cas. Recherchez aussi les névrites. Les troubles trophiques : altérations des poils, des ongles, de l'épiderme qui accompagnent souvent l'ulcère — bien qu'explicables à la rigueur par la gêne circulatoire, doivent faire soupçonner la névrite. — Les troubles de la sensibilité et en particulier l'anesthésie thermique la démontrent (Reclus). Ces trois facteurs: varices, athéromes, névrite, sont d'ailleurs fréquemment associés.

Étude du terrain. — Les malades atteints d'ulcère de jambe sont fréquemment arthritiques. Les affections cardiaques, le diabète, l'albuminurie ne sont pas chez eux très rares. L'ulcère irritable accompagné de violentes douleurs survient particulièrement chez les malades plus profondément entachés d'arthritisme.

Recherche des complications. — L'inflammation est la complication la plus fréquente de l'ulcère. La gangrène, la diphtérie, les hémorrhagies sont devenues rares avec le traitement antiseptique. L'érysipèle l'est un peu moins. Enfin l'épithélioma peut se greffer sur les ulcères de jambe ; les bourgeons deviennent fongueux, friables, puis saignants. La lésion fait de rapides progrès.

Diagnostic. — Les ulcérations tuberculeuses ont des bords décollés, bleuâtres, amincis ; leur contour est irrégulier, souvent policyclique, leur fond parsemé de granulations jaunâtres. Les ulcères syphilitiques sont entourés d'une auréole jambonnée, leurs bords sont durs, à pic. Leur fond anfractueux, bourbillonneux, est souvent recouvert de croûtes homogènes, verdâtres, stratifiées. L'étude du terrain sera d'ailleurs dans la tuberculose et la syphilis d'un grand secours.

Eléments du pronostic. — L'étendue de l'ulcère, l'aspect des bourgeons indiquant une tendance plus ou moins grande à la cicatrisation, l'intensité des troubles circulatoires et des lésions trophiques, l'état général, constituent les éléments principaux. Les ulcères hybrides sont toujours particulièrement tenaces. Les ulcères circulaires où la lésion occupe toute la circonférence du membre sont fort graves ; on ne saurait espérer leur cicatrisation spontanée et l'amputation devient presque toujours indispensable.

Indications thérapeutiques. — Si le malade ne peut se soumettre au repos, les pansements aux bandelettes imbriquées de diachylon, la compression douce par une bande élastique appliquée chaque matin, constituent à peu près le seul traitement. Lotions très chaudes assez fréquemment.

Si le malade peut garder le repos, employer rapidement les greffes, quand le pansement compressif, les pulvérisations phéniquées, les bains de sulfate de cuivre n'amènent pas une prompte amélioration. La greffe de Thiersch, formée de bandelettes comprenant toute l'épaisseur de la peau, derme et épiderme, est celle qui convient dans les formes particulièrement tenaces ; ces bandelettes sont appliquées sur l'ulcère après raclage complet de sa surface. M. Berger a souvent réussi au moyen de véritables autoplasties. L'amputation est une ressource ultime et dont l'emploi deviendra de plus en plus rare. Elle sera réservée aux ulcères circonférentiels complets, aux ulcères accompagnés d'énormes hyperostoses. Elle s'imposerait en cas de dégénérescence épithéliomateuse.

III. — Varices.

Résumé clinique. — Les varices peuvent être profondes ou superficielles. On sait l'influence que les professions à station debout, la grossesse, l'âge adulte, exercent sur leur production. Les varices coexistent souvent avec d'autres accidents de sclérose artérielle.

Examen du malade. — Les *varices profondes* ne se traduisent que par de la lourdeur du membre, des souffrances vagues, s'exagérant par la fatigue, s'atténuant par le repos au lit. On trouve aux malléoles un peu d'œdème. Le mollet, le soir, est empâté. — La peau de la jambe offre souvent des sinuosités, des éruptions diverses : furoncles, eczéma. Elle est pigmentée, les démangeaisons sont fréquentes.

La rupture d'une varice profonde détermine l'affection à début brusque connue sous le nom de « coup de fouet ». Le mollet est gonflé, douloureux, l'impotence fonctionnelle dure souvent plusieurs jours et même plusieurs semaines.

Les *varices superficielles* déterminent des troubles fonctionnels et des altérations cutanées analogues à ceux des varices

profondes. Varices profondes et varices superficielles coexistent souvent ensemble.

Les veines tuméfiées forment des cordons flexueux, bleuâtres, offrant de distance en distance des ampoules fusiformes,
molles, fluctuantes, se vidant par la pression. Le volume de ces
ampoules augmente au contraire quand on presse la veine au-
dessus d'elles.

Diagnostic. — Le diagnostic des varices profondes et de
la sciatique offre seul quelques difficultés. Mais le repos au lit,
inefficace contre les douleurs de la sciatique améliore très vite
les douleurs des varices profondes.

Traitement. — Le traitement sera avant tout hygiénique
(repos, bas élastique). L'extirpation entre deux ligatures d'un
paquet variqueux particulièrement développé peut être indiquée par des douleurs vives, une hémorrhagie.

IV. — Phlébites.

Résumé clinique. — Les phlébites du membre inférieur
s'observent surtout au cours de la grossesse et après l'accouchement chez les sujets cachectiques (cancer, tuberculose, chlorose), convalescents de maladies graves (fièvre typhoïde), épui-
sés par des suppurations prolongées. Les varices constituent
une cause fréquente de phlébite localisée.

Examen du malade. — La *phlegmatia alba dolens* avec
son œdème blanc induré, ses douleurs, le gonflement et l'impotence absolue de tout le membre, constitue le type de la
phlébite puerpérale ou cachectique. Il existe souvent un peu
d'hydarthrose du genou, une élévation marquée de la température locale surtout sur le trajet de la veine fémorale. On ne
recherchera qu'avec précaution le cordon noueux formé par
cette veine pour ne pas s'exposer à détacher un caillot et à
provoquer une embolie mortelle.

La *phlébite variqueuse* est souvent localisée dans un paquet
veineux. Elle simulerait assez bien un phlegmon circonscrit
sans la présence des varices voisines et sans la marche subaiguë.

Les dangers d'embolie mortelle persistent dans les phlébites les plus localisées. Ils ne peuvent être évités que par l'absence de toute malaxation sur la tumeur et par un repos absolu.

L'absence d'engorgement ganglionnaire est toujours un signe important pour distinguer les phlébites variqueuses profondes des lymphangites.

Les *phlébites infectieuses suppuratives* sont rares aujourd'hui. On peut observer soit de petits abcès en chapelet sur le trajet des veines, soit des suppurations et des gangrènes diffuses avec infection purulente.

CHAPITRE VI

Affections de la région tibio-tarsienne.

I. — Règles générales pour l'examen.

L'articulation tibio-tarsienne domine par ses affections la pathologie de cette région.

Il faut pourtant signaler l'importance spéciale qu'offre l'exploration du tendon d'Achille et de sa gaine. Les ruptures du tendon, les synovites aiguës ou chroniques de la gaine tendineuse sont assez fréquentes et parfois méconnues.

Pour l'examen de l'articulation tibio-tarsienne *l'inspection* ne montre le plus souvent qu'un gonflement plus ou moins diffus. La palpation doit chercher tout d'abord comme points de repères, les deux malléoles. C'est en avant et en arrière des malléoles que la synoviale est le plus accessible à la palpation. On n'oubliera pas qu'en avant l'interligne articulaire remonte à deux centimètres au-dessus du sommet de la malléole externe.

En avant des malléoles, bridés par le ligament annulaire antérieur, on trouve de dedans en dehors les tendons du jambier antérieure de l'extenseur propre du gros orteil, les quatre tendons de l'extenseur commun et leurs gaines.

En arrière de la malléole externe on trouve les tendons du court et du long péronier latéraux et leurs gaines.

En arrière de la malléole interne on trouve les tendons du jambier postérieur, du fléchisseur commun, du fléchisseur propre et leurs gaines. Les synovites de ces diverses gaines tendineuses sont fréquentes, soit indépendantes, soit accompagnant des lésions articulaires et doivent être recherchées avec soin.

L'importance pathologique de la gaine du tendon d'Achille a été signalée plus haut.

Au point de vue de la mobilité anormale l'articulation tibio-tarsienne n'offre pas à l'état normal de mouvements quand le pied est fléchi à angle droit. Dans l'extension au contraire existe toujours une certaine mobilité latérale.

L'examen de l'articulation médio-tarsienne, souvent atteinte en même temps que la tibio-tarsienne, ne sera jamais négligé.

II. — Entorses du pied [1].

Résumé clinique. — Ces entorses sont très communes. Leurs désordres portent d'ailleurs sur les deux articulations tibio-tarsienne et médio-tarsienne.

Examen du malade. — La douleur, le gonflement, l'ecchymose, l'impotence fonctionnelle existent comme dans toutes les entorses. La *recherche des points douloureux* doit être faite :

Pour l'articulation tibio-tarsienne : 1o immédiatement en avant de la malléole externe; 2o immédiatement à la pointe de la malléole interne. La base des malléoles n'est pas spécialement douloureuse.

Pour l'entorse médio-tarsienne : 1o immédiatement en arrière du tubercule du scaphoïde; 2o à un travers de doigt en arrière et au-dessus de la saillie du cinquième métatarsien.

Les *mouvements particulièrement douloureux* sont, dans l'entorse tibio-tarsienne, les mouvements d'adduction ou d'abduction. Ordinairement suivant le mécanisme, les divers symptômes sont variables. Dans l'entorse par adduction forcée, la plus fréquente, la douleur, l'ecchymose ont leur maximum en dehors, l'adduction est spécialement douloureuse. La disjonction de l'articulation péronéo-tibiale inférieure est parfois telle que l'on peut, saisissant la malléole externe entre les doigts, la mouvoir d'avant en arrière avec frottements cartilagineux.

Dans l'entorse médio-tarsienne les mouvements de rotation du pied sur son axe sont particulièrement douloureux.

Diagnostic et traitement. — Les *fractures du cou-de-pied* seront exposées dans un instant. La *luxation des tendons*

____
1. TERRILLON, *Cliniques de la Pitié*, 1882, p. 17.

voisins de l'articulation et en particulier celle des péroniers latéraux. se reconnaît à la corde saillante formée par les tendons. Les *luxations du pied*, les *luxations isolées de l'astragale* surviennent à la suite de violences considérables. La difformité est très marquée, le déplacement est facilement appréciable.

Le massage constitue le meilleur traitement des entorses. Si l'immobilisation n'est pas suffisamment prolongée, l'articulation reste souvent lâche, faible, douloureuse.

III. — Fractures du cou-de-pied [1].

Résumé clinique. — L'adduction forcée du pied produit tout d'abord l'entorse externe. Poussée plus loin, elle arrache la malléole externe. Poussée plus loin encore, elle peut déterminer successivement : 1º l'éclatement de la malléole interne ; 2º la fracture du corps du péroné ; 3º la luxation de la tête du péroné ; 4º une fracture transversale sus-malléolaire du tibia indépendante de l'éclatement de la malléole interne.

L'abduction forcée après avoir déterminé tout d'abord l'entorse interne, arrache la malléole interne ; elle fait éclater non plus la malléole externe mais le péroné à six centimètres environ de sa pointe (coup de hache). Poussée plus loin encore, elle amène une véritable subluxation du pied en arrière et en dehors (fractures de Dupuytren).

Examen du malade. — La douleur, le gonflement, l'ecchymose, l'impotence fonctionnelle sont communs aux deux types cliniques. Dans le premier type, *fracture par adduction*, les symptômes à rechercher seront les suivants. Les points douloureux siègent à la base de la malléole externe et interne. D'autres points douloureux peuvent se trouver sur le corps du péroné et au niveau de l'articulation tibio-péronéale supérieure subluxée. Il peut dans les violences extrêmes y avoir fracture sus-malléolaire du tibia. Le pied est dévié en varus mais peu dévié.

Dans la fracture par abduction, fracture de Dupuytren, les points douloureux sont à la base de la malléole interne et sur-.

1. TILLAUX, *Gazette des hôpitaux*, 28 janvier 1886.

tout à six centimètres au-dessus de la pointe du péroné. Le pied est subluxé en arrière et en dehors. Regardez-le de côté pour bien voir à quel point le talon est reporté en arrière, de face pour bien apprécier toute l'étendue de la déviation en valgus. A l'état normal une ligne verticale passant par le bord interne de la rotule et la crête du tibia aboutit à la face interne du gros orteil. Elle tombe très en dedans de cette face interne dans la fracture de Dupuytren.

La mobilité de l'articulation est souvent très grande. Fléchissez le pied, embrassez d'une main les deux malléoles, portez de l'autre tout le pied franchement en masse en dedans et en dehors. L'astragale ballotte dans la mortaise.

L'examen clinique comportera toujours, bien entendu : 1° la recherche de tous les points douloureux indiqués soit pour l'entorse, soit pour la fracture ; 2° la recherche des déplacements du pied ; 3° la recherche de la mobilité anormale et de la douleur provoquée par les mouvements.

L'entorse n'est donc en réalité à l'articulation tibio-tarsienne que le premier degré d'un traumatisme dont le deuxième degré aboutit à la fracture des malléoles. C'est dire qu'en clinique les cas seront souvent complexes. La variété de fracture bien caractérisée celle qu'il faut séparer de l'entorse, est la fracture de Dupuytren. Ce n'est pas d'ailleurs la fracture qui est ici importante. C'est la subluxation du pied en arrière et en dehors. Si cette subluxation n'est pas bien réduite, bien maintenue par un appareil platré, le blessé gardera une infirmité des plus pénibles.

En dehors des points douloureux la palpation constate souvent, surtout au niveau de la malléole interne, la présence de fragments aigus, tranchants, esquilleux. Il importe que la réduction fasse disparaître le plus possible ces saillies qui finiraient par ulcérer la peau et transformer la fracture fermée en fracture ouverte.

IV. — Synovites et arthrites.

Les *synovites tendineuses* peuvent être rhumatismales, blennorrhagiques, tuberculeuses. Les deux premières sont aiguës,

les mouvements déterminent la crépitation neigeuse. La synovite
tuberculeuse fréquente surtout dans la gaîne des péroniers et
du jambier postérieur a pour caractères principaux son évolution lente et remarquablement indolente, son empâtement
mollasse. Si l'on n'intervient pas de bonne heure par le curettage, les fongosités finissent presque toujours par envahir l'articulation.

La bourse séreuse rétro-calcanéenne est assez fréquemment
atteinte par la tuberculose.
L'empâtement mollasse siège
à la partie antérieure du tendon d'Achille à la partie supérieure du calcanéum. On
recherchera avec soin si l'os
n'est pas gonflé, douloureux à
la pression, envahi lui-même
par les fongosités.

Les *arthrites tibio-tarsiennes*
aiguës sont traumatiques, rhumatismales, blennorrhagi-
ques. C'est surtout en avant
des malléoles que la palpation
constate la douleur, l'empâtement rénitent, parfois franchement fluctuant. Le pied est
en demi extension, mais l'ankylose étant toujours à redouter il sera immobilisé à angle
droit.

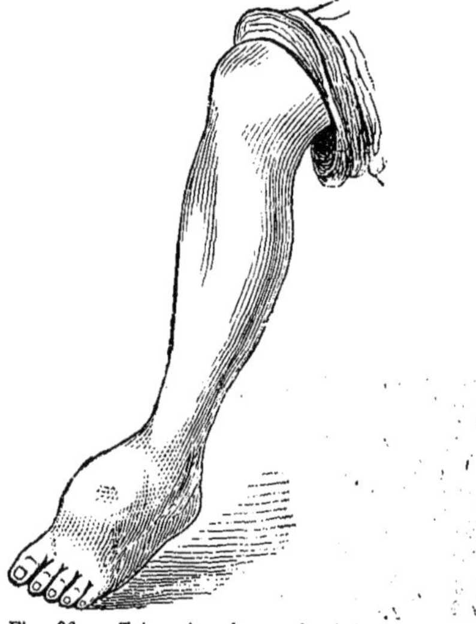

Fig. 36. — Tuberculose du cou-de-pied.

Les arthrites chroniques sont surtout tuberculeuses. Les fongosités mollasses seront surtout senties dans l'espace inter-
malléolaire antérieure. Souvent les gaines péri-articulaires,
l'articulation médio-tarsienne, sont elles aussi envahies. Les
os presque toujours pris sont gonflés, douloureux. Plus tard
apparaissent les abcès ossifluents, les fistules. Dans le traitement les résections atypiques par le curettage enlevant toutes
les parties malades: malléoles, astragale, partie même du cal-

canéum, donnent malgré l'étendue des sacrifices les meilleurs résultats.

V. — Rupture du tendon d'Achille.

Cette rupture survient à l'occasion d'un effort brusque (un saut par exemple). La douleur subite avec sensation d'éclatement, la dépression profonde sur le trajet du tendon par suite de l'écartement des deux bouts, l'impossibilité d'étendre le pied rendent le diagnostic facile. L'immobilisation dans la flexion à angle droit suffira à la guérison, mais elle devra être maintenue pendant cinq semaines au moins.

CHAPITRE VII.

Affections du pied.

I. — Traumatismes du pied.

Les traumatismes du pied sont très fréquents. Dans les contusions on recherchera avec un soin particulier les fractures souvent méconnues des métatarsiens. La douleur à la pression en un point limité, la mobilité anormale parfois, la crépitation, constitueront les principaux symptômes. Les luxations sont extrêmement rares.

II. — Tumeurs et ulcérations du pied.

Le *mal perforant* sera étudié plus loin. Le *spina ventosa* présente des caractères analogues à ceux qui ont été décrits pour les doigts et les métacarpiens. Il atteint avec une fréquence particulière l'articulation métatarso-phalangienne du gros orteil. La cavité articulaire est souvent ouverte et communique avec les fistules. L'*enchondrome* des os du tarse et des métatarsiens se rencontre assez fréquemment. Les sarcomes, les épithéliomas du pied n'ont pas de caractères spéciaux.

III. Pied-bot [1].

Résumé clinique. — On rencontre en clinique deux grandes variétés de pied-bot : 1º le vrai pied bot d'origine congénitale ; 2º le faux pied-bot dû ordinairement à une paralysie musculaire et fréquent surtout après la paralysie infantile. On ne saurait s'attacher avec trop de soin à séparer l'une de l'autre ces deux affections dont le pronostic et le traitement sont essentiellement différents.

Le pied-bot congénital est presque toujours en varus équin,

1. SCHWARTZ, Thèse d'agrégation. Paris, 1883.

la pointe du pied est abaissée et le talon relevé, la plante regarde en dedans. De plus le pied subit une sorte d'enroulement sur son bord interne qui paraît trop court. Cet enroulement est très important au point de vue des indications thérapeutiques. La peau du bord externe qui sert de point d'appui à la marche est épaissie, indurée. Le talus valgus où les attitudes sont inverses est beaucoup plus rare.

Le faux pied-bot peut être dû à des cicatrices rétractées de la peau, à d'anciennes ostéites ou d'anciennes arthrites, parfois

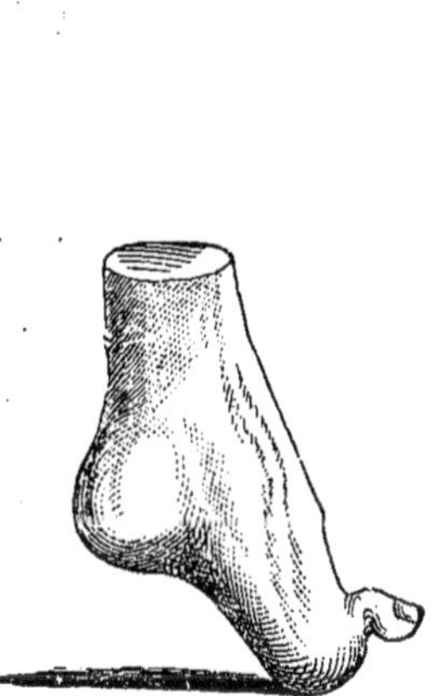

Fig. 37. — Pied-bot équin.

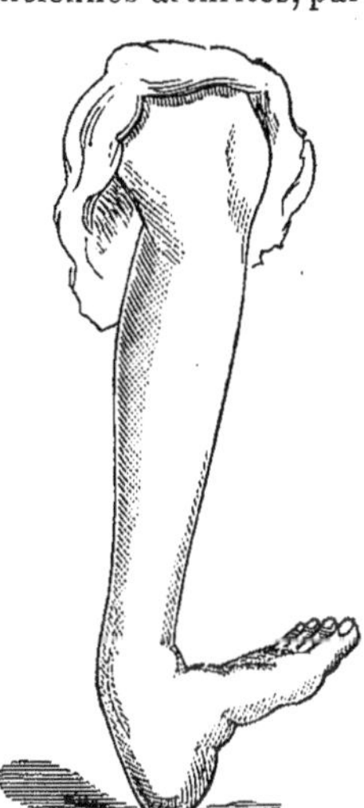

Fig. 38. — Pied-bot talus.

à une contracture musculaire d'origine hystérique, mais cliniquement on observe surtout le pied-bot paralytique consécutif à la paralysie infantile. Cette paralysie frappant surtout les muscles de la région antéro-externe de la jambe, le pied est entraîné en varus-équin par la rétraction du tendon d'Achille et du jambier postérieur. Quand la paralysie atteint également ces muscles le pied se porte au contraire en valgus. On peut même voir le pied polichinelle entièrement ballant.

Examen du malade. — En dehors de la position en varus
équin, talus valgus, de l'enroulement du bord interne, *l'inspection* permet déjà de constater l'intégrité ou l'atrophie des
muscles de la jambe.

La *palpation* permet de reconnaître si la déformation est réductible ou irréductible. Dans les pieds-bots paralytiques, les
déviations se corrigent d'ordinaire avec une extrême facilité ;
il y a même souvent une extrême laxité articulaire. Dans le
pied-bot congénital même, on arrive souvent à une réduction

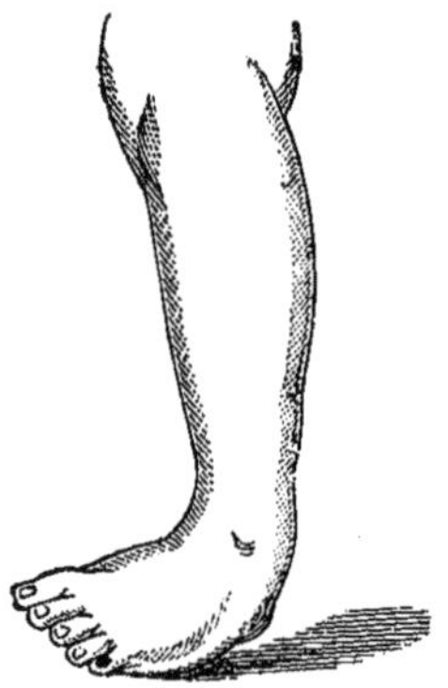

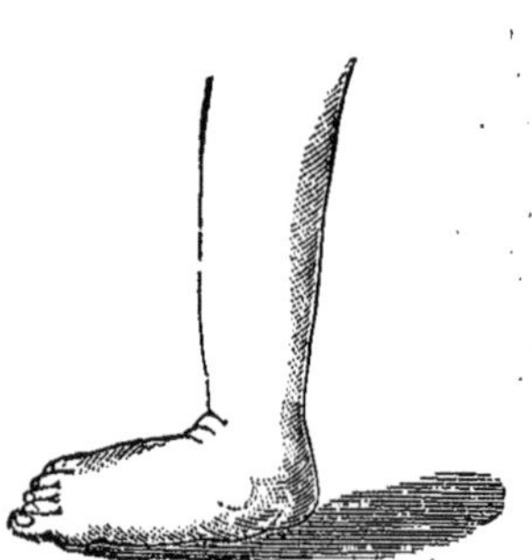

Fig. 39. — Pied-bot varus.   Fig. 40. — Pied-bot valgus.

assez satisfaisante ; la facilité ou la difficulté de la réduction
ne sont nullement en rapport avec le degré des déformations.
Quand la réduction est difficile ou impossible, la palpation cherchera à déterminer la nature de l'obstacle. Si cet obstacle est
un tendon (tendon d'Achille, péroniers latéraux, jambier antérieur), la ténotomie peut suffire à en triompher.

Diagnostic différentiel. — Les pieds-bots dus à des cicatrices, des arthrites, des ostéites, des myosites sont assez faciles
à reconnaître. Le pied-bot hystérique a une évolution clinique
spéciale. L'important est de distinguer le pied-bot congénital
et le pied-bot paralytique. Voici les principaux signes différentiels :

Pied-bot vrai.	Pied-bot paralytique.
Congénital.	Apparaît dans l'enfance.
Ordinairement bilatéral.	Ordinairement unilatéral.
Réduction toujours difficile, souvent impossible.	Réduction facile, laxité articulaire.
Os du pied modifiés de forme et de volume.	Os du pied normaux.

Indications thérapeutiques. — Le traitement du *pied-bot paralytique* consistera surtout dans l'emploi de l'électricité, du massage, des douches, des appareils de soutien. Exceptionnellement, on pratiquera la ténotomie d'un muscle rétracté. Les résections osseuses, l'ablation de l'astragale ou du scaphoïde qu'on a parfois pratiquée peuvent rétablir la forme, mais diminuent la solidité du pied. Dans les cas de pied tout à fait ballant et flottant, on a cherché l'ankylose de l'articulation tibio-tarsienne par l'opération dite de l'arthrodèse. Cette opération consiste dans l'ablation du revêtement cartilagineux de l'astragale et parfois dans la réunion par l'enchevillement de l'astragale et de la mortaise tibio-péronéale. Kirmisson a même proposé de pratiquer également l'enchevillement de l'articulation astragalo-calcanéenne.

Le traitement du *pied-bot congénital* réussit dans les cas légers par le massage avec redressement forcé et l'application d'appareil. Les ténotomies suivies d'un redressement immédiat et de l'application immédiate d'appareils orthopédiques suffisent dans la plupart des cas. Les pieds-bots varus équins très complexes irréductibles et en particulier les pieds-bots avec enroulement très prononcé du bord interne exigent parfois l'opération dite de Phelps. Cette opération consiste dans la section de toutes les parties molles (peau, aponévrose, tendons, ligaments) du bord interne du pied au niveau de l'articulation astragalo-scaphoïdienne. Si la réduction n'est pas obtenue on complète cette section par la ténotomie en enlevant un coin osseux à base interne et sommet externe. L'ablation de l'astragale est aujourd'hui beaucoup moins employée que l'opération de Phelps. — Cette opération s'adressant surtout à l'enroulement et à la déviation en varus doit être complétée par la ténotomie du tendon d'Achille qui corrige l'équinisme.

IV. — Tarsalgie des adolescents.

Résumé clinique. — Un jeune malade se plaint de se fatiguer rapidement en marchant, d'éprouver le soir une douleur dans les pieds. En l'examinant on voit que la voûte plantaire est effacée. Dans les formes avancées la plante du pied est même déviée en dehors de façon que le malade dans la marche prend surtout son point d'appui sur le bord interne du pied. D'où le nom de pied plat valgus douloureux donné également à cette affection.

Examen du malade. — Cet examen en outre de l'affaissement plantaire et de la déviation du pied doit rechercher : 1° l'état des muscles qui soutiennent la plante du pied ; 2° l'état des os et des articulations du pied qui peuvent s'enflammer à une période avancée de l'affection.

L'impotence du long péronier latéral qui a souvent été invoquée comme cause de l'affection se reconnaît par l'exploration suivante. Essayez de repousser le bord interne du pied en appliquant la paume de la main contre la partie interne de la plante du pied au niveau de l'articulation du gros orteil. Recommandez au malade de lutter contre votre effort. La résistance ; s'exerce par la contraction du long péronier qu'il opposera. Elle est à peu près nulle dans le cas d'impotence de ce muscle.

Les inflammations osseuses et articulaires se reconnaissent par la présence de points douloureux à la pression. Ces points douloureux seront surtout recherchés en avant des malléoles, au milieu de la plante du pied, en arrière du premier et du cinquième métatarsien. A une période avancée on constate parfois des craquements.

En examinant l'état général on notera fréquemment l'existence du rhumatisme.

Diagnostic différentiel. — Le diagnostic de tarsalgie des adolescents ne doit être accepté qu'après avoir recherché soigneusement et inutilement les moindres signes : empâtement, gonflement, qui pourraient faire craindre une ostéoarthrite tuberculeuse. — Le pied plat congénital, lié à une malformation de la plante du pied sans affaiblissement des muscles ni des ligaments, n'entraîne ni la douleur ni la déviation en valgus. Le pied plat peut être également déterminé par une contracture du jambier antérieur, mais on sentirait la saillie du tendon à son insertion sur le cinquième métatarsien.

Indications thérapeutiques. — Le repos, l'immobilisation dans un appareil plâtré, au besoin après redressement sous le chloroforme, les massages, de bonnes chaussures quand la marche est reprise, suffisent au début. L'électrisation du long péronier latéral serait indiquée dans les cas d'impotence de ce muscle. Une déviation extrême en valgus pourrait seule justifier une intervention sanglante. Les ostéotomies cunéiformes du bord interne du pied, les résections du scaphoïde, de la tete de l'astragale, l'enchevillement de l'articulation astragalo-scaphoïdienne après résection plus ou moins étendue de la tête de l'astragale ont été proposés et pratiqués. Ce sont de grosses opérations dont l'efficacité n'est pas absolument démontrée.

V. — Mal perforant. [1]

Résumé clinique. — On peut observer au pied des ulcérations très diverses, tuberculeuses, cancéreuses, syphilitiques. Plus que dans aucune autre région, les frottements, la malpropreté peuvent donner naissance à des plaies de cicatrisation difficile. Mais l'ulcération vraiment spéciale au pied et plus particulièrement à la région plantaire est une ulcération d'origine trophique causée ou entretenue par une névrite, et qui débutant par les parties superficielles pour gagner les parties profondes a reçu le nom de mal perforant. Le mal perforant dans son évolution clinique parcourt trois phases distinctes : les lésions sont constituées successivement par un durillon, puis par un véritable ulcère, enfin par une fistule aboutissant à des lésions d'ostéoarthrite.

1. MONOD, *Cliniques de Necker*, 1884, p. 22.

Bien que le mal perforant soit avant tout d'origine trophique, la malpropreté et surtout les pressions jouent le rôle de causes occasionnelles. Aussi siège-t-il surtout au niveau des points de pression du pied : talon, tête du premier et du cinquième métatarsien. Dans le cas de déviation du pied il occupe souvent les saillies anormales devenues à leur tour des points d'appui.

Des ulcérations analogues au mal perforant et dues également à la névrite peuvent se rencontrer aux mains, sur les moignons d'amputation. Mais elles sont beaucoup plus rares que les ulcérations de la plante du pied.

Examen du malade. — *Étude de l'ulcération.* — L'examen doit préciser avant tout la profondeur des lésions. L'exploration au stylet est souvent nécessaire pour déterminer l'existence ou l'absence d'ostéoarthrites. Le mal perforant est souvent aussi le point de départ de poussées inflammatoires de lymphangites, d'adénites, parfois même d'arthrites suppurées qu'il faut rechercher. La douleur provoquée par ces poussées fait un contraste frappant avec l'indolence ordinaire de la maladie.

Étude de la névrite. — La névrite cause du mal perforant se traduit par des troubles trophiques et sensitifs. Comme troubles trophiques on notera surtout l'exfoliation de l'épiderme, l'aspect cassant et même la chute des ongles, l'épaississement éléphantiasique du derme, l'aspect violacé et le refroidissement du membre. Les troubles sensitifs sont constitués d'ordinaire par une anesthésie plus ou moins étendue, pouvant porter isolément ou simultanément sur la sensibilité tactile, thermique, douloureuse. L'hyperesthésie est plus rare. On ne confondra pas l'hyperesthésie d'origine nerveuse avec l'hyperesthésie qui accompagne les poussées inflammatoires.

Étude de l'état général. — La névrite elle-même est toujours sous la dépendance d'une affection générale. Le diabète et l'ataxie sont les causes les plus communes. L'athérome, le mal de Bright, la syphilis, l'alcoolisme, le saturnisme doivent être également recherchés. On pourra bien entendu trouver associés ces divers facteurs ; l'ataxie est fréquemment accompagnée par la syphilis, l'athérome par l'alcoolisme, etc.

Diagnostic différentiel. — Une plaie malpropre et mal soignée, un hygroma enflammé, suppuré et resté fistuleux donnent des lésions locales assez analogues au mal perforant, mais l'absence des troubles de névrite, la guérison rapide et définitive par un bon pansement, empêchent la confusion.

Les lésions osseuses et articulaires du mal perforant se distingueront surtout par l'évolution des ostéo-arthrites tuberculeuses du métatarse et des phalanges. Dans le mal perforant, les lésions superficielles et les fistules ont précédé les lésions osseuses ; c'est l'inverse pour la tuberculose qui a débuté par un gonflement osseux.

Éléments du pronostic. — Le pronostic dépend de la profondeur des lésions locales, des accidents d'inflammation surajoutés à ces lésions, et avant tout de la cause générale du mal perforant.

Indications thérapeutiques. — Le traitement sera avant tout le traitement général de la cause. Localement le repos, la propreté suffiront au début. Dans l'application des pansements antiseptiques, on se défiera des antiseptiques trop irritants, la peau étant particulièrement susceptible en raison de la névrite. Les opérations ne doivent être que des opérations de nécessité (ablation d'un séquestre osseux, d'un orteil à moitié détruit et douloureux). A moins, fait très rare, que l'ablation ne puisse dépasser les limites de la névrite, la récidive sur le moignon serait à peu près fatale. Notons que l'anesthésie des parties est souvent assez grande pour dispenser de l'emploi du chloroforme dans les petites interventions. Notons d'autre part que la vulnérabilité des téguments rend toujours dangereuse l'anesthésie locale par congélation.

VI. — Exostose sous-unguéale.[1]

Résumé clinique. — L'exostose sous-unguéale développée presque toujours sous l'ongle du gros orteil est une maladie

1. Trélat, *Cliniques,* vol. II, p. 142.

de l'adolescence. Histologiquement l'affection mériterait plutôt le nom d'ecchondrose. Parfois l'exostose sous-unguéale coïncide avec d'autres exostoses ostéogéniques.

Examen du malade. — Le siège de la tumeur, sa consistance dure, éburnée, son adhérence à la phalange rendent le diagnostic extrèmement facile. Toutefois dans le cas d'une exostose survenue en dehors de l'âge habituel, mal limitée, ayant un accroissement rapide, on devrait discuter la nature sarcomateuse possible. La syphilis devrait être également recherchée.

Indications thérapeutiques. — L'ablation constitue le seul traitement de cette affection. Au point de vue du choix de l'opération, il est utile de bien préciser par le palper le mode d'implantation de l'exostose. Une exostose pédiculée ou à peine adhérente peut être à la rigueur enlevée par simple abrasion. L'exostose largement implantée et adhérente, beaucoup plus commune, exige pour que l'ablation soit complète un véritable évidement de la phalange. Les exostoses diffuses mal limitées à accroissement rapide dont on pourrait suspecter la nature sarcomateuse exigeraient la désarticulation.

VII. — Ongle incarné.

Cette affection très fréquente au côté externe du gros orteil, est d'un diagnostic évident. On recherchera le degré d'incarnation, l'état de la matrice unguéale (ulcérations, fongosités), les complications ganglionnaires.

Voir. — Musée St-Louis, Coll. Péan :
Fractures du fémur, vit. 145, pièce 452, 106, pièce 552, 146, pièce 440.
Fracture de la rotule, vit. 146, pièce 125.
Fracture de Dupuytren, vit. 145, pièce 491.
Luxation du genou, vit. 146, pièce 522, de l'astragale, id., pièce 489.
Kyste à grains riziformes du genou, vit. 105, pièce 334.

Arthropathie tabétique du pied, vit. 147, pièce 460.

Enchondrome du fémur, vit. 106, pièce 543.

Epithéliomas 1º du talon ; 2º du cou-de-pied, vit. 105, pièces 13, 516.

Ulcère de jambe, vit. 104, pièces 53, 436.

Mal perforant plantaire, vit. 103, pièces 100, 185, 193, 196, 304, etc.

Coll. générale. Pied-bot paralytique, vit. 97, pièce 1376.

Musée Dupuytren :

Fractures du fémur. Partie moyenne, pièces 111-133, tiers inférieur, pièces 134-150, tiers supérieur, pièces 151-200. Fractures de la rotule, pièces 201-209. Fractures de jambe, pièces 209-244.

Luxations de la hanche, pièces 739-758.

Pieds-bots, pièces 542-553.

Gangrène sèche du pied, pièces 369 a, b, c, d, e.

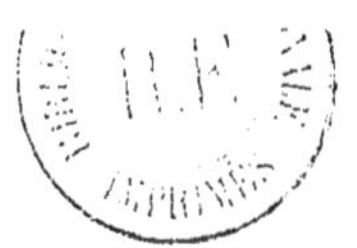

TABLE DES MATIÈRES

INTRODUCTION 1

PREMIÈRE PARTIE

LE DIAGNOSTIC CHIRURGICAL EN GÉNÉRAL

CHAPITRE PREMIER. — **Éléments principaux du diagnostic chirurgical.** 5

I. Interrogatoire du malade. 5
II. Examen direct. — Inspection. 8
III. Palpation. 10
IV. Percussion 14
V. Auscultation. 14
VI. Ponction exploratrice. 14
VII. Examen pendant l'anesthésie chloroformique. 15
VIII. Moyens de diagnostic exceptionnels. 15

IX. Études des troubles fonctionnels. 15
X. Examen de l'état général. 15

CHAPITRE II. — **Objectifs principaux du diagnostic chirurgical** 16

I. 16
II. Règles générales du diagnostic 19
III. Règles générales du pronostic 22
IV. Règles générales du traitement 24

DEUXIÈME PARTIE

DES AFFECTIONS CHIRURGICALES GÉNÉRALES

CHAPITRE PREMIER. — **Importance de l'état général en chirurgie.** 27

Caractères généraux de quelques diathèses. . . . 31

CHAPITRE II. — **La scrofule et la tuberculose.** 33

CHAPITRE III. — **La syphilis.** 40

CHAPITRE IV. — **Les tumeurs bénignes et malignes.** 47

I. Étude générale. 47
II. Variétés principales . . 52

Lipomes 52
Enchondromes 54
Sarcomes. 55
Mélanomes 57

CHAPITRE V. — **Septicémies** 59

I. Septicémies aiguës . . . 59

Suppuration 59
Érysipèle. 63
Infection purulente 65

II. Septicémies chroniques. 67

CHAPITRE VI. — **Tétanos** 71

CHAPITRE VII. — **Gangrènes** 74

I. Gangrènes infectieuses. 74
Charbon 78

II. Gangrènes aseptiques. 80

Gangrène par un appareil trop serré. 81
Gangrène sénile 82
Gangrène par embolie. . . 83
Gangrène symétrique des extrémités 84

CHAPITRE VIII. — **Plaies, contusions, brûlures** 86

I. Plaies en général. . . . 86
II. Contusions 91
III. Brûlures. 94

TROISIÈME PARTIE

MALADIES DES TISSUS

LIVRE PREMIER

MALADIES DES OS

CHAPITRE PREMIER. — **Règles générales pour l'examen dans une affection osseuse** 99

CHAPITRE II. — **Affections traumatiques des os.** 104

I. Fractures en général. . 104
II. Maladies du cal. . . . 107

III. Fractures épiphysaires. 110
IV. Fractures spontanées. . 112

CHAPITRE III. — **Affections organiques des os** 115

I. Ostéomyélites aiguës . . 115
II. Ostéites chroniques. . . 118
III. Ostéites syphilitiques. . 124

Syphilis héréditaire. . . . 124
Syphilis acquise. 126

IV. Incurvations rachitiques des os 127
V. Exostoses ostéogéniques. 128
VI. Tumeurs des os. . . . 130

LIVRE DEUXIÈME

MALADIES DES ARTICULATIONS

CHAPITRE PREMIER. — Règles générales pour l'examen d'une affection articulaire. 135

CHAPITRE II. — Affections traumatiques des articulations . . 138

I. Entorse. 138
II. Luxations. 139
III. Plaies articulaires. . . 140

CHAPITRE III. — Arthrites infectieuses. . . 143

I. Arthrite suppurée. . . . 143
II. Arthrites blennorrhagiques 144
III. Arthrites syphilitiques. 145
IV. Arthrites tuberculeuses. 146

CHAPITRE IV. — Arthrites diverses. Arthropathies. Ankyloses. 149

I. Hydarthrose 149
II. Arthrite sèche. 151
III. Corps étrangers articulaires. 152
IV. Arthropathies nerveuses. 154
V. Ankyloses. 155

LIVRE TROISIÈME

CHAPITRE PREMIER. — Affections chirurgicales de la peau. . . 158

A. Règles générales pour l'examen. . . . 158

B. Affections de la peau 158

I. Furoncle. — Anthrax. . 158
II. Hydrosadénite 161
III. Tuberculose de la peau. 161
a) *Tuberculose vraie de la peau . . . .* 161
b) *Lupus tuberculeux. . .* 162
c) *Gommes scrofulo-tuberculeuses . . . .* 164
IV. Tumeurs bénignes de la peau 165
V. Chéloïdes 166
VI. Sarcomes de la peau. . 168
1. Tumeurs malignes de la peau 168
a) *Sarcomes non mélaniques . . . .* 168
b) *Sarcomes mélaniques. .* 169
2. Mycosis fongoïde. . . . 170
3. Epithéliomas de la peau. 171
VII. Affections des ongles. 172

CHAPITRE II. — Affections du tissu cellulaire sous-cutané . . 174

I. Phlegmon circonscrit. . 174
II. Phlegmon diffus. . . . 175
III. Emphysème sous-cutané 178
IV. Tubercules sous-cutanés douloureux 178

LIVRE QUATRIÈME

AFFECTIONS DES BOURSES SÉREUSES ET DES GAINES SYNOVIALES.

CHAPITRE PREMIER. — Affections des bourses séreuses. 179

I. **Examen général des affections des bourses séreu-
ses.** 179
II. **Hygromas aigus superficiels.** 180
III. **Hygromas chroniques
superficiels.** 182
IV. **Hygromas profonds.** . 183

CHAPITRE II. — **Affec-
tions des gaînes sy-
noviales.** 185

I. Examen général dans les
affections des gaînes synoviales. 185
II. Synovites aiguës. . . . 186
III. Synovites syphilitiques. 190
IV. Tuberculose des gaînes
synoviales. 190
V. Kystes des gaînes synoviales. 193
VI. Tumeurs des gaînes synoviales. 194

LIVRE CINQUIÈME

AFFECTIONS DES TENDONS, DES
MUSCLES ET DES NERFS

CHAPITRE PREMIER. —
**Affections des mus-
cles.** 196

I. Règles générales pour
l'examen d'une affection
musculaire. 196
II. Ruptures et hernies musculaires. 199
III. Myosites. 202
IV. Tumeurs des muscles. 205

CHAPITRE II. — **Mala-
dies des tendons.** . . 206

I. Plaies des tendons. . . 206

II. Ruptures des tendons. . 207
III. Luxations des tendons. 207
IV. Inflammation des ten-
dons. 207
V. Tumeurs des tendons. . 208

CHAPITRE III. — **Affec-
tions des nerfs.** . . . 209

I. Plaies des nerfs. 209
II. Névrites. 210
III. Névromes. 212
IV. Tumeurs malignes des
nerfs. 214

LIVRE SIXIÈME

AFFECTIONS DU SYSTÈME
LYMPHATIQUE

CHAPITRE PREMIER. —
**Affections des vais-
seaux lymphatiques.** 215

I. Règles générales pour
l'examen d'une affection
des vaisseaux lymphati-
ques. 215
II. Lymphangites aiguës. . 216
III. Lymphangites chroni-
ques. 218

CHAPITRE II. — **Affec-
tions des ganglions
lymphatiques.** . . . 221

I. Règles générales pour
l'examen d'une affection
ganglionnaire. 221
II. Phlegmons et abcès ganglionnaires. 225
III. Adénites vénériennes. 227
IV. Tuberculose des gan-
glions. 229
V. Cancer des ganglions. . 231

LIVRE SEPTIÈME

AFFECTIONS DES VAISSEAUX SANGUINS

I. Règle générale pour l'examen d'une affection vasculaire. 234
II. Lésions traumatiques des vaisseaux. 236

A. *Hémorrhagies*. 236

B. *Hémorrhagies dans l'hémophilie*. 237
C. *Anévrysme diffus primitif*. 238
D. *Anévrysmes artério-veineux primitifs*. . . . 239

III. Anévrysmes circonscrits. 240
IV. Anévrysmes cirsoïdes. 245
V. Angiomes. 246
VI. Varices et phlébite. . . 249

QUATRIÈME PARTIE

MALADIES DES RÉGIONS

LIVRE PREMIER

AFFECTIONS CHIRURGICALES DE LA TÊTE

I. — **Affections du crâne**. 251

1. Règles générales pour l'examen dans une affection du crâne. 251
II. Affections traumatiques du crâne 254
III. Inflammations du crâne. 259
IV. Tumeurs du crâne. . . 261

II. — **Maladies de l'oreille** 269

I. Carie du rocher 270
II. Inflammations de l'apophyse mastoïde 272
III. Maladies du pavillon de l'oreille et du conduit auditif externe. 274

III. — **Affections de l'œil et de l'orbite**. . 276

I. Règles générales pour l'examen d'une affection de l'œil et de l'orbite . . 276
II. Affections usuelles de l'œil 280
III. Affections de l'orbite. 287

IV. — **Affections des fosses nasales**. . . . 293

I. Règles générales pour l'examen d'une affection des fosses nasales 293
II. Principales affections des fosses nasales 294

V. — **Affections des sinus de la face** 302

A. *Affections du sinus frontal*. 302
B. *Affections du sinus maxillaire* 304

VI. — **Affections des maxillaires**. 308

I. Règles générales pour l'examen 308

II. Fractures du maxillaire supérieur. 309
III. Fractures du maxillaire inférieur 309
IV. Luxations du maxillaire inférieur 310
V. Arthrites temporo-maxillaires. 311
VI. Constriction des mâchoires. 311
VII. Inflammations péri-maxillaires. 313
VIII. Tumeurs du maxillaire supérieur. 319
IX. Tumeurs du maxillaire inférieur 325

VII. — **Maladies de la bouche** 327

I. Règles générales pour l'examen 327
II. Affections des lèvres . . 328

A. *Cancroïde des lèvres et tumeur des lèvres*. . . . 328
B. *Bec-de-lièvre* 331
C. *Affections diverses des lèvres* 332

III. Affections de la langue. 332

A. *Cancer de la langue* . . 332
B. *Tuberculose linguale*. . 337
C. *Syphilis de la langue*. . 338

IV. Affections du palais . . 342

• *Divisions congénitales du palais et du voile du palais*. 346

V. Affections du plancher de la bouche. 347

A. *Phlegmons du plancher de la bouche* 347
B. *Grenouillette.* 347
C. *Tumeurs malignes du plancher de la bouche*. . 349

D. *Calculs salivaires* . . . 349
E. *Tumeurs de la glande sous-maxillaire*. 349

LIVRE DEUXIÈME

AFFECTIONS DE LA COLONNE VERTÉBRALE

I. Règles générales pour l'examen 350
II. Lésions traumatiques du rachis et de la moelle . . 353
III. Mal de Pott 357
IV. Tumeurs du rachis et de la moelle 364
V. Scoliose 365
VI. Spina bifida. 367

LIVRE TROISIÈME

AFFECTIONS DU COU

CHAPITRE PREMIER. — I. **Règles générales pour l'examen.** . . . 370

II. Affections traumatiques du cou 371
III. Phlegmons du cou . . 376
IV. Adénopathies du cou . 379
V. Anévrysmes du cou. . . 382
VI. Affections du sterno-mastoïdien 384

A. *Torticolis* 384
B. *Hématomes et tumeurs du sterno-mastoïdien* . . 386

VII. Kystes du cou 387

CHAPITRE II. — **Maladies du pharynx et de l'œsophage** 391

I. Règles pour l'examen général. 391

II. Amygdalites. 392
III. Hypertrophie et tumeurs
des amygdales. 394
IV. Phlegmons et abcès ré-
tro-pharyngiens. 397
V. Fibromes naso-pharyn-
giens. 399
VI. Affections de l'œsophage 402

CHAPITRE III. — Affec-
tions de la parotide. 405

I. Règles pour l'examen gé-
néral. 405
II. Parotidites. 406
III. Tumeurs de la parotide. 407
IV. Affections du canal de
Stenon 412

CHAPITRE IV. — Affec-
tions du corps thy-
roïde 414

I. Règles pour l'examen gé-
néral. 414
II. Thyroïdites 416
III. Tumeurs du corps thy-
roïde. 417
I. Goîtres. 417
II. Cancer du corps thyroïde. 422

CHAPITRE V. — Affec-
tions du larynx . . . 425

LIVRE QUATRIÈME

AFFECTIONS CHIRURGICALES
DE LA POITRINE

CHAPITRE PREMIER. —
Affections du thorax. 428

I. Affections traumatiques. 428
II. Phlegmons et abcès du
thorax 431

CHAPITRE II. — Affec-
tions du sein. 435

I. Règles générales pour
l'examen d'une affection
du sein. 435
II. Abcès du sein 436
III. Tumeurs du sein . . . 438

CHAPITRE III. — Affec-
tions de l'omoplate et
de la clavicule. . . . 445

I. Affections de l'omoplate. 445
II. Fractures de la clavicule. 446
III. Luxations de la clavicule. 448
IV. Affections organiques de
la clavicule 449

LIVRE CINQUIÈME

AFFECTIONS CHIRURGICALES
DU MEMBRE INFÉRIEUR

CHAPITRE PREMIER. —
Affections de l'ais-
selle. 451

I. Règles générales pour
l'exploration de l'aisselle. 451
II. Phlegmons et abcès de
l'aisselle 452
III. Tumeurs de l'aisselle. 454

CHAPITRE II. — Affec-
tions de l'épaule. . . 456

I. Examen général de l'arti-
culation de l'épaule. . . 456
II. Luxations de l'épaule. . 458
III. Fractures de l'épaule. 461
IV. Tuberculose de l'épaule. 463
V. Périarthrites de l'épaule. 465

CHAPITRE III. — Mala-
dies du bras. 467

I. Fractures de l'humérus. 467

CHAPITRE IV. — **Maladies du coude.** . . . 469

I. Règles générales pour l'examen de l'articulation du coude. 469
II. Affections traumatiques du coude. 471
III. Tuberculose du coude. 478
IV. Ankyloses du coude. . 480

CHAPITRE V. — **Maladies de l'avant-bras et du poignet.** 481

I. Fractures de l'avant-bras. 481
II. Lésions traumatiques du poignet. 482
III. Arthrites du poignet. . 485
IV. Synovites du poignet. . 488

CHAPITRE VI. — **Affections de la main.** . . 491

I. Affections traumatiques. 491
II. Doigt à ressort. 492
III. Rétraction de l'aponévrose palmaire. 493
IV. Phlegmons de la main. 493
V. Panaris. 496
VI. Spina ventosa. 497

LIVRE SIXIÈME

AFFECTIONS DE L'ABDOMEN

I. Lésions traumatiques. . 500
II. Affections inflammatoires. 501

Inflammations de la paroi. 501
Abcès périnéphrétiques . . 502
Phlegmons et abcès de la fosse iliaque 503

III. Hernies et leurs complications. 506

Règles générales pour l'examen 506
Hernies ombilicales. . . . 507
Hernies épigastriques. . . 509
Hernies inguinales 509
Hernies crurales 512
Hernies rares. 513
Hernies irréductibles . . . 514
Etranglement herniaire. . 514
Occlusions intestinales. . . 515

IV. Tumeurs de l'abdomen. 520

Règles générales pour l'examen 520
Principales tumeurs de l'abdomen 531

LIVRE SEPTIÈME

MALADIES DE L'ANUS ET
DU RECTUM

Règles générales pour l'examen 539
Abcès de la marge de l'anus. 541
Fistules anales 543
Fissure à l'anus. 544
Hémorrhoïdes. 545
Chute du rectum 546
Rétrécissements du rectum. 548
Polypes du rectum 550

LIVRE HUITIÈME

AFFECTIONS DES ORGANES
GÉNITO-URINAIRES DE L'HOMME

I. Règles générales pour l'examen 551
II. Affections de l'urèthre . 555

Blennorrhagie 555
Rétrécissements de l'urèthre 556
Affections diverses de l'urèthre 557

III. Affections de la vessie . 559
IV. Affections de la prostate 563
Prostatites aiguës. 563
Prostatiques chroniques. . 563
Hypertrophie de la prostate 564
Tuberculose de la prostate. 564
Cancer de la prostate . . . 564

V. Complications des affec-
tions urinaires. 565
Rétention d'urine 565
Incontinence d'urine. . . . 566
Intoxication urineuse . . . 566
VI. Affections de la verge . . 567
Ulcérations de la verge. . . 568

VII. Affections du scrotum. 569
VIII. Affections de la vagi-
nale 569
Hydrocèle et ses variétés. . 569
Hématocèle. 572

IX. Affections de l'épididyme
et du testicule. 573
Orchites et épididymites. . 573
Ectopie testiculaire. . . . 574
Tuberculose du testicule. . 575
Syphilis du testicule. . . . 577
Cancer du testicule 578

X. Affections du cordon sper-
matique. 580
Varicocèle. 580
Kystes du cordon 581

LIVRE NEUVIÈME

AFFECTIONS DES ORGANES GÉ-
NITO - URINAIRES CHEZ LA
FEMME.

I. Règles générales
pour l'examen. . . . 583

II. Affections des par-
ties génitales exter-
nes 586
Vulvites. 586

Tumeurs de la vulve. . . . 587
Affections de l'urèthre. . . 588
Prurit vulvaire 589
Vaginisme. 589
Coccygodynie. 589
Déchirures du périnée. . . 589
Syphilis et chancre mou. . 590

III. Affections du va-
gin 591
Vaginites non blennorrha-
giques 591
Blennorrhagie chez la fem-
me. 591
Atrésie du vagin. 592
Prolapsus du vagin. — Her-
nies du vagin 593
Tumeurs du vagin. 594

IV. Affections de l'u-
térus 594
Déplacement de l'utérus. . 594
Métrites. 597
Tumeurs de l'utérus. . . . 601

V. Affections des an-
nexes de l'utérus . . 605
Salpingites et ovarites. . . 605
Hématocèle péri-utérine. . 607

VI. Affections des
voies urinaires . . . 608
Cystites. 608
Fistules urinaires 609
Fistules fécales. 610

LIVRE DIXIÈME

AFFECTIONS CHIRURGICALES
DU MEMBRE INFÉRIEUR

CHAPITRE PREMIER. —
Affections de la han-
che 611
I. Règles générales pour
l'examen 611

II. Fractures du col du fé-
mur 613
III. Luxations de la hanche. 615
IV. Luxation congénitale de
la hanche. 618
V. Coxotuberculose 620
VI. Coxalgie hystérique . . 625
VII. Sacro-coxalgie 626
VIII. Ankyloses de la han-
che. 628

CHAPITRE II. — **Affec-
tions de la cuisse** . . 631

I. Tumeurs de l'aine. . . . 631
II. Fractures de la partie
moyenne de la cuisse . . 633

CHAPITRE III. — **Affec-
tions du genou** . . . 635

I. Règles générales pour
l'examen 635
II. Affections traumatiques
du genou 638
*Lésions de l'appareil rotu-
lien* 638
*Fractures de l'extrémité
inférieure du fémur*. . . 640
*Fractures de l'extrémité su-
périeure du tibia* 641
Luxations du genou. . . . 641
Entorse du genou. 641
*Luxation des cartilages se-
mi-lunaires*. 642
Arthrites traumatiques . . 642

III. Hydarthrose du genou.
Arthrites du genou. . . . 643
IV. Arthrites non-tubercu-
leuses du genou. 645
V. Tuberculose du genou . 646
VI. Genu valgum 648
VII. Ankyloses du genou. . 649
VIII. Ostéomyélite de l'ex-
trémité inférieure du fé-
mur 650

IX. Ostéosarcome de l'extrémité inférieure du fémur. 651

CHAPITRE IV. — **Affec-
tions du creux popli-
té**. 652

I. Règles générales pour
l'examen 653
II. Anévrysme poplité. . . 653
III. Kystes du creux poplité. 654
IV. Affections du creux po-
plité 655

CHAPITRE V. — **Affec-
tions de la jambe**. . 656

I. Fractures de la partie
moyenne de la jambe . . 656
II. Ulcères de jambe . . . 657
III. Varices. 660
IV. Phlébites. 661

CHAPITRE VI. — **Affec-
tions de la région ti-
bio-tarsienne**. 663

I. Règles générales pour
l'examen 663
II. Entorses du pied. . . . 664
III. Fractures du cou-de-
pied 665
IV. Synovites et arthrites . 666
V. Rupture du tendon d'A-
chille. 668

CHAPITRE VII. — **Affec-
tions du pied** 669

I. Traumatismes du pied . 669
II. Tumeurs et ulcérations
du pied. 669
III. Pied-bot. 669
IV. Tarsalgie des adoles-
cents 673
V. Mal perforant 674
VI. Exostose sous-unguéale. 676
VII. Ongle incarné 677

TABLE ALPHABÉTIQUE

A

Abcès rétro-pharyngiens, 397 ; périné-
phrétiques, 502 ; urineux, 558.
Abdomen, traumatismes, 500 ; inflamma-
tion de la paroi, 501 ; tumeurs, 520,
diagnostic différentiel, 522.
Actinomycose de la face, 317.
Adénites, 225 ; vénériennes, 227.
Adénomes sudoripares, 165.
Aine, tumeurs, 631.
Aisselle, affections, 451 ; phlegmons et
abcès, 452 ; tumeurs, 454.
Amygdales, hypertrophie et tumeurs,
394.
Amygdalites, 392.
Anesthésie chloroformique, 15.
Anévrysmes, diffus primitif, 238 ; artério-
veineux primitif, 230 ; circonscrits,
240 ; cirsoïdes, 245 ; poplité, 653.
Angiomes cutanés, 247 ; sous-cutanés,
247.
Annexes de l'utérus, maladies, 605.
Anthrax, 158.
Anus, maladies, 539 ; abcès de la marge,
541 ; fistules, 543 ; fissures, 544 ; hé-
morrhoïdes, 545.
Aponévrose palmaire, rétraction, 493.
Apophyse mastoide, inflammations, 272.
Arthrites infectieuses, 143 ; blennorrhagique, 144 ; syphilitique, 143 ; suppurées,
145 ; tuberculeuse, 146 ; diverses, 149 ;
sèche, 151 ; temporo-maxillaires, 311.
Arthropathies, 149 ; nerveuses, 154.
Articulations, maladies, 135 ; traumatismes, 138 ; plaies, 140 ; inflammations,
143 ; ankyloses, 155 ; corps étrangers,
152.

Ascite, 536.
Auscultation, 14.
Avant-bras, fractures, 481.

B

Bec-de-lièvre, 331.
Blennorrhagie chez l'homme, 555 ; chez
la femme, 591.
Blépharite, 281.
Bouche, maladies, 327.
Bourses séreuses, maladies, 179.
Bras, maladies, 467.
Brulures, 94.

C

Cal, maladies, 107 ; difforme, 107 ; dou-
loureux, 108.
Calculs salivaires, 349.
Canal de Stenon, affections, 412.
Céphalématome, 266.
Chalazion, 282.
Charbon, 78.
Chéloïde, 166.
Clavicule, fractures, 446 ; luxations,
448.
Coccygodynie, 589.
Col utérin, allongement hypertrophique,
598 ; déchirures, rétrécissements, dégé-
nérescence kystique, 599.
Col du fémur, fractures, 613.
Colonne vertébrale, affections, 350 ;
lésions traumatiques, 353.
Conduit auditif externe, 275 ; corps étran-
gers, 276.
Condylomes, 165.
Conjonctivites, 282.

CONTUSIONS, 91.

CORDON SPERMATIQUE, *maladies*, 580 ; kystes, 581.

CORPS THYROIDE, affections, 414; inflammations, 416 ; tumeurs, 417 ; cancer, 423.

CORS, 165.

COU, affections, 370 ; traumatismes, 371 ; brûlures, 373 ; plaies, 374 ; corps étrangers, 375 ; phlegmons, 376 ; adénopathies, 379 ; anévrysmes, 382 ; kystes, 387.

COU-DE-PIED, fractures, 665.

COUDE, maladies, 469 ; traumatismes, 471 ; luxations, 471 ; fractures, 475 ; tuberculose, 478 ; ankylose, 480.

COXALGIE hystérique, 624.

COXO-TUBERCULOSE, 620.

CRANE, affections, 251 ; *examen*, 251 ; traumatismes, 254 ; complications cérébrales, 256 ; *inflammations*, 259 ; tumeurs, 261 ; parties molles, tumeurs acquises, 262 ; tumeurs congénitales, 265 ; natiforme, 44.

CREUX POPLITÉ, affections, 652 ; kystes, 654.

CUISSE, affections, 631 ; fractures, 633.

CYSTITES, *chez l'homme*, 559 ; *chez la* femme, 608.

D

DACRIOCYSTITE, 280.

DENTS d'Hutchinson, 44.

DIAGNOSTIC CHIRURGICAL, objectif, 16 ; règles générales 19.

DIATHÈSES, 31.

DOIGT à ressort, 492.

DURILLONS, 165.

E

ECTOPIE testiculaire, 575.

ELÉPHANTIASIS, 219.

ENCÉPHALOCÈLE, 267.

ENCHONDROMES, 54.

EMPHYSÈME sous-cutané, 178.

ENTORSE, 138.

EPISCLÉRITE, 283.

EPAULE, affections, 456 ; luxations, 458 ; fractures, 461 ; tuberculose, 463 ; périarthrites, 465.

EPITHÉLIOMA de la peau, 171.

ERYSIPÈLE, 63.

ESTOMAC, *tumeurs*, 534.

ETAT GÉNÉRAL, importance, 27.

ETRANGLEMENT herniaire, 514.

EXAMEN direct, 8.

EXOSTOSE ostéogénique, 128 ; sous-unguéale, 676.

F

FÉMUR, ostéomyélite, 650.

FIBROME molluscum, 166 ; naso-pharyngien, 399.

FISSURE à *l'anus*, 544.

FISTULES anales, 543 ; fécales, 610 ; osseuses, *exploration*, 101 ; *salivaires*, 413 ; urinaires chez la femme, 609.

FOIE, tumeurs, 533.

FOSSE iliaque, phlegmons et abcès, 503.

FOSSES NASALES, affections, 293 ; examen, 293 ; syphilis, 296 ; tuberculose, 297 ; tumeurs malignes, 298 ; hématomes de *la cloison, 300 ; corps étrangers*, 301.

FRACTURES en général, 104 ; épiphysaires, 110 ; spontanées, 112.

FURONCLE, 158.

G

GAINES SYNOVIALES, maladies, 185; kystes, 193 ; tumeurs, 194.

GANGLIONS LYMPHATIQUES, maladies, 221; phlegmons et abcès, 225 ; tuberculose, 229 ; cancer, 231.

GANGRÈNES infectieuses, 74 ; aseptiques, 80 ; par appareil trop serré, 81 ; sénile, 82 ; par embolie, 83 ; symétrique des extrémités, 84.

GENOU, affections, 635 ; luxations, 641 ; entorse, 641 ; arthrites, 643 ; tuberculose, 646 ; ankylose, 649.

GENU VALGUM, 648.

GLANDE SOUS-MAXILLAIRE, tumeurs, 349.

GLAUCOME, 286.

GOITRE, 417.

GOMMES scrofulo-tuberculeuses, 164.

GRENOUILLETTE, 347.

H

HANCHE, affections, 611 ; luxations, 615 ; luxation congénitale, 618 ; ankylose, 628.

HÉMATOCÈLE, 572 ; périutérine, 607.
HÉMOPHILIE, 237.
HÉMORRHAGIES, traumatiques, 236 ; dans l'hémophilie, 237.
HÉMORRHOIDES, 545.
HERNIES, 506 ; ombilicales, 507 ; épigastriques ; 509 ; inguinales, 509 ; crurales, 512 ; rares, 513 ; irréductibles, 514 ; étranglées, 514 ; musculaires, 201.
HUMÉRUS, fractures, 467.
HYDARTHROSE, 149 ; du genou, 643.
HYDROCÈLE, 569.
HYDRONÉPHROSE, 535.
HYDROSADÉNITE, 161.
HYGROMAS aigus superficiels, 180 ; chroniques superficiels, 182 ; profonds, 183 ; pré-rotulien, 638.

I

INCONTINENCE d'urine, 566.
INFECTION purulente, 65.
INFILTRATION d'urine, 558.
INFLAMMATIONS péri-maxillaires, 313.
INSPECTION, 9.
INTERROGATOIRE, 5.
INTESTIN, tumeurs, 534.
INTOXICATION urineuse, 566.
INVERSION utérine, 597.

J

JAMBE, affections, 656 ; ulcères, 657 ; fractures, 656 ; varices, 660 ; phlébites, 661.

K

KÉRATITES, 284 ; interstitielles, 43.
KYSTES SÉBACÉS, 165 ; des parties molles du crâne, 262.

L

LANGUE, affections, 332 ; cancer, 332 ; papillome, 333 ; abcès, 334 ; tuberculose, 337 ; syphilis, 338.
LARYNX, affections, 425.
LEUCOPLASIE, 334.
LÈVRES, affections, 328 ; cancroïde, 328 ; tumeurs, 329 ; inflammations, 332.
LIPOME, 52.
LUPUS tuberculeux, 162.

LUXATIONS en général, 139.
LYMPHANGITES aiguës, 216 ; chroniques, 218.

M

MAIN, traumatismes, 491 ; fractures des os, 491 ; phlegmons, 493.
MAL PERFORANT, 674.
MAL DE POTT, 357.
MASTOIDITE, 271, 272.
MAXILLAIRES, affections, 308 ; fractures, 309 ; luxations, 310 ; constriction, 311; nécrose, 316 ; tumeurs, 319.
MÉLANOMES, 57.
MEMBRE INFÉRIEUR, affections, 611.
MEMBRE SUPÉRIEUR, affections, 451.
MÉNINGOCÈLE, 267.
MÉSENTÈRE, tumeurs, 534.
MÉTRITES, 597.
MOELLE, traumatismes, 357 ; tumeurs, 364.
MUSCLES, maladies, 196; inflammations, 202 ; tumeurs, 205.
MYCOSIS FONGOIDE, 170.
MYOSITES aiguës, 202 ; chroniques, 204.

N

NERFS, maladies, plaies, 209 ; inflammations, 210 ; tumeurs, 212.
NÉVRITES aiguës, 211 ; chroniques, 211.
NÉVROMES, 212.

O

OCCLUSION intestinale, 515.
ŒIL, affections, 276 ; exploration, 276 ; cancer, 285.
ŒSOPHAGE, affections, 402.
ŒSOPHAGISME, 402.
OLÉCRANE, fractures, 276.
OMBILIC, tumeurs, 532.
OMOPLATE, affections, 445 ; fractures, 446.
ONGLES, maladies, 172 ; hypertrophie, 172; incarné, 677.
ONYXIS, 173.
OPHTHALMIE sympathique, 286.
ORBITE, maladies, 287 ; ostéo-périostite, 287 ; phlegmon, 289 ; tumeurs, 289.
ORCHITE, 573.
OREILLE, maladies, 269.
ORGANES GÉNITAUX de la femme, tumeurs, 535.

ORGANES GÉNITO-URINAIRES de l'homme, maladies, 551 ; de la femme, 583.
ORGEOLET, 281.
Os, maladies, 99 ; règles générales pour l'examen, 99 ; affections organiques, 115 ; incurvation rachitique, 127 ; tumeurs, 130.
OS DU CRANE, tumeurs acquises, 263.
OSTÉOMYÉLITES aiguës, 115 ; chroniques, 118 ; syphilitiques, 124.
OTITES aiguës, 275.
OVAIRES, kystes, 535.
OVARITES, 605.
OZÈNE, 295.

P

PALAIS, affections, 342 ; divisions congénitales, 346.
PALPATION, 10.
PANARIS, 496.
PANOPHTHALMIE, 286.
PAROI ABDOMINALE, tumeurs, 531.
PAROTIDE, affections, 405 ; inflammations, 406 ; tumeurs, 407.
PAVILLON de l'oreille, maladies, 274.
PEAU, affections chirurgicales, 158 ; tuberculose vraie, 161 ; tumeurs bénignes, 165 ; tumeurs malignes, 168.
PERCUSSION, 14.
PÉRINÉE, déchirures chez la femme, 589.
PHARYNX, maladies, 391 ; inflammations, 392.
PHLÉBITE, 240.
PHLEGMATIA ALBA DOLENS, 661.
PHLEGMON circonscrit, 174 ; diffus, 175 ; ganglionnaire, 225.
PIED, entorse, 664 ; affections, 669.
PIED-BOT, 669.
PLAIES en général, 86 ; examen, 86 ; par armes à feu, examen, 89.
PLANCHER DE LA BOUCHE, phlegmons, 347 ; tumeurs, 349.
POIGNET, traumatismes, 482 ; entorse, 484 ; luxations, 485 ; arthrites, 485 ; synovites, 488.
POLYPES MUQUEUX des fosses nasales, 294.
PONCTION exploratrice, 14.
POUCE, luxation, 491.
PROLAPSUS utérin, 596.
PRONOSTIC, règles générales, 22.
PROSTATE, affections, 563 ; hypertrophie, 564 ; tuberculose, 564.

PRURIT vulvaire, 589.
PSEUDARTHROSE, 109.
PSEUDO-TUMEURS de l'abdomen, 521.
PUSTULE maligne, 79.

R

RACHITISME, 127.
RACHIS, entorse, 353 ; fractures, 355 ; tumeurs, 364.
RADIUS, luxations, 474 ; fractures, 482.
RAILLWAY SPINE, 354.
RATE, tumeurs, 534.
RECTUM, maladies, 539 ; chute, 546 ; rétrécissements, 548 ; polypes, 550.
RÉGIONS, maladies, 251.
RÉGION TIBIO-TARSIENNE, affections, 663 ; synovites et arthrites, 666.
REIN, tumeurs, 534 ; flottant, 535.
RÉTENTION d'urine, 565.
RHINITE, 301.
ROCHER (carie du), 270.
ROTULE, lésions, 638 ; luxations, 639 ; fractures, 639.
RUPTURES musculaires, 199.

S

SALPINGITES, 605.
SACRO-COXALGIE, 626.
SARCOMES, 55 ; non mélaniques de la peau, 168 ; mélaniques, 169.
SCROFULE, 33.
SCOLIOSE, 905.
SCROTUM, affections, 569.
SEIN, affections, 435 ; abcès, 436 ; tumeurs, 438.
SEPTICÉMIES, aiguës, 59 ; chroniques, 67.
SINUS FRONTAL, affections, 302.
SINUS MAXILLAIRE, affections, 304 ; abcès, 304 ; fistules, 306 ; kystes muqueux, 306 ; tumeurs, 307.
SPINA BIFIDA, 367.
SPINA VENTOSA, 497.
STERNO-MASTOIDIEN, affections, 384 ; hématomes et tumeurs, 386.
SUPPURATION, 59.
SYNOVITES aiguës, 186 ; inflammatoires, 187 ; suppurées, 188 ; syphilitiques, 190 ; tuberculeuses, 190 ; à grains riziformes, 191 ; fongueuses, 191.
SYPHILIS, 40.
SYSTÈME LYMPHATIQUE, maladies, 215.

T

TARSALGIE des adolescents, 673.

TENDONS, maladies, plaies, 206 ; ruptures, 207 ; luxations, 207 ; inflammation, 207 ; tumeurs, 208.

TENDON D'ACHILLE, rupture, 668.

TESTICULE, maladies, 573 ; ectopie, 574 ; tuberculose, 575 ; syphilis, 577 ; cancer, 578.

TÉTANOS, 71.

THORAX, traumatismes, 428 ; phlegmons et abcès, 431.

TISSUS, maladies, 99.

TISSU CELLULAIRE SOUS-CUTANÉ, 174.

TORTICOLIS, 384.

TOUCHER, 14.

TRAITEMENT, règles générales.

TRAUMATISMES, 90.

TUBERCULES SOUS-CUTANÉS douloureux, 178.

TUBERCULOSE, 33.

TUMEURS, étude générale, 47 ; variétés, 52.

U

URÈTHRE, affections, 555 ; blennorrhagie, 555 ; rétrécissements, 556 ; abcès urineux, 558.

URÈTHRE DE LA FEMME, maladies, 588.

UTÉRUS, affections, 594 ; déplacements, 594 ; inflammations, 597 ; tumeurs, 601 ; fibrome, 538.

V

VAGIN, maladies, 591 ; atrésie, 592 ; prolapsus, hernies, 593 ; tumeurs, 594.

VAGINISME, 589.

VAISSEAUX SANGUINS, maladies, 234 ; règles de l'examen, 234 ; traumatismes, 236.

VAISSEAUX LYMPHATIQUES, maladies, 215.

VARICES, 249, 660 ; lymphatiques, 219.

VARICOCÈLE, 580.

VERGE, affections, 567 ; ulcérations, 568.

VERTÈBRES, luxations, 356.

VESSIE, affections, 559.

VULVE, maladies, 586 ; tumeurs, 587 ; syphilis, 590.

Imp. G. Saint-Aubin et Thevenot, Saint-Dizier (Hte-Marne), 30, passage Verdeau, Paris.

A LA MÊME LIBRAIRIE

GUIRAUD, ancien interne des hôpitaux. — **Manuel d'hygiène à l'usage des étudiants et des médecins**, 1 vol. in-16 double écu de 580 pages, avec 42 figures. Prix. . . . 6 fr.

HOFMEIER, professeur à l'Université de Wurzbourg. — **Manuel de gynécologie opératoire**. Traduit par le Dⁿ LAUWERS, avec figures. Prix. . . . . 10 fr.

ISRAEL, privat docent à l'Université de Berlin. — **Traité pratique d'histologie pathologique**. Traduit par le Dⁿ CRITZMAN, interne des hôpitaux, annoté et augmenté d'un atlas de sept planches en couleur, par le Dⁿ MAURICE LETULLE, professeur agrégé à la Faculté, médecin des hôpitaux, 135 figures dans le texte. Prix. . . . . 14 fr.

LUTAUD. — **Manuel de médecine légale**, 5ᾚ édition, 1 vol. in-16, avec gravures intercalées dans le texte, cartonné. Prix. 8.50

P. J. MERCIER. — **Manuel de pathologie et de clinique médicales infantiles**. Prix. . . . . 8 fr.

MOYNAC. — **Manuel de pathologie générale et de diagnostic**, 4ᾚ édition, complètement refondue. Prix. 8 fr.

MOYNAC. — **Manuel de pathologie et de clinique médicales**, 4ᾚ édition. Prix . . . . 8 fr.

MOYNAC. — **Manuel de pathologie externe**, 2 vol. de 950 et 800 pages avec 255 figures, 5ᾚ édition. Prix. . . 16 fr.

MOYNAC. — **Manuel d'anatomie descriptive**, 2 vol. in-18, avec 457 gravures. Prix. . . . . 18 fr.

MOYNAC. — **Conseils aux personnes qui souffrent des voies génito-urinaires**. Prix. . . . . 5 fr.

RODET. — **Manuel de thérapeutique et de pharmacologie**. Prix. 7.50

PH. STOHR. — **Manuel technique d'histologie**, traduction par les Dⁿ⁰ TOUPET et CRITZMAN. Prix. . . . . . 7 fr.

Imp. G. Saint-Aubin et Thevenot, Saint-Dizier. 30, passage Verdeau, Paris.

www.ingramcontent.com/pod-product-compliance
Ingram Content Group UK Ltd.
Pitfield, Milton Keynes, MK11 3LW, UK
UKHW020113130726
13696UKWH00001B/21

9 782016 138656